国家出版基金项目
NATIONAL PUBLICATION FOUNDATION

"十三五"国家重点出版物出版规划项目
国家自然科学基金重大项目

应对老龄社会的基础科学问题研究丛书

主编　彭希哲

中国老年健康生物标志物研究

施小明　毛　琛　吕跃斌 等/著

科 学 出 版 社
龙 门 書 局
北 京

内 容 简 介

本书以我国人口老龄化为题材背景，基于中国老年健康影响因素跟踪调查及其子队列老年健康生物标志物队列研究的丰富数据资源，分析展现中国老年健康生物标志物的研究结果并展望未来研究方向。全书共分为四个部分：第一部分（第1~5章）为老年健康生物标志物队列研究项目简介、生物标志物的定义及相关理论及技术，老年人功能状态、死亡的评估方法和变化趋势等；第二部分（第6~20章）为生物标志物对老年健康的影响；第三部分（第21~23章）为生物标志物相关膳食、环境因素对老年健康的影响；第四部分（第24章）为中国老年健康生物标志物研究展望。

本书适合临床医学、基础医学、公共卫生与预防医学、卫生政策与管理学等领域从事老年健康相关工作的专家、学者，广大基层医务工作者，医学相关专业研究生和本科生阅读参考。

图书在版编目（CIP）数据

中国老年健康生物标志物研究/ 施小明等著. —北京：龙门书局，2021.8

（应对老龄社会的基础科学问题研究丛书 / 彭希哲主编）

"十三五"国家重点出版物出版规划项目　国家出版基金项目　国家自然科学基金重大项目

ISBN 978-7-5088-5880-7

Ⅰ. ①中… Ⅱ. ①施… Ⅲ. ①老年人-健康状况-研究-中国 Ⅳ. ①R161.7

中国版本图书馆 CIP 数据核字（2020）第 232779 号

责任编辑：魏如萍　陈会迎 / 责任校对：王晓茜
责任印制：霍　兵 / 封面设计：无极书装

科学出版社 出版
龙门书局
北京东黄城根北街 16 号
邮政编码：100717
http://www.sciencep.com

三河市春园印刷有限公司 印刷
科学出版社发行　各地新华书店经销

*

2021 年 8 月第 一 版　开本：720×1000　1/16
2021 年 8 月第一次印刷　印张：28 1/2
字数：600 000

定价：286.00 元
（如有印装质量问题，我社负责调换）

作 者 简 介

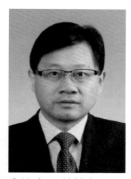

施小明，中国疾病预防控制中心研究员，博士生导师，中国疾病预防控制中心环境与健康相关产品安全所所长。2005 年获流行病与卫生统计学博士学位，2008 年美国UCLA（University of California, Los Angeles, 加利福尼亚大学洛杉矶分校）访问学者。主要研究方向为慢性病流行病学、老年健康和环境流行病学。先后主持国家自然科学基金委员会、科技部和国际合作科研课题近 10 项，获国家杰出青年科学基金项目，为国家重点研发计划"我国大气污染的急性健康风险研究"项目负责人、"中国老年健康影响因素跟踪调查"项目联合负责人。基于老年健康重要结局的队列研究，在全球首次发现 80 岁及以上高龄老人收缩压与死亡风险之间的"U"形关联、风险最低点和风险切点。迄今在 *BMJ*、*Lancet Public Health*、《中华流行病学杂志》、《中华预防医学杂志》等期刊发表论文 180 余篇。主编《国际环境与健康研究经典案例》《中国健康老龄发展趋势和影响因素研究》。担任健康中国行动推进委员会专家咨询委员会委员，环境健康标准专业委员会主任委员，国家大气污染防治攻关联合中心副主任，中华预防医学会环境卫生分会主任委员，中华预防医学会老龄健康与医养结合工作委员会副主任，《中华预防医学杂志》副总编辑。2018年牵头获中华医学科技奖二等奖 1 项。2019 年入选国家百千万人才工程，并被授予"有突出贡献中青年专家"荣誉称号。2020 年获国务院政府特殊津贴。

丛书编委会

主　编：彭希哲

副主编：（以姓氏笔画为序）

　　　　左学金　　何文炯　　曾　毅　　翟振武

编　委：（以姓氏笔画为序）

　　　　于景元　　左学金　　李树茁　　李善同

　　　　杨　泽　　吴开亚　　何文炯　　汪寿阳

　　　　胡　湛　　彭希哲　　辜胜阻　　曾　毅

　　　　翟振武

本书撰写者名单

施小明（中国疾病预防控制中心）

吕跃斌（中国疾病预防控制中心）

王罡强（中山大学附属第七医院）

石婉荧（中国疾病预防控制中心）

刘　丹（南方医科大学）

纪思翰（昆山杜克大学）

李志浩（南方医科大学）

李富荣（南方医科大学）

杨海莲（南方医科大学）

吴娴波（南方医科大学）

张希如（南方医科大学）

张晓畅（中国疾病预防控制中心）

陈沛良（南方医科大学）

罗杰斯（中国红十字会总会）

郑嘉臻（南方医科大学）

段　俊（安徽医科大学）

袁金秋（中山大学附属第七医院）

郭明昊（吉林大学）

康　琪（吉林大学）

蔡森纯（南方医科大学）

翟　屹（首都医科大学附属北京
　　　　天坛医院）

毛　琛（南方医科大学）

王政和（南方医科大学）

王蛟男（南京医科大学）

申　动（南方医科大学）

刘霖芯（昆山杜克大学）

李　娟（吉林大学）

李湉湉（中国疾病预防控制中心）

杨　佩（南方医科大学）

吴　兵（南京医科大学）

张宇杰（南方医科大学）

张迎建（济南市疾病预防控制中心）

陈　清（南方医科大学）

苗　卉（昆山杜克大学）

周锦辉（中国疾病预防控制中心）

钟文芳（南方医科大学）

俞　琼（吉林大学）

殷召雪（中国疾病预防控制中心）

黄清湄（南方医科大学）

程　欣（南方医科大学）

魏　源（吉林大学）

"应对老龄社会的基础科学问题研究丛书"序

人口老龄化是一个世界性议题，它是人口再生产模式从传统型向现代型转变的必然结果，也是当今社会经济发展和社会现代化的一个重要趋势，并已成为中国社会的常态。在目前的社会经济制度安排下，我们仍对这种前所未有的人口学变化及其所带来的影响缺乏必要和及时的反应、适应和调整，中国人口老龄化的特殊进程亦使得这种挑战更显严峻。

人口老龄化首先表现为人口问题，我们不仅要对人口进行更深入的研究与调控，更要考虑到社会、经济、环境等多元要素对老龄化进程的制约。老龄化的影响已经逐渐渗透到中国社会的各个方面，并与各种历史的、当前的和未来的社会发展要素不断地相互影响，形成一个超复杂的经济社会系统问题。因此，应对老龄社会需要统筹中国社会的各种资源以形成合力，对整个社会的组织和运行进行改革和再设计，以使中国社会在老龄化的背景下继续健康、协调地运行和发展。

为此，国家自然科学基金委员会经过两年的论证，于2014年启动了重大项目"应对老龄社会的基础科学问题研究"（71490730）的招标工作。其主要目标有两方面。

其一，立足中国经济、社会和环境的现实，针对中国老龄社会的自身特征，在全球化、市场化、信息化的时代背景下，充分考虑中国人口转变和社会转型的进程，响应城乡统筹、代际和谐发展的时代要求，深入研究面向社会整合和可持续发展的应对中国老龄社会的重大基础科学问题，进行理论创新和前瞻性研究，提出符合中国实践的新理论和新方法。

其二，根据我国转变经济发展方式、保障和改善民生的重大需求，针对老龄化的发生发展规律、现在及未来老年人群体的新特征、老龄社会的社会支持系统与经济形态，以及相关制度安排和政策重构等科学问题展开系统研究，支撑国家宏观决策和治理实践需求，并造就一支在国内外有影响的跨学科研究队伍。

最终，经过选拔和评审，以复旦大学作为牵头单位并联合中国人民大学、北京大学、浙江大学、上海社会科学院所组成的跨学科研究团队承担了这一重大项目，首席科学家为复旦大学的彭希哲教授，经费量1800万元，执行期自2015年起至2019年止。项目涵括5个相互独立却又紧密关联的专项课题：课题一"特征、规律与前景——老龄社会的人口学基础研究"（71490731）由中国人民大学承担，负责人为翟振武教授；课题二"健康老龄化——老年人口健康影响因素及有效干预的基础科学问题研究"（71490732）由北京大学承担，负责人为曾毅教授；课题三"代际均衡与多元共治——老龄社会的社会支持体系研究"（71490733）由浙江大学承担，负责人为何文炯教授；课题四"公平、活力与可持续——老龄社会的经济特征及支持体系研究"（71490734）由上海社会科学院承担，负责人为左学金研究员；课题五"整体性治理——应对老龄社会的公共政策和公共管理体系重构研究"（71490735）由复旦大学承担，负责人为彭希哲教授。整个项目的核心团队成员超过 50 人，聚集了一批人口学、管理学、经济学、社会学、心理学、医学、生物学、数学、环境科学、信息科学、政治学等领域的一流专家学者，其中不乏教育部长江学者、新世纪百千万人才工程专家等顶尖人才。经过团队成员五年多的鼎力合作，产生了一大批高质量的科研成果，在《中国社会科学》、*The Lancet*、*Demography*、*Governance* 等国内外重要学术期刊发表论文近 400 篇，由其形成的决策咨询报告多次得到国家领导人批示，获得第八届中华人口奖、第七届高等学校科学研究优秀成果奖（人文社会科学）、第八届高等学校科学研究优秀成果奖（人文社会科学）、第七届中国人口科学优秀成果奖、第三届中国老年学奖、第七届钱学森城市学金奖等各类国家及省部级奖项近 60 种，并参与资助了两项大型老龄社会追踪调查：CLASS（China Longitudinal Aging Social Survey，中国老年社会追踪调查）和 CLHLS（Chinese Longitudinal Healthy Longevity Survey，中国老年健康影响因素跟踪调查）。

　　为了推动这些成果在更大的范围内共享，促进相关学科领域的发展和高水平研究队伍的建设，为老龄社会相关的制度、政策与法规的设计、制定和运行提供理论指导与方法支撑，项目组和科学出版社合作，论证设计了"应对老龄社会的基础科学问题研究丛书"出版计划，并于 2018 年入选"十三五"国家重点出版物出版规划项目，2020 年获得国家出版基金支持。丛书计划持续出版系列老龄科学研究领域的学术专著，并于 2021～2022 年推出第一批 17 部。

　　作为国家自然科学基金重大项目"应对老龄社会的基础科学问题研究"的重要研究成果集群，本丛书的出版是多方通力合作、协同努力的结果。我们首先衷心感谢国家自然科学基金委员会的大力支持，感谢吴启迪、何鸣鸿、李一军、高自友、杨列勋、刘作仪等基金委时任领导的鼓励与指导，感谢于景元、辜胜阻、汪寿阳、李善同、李树苗、杨泽等学术领导小组专家的指点与建议，感谢吴刚、霍红、方德斌、卢启程、杜少甫、张江华等基金委工作人员的细致工作和周到服务，感谢原新、丁金宏、李娟、林义、黄鲁成、凌亢、冯帅章等专家学者的帮助，感谢复旦大学、中国人民大学、北京大学、浙江大学、上海社会科学院的支持及在管理上提供的便利，感谢复旦大学公共管理与公共政策研究国家哲学社会科学创新基地、复旦大学人口与发展政策研究中心、中国人民大学人口与发展研究中心、北京大学国家发展研究院、浙江大学老龄和健康研究中心、上海社会科学院经济研究所的团队支持，感谢全国老龄工作委员会、中国老龄协会、国家卫生健康委员会、民政部、人力资源和社会保障部、国家统计局及各级政府部门的帮助，感谢兄弟院校和合作科研机构及团队的帮助，感谢项目组全体成员和参与项目工作的博士后及研究生们的辛勤劳动。此外还要感谢科学出版社的认可及支持，尤其是马跃和魏如萍老师对于我们申报"十三五"国家重点出版物出版规划项目和国家出版基金的鼎力协助。我们将再接再厉，为推动建设一个"不分年龄人人共建共治共享"的社会而奋斗。

"应对老龄社会的基础科学问题研究"项目组

2020 年 12 月

序 一

　　人类预期寿命的持续增长使得社会的老龄化程度达到了前所未有的水平。未来 30 年间，全球 65 岁及以上人口将从 2018 年的 7 亿增长至 15.6 亿，占总人口比重将从 9% 上升到 16%；80 岁及以上人口将从 2018 年的 1.43 亿增长至 4.26 亿，占总人口比重将从 1.8% 上升至 4.4%。2018 年，我国 65 岁及以上人口约 1.67 亿，占总人口比重为 11.9%，预计 2050 年将增长至 4.0 亿，占总人口比重将达 26.9%；2018 年 80 岁及以上的人口约 2700 万，占总人口比重为 1.9%，预计 2050 年将增长至 1.1 亿，占总人口比重将达 8.1%。在健康方面，老年人特别是高龄老人（80 岁及以上），普遍存在着多种慢性疾病共存、失能、失智、老年综合征、多重用药及不同程度的精神心理问题。老年健康问题严重影响了生命质量，加重了家庭负担。人口老龄化程度的进一步加深，必将在社会层面带来更大的挑战，成为亟待解决的重大公共卫生问题。

　　《"健康中国 2030"规划纲要》指出，健康是促进人的全面发展的必然要求，是经济社会发展的基础条件。实现国民健康长寿，是国家富强、民族振兴的重要标志，也是全国各族人民的共同愿望。以提高人民健康水平为核心，以体制机制改革创新为动力，从广泛的健康影响因素入手，以普及健康生活、优化健康服务、完善健康保障、建设健康环境、发展健康产业为重点，把健康融入所有政策，全方位、全周期维护和保障人民健康；要坚持共建共享、全民健康，坚持政府主导，动员全社会参与，突出解决好妇女儿童、老年人、残疾人、流动人口、低收入人群等重点人群的健康问题。根据《健康中国行动（2019—2030 年）》文件精神，要实施老年健康促进行动，向老年人及其家庭普及膳食营养、体育锻炼、定期体检、慢病管理、精神健康、安全用药以及家庭支持等知识，健全老年健康服务体系，完善居家和社区养老政策，探索长期失能照护保险制度，打造老年宜居环境，提高老年人的健康水平，改善老年人生活质量，实现健康老龄化。面对上述新任务和新要求，在如何"健康地变老"以及"延缓衰老"的问题上，仍有很多在理论层面不清晰之处；对于很多传统上认为有效的干预措施，也缺乏真正基于老年人群的实证数据；要将好的政策落到实处，需要更多的证据作为转化的动力。

　　中国疾病预防控制中心施小明研究员团队开展了中国老年健康影响因素跟踪调查和老年健康生物标志物队列研究，在十余年的研究中发现我国老年人群认知功能受损和日常生活能力失能的发生率以及高龄老人的死亡率均呈显著下降趋势，说明我国的一系列健康政策和经济社会发展取得的巨大进步给老年健康带来了显著的增益。施小明研究员团队着重研究了常见的、易于检测的、可广泛应用的健康相关指标，加深了其与老年健康的关联性认识，能让我们更好地在普查、筛检、常规体检和自我监护中识别老年健康问题的影响因素和发展进程，有效进行公共卫生层面的干预，使得疾病预防和诊疗关口前移，从而更有效地改善老年人群健康状况和生活质量，降低疾病或伤残导致的健康寿命年损失。

　　《中国老年健康生物标志物研究》一书对老年健康生物标志物队列研究结果进行了系统的梳理，展示了研究团队从生物标志物角度开展的针对中国老人功能状态和死亡影响因素的系列研究成果，以及团队对老年预防医学领域前沿问题的探索。全书各章节主题明确，思路清晰，内容丰富，不但具有重要的学术价值，也是"健康中国"战略不断完善的必然要求，对促进我国人口的健康老龄化具有重要意义。

　　我认为该书能使临床医学、基础医学、公共卫生与预防医学、卫生政策与管理学等领域从事老年健康相关工作的专家、学者，广大基层医务工作者，医学相关专业研究生和本科生获得一定启发，为培养高质量医学人才、服务人民群众健康乃至促进健康中国建设做出积极贡献。

中国工程院院士

2020 年 12 月

序 二

　　我国人口老龄化形势严峻且老龄化进程持续加快,预计到 2030 年我国将成为全球人口老龄化程度最高的国家之一。与此同时,伴随人口衰老所加重的慢性病、认知功能受损、失能等健康寿命损失问题,将为个人、家庭、社会带来沉重的负担。习近平总书记在 2016 年全国卫生与健康大会上强调,"要坚定不移贯彻预防为主方针,坚持防治结合、联防联控、群防群控,努力为人民群众提供全生命周期的卫生与健康服务""要重视重点人群健康,保障妇幼健康,为老年人提供连续的健康管理服务和医疗服务,努力实现残疾人'人人享有康复服务'的目标"①。然而,我们目前对于老年人群中大多数疾病与健康相关事件的发生发展规律以及干预方法的有效性仍知之甚少,部分观点和证据仍有较大争议,甚至有相当一部分研究得出了相互矛盾的结论。

　　中国疾病预防控制中心施小明研究员团队提前布局老年健康研究工作,将全国性调查和典型地区调查有机结合,同时将宏观研究和微观研究结合、传统流行病学与分子流行病学结合,开展了中国老年健康影响因素跟踪调查和老年健康生物标志物队列研究。从 2008 年开始至今的中国老年健康影响因素跟踪调查,在 23 个省(自治区、直辖市)的 806 个县(区、市)开展了 4 轮,共计调查 65 岁及以上老年人 46 269 名,其中高龄老人(80 岁及以上)33 145 名。从 2009 年开始至今的老年健康生物标志物队列研究,在 8 个长寿地区开展了 4 次问卷调查和生物样本采集与检测,共计调查 65 岁及以上老年人 5606 名,其中高龄老人 4029 名。通过这两个调查项目,施小明研究员团队建立了全球最大规模的高龄老人多中心、前瞻性队列及生物样本库,首次阐明了我国高龄老人 4 类 30 余项重要健康相关指标的基本规律和变化特征,填补了我国高龄老人的基础数据空白,发现了部分生物标志物和高龄老人认知功能受损、失能及死亡事件之间的关联性,这些针对高龄老人群体的健康新证据,对我们更有针对性地开展老年人的临床和预防医学实践提供了重要的支撑。

　　基于研究项目,发表在英国医学杂志上关于老年人血压和全因死亡风险的文

---

① http://www.gov.cn/xinwen/2016-08/20/content_5101024.htm。

章结果显示，中国高龄老人收缩压与三年全因死亡风险呈"U"形曲线关系，风险最低点为 129mmHg，血压过高、过低都会造成死亡风险的增加，其中收缩压越高，心血管疾病死亡风险越高；收缩压越低，则非心血管疾病死亡风险越高；这提示目前"越低越好"的血压管理理念可能并不适用于中国高龄老人，对中国高龄老人目前的血压管理理念和判断指标有待重新评估。此外，基于这一队列的研究发现，在我国高龄老人中，血脂异常、肥胖、贫血等传统危险因素与功能状态受损、死亡风险等之间的关联性与一般成人有显著的差异，提示了基于一般成人而制定的血脂异常、肥胖防治等指南需要审慎地、个体化地应用于高龄老人。

《中国老年健康生物标志物研究》一书重点突出，各章紧密围绕"老年健康生物标志物"这一主题，各有侧重，又互相渗透，对制定中国老年人群的疾病临床防治新方案、临床路径和指南共识具有重要的推动作用，有利于推动老年医学及公共卫生学科的发展。

我们也诚挚地希望施小明研究员团队能够继续致力于老年健康相关事件的发生发展规律及影响因素的研究，为相关政策、指南的制定及医疗养老改革提供基于中国老年人群，尤其是高龄老人的最直接、最有效的证据，为健康中国建设提供丰富而宝贵的专家智慧。

中国工程院院士

2020 年 12 月

前　言

　　老年健康问题在人口老龄化的大背景下将为整个社会带来巨大的疾病负担，它将成为我国面临的重要公共卫生挑战之一。如何能推迟、减缓或预防老年人的慢性病、老年病以及失智、失能、精神心理问题，让老年人享有更长的健康寿命，是学界和业界亟待解决的问题。我国在老年健康研究领域已经取得了很大的成果，但以往的研究在问题的提出、样本的数量、设计的严谨和随访的质量上有一定的局限，还不足以形成有关我国老年健康的高质量证据库，也不能很好地指导我们制定中国老年人特别是高龄老人的健康指南或标准。为此，我们团队历时十余年开展了中国老年健康影响因素跟踪调查和老年健康生物标志物队列研究。老年健康生物标志物队列研究弥补了以往研究没有很好收集客观医学指标的不足，并且更注重对长寿老人的研究，将更有利于深入全面地探索老年健康和健康长寿的相关影响因素，动态了解长寿老人的健康状况，对老年健康相关科研的开展、服务的实施和政策的制定均具有重要意义。

　　目前中国老年健康影响因素跟踪调查和老年健康生物标志物队列研究已经取得了一系列成果，我们将主要的成果整理编撰成《中国老年健康生物标志物研究》一书。本书主要包括四个部分：第一部分（第 1～5 章）为老年健康生物标志物队列研究项目简介、生物标志物的定义及相关理论及技术，老年人功能状态、死亡的评估方法和变化趋势等；第二部分（第 6～20 章）为生物标志物对老年健康的影响，包括血压、体重指数、腰围、肺功能、心率、血氧饱和度、牙齿、视力、血常规指标、血脂指标、炎症指标、氧化应激、维生素 D、血浆白蛋白和肾小球滤过率对老年人功能状态和死亡的影响；第三部分（第 21～23 章）为生物标志物相关膳食因素、环境因素对老年健康的影响，包括膳食因素、$PM_{2.5}$ 和绿地对老年人功能状态和死亡的影响；第四部分（第 24 章）为中国老年健康生物标志物研究展望。

　　本书着重介绍了广义的生物标志物与老年健康之间的关系，部分研究采用了一些比较先进的分析思路和方法，对有关的课题进行了深入的挖掘，同时也将数据分析的过程做了系统、翔实的介绍，验证了"老年健康生物标志物队列研究"

的科学性和科学价值，也为后续的研究和公共卫生服务提供了重要的信息。本书具有非常重要的阅读价值，将成为临床医学、基础医学、公共卫生与预防医学、卫生政策与管理学等领域从事老年健康相关工作的专家、学者，广大基层医务工作者，医学相关专业研究生和本科生的重要参考书。

　　本书出版过程中，获得来自国家自然科学基金委员会、美国国立卫生研究院老龄研究所和联合国人口基金会等的经费支持。《中华预防医学杂志》编辑部吕相征编审、张振伟编辑在全书的编写过程中提出了宝贵的修改意见和建议。本书的出版离不开全国承担该项目省（自治区、直辖市）各级疾病预防控制中心以及部分高校同行在现场调查和样本收集过程中的辛劳工作，离不开所有参与队列项目的调查对象的积极参与和配合，在此一并表示衷心的感谢。同时还要特别感谢北京大学曾毅教授和中国疾病预防控制中心原副主任、北京协和医学院杨功焕教授，"饮水思源"，是他们两位前辈将我引领进入老年健康研究领域。

　　由于时间和水平限制，本书内容不可避免地存在疏漏或表述不当之处，敬请广大读者不吝赐教，我们将不断改进，追求卓越，止于至善。

施小明

2020 年 12 月于北京

目　　录

第1章 老年健康生物标志物研究项目简介[①]

1.1 引 言

由于生育率不断下降以及预期寿命的提高，人口老龄化问题已成为世界范围内大多数国家面临的重要挑战（Gómez-Olivé et al.，2018），我国作为目前世界上老年人口最多的国家，人口老龄化趋势尤为严峻。《健康中国行动（2019—2030年）》提到，截至2018年底，我国60岁及以上老年人口约2.49亿，占总人口的17.9%，65岁及以上人口约1.67亿，占总人口的11.9%。预计到2050年，65岁及以上老年人口将达到4.0亿，占总人口的26.9%（中华人民共和国国家统计局，2019；Fang et al.，2015）。我国正成为世界上老年人口占比最高的国家之一，与年龄增长相关的健康问题将给我国社会、经济以及医疗系统带来沉重的负担（Fang et al.，2015）。国家卫生健康委员会发布的《2018年我国卫生健康事业发展统计公报》显示，我国居民人均预期寿命由2017年的76.7岁提高到2018年的77.0岁；世界卫生组织（World Health Organization，WHO）公布的 *World Health Statisitcs 2018: monitoring health for the SDGs* 数据（WHO，2018）显示，2018年我国人口预期寿命为76.4岁，而健康平均预期寿命约为68.7岁，这意味着老年人将会有8年左右的时间与各种健康问题相伴。因此，关注我国老年人的健康现状，探讨影响老年人健康长寿的因素，对减轻老年人的疾病负担、改善老年人生活质量具有重要意义，同时，也是推进我国健康老龄化、积极老龄化，实现健康中国战略目标的重要环节。

为此，中国疾病预防控制中心（Chinese Center for Disease Control and

[①] 本章作者：吕跃斌（中国疾病预防控制中心环境与健康相关产品安全所助理研究员）；毛琛（南方医科大学公共卫生学院流行病学系教授）；施小明（中国疾病预防控制中心环境与健康相关产品安全所研究员）。

Prevention，CCDC）和北京大学国家发展研究院合作，于 1998 年在我国正式启动了中国老年健康影响因素跟踪调查（Chinese Longitudinal Healthy Longevity Survey，CLHLS）项目。CLHLS 是一项专门针对老年人群进行的，包括环境、社会、遗传等多学科、大范围的纵向队列研究，致力于提高老年生活质量、实现老年人健康长寿。该项目涉及我国 23 个省（自治区、直辖市）（辽宁、吉林、黑龙江、河北、北京、天津、山西、陕西、上海、江苏、浙江、安徽、福建、江西、山东、河南、湖北、湖南、广东、广西、四川、重庆、海南），调查地区的人口约占全国总人口的 85%，覆盖了 806 个县（区、市），对我国老年人群具有代表性。该项目于 1998 年完成基线调查，并在 2000 年、2002 年、2005 年、2009 年、2011 年、2014 年以及 2017 年进行了 7 次随访调查，具体信息详见中国队列共享平台（网址：http://chinacohort.bjmu.edu.cn/project/19/?action=detail）。但 CLHLS 主要局限于社会科学研究，无法对其他客观医学指标（如生物标志物）进行研究，因此，项目组于 2009 年起，在 CLHLS 的基础上启动了老年健康生物标志物队列研究（Healthy Aging and Biomarkers Cohort Study，HABCS），本章主要介绍 HABCS 相关内容。

HABCS 是在 CLHLS 项目中的 7 个长寿地区（山东省烟台市莱州市、河南省商丘市夏邑县、湖北省荆门市钟祥市、湖南省怀化市麻阳县、广东省佛山市三水区、广西壮族自治区桂林市永福县和海南省澄迈县）进行典型调查（问卷调查及一般体格检查）的同时，收集、检测和分析血、尿等生物样本。2012 年，项目组将健康长寿典型地区江苏省南通市如东县纳入到了 HABCS 调查中，并在扩展了原有生物标志物指标的同时，增加了包括肺功能、血氧饱和度以及心电图等新的指标。2009～2017 年，HABCS 已进行了 4 次调查（包括 2009 年的基线调查以及 2012 年、2014 年和 2017 年的 3 次随访调查），共招募 5606 名 65 岁及以上老年人。HABCS 通过纵向的跟踪调查，将更有利于深入地、全面地探索老年健康长寿的相关影响因素，动态了解长寿地区老年人群的健康状况，对老年人群健康教育的促进、健康政策的开发、健康环境的改善以及健康公平的实现均具有重要意义。本章将重点介绍 HABCS 的研究设计和目前主要的研究成果。

1.2 研 究 设 计

1.2.1 抽样设计

HABCS 项目抽样设计采用不等比例目标随机抽样方法，其原因为若按传统的等比例抽样方法选取样本，将使样本高度集中在相对较低的年龄段及女性老人，从而使 80 岁及以上的高龄老人，尤其是男性高龄老人样本量太小而失去代表性及研究意义。故 HABCS 项目针对每一位自愿参加调查的百岁老人，尽可能地随机调查 "就近" 90～99 岁、80～89 岁和 70～79 岁老人平均各 1 名以及 65～69 岁老人平均 0.5 名。具体而言，如果百岁老人的本省（自治区、直辖市）编号尾数在 0～4，则 "就近" 调查 90～94 岁、80～84 岁和 70～74 岁老人各 1 名；如百岁老人本省（自治区、直辖市）编号尾数在 5～9，则 "就近" 调查 95～99 岁、85～89 岁、75～79 岁和 65～69 岁老人各 1 名。若百岁老人为上半年出生，则调查男性老人；若百岁老人为下半年出生，则调查女性老人。特别注意："就近" 指居住在一个村或一个居委会；如在本村或本居委会无法找到与该百岁老人匹配所需要的年龄和性别的某个调查对象，农村百岁老人的匹配调查对象可在邻村选取，但不得到城镇选取；城镇百岁老人的匹配调查对象可在邻近居委会选取，但不得到农村选取。总之，这一抽样方法的最终目的是使各调查地区 65～99 岁所有年龄组与性别的比例均衡。

1.2.2　调查现场与调查小组

HABCS 项目是在 CLHLS 2009 年长寿地区的调查基础上开展的，其调查现场涉及我国 8 个长寿地区。

中国疾病预防控制中心负责 HABCS 项目的总体评审和验证，省级疾病预防控制中心提供现场技术指导并参与现场质量控制，乡镇卫生院和社区卫生服务中心工作人员作为调查员，主要负责现场调查工作。现场调查小组由 3 名调查员组成，包括 1 名组长（负责本组的协调组织和调查质量控制工作）、1 名访谈员（负责访谈和填写问卷）和 1 名内科医生（负责体格检查以及血样和尿样的采集），小组成员之间相互协作、密切配合。调查人员在参与调查前均已经过严格的培训与考核；内科医生具有丰富的采血经验，能熟练使用抗凝血真空采血管。在调查过程中，调查人员需确保问卷上所有问题回答的准确性和真实性，并在调查结束后进行严格的逻辑检查和质量控制。所有同意参加调查的老人（或其亲属/照料者）都已在调查前签署书面知情同意书。

每个调查现场（村委会和社区居委会）指定一名现场总协调员，现场总协调员将随机抽取当天该现场各调查小组所收集的问卷进行综合审核，同时，现场总协调员将定期对该现场所收集的调查问卷进行全面审查。如发现问题，将要求调查人员进行额外的电话访谈以核对问卷信息，如无法通过电话完成访谈，则必须进行额外的现场调查。最后，中国疾病预防控制中心和省级疾病预防控制中心在调查过程中也会定期进行现场监督和质量控制工作，以确保调查质量。

1.2.3　调查内容

HABCS 项目的调查内容主要包括：问卷访谈以及生物样本的收集与检测。

1. 问卷访谈

HABCS 项目的调查问卷是在国际标准的基础上，结合中国文化背景，根据生活方式、社会环境、遗传、医疗条件等决定健康的四大主要因素设计的。其收集了调查对象的个人特征、家庭关系、生活自理能力、躯体功能、认知功能、生活方式、饮食、心理特征以及社会和家庭支持照料等信息。对于去世老人的随访调查，调查人员通过访问去世老人的家庭成员或照料者，收集了去世老人信息，包括死亡日期、死因以及临终前的健康状况与生活质量，如卧床不起天数与生活不能自理的时间长短、主要经济来源、家庭人均收入、医疗费用开支与支付者等信息。问卷调查主要内容如下。

（1）调查对象的基本情况：性别、民族、年龄、出生地、目前居住安排以及同住成员基本情况、住房情况等。

（2）对现状的评价及性格特征（必须由调查对象亲自回答）：生活状况自评、健康状况自评、性格情绪特征等。

（3）认知能力（必须由调查对象亲自回答）：一般能力，反应能力，注意力及计算能力，回忆能力，语言、理解与自我协调能力，简明社区痴呆筛查量表（认知功能部分）测评。

（4）生活方式和饮食习惯：主食、蔬菜、水果、肉类等饮食情况；吸烟习惯及童年和成年时生活社会环境中接触吸烟情况；饮酒习惯；锻炼身体、体力劳动、家务、户外活动及其他休闲活动、社会活动等。

（5）日常生活活动（activity of daily living，ADL）情况：6 项基本的日常活动能力及失能情况（包括洗澡、穿衣、进食、室内活动、如厕及控制大小便），以及 8 项工具性日常生活活动（instrumental activity of daily living，IADL）情况及失能情况（包括独自到邻居家串门、外出买东西、做饭、洗衣服、连续走 1km 路、提起约 5kg 的重物、连续蹲下站起 3 次和乘坐公共交通工具出行）。

（6）个人背景及家庭结构：个人受教育程度、退休前主要从事工作、离/退休或养老保险情况、主要生活来源、家庭经济情况、婚姻现状及经历、配偶基本状况、生病时照料者情况、社会保障和商业保险、就医情况及医疗费用、父母和兄弟姐妹的基本情况、生育及子女的基本情况、与家人沟通情况、子女对本人支持情况以及目前社区服务情况等。

（7）生理健康（体格检查）：睡眠状况、视力、听力、口腔健康、手功能和左右利手、血压、心率、上肢活动和独自站立能力、身高、体重、小腿围、腰臀围、肺功能、血氧饱和度、心电图、患病及卧床情况以及慢性疾病情况等。

（8）调查员观察记录：调查对象接受访问和体格检查的情况、调查对象的健康状况判断、出生登记的准确性判断、代答情况以及其他需要记录和说明的问题。

2. 生物样本的收集与检测

在对调查对象进行问卷调查的同时，HABCS 项目组还收集了调查对象的血、尿生物样本。生物样本的采集针对 HABCS 项目中所有调查对象，调查员将提前通知调查对象，以便在采集生物样本时，调查对象处于空腹状态（禁食 8 ~ 12 小时）。调查员（内科医生）采集每位调查对象空腹静脉血共 7mL 于 2 支肝素抗凝采血管内（分别为 5mL 和 2mL），将装有 5mL 血样的采血管离心后得到血浆和血细胞，然后将血浆分装于 2 支冻存管储存，白细胞层分装于另一冻存管储存；将装有 2mL 血样的采血管分装于 2 支冻存管中（1mL/管），以做进一步分析。此外，调查员还将收集调查对象的尿液样本 15mL，取 2mL 尿液储存于 1 支冻存管中，将剩余尿液分装至另外 3 支冻存管（4mL/管），最后，将剩余的尿液样本用于现场检测肌酐。在进行现场调查采样后，应在 1 小时内将血液样本进行离心（在 18 ~ 25℃环境下，以 3000 r/min 的转速离心 10min），并于 2 小时内，完成血常规和尿常规检测。在采样后 4 小时内，将处理过的样本运送至县疾病预防控制中心或乡镇卫生院，并于-80℃冰箱储存。最后，由指定人员将所有样本运送至中国疾病预防控制中心，存放于-20℃环境下，并由首都医科大学临床检验中心统一完成检测。采用全自动血液分析仪检测血常规、胆固醇氧化酶法测定总胆固醇（total cholesterol，TC）、磷酸甘油氧化酶法测定甘油三酯（triglyceride，TG）、直接法测定高密度脂蛋白胆固醇（high-density lipoprotein cholesterol，HDL-C）和低密度脂蛋白胆固醇（low-density lipoprotein cholesterol，LDL-C）、葡萄糖氧化酶法测定空腹血糖、尿酸氧化酶比色法测定血尿酸、苦味酸法测定血肌酐、脲酶紫外速率法测定血尿素氮、免疫比浊法测定超敏 C 反应蛋白（high sensitivity C-reactive protein，hs-CRP）、黄嘌呤氧化酶法测定血浆超氧化物歧化酶（superoxide dismutase，SOD）、硫代巴比妥酸法测定丙二醛（malondialdehyde，MDA）等。具体生物样本指标如表 1-1 所示。

表1-1　HABCS项目所测生物样本指标

指标类型	生物标志物
血常规	红细胞计数、白细胞计数、血小板计数、血红蛋白
尿常规	尿比重、尿 pH、尿蛋白、尿糖、酮体、胆红素、尿胆原、亚硝酸盐、白细胞、红细胞、潜血
生化指标	TC、TG、HDL-C、LDL-C、空腹血糖、糖化血红蛋白、血肌酐、尿肌酐、尿微量白蛋白、尿酸、尿素氮
炎性指标	hs-CRP
氧化抗氧化指标	SOD、MDA
微量与宏量元素	钙、镁、铁、铜、锌、硒、锰
营养状况指标	血白蛋白、维生素 B12、25-羟基维生素 D

1.3　主　要　成　果

1.3.1　调查对象概况

作为 CLHLS 项目更深层次的研究，HABCS 项目已进行了 4 次调查（2009年的基线调查以及 2012 年、2014 年和 2017 年的 3 次随访调查），共调查了我国 8 个长寿地区 65 岁及以上老年人 5606 名（包括 1385 名百岁老人、1350 名 90～99 岁老人、1294 名 80～89 岁老人以及 1577 名 65～79 岁老人），并且在每次调查中采集并检测了受访老人的血、尿生物样本。各次调查的样本组成情况如表 1-2 所示，调查对象部分基线特征如表 1-3 所示。

表1-2　HABCS项目基线及随访调查样本的年龄和性别组成情况

年龄组	存活老人									已故老人		
	新增			随访			合计					
	男性	女性	合计	男性	女性	合计	男性	女性	合计	男性	女性	合计
2009 年基线调查												
合计	543 (37.14%)	919 (62.86%)	1462 (100%)	—	—	—	543 (37.14%)	919 (62.86%)	1462 (100%)	—	—	—
65～79 岁	210 (62.31%)	127 (37.69%)	337 (100%)	—	—	—	210 (62.31%)	127 (37.69%)	337 (100%)	—	—	—
80～89 岁	165 (48.25%)	177 (51.75%)	342 (100%)	—	—	—	165 (48.25%)	177 (51.75%)	342 (100%)	—	—	—
90～99 岁	115 (28.61%)	287 (71.39%)	402 (100%)	—	—	—	115 (28.61%)	287 (71.39%)	402 (100%)	—	—	—
≥100 岁	53 (13.91%)	328 (86.09%)	381 (100%)	—	—	—	53 (13.91%)	328 (86.09%)	381 (100%)	—	—	—
2012 年随访调查												
合计	705 (43.50%)	917 (56.50%)	1622 (100%)	301 (43.75%)	387 (46.25%)	688 (100%)	1006 (43.57%)	1304 (56.43%)	2310 (100%)	161 (31.01%)	358 (68.99%)	519 (100%)
65～79 岁	318 (65.30%)	169 (34.70%)	487 (100%)	162 (61.83%)	100 (38.17%)	262 (100%)	480 (64.09%)	269 (35.91%)	749 (100%)	26 (65.00%)	14 (35.00%)	40 (100%)
80～89 岁	193 (49.74%)	195 (50.26%)	388 (100%)	88 (46.07%)	103 (53.93%)	191 (100%)	281 (48.53%)	298 (51.47%)	579 (100%)	53 (60.23%)	35 (39.77%)	88 (100%)
90～99 岁	131 (41.72%)	183 (58.28%)	314 (100%)	36 (27.27%)	96 (72.73%)	132 (100%)	167 (37.44%)	279 (62.56%)	446 (100%)	47 (32.19%)	99 (67.81%)	146 (100%)
≥100 岁	63 (14.55%)	370 (85.45%)	433 (100%)	15 (14.56%)	88 (85.44%)	103 (100%)	78 (14.55%)	458 (85.45%)	536 (100%)	35 (14.29%)	210 (85.71%)	245 (100%)

续表

年龄组	存活老人									已故老人		
	新增			随访			合计			合计		
	男性	女性	合计	男性	女性	合计	男性	女性	合计	男性	女性	合计
2014年随访调查												
合计	448 (41.87%)	622 (58.13%)	1070 (100%)	650 (36.54%)	773 (63.46%)	1423 (100%)	1098 (44.04%)	1395 (55.96%)	2493 (100%)	178 (35.67%)	321 (64.33%)	499 (100%)
65～79岁	140 (64.52%)	77 (35.48%)	217 (100%)	360 (63.16%)	210 (36.84%)	570 (100%)	500 (63.53%)	287 (36.47%)	787 (100%)	22 (66.67%)	11 (33.33%)	33 (100%)
80～89岁	140 (46.05%)	164 (53.95%)	304 (100%)	183 (45.41%)	220 (54.59%)	403 (100%)	323 (45.69%)	384 (54.31%)	707 (100%)	55 (63.95%)	31 (36.05%)	86 (100%)
90～99岁	132 (42.31%)	180 (57.69%)	312 (100%)	74 (33.04%)	150 (66.96%)	224 (100%)	206 (38.43%)	330 (61.57%)	536 (100%)	67 (45.27%)	81 (54.73%)	148 (100%)
≥100岁	36 (15.19%)	201 (84.81%)	237 (100%)	33 (14.60%)	193 (85.40%)	226 (100%)	69 (14.90%)	394 (85.10%)	463 (100%)	34 (14.66%)	198 (85.34%)	232 (100%)
2017年随访调查												
合计	617 (42.49%)	835 (57.51%)	1452 (100%)	741 (49.20%)	765 (50.80%)	1506 (100%)	1358 (45.91%)	1600 (54.09%)	2958 (100%)	355 (37.21%)	599 (62.79%)	954 (100%)
65～79岁	267 (49.81%)	269 (50.19%)	536 (100%)	432 (62.61%)	258 (37.39%)	690 (100%)	699 (57.01%)	527 (42.99%)	1226 (100%)	70 (73.68%)	25 (26.32%)	95 (100%)
80～89岁	136 (52.31%)	124 (47.69%)	260 (100%)	205 (44.66%)	254 (55.34%)	459 (100%)	341 (47.43%)	378 (52.57%)	719 (100%)	119 (49.58%)	121 (50.42%)	240 (100%)
90～99岁	156 (48.45%)	166 (51.55%)	322 (100%)	81 (35.84%)	145 (64.16%)	226 (100%)	237 (43.25%)	311 (56.75%)	548 (100%)	120 (41.38%)	170 (58.62%)	290 (100%)
≥100岁	58 (17.37%)	276 (82.63%)	334 (100%)	23 (17.56%)	108 (82.44%)	131 (100%)	81 (17.42%)	384 (82.58%)	465 (100%)	46 (13.98%)	283 (86.02%)	329 (100%)

注：括号外数据为人数，括号内数据为构成比

表1-3　HABCS项目调查对象的部分基线特征

特征	65～79 岁	80～89 岁	90～99 岁	≥100 岁
参与者人数	1577（28.1%）	1294（23.1%）	1350（24.1%）	1385（24.7%）
平均年龄/岁	72（68～75）	84（82～86）	93（91～95）	101（100～102）
女性	642（40.71%）	660（51.00%）	816（60.44%）	1175（84.84%）
体重指数/（kg/m²）	22.77（20.45～25.00）	21.11（18.83～23.59）	20.28（17.80～22.21）	19.71（17.59～21.74）
居住在农村	1226（77.74%）	986（76.20%）	1078（79.85%）	1104（79.71%）
受教育年限≥1 年	1061（67.28%）	443（34.23%）	294（21.78%）	120（8.66%）
已婚	1126（71.40%）	504（38.95%）	200（14.81%）	53（3.83%）
当前吸烟	420（26.63%）	232（17.93%）	183（13.56%）	92（6.64%）
当前饮酒	336（21.31%）	199（15.38%）	187（13.85%）	145（10.47%）
当前锻炼	381（24.16%）	254（19.63%）	247（18.30%）	141（10.18%）
高血压	889（56.37%）	785（60.66%）	771（57.11%）	737（53.21%）
糖尿病	224（14.20%）	150（11.59%）	153（11.33%）	109（7.87%）
心脏病	154（9.77%）	104（8.04%）	82（6.07%）	68（4.91%）
脑卒中及脑血管疾病	82（5.20%）	112（8.66%）	59（4.37%）	82（5.92%）
呼吸系统疾病	131（8.31%）	135（10.43%）	109（8.07%）	101（7.29%）

注：连续变量表示为中位数和四分位数间距；分类变量表示为频数和构成比

1.3.2　主要研究成果

基于 HABCS 项目所收集数据，研究者已开展了大量研究，至今累计发表 SCI/SSCI[①]论文达 70 余篇，涉及老年人功能状况、体格检查、生物标志物以及环境等多方面指标的研究，具体如下。

1. 老年人功能状态失能及死亡率变化趋势的研究成果

在关于老年人功能状态及死亡率的变化趋势的研究中，研究者发现（Li et al.，2020），近年来，我国老年人群认知功能受损和 ADL 失能的发病率以及高龄老人的死亡率均呈显著下降趋势，提示我国老年人受益于中国环境因素和生活条件的显著改善，其功能状态失能以及死亡风险得到显著降低；但是，导致这些比率下降的人口统计学特征、生活行为方式以及慢性病因素仍不清楚。这提示在今后的老年健康研究中应该继续深入探讨，监测老年人功能状态失能以及死亡率的动态趋势，探索并发现其中的潜在保护因素和危险因素，为未来中国乃至全球应对人

---

① SCI：Science Citation Index，科学引文索引。SSCI：Social Science Citation Index，社会科学引文索引。

口老龄化和人口高龄化的严峻挑战，实现健康、可持续发展做出有益贡献。

2. 体格测量指标与老年健康的研究成果

在关于体格测量指标与老年健康的研究中，研究者探讨了血压、体重指数（body mass index，BMI）、腰围（waist circumference，WC）、肺功能、心率、血氧饱和度、口腔健康以及视力与老年人群 ADL 及 IADL 失能和死亡风险的关系，具体如下。

在关于血压的研究中，研究者发现（Lv et al., 2017；Yuan et al., 2019），老年人高血压对认知功能受损的发生发展过程有着重要影响，高血压与认知正常的中国老年人的认知功能受损独立相关，其中收缩压（systolic blood pressure，SBP）与认知功能受损关系类似曲棍球形状（先平坦，然后增加），舒张压（diastolic blood pressure，DBP）与认知功能受损的发病风险存在线性关系。同时，在高龄老人中，SBP 与全因死亡风险呈"U"形关系，高 SBP 意味着较高的脑血管疾病（cardiovascular diseases，CVD）死亡风险，而低 SBP 意味着较高的非心血管疾病死亡风险（Lv et al., 2018a）。这些研究提示，鉴于老年人口快速增加以及高血压患病率的持续升高，正确的高血压管理可能对老年人认知保护有重要益处，而目前"越低越好"的血压管理理念并不适用于高龄老人，医生和研究人员应该意识到 80 岁及以上老人"正常"血压范围有待重新探讨。

在关于 BMI 的研究中，研究者发现，老年人 BMI 每升高 $1kg/m^2$，其发生认知功能受损的风险将降低 7%，但将 BMI 作为分类变量时，研究者仅发现正常体重是认知功能受损发生的保护性因素（张娟等，2017）。同时，研究者通过探讨 BMI 与高龄老人（≥80 岁）ADL 失能及死亡风险的关系发现（Lv et al., 2018b，2018c），较高的 BMI 与高龄老人 ADL 失能以及死亡风险的降低有关，这一发现进一步支持认为世界卫生组织推荐的指南或《中国成人超重和肥胖症预防控制指南》不适用于这一年龄段，提示有必要重新审视 BMI 与 80 岁及以上老年人健康状态的关系，强调了提供适用于高龄老人 BMI 正常范围指南的重要性。

在关于 WC 的研究中，研究者发现（Yin et al., 2014），高龄老人 WC 水平与 ADL 失能的关联存在性别差异，男性高龄老人中高 WC 水平与 ADL 失能相关，而女性高龄老人中低 WC 水平与 ADL 失能相关，提示在预防高龄老人 ADL 失能时应根据性别采取针对性的措施；同时，还发现 WC 是预测高龄老人死亡风险的良好指标，高 WC 水平与低全因死亡风险相关联，且在不同性别（男/女）和年龄组（80～89 岁，90～99 岁和 100 岁及以上）中均发现了这一反向关联，提示目前国际和国内肥胖相关的指南可能并不适用于高龄老人，应重新审视 WC 与老年人 ADL 失能和死亡风险的风险切点，且应重点关注 WC 较低人群的死亡风险（Yin et al., 2014）。

在关于肺功能的研究中，研究者发现，肺功能异常与老年人较高的死亡风险相关联，尤其是 85～95 岁年龄段的老年人。提示应鼓励我国老年人，尤其是高龄老人更主动地多参与肺功能检查、加强对肺功能的监测，以便早期干预和治疗，降低老年肺功能异常者的死亡风险。

在关于心率的研究中，研究者发现，心率与我国高龄老人认知功能受损及死亡风险间均存在"J"形关联，对于在传统上划分为正常心率范围的高龄老人，其发生认知功能受损和死亡的风险仍可能会升高。提示进行体格检查时，若发现老年人心率过快，应对老人慢性病患病情况，尤其是可能引起心率增快的疾病，以及认知功能进行筛查，积极进行共病以及认知受损的预防和治疗，以增加老人的预期寿命。

在关于血氧饱和度的研究中，研究者发现，我国高龄老人血氧饱和度水平降低与认知功能受损相关，且在 90 岁及以上的老年人中，低血氧饱和度水平对认知功能的影响更大（苏丽琴等，2016）；此外还发现，血氧饱和度是预测老年人群死亡风险的良好指标，低血氧饱和度水平与高死亡风险相关，尤其是在老年女性中。研究提示，应关注老年人，尤其是老年女性的血氧饱和度水平，以识别老年人群中发生认知功能受损及死亡的高危人群。

在关于口腔状况的研究中，研究者发现，老年人自然牙齿数量与全因死亡率间存在曲棍球棒状关联，老年人的死亡风险随着自然牙齿数量的增加而减少，而具有 24 颗或更少牙齿的老年人死亡风险显著增加。而使用义齿与全因死亡率的降低相关，义齿的益处在男性中更明显。鉴于如今快速增长的人群中牙齿脱落的高患病率和义齿的低使用率，预防牙齿脱落和使用义齿将具有显著的公共健康效益。

在关于视力与老年健康的研究中，研究者发现，视力不良与我国老年人群较高的 ADL 及 IADL 失能风险相关联，且随着年龄的增长，视力不良的老年人发生 ADL 及 IADL 失能的风险呈上升趋势；同时还发现视力不良与死亡风险升高相关联，尤其是在老年女性中。提示妥善预防和治疗老年人尤其是老年女性视力不良，对提高我国老年人生活质量、降低死亡风险有着重要意义。

3. 实验室检测指标与老年健康的研究成果

在关于实验室检测指标与老年健康的研究中，研究者探讨了血常规指标、血脂指标、炎症指标、氧化应激指标、营养指标以及肾功能指标与老年人群死亡风险、认知功能受损以及 ADL 失能的关系，具体如下。

在关于血常规指标的研究中，研究者发现，高龄老人中较高的淋巴细胞计数与 ADL 失能风险升高相关联；贫血或低血红蛋白（hemoglobin，Hb）水平与认知功能受损相关联；贫血或低 Hb 水平与高龄老人较高的死亡风险相关联。提示在高龄老人中淋巴细胞计数、Hb 水平可能分别是 ADL 失能、认知功能受损的生物标志物，妥善预防和治疗老年人尤其高龄老人贫血，可能对提高我国老年人的生活质量、降低死亡风险有着重要的意义。

在关于血脂指标的研究中，研究者发现，我国老年人群中血液中较高的 TC 和 LDL-C 水平浓度与较高的认知功能受损风险相关联（Ma et al.，2017）；而在高龄老人中，血浆中较高的 LDL-C 水平与较低的死亡风险相关联（Lv et al.，2015），且高龄老人中正常范围内相对高水平的 TG 将降低认知功能受损、ADL 失能以及死亡的风险（Lv et al.，2019）。研究提示血脂"越低越好"的传统理念可能并不适用于高龄老人，有必要重新评估高龄老人中血脂谱的最佳范围。

在关于炎症指标的研究中，研究者发现，hs-CRP 升高与我国老年人群 ADL 失能风险升高有关，且随着年龄增大，其对 ADL 的影响增大；在疾病方面，hs-CRP 与糖尿病、慢性肾脏病的患病有关。提示检测 hs-CRP 不仅可以识别相关慢性病的高风险人群，也可提示老年人群功能状态失能的风险，对评估、维持和提升老年人健康状况与生活质量具有指导意义。hs-CRP 与老年人功能、疾病、其他生物指标的关联及其预测能力探索需要通过进一步的研究进行验证，从而为老年人慢性疾病和功能失能的早发现、早治疗提供依据。

在关于氧化应激指标的研究中，研究者发现，我国高龄老人血浆 SOD 活性水平与死亡的关联存在性别差异，较高的血浆 SOD 活性水平与女性老人较低的全因死亡风险相关，但在男性老人中未发现这一关联，但高 SOD 活性水平与认知功能受损的风险升高有关（Mao et al.，2019a）。提示可将 SOD 作为老年女性死亡风险及老年人认知功能受损的预测标志物，这一发现也为"自由基致衰老理论"提供了新的流行病学证据，但应进一步研究其他抗氧化酶（如过氧化氢酶、谷胱甘肽等）与老年健康之间的关系，以便识别更可靠的生物标志物。

在关于维生素 D 的研究中，研究者发现，我国老年人群血浆中 25-羟基维生素 D[25（OH）D₃]水平降低与认知功能受损风险升高有关（Chei et al.，2014），我国高龄老人也同样存在这一关联（Matchar et al.，2016）；此外，研究者还发现我国老年人体内血浆 25（OH）D₃ 与死亡风险间存在负相关（Mao et al.，2019b）。但由于反向因果关联的存在，研究未能确定补充维生素 D 是否会改善老年人的认知功能，降低老年人全因和特因死亡风险，但这些研究发现所提供的信息对老年人的治疗和护理工作的制定仍具有重要意义。

在关于老年人营养状况的研究中，研究者发现，我国老年人血浆白蛋白水平与认知功能受损及死亡的风险呈反向关联，低白蛋白血症将增加老年人认知受损及死亡的风险，当合并 hs-CRP 升高时，老年人的死亡风险将进一步升高（殷召雪等，2016；吕跃斌等，2019）。鉴于我国人口老龄化的形势严峻，高龄老人低白蛋白血症多见，这些研究发现对我国老年人的营养状况管理具有重要意义。

在关于肾功能指标的研究中，研究者发现（陈清等，2020），估算肾小球滤过率（estimated glomerular filtration rate，eGFR）水平的下降与我国老人认知功能受损的发病风险无关，但与死亡风险的升高相关联，提示老年人群 eGFR 低于正常水平的原因可能并非人体正常的老化。因此，随着我国人口老龄化、高龄化的形势日益严峻，应提高对老年人慢性肾脏疾病的关注，通过监测老年人的肾功能，妥善照料和治疗低 eGFR 水平的老年人，对降低由 eGFR 水平下降导致的高死亡风险、提高我国老年人生活质量以及实现健康老龄化有着重要意义。

4. 外暴露与老年健康的研究成果

在关于外暴露与老年健康的研究中，研究者重点探讨了膳食、绿地面积以及大气细颗粒物长期暴露对我国老年健康的影响。

在关于膳食的研究中，研究者发现在我国老年人群中，较高的饮食多样性评分（dietary diversity scores，DDS）与较低的认知功能受损风险相关（Yin et al.，2017）；在高龄老人中，DDS 与死亡之间存在明显的剂量反应关系，较高的 DDS 与较低的死亡率风险相关（Lv et al.，2020）；此外，研究还发现在我国未接受过教育的老年人中，蔬菜、豆类摄入量较低者，其发生认知功能受损的风险升高（Chen et al.，2012）。提示 DDS 可作为一种简单的筛查工具，以识别潜在的发生认知功能受损和死亡风险较高的老人，研究也将为未来研究健康饮食在预防老年人认知功能受损乃至死亡中的作用提供线索。

在关于绿地面积对我国老年人群的死亡风险、认知功能受损及 ADL 失能影响的研究中，研究者发现增大绿化面积可一定程度上延长寿命，减少认知能力的下降和阿尔茨海默病的发生，预防老年人 ADL 失能，减轻老龄化带来的医疗负担（Ji et al.，2019），提示中国在城市规划的过程中应关注居住区的绿化情况。

在关于大气细颗粒物（fine particulate matter 2.5，$PM_{2.5}$）的研究中，发现在未来的时间里，降低空气污染程度可以降低老年人群失能发生率及死亡的风险，特别是在一些空气污染严重的地区，从而作为降低我国老龄化人口负担的潜在手段（Li et al.，2018）。这一发现弥补了国际上缺乏大气中 $PM_{2.5}$ 高浓度暴露对老年人群健康风险评估参数的不足，为发展中国家空气中 $PM_{2.5}$ 高浓度暴露对老年人健康风险的影响和风险预警提供了数据支撑，并且为应对城市、农村地区空气污染健康挑战，明确健康风险的城乡差异、地域差异做出科学贡献，对中国老龄化社会的经济社会发展具有重要意义。

1.3.3　项目计划

HABCS 通过调查长寿地区老年人群的健康状况，收集、检测、分析一系列重要生物标志物，有助于更全面、更深入地研究健康老龄化的影响因素及更有效地降低老年人的疾病负担，提高老年人群的生活质量，实现健康老龄化。目前，HABCS 项目组在完成 2009 年的基线调查后，已进行了 3 次随访调查，并将在 2021 年进行第 4 次随访调查，同时也将进一步探讨遗传因素对老年健康的影响及其与环境因素的交互作用。研究者们基于 HABCS 项目开展了大量研究，填补了我国老年人群健康规律及其影响因素的研究空白，完善了我国老年人群研究的知识体系，为制定适合我国老年人群的健康管理指南以及符合我国人群特点的精准防控策略，提供了本土化的证据和思路。可以预见，随着研究的深入以及项目的持续推进，HABCS 将会带来更多有价值的成果。

参 考 文 献

陈清，赵峰，黄清湄，等，2020. 中国 8 个长寿地区 65 岁及以上老年人肾小球滤过率对全因死亡风险的影响. 中华流行病学杂志，41（1）：36-41.

吕跃斌，周锦辉，段俊，等，2019. 中国长寿地区 65 岁及以上人群血浆白蛋白及超敏 C 反应蛋白与 5 年全因死亡风险的研究. 中华预防医学杂志，53（6）：590-596.

苏丽琴，殷召雪，许宁，等，2016. 中国长寿地区老年人血氧饱和度水平与认知功能的关系研究. 中华预防医学杂志，50（7）：600-604.

殷召雪，王静雷，吕跃斌，等，2016. 中国 8 个长寿地区 65 岁及以上老年人群血浆白蛋白水平与认知功能关系的研究. 中华流行病学杂志，37（10）：1323-1326.

张娟，吕跃斌，殷召雪，等，2017. 中国长寿地区 65 岁及以上老年人 BMI 与认知功能受损发生风险的关系. 中华预防医学杂志，51（11）：1019-1023.

中华人民共和国国家统计局，2019. 中华人民共和国 2018 年国民经济和社会发展统计公报. http://www.stats.gov.cn/tjsj/zxfb/201902/t20190228_1651265.html[2019-02-28].

Chei C L, Raman P, Yin Z X, et al., 2014. Vitamin D levels and cognition in elderly adults in China. Journal of the American Geriatrics Society, 62（11）：2125-2129.

Chen X, Huang Y, Cheng H G, 2012. Lower intake of vegetables and legumes associated with cognitive decline among illiterate elderly Chinese: a 3-year cohort study. The Journal of Nutrition, Health & Aging, 16（6）：549-552.

Fang E F, Scheibye-Knudsen M, Jahn H J, et al., 2015. A research agenda for aging in China in the 21st century. Ageing Research Reviews, 24（Pt B）：197-205.

Gómez-Olivé F X, Montana L, Wagner R G, et al., 2018. Cohort profile: health and ageing in Africa: a longitudinal study of an INDEPTH Community in South Africa（HAALSI）. International Journal of Epidemiology, 47（3）：689-690.

Ji J S, Zhu A, Bai C, et al., 2019. Residential greenness and mortality in oldest-old women and men in China: a longitudinal cohort study. The Lancet Planetary Health, 3 (1): e17-e25.

Li T, Zhang Y, Wang J, et al., 2018. All-cause mortality risk associated with long-term exposure to ambient PM2.5 in China: a cohort study. The Lancet Public Health, 3 (10): e470-e477.

Li Z H, Lv Y B, Kraus V B, et al., 2020. Trends in the incidence of activities of daily living disability among Chinese older adults from 2002 to 2014. The Journals of Gerontology Series A: Biomedical Sciences and Medical Sciences, 75 (11): 2113-2118.

Lv Y B, Gao X, Yin Z X, et al., 2018a. Revisiting the association of blood pressure with mortality in oldest old people in China: community based, longitudinal prospective study. British Medical Journal, 361: k2158.

Lv Y B, Kraus V B, Gao X, et al., 2020. Higher dietary diversity scores and protein-rich food consumption were associated with lower risk of all-cause mortality in the oldest old. Clin Nutr, 39 (7): 2246-2254.

Lv Y B, Liu S, Yin Z X, et al., 2018c. Associations of body mass index and waist circumference with 3-year all-cause mortality among the oldest old: evidence from a Chinese community-based prospective cohort study. Journal of the American Medical Directors Association, 19 (8): 672-678, e4.

Lv Y B, Mao C, Gao X, et al., 2019. Triglycerides paradox among the oldest old: "the lower the better?" Journal of the American Geriatrics Society, 67 (4): 741-748.

Lv Y B, Yin Z X, Chei C L, et al., 2015. Low-density lipoprotein cholesterol was inversely associated with 3-year all-cause mortality among Chinese oldest old: data from the Chinese Longitudinal Healthy Longevity Survey. Atherosclerosis, 239 (1): 137-142.

Lv Y B, Yuan J Q, Mao C, et al., 2018b. Association of body mass index with disability in activities of daily living among Chinese adults 80 years of age or older. JAMA Network Open, 1 (5): e181915.

Lv Y B, Zhu P F, Yin Z X, et al., 2017. A U-shaped association between blood pressure and cognitive impairment in Chinese elderly. Journal of the American Medical Directors Association, 18 (2): 193, e7-193, e13.

Ma C, Yin Z, Zhu P, et al., 2017. Blood cholesterol in late-life and cognitive decline: a longitudinal study of the Chinese elderly. Molecular Neurodegeneration, 12 (1): 24.

Mao C, Li F R, Yin Z X, et al., 2019b. Plasma 25-hydroxyvitamin D concentrations are inversely associated with all-cause mortality among a prospective cohort of Chinese adults aged ⩾80 years. Journal of Nutrition, 149 (6): 1056-1064.

Mao C, Yuan J Q, Lv Y B, et al., 2019a. Associations between superoxide dismutase, malondialdehyde and all-cause mortality in older adults: a community-based cohort study. BMC Geriatrics, 19 (1): 104.

Matchar D B, Chei C L, Yin Z X, et al., 2016. Vitamin D levels and the risk of cognitive decline in Chinese elderly people: the Chinese longitudinal healthy longevity survey. The Journals of Gerontology Series A: Biological Sciences and Medical Sciences, 71 (10): 1363-1368.

WHO, 2018. World Health Statistics 2018: monitoring health for the SDGs. https://apps.who.int/iris/

bitstream/handle/10665/272596/9789241565585-eng.pdf?ua=1[2018-6-28].

Yin Z，Fei Z，Qiu C，et al.，2017. Dietary diversity and cognitive function among elderly people：a population-based study. Journal of Nutrition Health & Aging，21（10）：1089-1094.

Yin Z，Shi X，Kraus V B，et al.，2014. Gender‐dependent association of body mass index and waist circumference with disability in the Chinese oldest old. Obesity，22（8）：1918-1925.

Yuan J Q，Lv Y B，Chen H S，et al.，2019. Association between late-life blood pressure and the incidence of cognitive impairment：a community-based prospective cohort study. Journal of the American Medical Directors Association，20（2）：177-182，e2.

第 2 章 生物标志物与老年健康①

2.1 生物标志物的定义及作用

2.1.1 生物标志物的定义

生物标志物的概念最早在 20 世纪 60 年代被引入生物医学研究领域，其定义曾有多种不同的描述，2001 年美国国立卫生研究院（National Institutes of Health，NIH）召集了生物标志物定义工作组，给出了一个目前较为公认的定义：生物标志物是可以指示生理病理过程及患者对治疗措施药理反应的且能被客观测量并评价的指标（Biomarkers Definitions Working Group，2001；Strimbu and Tavel，2010）。

从应用的角度看，理想的生物标志物应具有以下特征（FDA-NIH Biomarker Working Group，2016；Leptak et al.，2017）：①必须明确地与一种特定的健康状况或疾病相关，能够将之从具有类似生理症状的其他健康状况或疾病中区分出来；②理想的来源是标准生物源，如血液和尿液等，可以进行标准化的提取工作；③有一种快速、简便、准确且廉价的检测方法，并且有可测量的标准基线作为参考；④应该有一个可解释的表达水平，以说明测量到的指标与目标问题之间的相关性。

从分类的角度看，生物标志物包括：生物化学标志物，如血常规指标、心功能指标、肺功能指标、激素水平等；分子生物标志物，如细胞中 DNA（deoxyribonucleic acid，脱氧核糖核酸）、RNA（ribonucleic acid，核糖核酸）、代谢产物或者蛋白质含量水平等；医学检查标志物，如体格检查结果、专门测试的量表结果、超声检查、心电图、脑电图以及影像学检查结果等；在科学设计的前提下，患者的临床表型也可以作为生物标志物（Jain，2010）。

---

① 本章作者：毛琛（南方医科大学公共卫生学院流行病学系教授）；申动（南方医科大学公共卫生学院流行病学系博士）；张宇杰（南方医科大学公共卫生学院流行病学系博士后）。

2.1.2　生物标志物的应用价值

随着生物标志物研究的不断深入和检测技术的不断进步，人们不断发现可以用作生物标志物的特异性检查结果。目前在疾病预防控制与诊断治疗的各环节中均能应用生物标志物（图 2-1）。

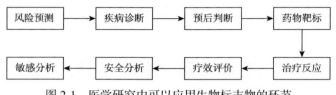

图 2-1　医学研究中可以应用生物标志物的环节

1. 对健康相关事件进行预测

生物标志物能用于预测某类人群是否更有可能发生某种健康相关事件或疾病（Antman and Loscalzo，2016；Collins et al.，2016）。这类生物标志物在公共卫生和卫生政策学上尤为重要，它能为卫生资源的配置和公共卫生干预措施的精准化提供指导，从而更有效地进行健康干预，但需要注意的是，预测型的生物标志物主要是反映基于人群的证据，在针对个体的问题上它不一定能得到精准的结论。

2. 对疾病进行诊断

诊断生物标志物能在个体中检测或确认一种特定的疾病或病症（FDA-NIH Biomarker Working Group，2016）。它们不仅可以用于疾病的鉴别，而且能在进一步的研究中为新的疾病分类提供依据，从而为病因学和治疗方案的研究提供更多线索（Robb et al.，2016）。例如，癌症的分型传统上是以细胞为依据的，但随着癌细胞中一系列生物标志物的发现，开始出现了基于分子特征的癌症分型，给精准治疗提供了关键的信息。未来将有可能以生物标志物作为临床诊断的主要标准。

3. 对疾病的预后进行预测

预后生物标志物用于判断某种疾病患者的疾病进展变化、临床预后情况及疾病复发可能性（Ballman，2015）。预后生物标志物主要用于判断经临床治疗后个体不良事件的发生风险，该信息是医疗决策的关键证据。预后生物标志物也可以用于健康资源的分配，区分哪些患者更可能从治疗措施中受益，并避免不必要的诊断测试或医疗干预措施。

预后和预测生物标志物之间的区别在于，预后生物标志物评估的是疾病进展和治疗结局的差别，而预测生物标志物评估的是患病的潜在风险（Ballman，2015；

Califf，2018）。但是在很多情况下难以对两者进行区分，但这主要影响有关科研工作者的指标选取和对具体研究内容的报道方法，并不会影响主要的结论和治疗方法。

4. 作为药物的靶标

靶标生物标志物是指体内具有药效功能并能被药物作用的生物大分子，如某些蛋白质和核酸等，这类生物标志物能直接反映药物与其作用的受体或酶的结合情况以及药理学效果。此外，一些影像结果也可以作为药物靶标（Drebin et al.，1985；Kraus，2018）。靶标生物标志物在新药申请时可以作为直接的证据证明药物的作用机制及效果，对于药物的合理开发至关重要。

5. 对药效进行测量

药效学生物标志物主要测量的是药物在人体内的代谢和活性。这类生物标志物在临床实践和药物的评价过程中非常有用（Califf，2018）。然而，药效学生物标志物往往不易于测量和解释，尤其是在健康状况差异较大或同时需要使用多种药物的人群中，问题可能会变得非常复杂从而导致生物标志物不能反映真正的药效。

6. 对生物状态进行监测

监测生物标志物可以被连续测量以评估疾病状况、医疗状况或检测医疗产品或生物制剂的效果（Gerstein et al.，2008；Wright et al.，2015）。监测生物标志物在临床护理中具有尤为重要的应用价值，也可用于测量药效学问题，检测患者治疗反应，并检测疾病的并发症等。

7. 对治疗策略的安全性进行检测

安全性生物标志物用于测量干预措施对环境层面是否存在危害及其影响程度（Sager et al.，2014）。例如，许多疗法对人体脏器有相当大的副作用，需要监测肝脏、肾脏或心血管所受的毒性伤害以确保该治疗措施可以安全地进行，通过安全性生物标志物就可以获取脏器毒性伤害的准确信息。此外，安全性生物标志物也可用于评价患者是否发生不良事件，提示临床医生或药师审视目前的治疗措施。

8. 作为敏感性分析的指示物

敏感性生物标志物也被称为风险生物标志物，主要用于区别特定人群在疾病进展上的差别。该概念类似于预后生物标志物，两者的主要差别是前者关注疾病的变化而后者关注治疗的效果，而且前者主要在基础医学和预防医学中发挥作用，基于人群特征给具体临床方法的选择提供更精准的证据；后者则主要应用在具体的临床工作或临床科研中（Califf，2018）。

9. 生物标志物研究的侧重点

在目前已经发现的大量生物标志物中，只有少数有确切的临床应用价值（Goodsaid et al.，2008；Kraus，2018）。以 DNA 生物标志物为例，它们在临床上的价值普遍存在争议，有待进一步验证（Grosse-Gehling et al.，2013；Parikh and Mansour，2017；Williams et al.，2013）。同样，一些作为"危险因素"或"敏感性"指标的生物标志物，尽管它们显示在特定人群中某种疾病发生的概率比其他人群更高，但从个体而言这种预测并不很可靠。基于这类生物标志物的检测可能会导致医生和患者在不必要的情况下做出医疗决策、调整膳食计划或采取其他可能影响生活质量的行动，但这些干预措施的真正效用并不容易得到证实；而如果那些没有非常可信证据的生物标志物被医药公司使用，由此研制的药物对大多数使用的患者可能都没有预期中的效果，从而可能延误对患者的治疗。

识别一个生物标志物是否有效和证明它的效用有多大是不一样的课题。前者可能只需收集少量患者的生物标本，并用几周或几个月时间进行相对简单的实验即可得到结果；而后者可能需要若干多中心的临床试验或大规模的队列研究才能得到相对可靠的证据。很多已明确的生物标志物可能并没有实际的医学意义，因此，相比起单纯地识别生物标志物，研究生物标志物与实际健康相关事件或疾病之间关系的课题具有更高的科研价值。

2.2　生物标志物与健康老龄化

2.2.1　老年健康研究

经典生物医学研究的重点内容是疾病的发病机制、发病的危险因素、疾病的预防与控制及其治疗方案，这一以疾病为核心的方针毫无疑问在基础医学、预防医学和临床医学的领域取得了巨大的成功，医学的发展让人类的寿命达到了前所未有的长度（Beard et al.，2017；Khaw，1997）。但是，在预防疾病问题上目前的成果还远远不够。考虑到有很多疾病和衰老有直接联系，其结果是人类在"活得更长"的道路上，不可避免地遇上了"病得更多"的困扰。很多家庭花费了大量的金钱和精力赡养高龄但生活质量和自理能力很差的老人，同时国家也不得不在有限的资源中不断增加用于照顾老年人的支出。随着全世界人口寿命延长，急剧增加的慢性病患病人口和严重的健康减损水平将成为全球主要公共卫生挑战（World Health Organization，2015）。

　　因此，2002 年世界卫生组织正式用"健康老龄化"取代了"积极老龄化"作为其 2015～2030 年老龄化工作的主要任务。世界卫生组织将健康老龄化定义为"老年人建立并维护保持其老年健康生活的功能能力的过程"（World Health Organization，2014）。其中功能能力是指人们去做他们认为有价值的事情的能力，这就包括：满足基本需求，学习、成长和做决定，活动、建立和维持关系以及为社会做贡献；功能能力由个人的内在能力、相关的环境特征及其相互作用组成。中国中华医学会老年医学分会和中华老年医学杂志编辑部制定的《中国健康老年人标准（2013）》将老年健康定义为：①重要脏器的增龄性改变未导致功能异常；无重大疾病；相关高危因素控制在与其年龄相适应的达标范围内；具有一定的抗病能力。②认知功能基本正常；能适应环境；处事乐观积极；自我满意或自我评价好。③能恰当处理家庭和社会人际关系；积极参与家庭和社会活动。④日常生活活动正常，生活自理或基本自理。⑤营养状况良好，体重适中，保持良好生活方式（中华医学会老年医学分会和中华老年医学杂志编辑部，2013）。

　　老年健康研究的基本假说是生物衰老过程和年龄增长之间的关系在个体上有很大差异，在健康问题上不存在典型的"老年人"。目前的研究发现，延迟生物衰老的速度同时会延迟多种疾病的发生和进展，改变生物内在的衰老水平在控制疾病和延长寿命的问题上比治愈单一疾病要更为有效（Fontana et al.，2014）。因此，老年健康研究在生命科学领域中主要围绕衰老这一生物学进程的发生和进展的机制、衰老加剧的危险因素和衰老减缓的保护因素、衰老和特定疾病的关联以及对衰老的干预措施开展工作（Anton et al.，2015；Kaeberlein et al.，2015）。

2.2.2　生物标志物在老年健康研究中的应用

　　是否存在能独立于增龄相关疾病而特异性地衡量老年健康或衰老问题的生物标志物，是一个颇具争议的问题（Baker and Sprott，1988；Butler et al.，2004；Finch and Kirkwood，2000；Ingram et al.，2001；Nakamura et al.，1994；Sprott，2010；Warner，2004）。有一部分人主张，考虑到年龄的增长与衰老及一些疾病进展往往是同步的，所以应当在无病受访者中研究老年健康或衰老并验证是否存在能反映相应生物状态的生物标志物（Holloszy，2000）。这种观点暗含了一个假设，即衰老引起的生物学变化可能是一种独立于增龄相关疾病的过程。这一假设在老年医学发展的早期是主流观点，当时的研究者们努力地尝试证明衰老是独立于增龄相关疾病的生物机制。

但是，目前有更多的证据指向另一种观点，即疾病会影响衰老的生物学进程，并进一步增加其他疾病的风险，从而导致机体机能的整体衰退。具体而言，疾病会引起细胞分子层面的损伤和修饰并触发机体的某些应激反应，相应的生物学过程最终在组织的层面引起衰老（Fulop et al.，2018；Martin-Ruiz and von Zglinicki，2014）。举例来说，大多数增龄相关慢性疾病，如痴呆、抑郁、动脉粥样硬化、癌症和糖尿病等都容易引起机体的慢性炎症，慢性炎症加剧细胞衰老，进而降低组织再生潜能并增强促炎信号，从而又增加罹患其他疾病的风险（Fulop et al.，2018）。同时，也有很好的流行病学证据表明慢性疾病将提高多种与增龄相关的退行性疾病发生的风险（Hillege et al.，2006）。因此，从科研的角度来看，尤其是在生物标志物的研究层面，将"纯粹的"衰老和与增龄相关的疾病视为一个连续的过程更符合逻辑。

所以，老年健康生物标志物研究不应着重于区分"老人是否健康"，而应注重哪些指标可以更好地衡量衰老程度、预测衰老问题和预防衰老风险，以指导政策制定者、公共卫生和临床医务人员加以干预。要注意的是，"维持老年健康"这个概念是相对的：85 岁及以上的老年人极少完全无病，而其往往身患多种疾病（Collerton et al.，2009）。同时这也是一个多维的概念，即要考虑的不仅是疾病，还包括认知能力、日常生活能力、虚弱程度和寿命长度等。在老年人中寿命（lifespan）和健康寿命（healthspan）是否相关、在多大程度上相关一直是很有争议的问题，有证据表明在多个年龄组别中常见老年病和失能与死亡的相关性均较弱（Andersen et al.，2012；Crimmins and Beltran-Sanchez，2011；Fries，1980；Martin-Ruiz et al.，2011）。但是，所有这些增龄相关变化可能是由衰老的生物学过程所驱动的。因此，健康老龄化的生物标志物应当与其中多个维度的问题都具有关联性。

为了更好地研究这些不同维度的问题，研究者要考虑疾病和死亡以外的结局，主要包括认知能力和机体综合功能，并将生物标志物纳入相应的研究中（Fried et al.，2001；Rockwood and Mitnitski，2007）。例如，衰弱是老年人群中很常见的综合征，在肌肉系统主要表现为肌少症，包括肌肉力量及质量减退、体能下降。日常生活能力等可以作为体能下降的替代指标，从而以生物标志物的方式识别或者预测衰弱（Collerton et al.，2012；Rockwood et al.，2006；Searle et al.，2008）。

但总的来说，在老年健康问题中质量较好且具有充分验证的分子生物标志物相对很少。来自于生物化学检测和体格检查的"经典"生物标志物更容易满足这些标准（Martin-Ruiz and von Zglinicki，2014）。握力是一个明显的例子，对握力的测试简便易行，并且与老年人失能、死亡率等健康指标密切相关，可以预测 65

岁及以上老年人虚弱的发生。但是，这些生物标志物对于上述多维度结局、更高年龄段的老人、不同的种族是否具有同样的效力，仍需要大量的研究。比如前述握力，在年龄较高的组别里，就失去了其预测能力。因此，我们需要更广泛地获取关于多维度结局的生物标志物研究证据。

2.3 生物标志物在 HABCS 中的应用

2.3.1 HABCS 中生物标志物的测量

1. 人体测量学指标

HABCS 的人体测量学指标是在调查时由受过训练的内科医生现场测量，并由现场总协调员随机抽取当天该现场各调查小组所收集的问卷进行综合审核，确保问卷上所有问题回答的准确性和真实性。

1）BMI

BMI 是目前国际上通用的一种用来量度体重的工具，它利用身高和体重之间的比值来衡量人体是否体重过低、超重或肥胖。BMI 与多项健康相关事件有相关性，但由于其不能准确地反映人体体脂率、体脂分布情况、骨密度等情况差异，在不同的人群中，如亚裔、儿童、青少年、孕期妇女、老年人及肌肉特别发达者等，均应采用经调整的参考值。

2）WC

WC 是衡量人体肥胖程度的重要指标之一，能更综合地反映脂肪总量及分布情况，尤其对于腹部内脏脂肪堆积水平，该指标较腰臀比值更为合理。世界卫生组织当前的建议标准主要适用于欧美人群，对于亚太地区包括中国人群，需要独立的证据；此外，老年人群由于肌肉占比下降、骨质流失等原因，也不应直接适用世界卫生组织的标准，需要更多的研究数据来确定科学的结果。

3）口腔健康

世界卫生组织 1981 年制定的口腔健康指标包括牙齿是否清洁、有无龋洞、有无痛感、牙龈颜色是否正常、是否有出血现象，但这些指标不能全面反映口腔健康特别是老年人的口腔健康水平。但关于老年口腔健康，国内外尚未见专门的标准，目前认为应当进一步研究牙齿数量、牙齿排列状况、牙齿颜色、口臭等指标在老年口腔健康中的评价价值，以完善口腔健康与机体整体健康之间关系的证据。

4）视力健康

视力健康程度一般通过视力表测定，医学检测所用视力表主要检查中心视力，即检查视网膜黄斑区中心凹视敏度，从而可简单迅速地了解到视功能的初步情况，对眼病的临床诊断治疗都有重要的意义，常用的视力表有国际标准视力表、对数视力表、兰氏环视力表。从功能上分有近视力表、远视力表。对于婴幼儿或老年人，也有采用简化的视力表的测量方法。

2. 人体重要生命征

在 HABCS 队列中，人体重要生命征由经过培训的、至少有 3 年工作经验的内科医生使用血压计、呼气峰流速仪等专门仪器进行测量以用于研究分析。

1）血压

血压水平和心、脑、肾及血管系统疾病密切相关。血压测量是了解血压水平的主要手段，目前我国血压测量的主要标准是 2011 年发布的《中国血压测量指南》，其从测量前准备、测量设备、测量人员、测量要求等方面进行了规范，并对避免干扰因素和特殊人群的测量方法给出了指导。

老年人发生单纯收缩期高血压、白大衣性高血压、直立性低血压和餐后低血压的可能性更高，同时其血压在一日间的变异较一般成年人更大，因此对老年人而言，家庭血压测量和动态血压测量的结果更可靠。此外，还要考虑自主神经功能衰退、假性高血压和直立性低血压等问题并加以注意。

2）肺功能

肺功能检查主要包括检测肺通气功能以及肺容积，对于早期检出肺、气道病变，评估疾病的严重程度及预后有重要的临床价值，对于评定个人的健康状态也有重要的公共卫生意义。

肺通气功能的指标包括肺通气量、用力肺活量、最大呼气中段量、呼气峰流速等，肺容积包括潮气量、补呼气量、深吸气量、肺活量、功能残气量与残气量及肺总量等。老年人由衰老导致的肺功能下降对有关指标均有一定影响，但尚没有确切的针对老年人群的参考指标。

3）静息心率

心率变化与心脏疾病密切相关，心率一般可通过测脉搏或使用电子血压计等进行测量。心率可因年龄、性别或其他生理因素产生个体差异，而老年人由于心脏系统退化，血管存在不同程度硬化，其正常静息心率较年轻人为慢。

4）血氧饱和度

血氧饱和度是呼吸循环的重要生理指标，监测动脉血氧饱和度可以对肺的氧合和 Hb 携氧能力进行估计。目前主要采用指套式光电传感器测量血氧饱和度，该指套使用特定波长的红光和近红外光作为射入光源，测定通过手指中血液的光传导强度，从而计算 Hb 浓度及血氧饱和度，是一种无创且能实时监测的方法。

3. 血液学和生物化学检测指标

在 HABCS 研究中，调查员采集每位受访对象的空腹静脉血用于实验室检测指标的监测，其中共采集 7mL 血液于 2 支肝素抗凝采血管内（分别为 5mL 和 2mL），将装有 5mL 血样的采血管离心后得到血浆和血细胞，然后将血浆分装于 2 支冻存管储存，白细胞层分装于另一冻存管储存；将装有 2mL 血样的采血管分装于 2 支冻存管中（1mL/管）；调查员还将收集到调查对象的尿液样本 15mL，取 2mL 尿液储存于 1 支冻存管中，将剩余尿液分装至另外 3 支冻存管（4mL/管），剩余的尿液样本用于现场检测肌酐；样本存放于 -20℃环境下，并交由首都医科大学临床检验中心统一完成检测。

1）血常规指标

血常规是指通过观察血细胞的数量变化及形态分布从而判断血液状况及疾病的检查，血常规检查包括红细胞计数（red blood cell count，RBC）、Hb、白细胞计数（white blood cell count，WBC）及血小板计数（platelet count，PLT）等，通常可分为三大系统，即红细胞系统、白细胞系统和血小板系统。血常规检查可以发现很多全身性疾病的早期迹象，包括是否贫血，是否有血液系统疾病，反映骨髓的造血功能等。目前血常规主要通过自动化仪器进行测量，在正常参考值的问题上，现有的研究表明老年人群和一般人群的参考值存在差异。

2）血脂指标

血脂含量可以反映体内脂类代谢的情况，血脂检查主要是对血液中所含脂类进行的一种定量测定，主要是包括血液中的 TC、TG、LDL-C 和 HDL-C 的水平等。目前血脂检查主要通过自动化仪器完成。正常人的血脂成分含量波动范围均较大，因此临床上测定血脂都是在早晨空腹时取血，才能反映患者血脂的实际水平。

3）炎症指标

炎症指标是可以反映机体炎症过程的一系列指标，炎症指标可以在一定程度上反映炎症发生的主要原因以及应激反应的程度。常用的炎症指标包括 WBC、中性粒细胞计数、红细胞沉降率、hs-CRP 等，其中 WBC、中性粒细胞计数、红细胞沉降率等指标缺乏特异性，其原因可能是生理性也可能是病理性的；hs-CRP 是首先被认识的急性时相蛋白之一，是一种特异性的炎症指标，可以用来鉴别细菌和病毒感染，同时，其水平与组织损伤后修复的程度有密切关系，并且不受性别、年龄、贫血、妊娠等因素的影响，因此其可作为疾病急性期的一个衡量指标，此外它也是预测心血管疾病风险非常有效的因子之一。

4）氧化应激指标

氧化应激是指机体内氧自由基产生与清除的失衡，导致活性氧和活性氮在体内或细胞内蓄积而引起的氧化损伤过程，衡量氧化应激情况的指标主要包括血浆总抗氧化能力、活性氧、SOD、MDA、一氧化氮等。氧化应激被认为是导致衰老和疾病的一个重要因素，但在临床上仍很少直接利用氧化应激相应的量化指标，因为其难以用于诊断特定的疾病，或者准确地反映当前健康水平。

5）肾功能指标

临床上检查肾功能的主要指标包括血清尿素、血肌酐、血 β2-微球蛋白、尿酸等。由于血肌酐基本上不受饮食、高代谢等肾外因素的影响，目前认为评价肾功能较好的指标是用血肌酐计算出 eGFR。但是不能认为血肌酐正常的情况下肾功能一定是正常的，年龄增长会导致肾功能的自然减退，因此老年人 eGFR 的正常值要结合其他肾功能指标联合判定。

6）维生素 D

维生素 D 是一种脂溶性维生素，主要包括维生素 D_2 和维生素 D_3，25（OH）D_3 是维生素 D 在人体内的主要存在形式，也是评价人体维生素 D 水平的可靠指标。维生素 D 主要调节机体钙、磷代谢，促进骨骼生长，调节细胞生长分化和免疫功能等，对保持骨骼、牙齿和肌肉的健康非常重要，而新的研究也发现维生素 D 对降低部分慢性疾病和癌症的发病风险有积极意义。

目前对血清中 25（OH）D_3 水平与健康的相关性尚无确切的证据，但一般认为 25（OH）D_3 低于 50nmol/L 考虑维生素 D 缺乏，50～74nmol/L 考虑维生素 D 相对缺乏，75～375nmol/L 考虑维生素 D 为合适水平，高于 375nmol/L 则为维生素 D 中毒。这一标准是否适用于中国老年人群，目前也未有确切的证据。

7）血浆白蛋白

血浆白蛋白是人体血浆中主要的蛋白质之一，约占血浆总蛋白的 50%，血浆白蛋白具有重要的生理功能，包括能维持血浆胶体渗透压的恒定，能运输体内许多难溶性的小分子有机物和无机离子，能对球蛋白起到一种胶体保护的稳定作用等。

血浆白蛋白的增高可能是由各种原因失水所致的血液浓缩导致，也可能是由系统性红斑狼疮、多发性硬化或某些慢性感染造成；血浆白蛋白的降低则可能是营养不良、急性大失血、严重烫伤、肝脏疾病或癌症等导致。目前一般认为成年人血浆白蛋白正常值范围为 35～50g/L，其中 60 岁后白蛋白正常值范围为 34～48g/L。

2.3.2 HABCS 中生物标志物与老年人功能状态研究的主要发现

1. 生物标志物与老年人认知能力

基于 HABCS 的研究发现，SBP 与认知功能受损关系类似曲棍球形状（先平坦，然后上升），DBP 与认知功能受损的发病风险存在线性关系；高于正常值的 BMI 不是认知功能受损的危险因素，正常值范围内的 BMI 能降低认知功能受损的风险，而较低的 BMI 会增加认知功能受损的风险；心率与我国高龄老人认知功能受损存在"J"形关联，在传统认为的正常值范围内，认知受损的风险仍随着心率的增加而升高；低血氧饱和度水平与认知功能受损相关，且在 90 岁及以上的老年人中，低血氧饱和度水平对认知功能的影响更大；贫血或低 Hb 水平与认知功能受损相关联；血浆中较高的 TC 和 LDL-C 水平浓度与较高的认知功能受损风险相关联，而高龄老人中正常范围内相对高水平的 TG 将降低认知功能受损的风险；高 SOD 活性水平与认知功能受损的风险升高有关；血浆 25（OH）D_3 水平降低与认知功能受损风险升高有关；估算 eGFR 水平的下降与老年人认知功能受损的风险升高相关联。

2. 生物标志物与老年人日常生活能力

基于 HABCS 的研究发现，高于正常值的 BMI 与高龄老人 ADL 失能风险的降低有关；高龄老人 WC 水平与 ADL 失能的关联存在性别差异，男性高龄老人中高 WC 水平与 ADL 失能相关，而女性老年人中低 WC 水平与 ADL 失能相关；视力不良与我国老年人群较高的 ADL 失能风险相关联，且随着年龄的增长，视力不良的老年人发生 ADL 失能的风险呈上升趋势；高龄老人中较高的淋巴细胞计数与 ADL 失能风险升高相关联；高龄老人中正常范围内相对高水平的 TG 能降低 ADL 失能的风险；hs-CRP 升高与我国老年人群 ADL 失能风险升高有关，且随着年龄增大，其对 ADL 失能的影响将增大。

2.3.3 HABCS 中生物标志物与老年人死亡风险研究的主要发现

HABCS 的研究发现，在高龄老人中，SBP 与全因死亡风险呈"U"形关系，即高 SBP 意味着较高的心血管疾病死亡风险，而低 SBP 意味着较高的非心血管疾病死亡风险；较高的 BMI 与高龄老人死亡风险的降低有关；较高的 WC 与低全因死亡风险相关联；肺功能异常与老年人较高的死亡风险相关联，尤其是 85~95 岁年龄段的老年人；心率与我国高龄老人死亡风险存在"J"形关联，在传统认为的正常值范围内，死亡的风险仍随着心率的增加而升高；血氧饱和度是预测老年人群死亡风险的良好指标，尤其是在老年女性中低血氧饱和度水平与高死亡风险相关性更为明显；老年人自然牙齿数量与全因死亡率间存在曲棍球棒状关联，老年人的死亡风险随着自然牙齿数量的增加而减少，而具有 24 颗或更少的牙齿的老年人与死亡风险显著增加相关，而使用义齿与全因死亡率的降低相关，义齿的益处在男性中更明显；视力不良与死亡风险升高相关联，这一效应在高龄女性中更为显著；在高龄老人中，贫血或低 Hb 水平会增加死亡风险，而血浆中较高的 LDL-C 水平和相对高的 TG 水平均会降低死亡风险；SOD 活性水平与死亡的关联存在性别差异，较高的血浆 SOD 活性水平与老年女性较低的全因死亡风险相关，但在男性老人中未发现这一关联；血浆 $25（OH）D_3$ 水平与死亡风险间存在负相关；低白蛋白血症将增加老年人的死亡风险，当合并 hs-CRP 升高时，老年人的死亡风险将进一步升高；估算 eGFR 水平的下降与老人死亡风险升高相关联。

2.4 结 语

本章介绍了生物标志物的定义及其应用价值，介绍了生物标志物在健康老龄化研究中的应用价值，以及 HABCS 中主要生物标志物的测量方法并归纳了相应的部分研究成果。健康老龄化研究的核心问题之一是如何减缓人体的衰老，但衰老和增龄之间的关系比较复杂，所以相比起单纯使用年龄，将生物标志物作为衡量衰老程度、预测衰老问题和预防衰老风险的指标，能为政策制定者、公共卫生和临床医务人员提供更恰当的依据。HABCS 中采集了人体测量学、重要生命征、血液学和生物化学检测指标三大类指标，并研究这些指标和老年人认知能力、日常生活能力以及死亡风险之间的关联；这些研究结果为我们提供了机体整体功能与衰老之间关联更详细的信息，也将对老龄化社会的医疗保健工作产生更为显著的影响，这些研究成果的转化利用，对加强老年人健康教育、制定更适应老年人需要的健康政策、改善老年人生活环境以及提高对老年健康服务水平具有重要意义。

参 考 文 献

中华医学会老年医学分会，中华老年医学杂志编辑部，2013. 中国健康老年人标准（2013）. 中华老年医学杂志，32（8）：801.

Andersen S L，Sebastiani P，Dworkis D A，et al.，2012. Health span approximates life span among many supercentenarians：compression of morbidity at the approximate limit of life span. Journals of Gerontology Series A-Biological Sciences and Medicine Sciences，67（4）：395-405.

Antman E M，Loscalzo J，2016. Precision medicine in cardiology. Nature Reviews Cardiology，13（10）：591-602.

Anton S D，Woods A J，Ashizawa T，et al.，2015. Successful aging：advancing the science of physical independence in older adults. Ageing Research Reviews，24（Pt B）：304-327.

Baker G T，Sprott R L，1988. Biomarkers of aging. Experimental Gerontology，23（4/5）：223-239.

Ballman K V. 2015. Biomarker：predictive or prognostic? Journal of Clinical Oncology，33（33）：3968-3971.

Beard J R，de Araujo I A，Sumi Y，et al.，2017. Healthy ageing：moving forward. Bulletin of the World Health Organization，95（11）：730-730A.

Biomarkers Definitions Working Group，2001. Biomarkers and surrogate endpoints：preferred definitions and conceptual framework. Clinical Pharmacology & Therapeutics，69（3）：89-95.

Butler R N，Sprott R，Warner H，et al.，2004. Biomarkers of aging：from primitive organisms to humans. Journals of Gerontology Series A-Biological Sciences and Medicine Sciences，59（6）：B560-B567.

Califf R M，2018. Biomarker definitions and their applications. Experimental Biology and Medicine，243（3）：213-221.

Collerton J，Davies K，Jagger C，et al.，2009. Health and disease in 85 year olds：baseline findings from the Newcastle 85+ cohort study. British Medical Journal，339：b4904.

Collerton J，Martin-Ruiz C，Davies K，et al.，2012. Frailty and the role of inflammation，immunosenescence and cellular ageing in the very old：cross-sectional findings from the Newcastle 85+ Study. Mechanisms of Ageing and Development，133（6）：456-466.

Collins R，Reith C，Emberson J，et al.，2016. Interpretation of the evidence for the efficacy and safety of statin therapy. The Lancet，388（10059）：2532-2561.

Crimmins E M，Beltran-Sanchez H，2011. Mortality and morbidity trends：is there compression of morbidity? The Journals of Gerontology Series B，Psychological Sciences and Social Science，66（1）：75-86.

Drebin J A，Link V C，Stern D F，et al.，1985. Down-modulation of an oncogene protein product and reversion of the transformed phenotype by monoclonal antibodies. Cell，41（3）：697-706.

Finch C E, Kirkwood T B L, 2000. Chance, development, and aging. New York: Oxford University Press.

FDA-NIH Biomarker Working Group, 2016. BEST (Biomarkers, EndpointS, and other Tools) resource. http://pubmed.ncbi.nlm.nih.gov/27010052/[2019-05-21].

Fontana L, Kennedy B K, Longo V D, et al., 2014. Medical research: treat ageing. Nature, 511 (7510): 405-407.

Fried L P, Tangen C M, Walston J, et al., 2001. Frailty in older adults: evidence for a phenotype. Journals of Gerontology Series A-Biological Sciences and Medical Sciences, 56 (3): M146-M156.

Fries J F, 1980. Aging, natural death, and the compression of morbidity. The New England Journal of Medicine, 303 (3): 130-135.

Fulop T, Witkowski J M, Olivieri F, et al., 2018. The integration of inflammaging in age-related diseases. Seminars in Immunology, 40: 17-35.

Gerstein H C, Miller M E, Byington R P, et al., 2008. Effects of intensive glucose lowering in type 2 diabetes. The New England Journal of Medicine, 358 (24): 2545-2559.

Goodsaid F M, Frueh F W, Mattes W, 2008. Strategic paths for biomarker qualification. Toxicology, 245 (3): 219-223.

Grosse-Gehling P, Fargeas C A, Dittfeld C, et al., 2013. CD133 as a biomarker for putative cancer stem cells in solid tumours: limitations, problems and challenges. Journal of Pathology, 229 (3): 355-378.

Hillege H L, Nitsch D, Pfeffer M A, et al., 2006. Renal function as a predictor of outcome in a broad spectrum of patients with heart failure. Circulation, 113 (5): 671-678.

Holloszy J O, 2000. The biology of aging. Mayo Clinic Proceedings, 75 suppl: s3-s8.

Ingram D K, Nakamura E, Smucny D, et al., 2001. Strategy for identifying biomarkers of aging in long-lived species. Experimental Gerontology, 36 (7): 1025-1034.

Jain K K, 2010. The Handbook of Biomarkers. New York: Springer.

Kaeberlein M, Rabinovitch P S, Martin G M, 2015. Healthy aging: the ultimate preventative medicine. Science, 350 (6265): 1191-1193.

Khaw K T, 1997. Healthy aging. British Medical Journal, 315 (7115): 1090-1096.

Kraus V B, 2018. Biomarkers as drug development tools: discovery, validation, qualification and use. Nature Reviews Rheumatology, 14 (6): 354-362.

Leptak C, Menetski J P, Wagner J A, et al., 2017. What evidence do we need for biomarker qualification? Science Translational Medicine, 9 (417): eaal4599.

Martin-Ruiz C, Jagger C, Kingston A, et al., 2011. Assessment of a large panel of candidate biomarkers of ageing in the Newcastle 85+ study. Mechanisms of ageing and Development, 132 (10): 496-502.

Martin-Ruiz C, von Zglinicki T, 2014. Biomarkers of healthy ageing: expectations and validation. Proceedings of the Nutrition Society, 73 (3): 422-429.

Nakamura E, Lane M A, Roth G S, et al., 1994. Evaluating measures of hematology and blood chemistry in male rhesus monkeys as biomarkers of aging. Experimental Gerontology, 29（2）: 151-177.

Parikh C R, Mansour S G, 2017. Perspective on clinical application of biomarkers in AKI. Journal of the American Society of Nephrology, 28（6）: 1677-1685.

Robb M A, McInnes P M, Califf R M, 2016. Biomarkers and surrogate endpoints: developing common terminology and definitions. The Journal of the American Medical Association, 315（11）: 1107-1108.

Rockwood K, Mitnitski A, 2007. Frailty in relation to the accumulation of deficits. Journals of Gerontology Series A-Biological Sciences and Medical Sciences, 62（7）: 722-727.

Rockwood K, Mitnitski A, Song X, et al., 2006. Long-term risks of death and institutionalization of elderly people in relation to deficit accumulation at age 70. Journal of the American Geriatrics Society, 54（6）: 975-979.

Sager P T, Gintant G, Turner J R, et al., 2014. Rechanneling the cardiac proarrhythmia safety paradigm: a meeting report from the Cardiac Safety Research Consortium. American Heart Journal, 167（3）: 292-300.

Searle S D, Mitnitski A, Gahbauer E A, et al., 2008. A standard procedure for creating a frailty index. BMC Geriatrics, 8: 24.

Sprott R L, 2010. Biomarkers of aging and disease: introduction and definitions. Experimental Gerontology, 45（1）: 2-4.

Strimbu K, Tavel J A, 2010. What are biomarkers? Curr Opin HIV AIDS, 5（6）: 463-466.

Warner H R, 2004. Current status of efforts to measure and modulate the biological rate of aging. Journals of Gerontology Series A-Biological Sciences and Medical Sciences, 59（7）: 692-696.

Williams Z, Ben-Dov I Z, Elias R, et al., 2013. Comprehensive profiling of circulating microRNA via small RNA sequencing of cDNA libraries reveals biomarker potential and limitations. Proceedings of the National Academy of sciences of the United States of America, 110（11）: 4255-4260.

World Health Organization, 2014. What is healthy ageing?. https://www.who.int/ageing/healthy-ageing/en/ [2019-08-30].

World Health Organization, 2015. World report on ageing and health. https://www.who.int/ageing/publications/world-report-2015/en/ [2019-08-29].

Wright J J, Williamson J D, Whelton P K, et al., 2015. a randomized trial of intensive versus standard blood-pressure control. The New England Journal of Medicine, 373（22）: 2103-2116.

第3章 老年人功能状态与死亡的评估方法[①]

3.1 引　　言

　　人口老龄化是我国人口平均预期寿命延长、生活质量提高带来的必然趋势。《2017 年我国卫生健康事业发展统计公报》显示，2017 年我国居民人均预期寿命为 76.7 岁，比 2010 年的 74.8 岁提高了 1.9 岁，这是我国经济社会和卫生事业发展取得的巨大成就，但预期寿命延长特别是高龄人口的增长往往伴随着健康问题的挑战。研究表明，痴呆、失能、多种慢性病共患是老年期突出的健康问题。据 2017 年《世界阿尔茨海默病流行病学报告》介绍，全球每 3 秒就新发一例阿尔茨海默病，2018 年全球约 5000 万痴呆患者，这一数字在 2050 年将达到 1.52 亿。2010年，中国失能老人达 3300 万，预测 2030 年和 2050 年，中国失能老人将达 6168万和 9750 万人。痴呆和失能将会给社会和家庭带来沉重的经济负担和照料负担。功能降低带来的死亡风险甚至会高于慢性疾病带来的死亡风险（Naseer et al.，2016；Ogliari et al.，2015）。因此，评估老年人功能状态，并采取措施积极干预对于降低死亡风险具有重要意义。死亡是老年人的最终结局，分析导致死亡的风险因素，对于提高期望寿命乃至健康期望寿命具有重要意义。死亡监测是疾病预防与控制的重要工作之一，死亡数据完整性是各项健康指标和相关政策制定的基础。准确收集死亡相关信息，包括死亡时间、死亡原因等，开展死因评估是卫生领域重要的基础性工作。因此，本章将介绍老年人功能状态和死亡的评估方法。

---

　　① 本章作者：殷召雪（中国疾病预防控制中心慢病和老龄健康管理处研究员）；康琪（吉林大学公共卫生学院，中国疾病预防控制中心环境与健康相关产品安全所硕士）；郭明昊（吉林大学公共卫生学院，中国疾病预防控制中心环境与健康相关产品安全所硕士）。

3.2　老年人功能状态的评估方法

3.2.1　生活活动能力评估

1. 日常生活活动能力评估

日常生活活动能力评估包括 ADL、IADL 与高级日常生活活动（advanced activities of daily living，AADL）能力评估（Pincus et al.，1999）。ADL 代表个人为维持基本生活所需的自我照顾能力，如洗澡、穿衣、进食、室内活动、如厕及控制大小便等。如果 ADL 完全不需要他人帮助，可以进一步询问 IADL 能力。IADL 代表个人独立生活于家中所需具备的能力，如购物、食物烹调等。而 AADL 则是反映更高级的能力，是个人完成社会、社区和家庭角色及参与运动、休闲或职业事务的能力。

ADL 和 IADL 的评估工具有许多，科氏指数（Katz index）及巴氏指数（Barthel index）均是常被使用的 ADL 评估工具（Katz et al.，1963）。科氏指数根据上述的六项基本日常生活活动能力分为三个等级：独立、半独立（需部分协助）及完全依赖，相对较为简便。就 ADL 而言，一般最早丧失的功能为沐浴，而自行进食的能力往往是最后才丧失的，因而问题设置的顺序也是最先询问沐浴，最后询问进食的能力，反映生活自理能力由轻至重。IADL 的评估工具较常用的为 Lawton IADL 量表（Vergara et al.，2012），评估内容包括使用电话、上街购物、食物烹调、做家务、洗衣服、使用交通工具、服药和财务管理等 8 个方面。

当老人的 ADL 及 IADL 出现问题时，我们应当询问其可能发生的时间、进展的速度，临床医师使用这些工具评估老年人日常生活可能发生的问题时，可同时决定其需要何种程度的协助，如护理照顾、个人生活照顾、持续的监护、餐饮的准备或家务的协助等。

2. 步态与平衡功能评估

步态与平衡功能是老年人跌倒的重要风险因素。若老年人在过去一年内曾跌倒在地或撞到其他物品（如椅子或墙壁），就必须评估其步态与平衡功能。在门诊，最常用于评估步态的方法是"起立-行走"测试法（get-up and go test）。

具体方法为：让受检者坐于直背椅子上，要求受检者尽量不借用扶手站立起来，希望其在站立后能迅速保持静止，然后往前行走 5m。转身走向椅子，再转身坐回原位。观察重点：坐姿的平衡度、从坐位变直立后的移动情况、行走时的步态和稳定度及是否能稳定转圈。步态的稳定是预测其是否发生再次跌倒的重要指标，其中任一部分不正常即表明功能存在问题（Mathias et al.，1986）。完成时间亦可用于评估，称为"timed get up and go"测试（Podsiadlo and Richardson，1991），该测试方法同前，请受检者坐稳后开始，尽快走完 3 米后再坐下。

除上述步态评估可观察一部分平衡功能外，站立时的平衡性还可用改良式的 Romberg 方法来检测（Maki et al.，1990），方法为两脚分开同肩宽，若受检者可保持平衡，可将两脚并拢，甚至将一脚往后移动半脚长的距离（semi-tandem stand），最后将一脚的脚跟与另一脚的脚尖接拢（tandem stand），每一步骤分别评估睁眼与闭眼的平衡性，随着脚步的移动，受检者保持平衡的难度提高。此项检查可帮助医师找出患者平衡功能失常的可能原因，如关节炎、周围神经病变、足部问题、血管硬化、脑卒中、肢体无力及疼痛等。

3. 上肢功能评估

手部正常功能是维持一个人独立生活的重要部分，老年人若其手部功能异常，则其依赖社会健康资源或居住养老机构的比例会明显增加。临床上简单的手部检查方法是：检查者将自己的两个手指置于受检者掌中，要求对方紧握，测试受检者握力的强度。两手指夹东西的力量评估：要求受检者以拇指和示指（食指）夹住一张纸，而检查者施力将纸抽出以检测其力量。

在 CLHLS 项目中，项目组利用手触颈根、手触后腰、手臂上举三项测试来评估上肢功能。

3.2.2　感官功能评估（视力、听力）

感官功能评估主要评估视力与听力。视力评估常用 Snellen 视力量表（Regan et al.，1981）进行评估，更简便的方法是要求受检者阅读报纸的标题与内容。若受检者有反映任何眼部不适时，应让眼科医师做进一步检查。

在 CLHLS 项目中，项目组要求老人在不戴眼镜的情况下观察圆圈，并回答这一问题："不戴眼镜，您看这个圆圈有没有开口？如有，开口在什么地方？（上、下、左和右）"

老年人听力损害常以高频损害为主，且感受的音量阈值上升。检查老年人听力之前，应排除是否有耳垢阻塞或中耳炎等情况。简易测验方式：在受检者后方约 15 cm，轻声说出几个字，若受检者不能正确重复一半以上字，则表示可能有听力问题。当听力筛查有问题时，可以让耳鼻喉科医师对其做进一步的听力检查，并评估是否需要使用助听器。

3.2.3　认知功能状态评估

1. 简易精神状态检查量表

简易精神状态检查量表（mini-mental state examination，MMSE）由美国学者Folstein 等于 1975 年开发，包含了定向能力、即时回忆、注意力/计算能力、延缓回忆、命名、复述、理解力（口头与文字）、书写与空间结构能力等，总分 30 分，为目前国内外使用最为广泛的认知功能障碍筛查量表（Tombaugh and McIntyre，1992）。国内目前主要采用的汉化版为上海市精神卫生中心张明园教授修订的版本。

MMSE 作为目前全世界使用最为广泛的一种认知筛查量表，已被翻译为多种语言版本，应用于各种人群，其优点表现为简单，易操作，耗时短（5～10 分钟）量表内容包括时空定向力、记忆、注意力、语言和画图等，在社区人群及医院人群中被广泛使用。

但 MMSE 总分易受到年龄、教育程度、文化背景甚至人种的影响，不仅文化程度较高的患者易出现"天花板效应"（ceiling effect），即可能出现假阴性，而且文化程度越低的人群也易出现"地板效应"（floor effect），即可能出现假阳性（如国外的研究发现，黑种人患者较白种人患者易出现假阳性，尤其是文化程度较低的黑种人）；MMSE 的检测项目中语言功能和执行功能的检测过于简单，对于发现皮质下损害导致的认知功能障碍不敏感，也无法对不同类型的痴呆做出鉴别诊断。此外，MMSE 中的单个项目及其得分与相应的认知结构域并不能完全画等号。

中文版 MMSE 依据不同教育程度划分的截断值分别为文盲组 17 分、小学组 20 分、中学或以上组 24 分，低于上述截断值为认知功能受损。也有的研究者将截断值定为文盲组 19 分、小学组 22 分、中学或以上组 26 分。2011 年复旦大学附属华山医院洪震课题组通过大样本研究又提出 MMSE 截断值按照受教育时间划分应为，文盲≥20 分，1～5 年≥23 分，6 年及以上≥27 分。人群随访中 MMSE 下降≥2 分被认为具有病理意义。

2. 言语流畅性测验

言语流畅性测验（verbal fluency test，VFT）又称受控口语联想测验（controlled oral word association test，COWA）。该测验要求受试者就某一语义在有限时间（通常为 1 分钟）内列举尽可能多的单词，如请说出所有你记得的水果的名字，受试者可以说苹果、西瓜、香蕉等（Goodglass and Kaplan, 1972; Newcombe, 1969）。常用的有水果、蔬菜、动物、服装、交通工具、商品和家庭用品。词语书写流畅性测验要求受试者在 3 分钟内写下尽可能多的以 F 或 A 或 S 开头的词。如受试者停顿 15 秒，则重复一下指导语。记录答案以动物为例，记录正确数，非现实神话中出现的动物如凤凰、龙、麒麟可算正确；错误数，包括专有名词（如千里马、白龙马）、错误的、不属于该范畴的和重复出现的例子；别称作为重复，只计算其中一个，如同时列举蛇和小龙，应算 1 个。

截断值：以动物为例，正常人在 1 分钟内说出单词个数应大于 10 个。平均水平：教育年限 8 年以内为 14 个，12 年为 17 个，16 年为 19 个。

3. 连线测验

传统的连线测验（trail making test, TMT）最初是由 John E. Partington 在 1938 年编制，1944 年正式被命名为 TMT。随后经过修订，又成为 Halstead-Reitan 神经心理成套测验中的一个分测验，成为目前世界上最常使用的神经心理量表（Reitan, 1958）。TMT 能够很好地评估执行功能。TMT 分 A、B 两个部分，A 部分要求受试者按序连接纸上的 25 个数字，B 部分要求按序交替连接 25 个数字和字母。其操作与提示语言均有详细规定，TMT-A 检测受试者注意力与信息处理速度，TMT-B 检测受试者执行功能。TMT 有两种版本，一种是口头 TMT，省略了视觉运动成分，适合视觉障碍和优势手瘫痪的受试者；一种是着色 TMT，用两种不同颜色的数字代替数字和字母。

TMT-B 反映的是受试者的执行功能。原版本要求按顺序将数字和字母交替排列。受试者指出起始 1 所在，然后开始计时，不要等受试者找到了 2 或 A 连线时才开始计时。连线过程中，只有受试者将线连接到错误的目标时，才标注提示出错。如果受试者自己发现出错，中途取消连线或转移方向连接到正确的目标，则不算其错误。整个过程中如发现受试者走神或停滞，可给予一定提醒。记录 TMT-B 的耗时数和错误次数。完成时间越长，反映认知障碍越严重。国内版本检测发现，TMT-B 在正常老人、阿尔茨海默病危险人群和阿尔茨海默病患者的平均得分分别为 124 秒、173 秒和 228 秒。

4. 画钟测验

画钟测验（clock drawing test, CDT）最早由美国 Boston 退伍老兵医院精神科医师 Harold Goodglass 和 Edith Kaplan 于 1983 年报道，逐渐发展成为既独立拥有多种记分方法又可单独使用的认知筛查实验，也可融入其他成套量表作为其中一部分使用（如蒙特利尔认识评估量表）。目前，CDT 可对多种认知功能进行检测，不仅可以评估视空间功能，还可检测其他认知功能，检测适用范围远远超出了设计初衷（Shulman，2000）。

CDT 的操作非常简单，耗时短（1~5 分钟），受文化程度、种族、社会经济状况等干扰较小，可全面评估认知功能、筛查认知功能障碍患者，特别是执行功能、视空间功能障碍者，对结构性失能的检测较敏感。CDT 的缺点在于对轻度认知受损的敏感性较低，不适合单独用于认知功能损害的早期筛查，可将 CDT 与 MMSE 等其他量表合用以提高其敏感性和特异性。

CDT 目前有近二十种不同的检测方法以及衍生出的等位量表，尚无完全统一的标准，包括 Watson 评分（四象限评分）、Sunderland 评分法、四分制评分等，其中四分制评分是目前国内常用的计分方法。

四分制评分最初见于 Death 等的 4 分记分法，画出圆形，记 1 分；12 个数字无遗漏，记 1 分；正确标出钟面数字，记 1 分；标出正确的时间记 1 分。≤3 分为异常，此外不含 12 个数字无遗漏记 1 分的三分制评分也较为常用。

5. 抑郁量表测量

现有研究所使用的抑郁量表种类繁多，且随着流行病学的发展，更多研究者选择以流行病学调查为目的的量表而非采用临床研究量表（Lee et al.，2016）。常用的抑郁量表有流行病学调查中心抑郁水平评定量表（the Center for Epidemiological Studies Depression Scale，CES-D）、老年抑郁量表（Geriatric Depression Scale，GDS）、汉密尔顿抑郁量表（Hamilton Depression Scale，HAMD）和贝克忧郁量表第 2 版（Beck Depression Inventory-Ⅱ，BDI-Ⅱ）等。所有量表均根据筛查界值判断调查对象的抑郁状况。

CES-D 由 Radloff 于 1977 年编制，最原始的量表有 20 项（Radloff，1977）。1994 年，Andresen 对量表进行改进，只留下 10 个项目，分为 4 个维度，分别代表消极情绪、积极情绪、躯体症状和人际关系。其中有 2 项为反向计分（第 4 和 8 项），每个条目得分范围 0~3 分，总分范围为 0~30 分。所得分数越高，抑郁情绪越重，分数≥10 为有抑郁症状（Cole et al.，2004）。CES-D 是评定老年人心理健康的常用工具，有着较高的信度和效度（Lewinsohn et al.，1997）。

GDS 由美国心理学家 Brinkt 和 Yesavage 于 1982 年编制，被全球广泛用以测量老年人的抑郁水平（Cheng and Chan，2005）。Sheikh 和 Yesavage（1986）在 30 个项目的标准版本基础上设计出包含 15 个项目的简版老年抑郁量表（GDS-15），由于其更为简短和易于操作，简版抑郁量表作为 GDS 的替代同样得到临床工作者和心理学研究者的肯定和广泛使用。该量表在老年人群中已被广泛使用，主要涉及慢性躯体疾病、认知障碍以及参与宗教信仰的老年人的研究。

HAMD 主要用于抑郁严重程度和抗抑郁药物治疗效果的评价（Fava et al.，1982；Bech et al.，1981）。

BDI-Ⅱ已在多种不同文化背景下证实了其在成人（Wiebe and Penley，2005）和青少年（Uslu et al.，2008）中良好的信度和效度。

3.3　老年人死亡的评估方法

3.3.1　死因判定

1. 国际疾病分类

死亡原因的判定要根据国际疾病分类（International Classification of Diseases，ICD）来描述。ICD 是世界卫生组织要求各成员国在卫生统计中共同采用的对疾病、损伤和中毒及死亡原因进行统计编码的标准分类方法。ICD 的目的是对不同国家或地区在不同时间收集到的死亡和疾病数据进行系统的记录、分析、解释和比较，把疾病诊断和其他健康问题转换成字母数字编码，从而更加易于对数据进行存储、检索和分析。

目前，ICD 已经过 100 多年的使用，历经 10 次修订，该分类法已成为世界各国开展疾病、死亡原因统计工作中必须遵循的国际标准。ICD-10 首次在第四十三届世界卫生大会上正式通过，自 1993 年 1 月 1 日起生效。在 ICD-10 中，基本保持了 ICD-9 的结构框架及编码和分类原则，其变化最大的是引进了字母，形成字母数字混合编码，其分类更加完整，应用范围也大大扩展，由 ICD-9 的 1132 个类目扩展到 2036 个类目，其可能的编码数字范围从 A000 至 Z999，但没有使用字母 U。与此同时 ICD 的含义也扩大为"国际疾病和有关健康问题的国际统计分类"，即以 ICD 为核心分类，以其他有关分类、补充分类和国际疾病命名法为外围，逐渐加强和完善这一分类家族。ICD-10 由三卷组成：第一卷包括详细分类；第二卷是对 ICD 的使用者提供指导；第三卷是分类的字母顺序索引。

目前，世界上已有越来越多的国家采用新的 ICD-10。为了保持与国际疾病分类标准化发展进程同步，结合我国卫生统计工作的实际情况，卫生部定于 2002 年开始在全国县及县以上医院和死因调查点正式推广使用 ICD-10。

2. 死因证明

世界卫生组织制定了统一的"国际死亡原因医学证明书"，并明确指出：只有按照这种统一的格式填写的死因证明书才基本符合国际标准化的要求。我国现行采用的《死亡医学证明书》其核心部分采用了"国际死亡原因医学证明书"的基本格式。其余内容则尽量保留并吸收了我国以前使用的死亡报告单中合理的部分。我国使用的《死亡医学证明书》共分四联：第一联是原始凭证由出具单位随病案保存或按档案管理永久保存，以备查询；第二联由死者户籍所在地公安部门永久保存；第三联由死者家属保存；第四联由民政部门收集保存。其核心的格式如下所述。

从这个基本格式可以看出，它可以分为以下三部分内容。

（1）填写死亡原因的第Ⅰ部分：这是基本格式的主要内容，需要填写导致死亡的疾病以及更早的原因，是必须要填写的部分。

（2）填写死亡原因的第Ⅱ部分：这是对第Ⅰ部分内容的补充，可根据情况填写其他促进死亡的疾病或情况。

（3）填写每个报告的病症或情况从发生到死亡时大概的时间间隔，如果能填写出来则可以帮助判断各种疾病的关系。考虑到多数情况下，医生对填写时间间隔会感到困难，所以在实际使用中可根据情况逐渐采用。

在基本格式中，第Ⅰ部分的填写需要医生描述造成某人死亡的一系列疾病的顺序关系，因此在填写时要理解表中的要求。如：①肺源性心脏病 5 年；②肺气肿 10 年；③慢性支气管炎 30 年。表示肺源性心脏病是直接导致死亡的疾病，而肺源性心脏病是由更早发生的肺气肿所引起，肺气肿又是由最早发生的慢性支气管炎所引起的。编码人员据此可判断其根本死因为慢性支气管炎。

又如：①颅骨骨折伴颅内损伤 1 小时；②在路上意外被卡车撞倒 1 小时。表示颅骨骨折伴颅内损伤是直接导致死亡的原因，而这一损伤是由前面发生的意外事故造成的。因此可判断其根本死因为机动车交通事故，颅骨骨折及颅内损伤是造成死亡的临床表现。

3.3.2　其他注意事项

1. 生前主要疾病的最高诊断单位

诊断单位一般为患者生前主要疾病的最后或诊断级别最高的单位，而不一定是患者死亡的医院。三级医院（含相当）包括三级妇幼保健院及专科疾病防治院，二级医院（含相当）包括二级妇幼保健院及专科疾病防治院，其他医疗卫生机构包括急救中心、一级医院、门诊部、诊所（医务室）、疗养院等。

2. 生前主要疾病的最高诊断依据

按实际确诊的各项依据划分，如实行诊断分级，取最高级别的诊断依据。B超、X 线、心电图等特殊检查均放到"临床+理化"一栏；"死后推断"仅限死亡地点为"来院途中"、"家中"、"养老服务机构"或"其他场所"时填写。

3. 编码人员填写项目

根本死亡原因及 ICD 编码通常应由乡镇卫生院及以上（含相当）医疗机构经过专业培训的编码人员填写。编码人员根据医生报告的各种疾病和顺序，运用 ICD 规则确定根本死因，编码并分类。要求各项目必须填写完全，不得空项或随意涂改。ICD 编码填写 4 位国际疾病分类代码。不具备编码能力的乡镇卫生院（含相当）由所在县（市、区）疾病预防控制中心编码人员网上填写。

3.3.3　死因不明确者的死亡评估

对于未经救治或死因不明确的死亡病例在开具《死亡医学证明书》时一律要填写调查记录，包括既往病史、现病史、生活史和治疗史，完成调查记录后必须要求家属签字。

1. 死因不明的判断标准

（1）《死亡医学证明书》上填报的是临死前的临床表现，如呼吸衰竭、循环衰竭、中毒、感染、休克、昏迷、出血等直接死因，而未进一步填写根本死亡原因者。

（2）《死亡医学证明书》填写的是某一综合的症状群，如败血症、尿毒症、酸中毒、早产、窒息等，而未追溯到根本疾病情况者。

（3）凡填报肿瘤但未明确良性或恶性及原发部位者，心脏病无分类者，精神疾病、肾病、胃病、先天异常、孕产妇病等而无明确具体的疾病名称者。

（4）《死亡医学证明书》上仅填"来院已死"、"死因不明"、"暴死"、"猝死"或"老衰"（或老死）等而未填写其他具体的死因或没有根本死因可确定者。

（5）凡填报意外损伤或中毒事故死亡，而《死亡医学证明书》上未进一步报告引起这一事故死亡的外部原因者。

（6）《死亡医学证明书》上仅填写某根本原因的拟诊、待诊、待查、待排而未明确诊断者。

（7）无死亡原因记载者。

2. 调查记录的填写要求

调查人员在《死亡医学证明书》的背面调查记录栏中，简明扼要地填写被调查者所提供的死者生前与导致死亡有关的疾病（或损伤/中毒的临床表现及外部原因）的发生发展情况，以便正确填写死亡原因并提供给编码人员核实及最终确定根本死亡原因。死者生前病史及症状体征用精简的医学术语，写出病历摘要；也可将死者家属提供的有关情况如实记录下来。应包括如下内容。

（1）本次发病的症状体征：包括起病急缓、病程长短、病情轻重、原发病的并发和继发、实验室检查结果、疾病的演变和治疗经过、有否后遗症即晚期效应。

（2）发病时间、诊断单位、诊断依据、疾病的演变和治疗经过等。

（3）如没有明确疾病诊断，应报告存在的主要症状体征或临床表现。

（4）了解并报告死者既往疾病史及相关情况：包括死者生前患过的疾病以及可能影响健康的各种因素，如生长发育史、家族史、遗传史、职业史、接触史，以及死者生前的起居饮食、生活习俗、烟酒嗜好等。

死因推断应为明确的疾病诊断名称，不应填写为症状、体征或来院已死等情况。

3.4　结　　语

本章介绍了功能状态的分类，以及各类功能状态的评估方法，并介绍了死亡的评估方法。对于老年人来说，功能降低不仅影响生活质量，而且会造成生命危险。功能降低甚至失能在高龄老人中较为常见。因此，评估老年人功能状态，采取措施积极干预对于降低死亡风险具有重要意义。死亡监测是疾病预防与控制的重要工作之一，将收集的死亡数据运用到各项健康指标的检测以及相关政策的制定当中就需要确保死亡数据的准确性以及完整性。因此准确收集死亡相关信息，开展死亡评估是卫生领域重要的、基础性工作，对疾病防控和卫生政策评估具有重要的意义。

参 考 文 献

Bech P，Allerup P，Gram L，et al.，1981. The Hamilton depression scale：evaluation of objectivity using logistic models. Acta Psychiatrica Scandinavica, 63（3）: 290-299.

Cheng S T, Chan A C, 2005. Comparative performance of long and short forms of the Geriatric Depression Scale in mildly demented Chinese. International Journal of Geriatric Psychiatry, 20（12）: 1131-1137.

Cole J C, Rabin A S, Smith T L, et al., 2004. Development and validation of a rasch-derived CES-D short form. Psychological Assessment, 16（4）: 360-372.

Fava G A, Kellner R, Munari F, et al., 1982. The Hamilton Depression Rating Scale in normals and depressives. Acta Psychiatrica Scandinavica, 66（1）: 26-32.

Goodglass H, Kaplan E, 1972. Assessment of Aphasia and Related Disorders. Philadelphia: Lea & Febiger.

Katz S, Ford A B, Moskowitz R W, et al., 1963. Studies of illness in the aged: the index of ADL: a standardized measure of biological and psychosocial function. Journal of the American Medical Association, 185: 914-919.

Lee S, Oh S T, Ryu S Y, et al., 2016. Validation of the Korean version of Center for epidemiologic studies depression scale-revised（K-CESD-R）. Korean Journal of Psychosomatic Medicine, 24（1）: 83-93.

Lewinsohn P M, Seeley J R, Roberts R E, et al., 1997. Center for Epidemiologic Studies Depression Scale(CES-D)as a screening instrument for depression among community-residing older adults. Psychology and Aging, 12（2）: 277-287.

Maki B E, Holliday P J, Fernie G R, 1990. Aging and postural control: a comparison of spontaneous- and induced-sway balance tests. Journal of the American Geriatrics Society, 38（1）: 1-9.

Mathias S, Nayak U S, Isaacs B, 1986. Balance in elderly patients: the "get-up and go" test. Arch Phys Med Rehabil, 67（6）: 387-389.

Naseer M, Forssell H, Fagerström C, 2016. Malnutrition, functional ability and mortality among older people aged ⩾ 60 years: a 7-year longitudinal study. European Journal of Clinical Nutrition, 70: 399-404.

Newcombe F, 1969. Missile Wounds of the Brain. London: Oxford University Press.

Ogliari G, Westendorp R G J, Muller M, et al., 2015. Blood pressure and 10-year mortality risk in the Milan Geriatrics 75+ Cohort Study: role of functional and cognitive status. Age and Ageing, 44（6）: 932-937.

Pincus T, Swearingen C, Wolfe F, 1999. Toward a multidimensional health assessment questionnaire （MDHAQ）: assessment of advanced activities of daily living and psychological status in the patient-friendly health assessment questionnaire format. Arthritis & Rheumatism, 42: 2220-2230.

Podsiadlo D, Richardson S, 1991. The timed "Up & Go": a test of basic functional mobility for frail elderly persons. Journal of the American Geriatrics Society, 39（2）: 142-148.

Radloff L S, 1977. The CES-D scale: a self-report depression scale for research in the general population. Applied Psychological Measurement, 1（3）: 385-401.

Regan D, Raymond J, Ginsburg A P, et al., 1981. Contrast sensitivity, visual acuity and the discrimination of Snellen letters in multiple sclerosis. Brain: A Journal of Neurology, 104（2）:

333-350.

Reitan R M, 1958. Validity of the trail making test as an indicator of organic brain damage. Perceptual and Motor Skills, 8: 271-276.

Sheikh J I, Yesavage J A, 1986. Geriatric depression scale (GDS): recent evidence and development of a shorter version. Clinical Gerontologist, 5 (1/2): 165-173.

Shulman K I, 2000. Clock-drawing: is it the ideal cognitive screening test? International Journal of Geriatric Psychiatry, 15: 548-561.

Tombaugh T N, McIntyre N J, 1992. The mini-mental state examination: a comprehensive review. Journal of the American Geriatrics Society, 40: 922-935.

Uslu R I, Kapci E G, Oncu B, et al., 2008. Psychometric properties and cut-off scores of the Beck Depression Inventory- Ⅱ in Turkish adolescents. Journal of Clinical Psychology in Medical Settings, 15 (3): 225-233.

Vergara I, Bilbao A, Orive M, et al., 2012. Validation of the Spanish version of the Lawton IADL scale for its application in elderly people. Health and Quality of Life Outcomes, 10 (1): 130.

Wiebe J S, Penley J A, 2005. A psychometric comparison of the Beck Depression Inventory- Ⅱ in English and Spanish. Psychological Assessment, 17 (4): 481-485.

第 4 章　老年人功能状态受损变化趋势①

4.1　引　言

4.1.1　老年人 ADL 失能和认知功能受损的现状

随着人口的老龄化进程不断加深，老年人失能已经成为一个重要的健康问题和社会问题，世界卫生组织估计全球约 6.5 亿人处于失能状态。ADL 是指独立应对日常生活活动的能力，是对身体客观状况的衡量，是测量健康水平的常用指标。ADL 失能代表着失能最严重的阶段之一，已成为老年人群的一个重要公共健康问题。据报道，在过去的二十年里，西方国家老年人 ADL 失能的发生率呈现下降趋势（Freedman et al.，2013；Berlau et al.，2012；Angleman et al.，2015）；另外，发达国家（如荷兰）的观察性研究发现，虽然在老年人群中心血管影响因素有所增加（van Gool et al.，2011；Puts et al.，2008），但 ADL 失能的发生率呈稳定或下降趋势（Lafortune and Balestat，2007）；同样，中国的研究表明，过去十年中国老年人 ADL 失能的患病率呈下降趋势（Feng et al.，2013；Liang et al.，2015；Martin et al.，2014）。

认知功能受损是老年人群另一个重要的公共健康问题。根据《2015 年世界阿尔茨海默病报告》，2015 年全球约有 4600 万人被诊断患有痴呆症，预计到 2030 年将增长至 7500 万人，且主要集中于发展中国家（Prince et al.，2015）。目前，我国老年人认知功能受损防控形势严峻，在老年人群中痴呆患病率为 5.1%（590 万），而轻度认知功能受损的患病率则达到了 20.8%（2390 万）（Jia et al.，2014a，

---

① 本章作者：李志浩（南方医科大学公共卫生学院流行病学系博士）；黄清湄（南方医科大学公共卫生学院流行病学系硕士）；王政和（南方医科大学公共卫生学院流行病学系讲师）。

2014b）。CLHLS 显示，中国老人认知功能受损的发生率从 1998 年的 58.77/1000 人年下降至 2014 年的 10.09/1000 人年（Gao et al.，2017）。

4.1.2　ADL 失能和认知功能受损与各种因素的关系

ADL 失能和认知功能受损的发生与一般人口学特征（如年龄、性别、居住地和受教育程度等）（Jiang et al.，2002；Zhang et al.，2019）、生活行为方式（如吸烟和饮酒等）（Artaud et al.，2013；Lourida et al.，2019）以及心血管影响因素（如高血压、糖尿病和脑卒中等）（Sousa et al.，2009；Andersen et al.，2015；Cukierman-Yaffe et al.，2019）有关。目前，我国老龄化呈现增长的趋势，高龄老人（≥80 岁）已成为老年人中增长最快的部分。中国经济和医疗保健系统在过去几年发生了巨大的改变，随着社会经济发展、人们生活水平提高、医疗水平提升，人们的教育水平不断提高，居住环境和生活方式得到改善，高血压、糖尿病等慢性病的诊、防、治水平不断提升，老年人功能状态也会随之发生改变。ADL 失能和认知功能受损是老年人备受社会关注的公共健康问题，给社会和家庭以及个人造成巨大的负担，因此，亟须探讨 ADL 失能和认知功能受损发生率的变化趋势以及其与影响因素的关系以改善老年人的功能状态。

4.1.3　研究目的

根据国内外文献检索发现，关于老年人功能状态发展趋势以及与影响因素关系的研究存在以下局限：首先，缺乏基于中国老年人群探讨 ADL 失能和认知功能受损的发生率变化趋势及其影响因素的研究（Liang et al.，2017）；其次，现存研究关于老年人认知功能受损发生率及患病率的研究结果互相矛盾；最后，这些样本量相对较小（$n < 3000$），且不具充分代表性。因此，为更好地阐释中国老年人 ADL 失能和认知功能受损的发生率及其与影响因素的关系，本章基于 CLHLS，分别对 ADL 失能与认知功能受损的发生率变化趋势以及其与影响因素的关系的主要结果进行了描述和解释。

4.2　研　究　方　法

4.2.1　研究对象

本章研究基于以社区为基础的持续性、全国性的老年健康调查项目。CLHLS 项目于 1998 年启动，并于 2000 年、2002 年、2005 年、2009 年、2011 年、2014 年以及 2017 年进行了随访调查。CLHLS 从中国 23 个省（自治区、直辖市）的老年人群中随机抽取研究对象，抽样区域人口约占中国总人口的 85%，对中国具有一定代表性。该项目于 2002 年开始纳入 65～79 岁老人，为探讨老年人群 ADL 失能和认知功能受损的发生率及其影响因素，本章评估了来自 CLHLS 队列中的两个连续且不重复的亚队列数据：2002 年队列（包括 2002 年、2005 年以及 2009 年三次调查）和 2009 年队列（包括 2009 年、2011 年以及 2014 年三次调查）。将每个亚队列的第一次调查定义为基线调查，随后两次调查定义为随访调查。

因为 CLHLS 2002 年与 2009 年两个亚队列调查时使用了几乎完全相同的调查问卷和评估工具，故本章研究使用的数据具有良好的可比性。CLHLS 采用入户访谈方式收集相关信息，调查员由当地疾病预防控制中心和老龄委员会的工作人员组成，所有调查员均通过了严格培训。关于 CLHLS 数据的更多详细信息，包括抽样设计方案、年龄性别分布、数据变量细节、对存活受访者以及死亡受访者家属的追踪访问情况、分年龄与性别和城乡居住地的样本权数、数据质量评估指标等，详见参考文献（Lv et al.，2018；Zeng et al.，2017）。该项目已通过北京大学生物医学伦理委员会批准（IRB00001052-13074），并且所有受访者或其代理受访者在参与调查前都已签署知情同意书。

本章的纳入标准为：①年龄≥65 岁；②基线调查时未出现 ADL 失能或认知功能受损；③至少完成一次随访调查。对于 ADL 失能研究，2002 年队列最终纳入样本 6857 名，2009 年队列共纳入 5689 名；对于认知功能受损研究，2002 年队列共纳入 10 391 名，2009 年队列共纳入 9589 名。

4.2.2　研究内容

问卷调查，包括一般人口学特征（年龄、性别、居住地、教育程度和婚姻状况）、生活行为方式（吸烟、饮酒和锻炼身体）、认知功能受损、ADL 失能以及慢性病（高血压、糖尿病、心脏病和脑卒中）患病情况；体格检查包括身高、体重、腰围和血压。

4.2.3　ADL 和认知功能的测量

ADL：包括洗澡、穿衣、进食、室内活动、如厕和控制大小便 6 项基本的日常生活活动，如能独立完成上述 6 项活动，则可定义为"ADL 正常"；否则为"ADL失能"，即无法独立完成其中的一项或多项活动。

老年人认知功能的评估采用中国版的 MMSE（Tombaugh and McIntyre，1992），该量表适应于我国的文化和社会经济环境，信度和效度较高，被广泛应用于流行病学研究以评估老年人认知功能是否受损。其评估项目包括六个认知领域：定位能力、注册能力、注意力、记忆能力、语言能力和视觉重构能力。该量表总分为30 分，将评分 < 18 分定义为认知功能受损，≥18 分定义为认知功能正常。

4.2.4　协变量的定义

本章研究纳入了以下变量作为混淆变量和效应修正因子：第一类为一般人口学特征变量，包括年龄、性别（男性或女性）、婚姻状况（已婚或未婚）、教育程度（受过或未受过教育）和居住地（城市或农村）。第二类为生活行为方式变量，包括吸烟（是或否）、饮酒（是或否）和规律锻炼（是或否）。第三类为疾病相关变量，在 ADL 失能研究中，包括高血压（是或否）、心脏病（是或否）、糖尿病（是或否）、脑卒中（是或否）和认知功能受损（是或否）；在认知功能受损研究中，包括高血压（是或否）、心脏病（是或否）、呼吸系统疾病（是或否）和 ADL 失能（是或否）。高血压定义为 SBP≥140 mmHg（1 mmHg = 0.133 kPa）或 DBP≥90 mmHg，或自我报告高血压且正在服药；2 型糖尿病定义为空腹血糖≥7.0 mmol/L，或自我报告糖尿病且正在服药；心脏病定义为自我报告心脏病；脑卒中定义为自我报告脑卒中；呼吸系统疾病定义为自我报告呼吸系统疾病。

4.2.5　统计学分析

所有数据均使用 R 3.5.0 软件进行分析。根据随访人年数计算 ADL 失能和认知功能受损的发生率使用均值和标准差（连续变量）或数量和比例（分类变量）

描述调查对象的基线特征。

采用 Cox 比例风险回归模型分析预测调查对象是否会发生 ADL 失能或认知功能受损。在 Cox 比例风险回归模型中，2002 年队列的趋势变量标记为"0"，2009 年队列的趋势变量标记为"1"。同时，对 ADL 失能和认知功能受损的时间趋势进行亚组分析。采用 Cox 比例风险回归模型分析两个队列间各因素与 ADL 失能和认知功能受损发生率之间的关系。本章研究分析了 4 个独立的 Cox 比例风险回归模型：模型 1，仅趋势变量（2002 年队列与 2009 年队列）；模型 2，调整了年龄和性别变量；模型 3，在模型 2 基础上增加调整居住地、婚姻状况和教育程度以及生活行为方式变量，包括吸烟、饮酒和规律锻炼；模型 4：在模型 3 基础上增加调整了现患疾病因素，以更好地评估哪些变量与 2002 年队列和 2009 年队列间 ADL 失能或认知功能受损发生率的变化有关。以 $P < 0.05$ 为差异有统计学意义，所有的统计检验均为双侧检验。

4.3　研　究　结　果

4.3.1　ADL 失能发生率趋势及其与影响因素的关系

1. 2002 年队列与 2009 年队列的基线特征及比较

表 4-1 展示了 2002 年队列和 2009 年队列调查对象的基线特征。共纳入研究对象 12 546 名，其中 52.1% 为女性。与 2002 年队列的老年人相比，2009 年队列的老年人年龄更大，居住在农村者更多，规律锻炼、饮酒者更少，高血压、糖尿病以及认知功能受损的患病率更高（$P < 0.05$）。

表4-1　2002年队列和2009年队列CLHLS参与者的基线特征（数据以百分比表示）（一）

基线特征	2002 年队列	2009 年队列	P 值
年龄组			< 0.001
65 ~ 79 岁	3460（50.5%）	2300（40.4%）	
80 ~ 89 岁	2004（29.2%）	1716（30.2%）	
≥90 岁	1393（20.3%）	1673（29.4%）	
男性	3280（47.8%）	2727（47.9%）	0.925

续表

基线特征	2002 年队列	2009 年队列	P 值
居住地			< 0.001
城市	2858（41.7%）	1906（33.5%）	
农村	3999（58.3%）	3783（66.5%）	
教育程度			0.443
未受教育	3809（55.5%）	3200（56.2%）	
受过教育	3048（44.5%）	2489（43.8%）	
婚姻状况			0.009
已婚	2939（42.9%）	2572（45.2%）	
未婚	3918（57.1%）	3117（54.8%）	
饮酒			0.002
不饮酒	5180（75.5%）	4430（77.9%）	
当前饮酒	1677（24.5%）	1259（22.1%）	
吸烟			0.981
不吸烟	5295（77.2%）	4395（77.3%）	
当前吸烟	1562（22.8%）	1294（22.7%）	
规律锻炼			< 0.001
否	4150（60.5%）	3843（67.6%）	
是	2707（39.5%）	1846（32.4%）	
认知功能受损	498（7.3%）	484（8.5%）	0.011
高血压	1055（15.4%）	1148（20.2%）	< 0.001
心脏病	560（8.2%）	455（8.0%）	0.755
脑卒中	245（3.6%）	241（4.2%）	0.061
糖尿病	129（1.9%）	152（2.7%）	0.004

注：括号外数据为人数，括号内数据为构成比。

资料来源：Li 等（2020）

2. 分层分析

表 4-2 显示了 2002 年队列和 2009 年队列按年龄、性别和居住地分层的 ADL 失能发生率。调整潜在的混杂因素后，ADL 失能的发生率（每 1000 人年）从 2002 年队列的 64.2 下降至 2009 年队列的 46.6（$P < 0.001$）。与 2002 年队列相比，2008 年队列各年龄组 ADL 失能发生率均显著下降（$P < 0.001$）：年龄组 65～79 岁、80～89 岁和 ≥90 岁的 ADL 失能发生率分别由 2002 年队列的 25.8、66.7 和 161.6 下降至 2009 年队列的 13.8、49.3 和 110.7。不管是男性还是女性，居住在农村还是城市，老年人的 ADL 失能发生率同样呈显著下降趋势（$P < 0.001$）。

表4-2　2002年队列和2009年队列按年龄、性别和居住地分层的ADL失能发生率

基线特征	2002 年队列			2009 年队列			绝对下降 [a]	P 值 [b]
	n/N	人年数/人年	IR [a]	n/N	人年数/人年	IR [a]		
合计	1 326/6 857	20 643.2	64.2	1 150/5 689	24 694.0	46.6	17.6	< 0.001
年龄组								
65～79 岁	257/3 460	9 957.5	25.8	161/2 300	11 685.6	13.8	12.0	< 0.001
80～89 岁	463/2 004	6 937.8	66.7	362/1 716	7 343.1	49.3	17.4	< 0.001
≥90 岁	606/1 393	3 749.0	161.6	627/1 673	5 665.3	110.7	50.9	< 0.001
性别								
男性	518/3 280	9 971.6	51.9	445/2 727	12 157.2	36.6	15.3	< 0.001
女性	808/3 577	10 671.7	75.7	705/2 962	12 536.8	56.2	19.5	< 0.001
居住地								
城市	612/2 858	8 775.3	69.7	394/1 906	8 020.0	49.1	20.6	< 0.001
农村	714/3 999	11 868.0	60.2	756/3 783	16 674.1	45.3	14.9	< 0.001

a 每 1000 人年；b 调整教育程度（年）、当前吸烟状态（是或否）、当前饮酒状态（是或否）、高血压（是或否）、心脏病（是或否）、脑卒中（是或否）、糖尿病（是或否）以及认知功能受损（是或否），若适用，调整年龄（65～79 岁，80～89 岁，以及 ≥90 岁）、性别（男性或女性）以及居住地（城市或农村）。

IR：incidence rate，发生率。

资料来源：Li 等（2020）

3. ADL 失能的影响因素分析

表 4-3 显示了以 ADL 失能发生为结局变量，采用 2002 年队列和 2009 年队列的合并数据分析得出的 4 个不同 Cox 回归模型的结果。表中第一行的趋势变量为 2009 年队列与 2002 年队列 ADL 失能的风险比（hazard ratio，HR）。模型 1 结果显示，未调整任何混杂因素的 ADL 失能发生率下降了 28%（HR：0.72。95%CI[①]：

① CI:confidence interval，置信区间。

0.66 ~ 0.78）；模型 4 结果显示，在完全调整各种潜在的混杂因素后，ADL 失能发病风险下降趋势更加显著（HR：0.66。95%CI：0.61 ~ 0.71），另外，还发现年龄增长、居住农村、当前饮酒以及高血压、心脏病、脑卒中、糖尿病和认知功能受损患病史与 ADL 失能的发生风险增加有关（ $P < 0.05$ ）。

表4-3　2002年队列和2009年队列ADL失能发生率的HR和95%CI

基线特征	HR（95%CI）			
	模型 1	模型 2	模型 3	模型 4
趋势变量 [a]	0.72（0.66 ~ 0.78）*	0.64（0.59 ~ 0.70）*	0.67（0.61 ~ 0.73）*	0.66（0.61 ~ 0.71）*
年龄		1.08（1.07 ~ 1.08）*	1.08（1.07 ~ 1.08）*	1.08（1.07 ~ 1.08）*
女性		1.16（1.07 ~ 1.26）*	1.08（0.97 ~ 1.19）	1.06（0.96 ~ 1.18）
居住地				
城市			1.00	1.00
农村			0.85（0.78 ~ 0.92）*	0.87（0.80 ~ 0.94）*
婚姻状况				
已婚			1.00	1.00
未婚			0.98（0.88 ~ 1.09）	0.97（0.87 ~ 1.07）
教育程度				
未受教育			1.00	1.00
已受教育			0.95（0.86 ~ 1.05）	0.94（0.85 ~ 1.04）
吸烟				
不吸烟			1.00	1.00
当前吸烟			0.98（0.88 ~ 1.08）	0.98（0.87 ~ 1.10）
饮酒				
不饮酒			1.00	1.00
当前饮酒			0.83（0.74 ~ 0.92）*	0.85（0.76 ~ 0.94）*
规律锻炼				
否			1.00	1.00
是			1.01（0.92 ~ 1.10）*	0.99（0.91 ~ 1.08）
认知功能受损				1.15（1.02 ~ 1.30）*
心血管影响因素				
高血压				1.25（1.13 ~ 1.39）*
心脏病				1.26（1.09 ~ 1.46）*
脑卒中				1.52（1.26 ~ 1.84）*
糖尿病				1.59（1.23 ~ 2.04）*

a 趋势变量：2002 年队列中的趋势变量标记为"0"，2009 年队列中的趋势变量标记为"1"，该趋势变量的 HR < 1，表明相较于 2002 年队列，2009 年队列老年人死亡率有所下降。

*$P < 0.05$。

资料来源：Li 等（2020）

4.3.2　认知功能受损发生率趋势及其与影响因素的关系

1. 2002 年队列与 2009 年队列基线特征及比较

　　表 4-4 展示了 2002 年队列和 2009 年队列调查对象的基线特征。共纳入研究对象 19 980 名。与 2002 年队列的老年人相比，2009 年队列的老年人年龄更大，更多居住在农村，较少进行规律锻炼（ $P < 0.05$ ），但是饮酒较少，高血压、呼吸系统疾病以及 ADL 失能的患病率较低（ $P < 0.05$ ）。

表4-4　2002年队列和2009年队列CLHLS参与者的基线特征（数据以百分比表示）（二）

基线特征		2002 年队列	2009 年队列
年龄（岁，mean±SD）		83.5±11.0	83.9±10.6
男性		4918（47.3%）	4725（49.3%）
居住地			
	城市	2256（21.7%）	1646（17.2%）
	农村	8135（78.3%）	7943（82.8%）
教育程度			
	未受教育	5930（57.1%）	5361（55.9%）
	受过教育	4461（42.9%）	4228（44.1%）
婚姻状况			
	已婚	3942（37.9%）	3891（40.6%）
	未婚	6449（62.1%）	5698（59.4%）
饮酒			
	不饮酒	7996（77.0%）	7697（80.3%）
	当前饮酒	2395（23.0%）	1892（19.7%）
吸烟			
	不吸烟	8230（79.2%）	7620（79.5%）
	当前吸烟	2161（20.8%）	1969（20.5%）
规律锻炼			
	否	6571（63.2%）	6431（67.1%）
	是	3820（36.8%）	3158（32.9%）
高血压		5472（52.7%）	3781（39.4%）
心脏病		956（9.2%）	881（9.2%）
呼吸系统疾病		1392（13.4%）	1072（11.2%）
ADL 失能		2099（20.2%）	966（10.1%）

　　注：括号外数据为人数，括号内数据为构成比。mean：平均数。SD：标准差

2. 分层分析

表 4-5 显示了 2002 年队列和 2009 年队列的老年人认知功能受损的发生率和 HR。2002 年队列在 44 979 人年的随访期间，出现 1724 位认知功能受损老人，发生率为 38.3/1000 人年。调整潜在的混杂因素后，与 2002 年队列相比，2009 年队列老年人认知功能受损的发生率绝对减少 3.7/1000 人年，认知功能受损发生风险降低 12%（HR：0.88。95%CI：0.82～0.95）。与 2002 年队列相比，在 2009 年队列老年人中低年龄组（65～79 岁）、男性、已婚、受过教育的老年人认知功能受损的发生率绝对减少的程度更大，认知功能受损的发生风险呈显著下降趋势。

表4-5　2002年队列和2009年队列中国老年人认知功能受损的发生率和HR

| 分组 | 2002 年队列 | | | | 2009 年队列 | | | | 绝对减少[a] | 调整 HR（95%CI）（每6年） |
	病例/人	参与者/人	人年数/人年	IR[a]	病例/人	参与者/人	人年数/人年	IR[a]		
总计	1 724	10 391	44 979	38.3	1 455	9 589	41 995	34.6	3.7	0.88（0.82～0.95）
年龄组										
65～79 岁	403	3 938	21 187	19.0	248	3 546	19 142	13.0	6.0	0.68（0.58～0.80）
80～89 岁	621	3 079	13 231	46.9	540	2 942	12 790	42.2	4.7	0.90（0.80～1.01）
≥90 岁	700	3 374	10 561	66.3	667	3 101	10 063	66.3	0.0	0.97（0.87～1.08）
性别										
男性	639	4 918	21 432	29.8	477	4 725	20 466	23.3	6.5	0.76（0.67～0.85）
女性	1 085	5 473	23 548	46.1	978	4 864	21 530	45.4	0.7	0.96（0.88～1.05）
居住地										
城市	975	5 734	24 696	39.5	917	5 942	25 596	35.8	3.7	0.88（0.74～1.04）
农村	749	4 657	20 283	36.9	538	3 647	16 399	32.8	4.1	0.88（0.81～0.95）
规律锻炼										
否	1 170	6 571	27 341	42.8	1 053	6 431	26 981	39.0	3.8	0.91（0.83～0.99）
是	554	3 820	17 638	31.4	402	3 158	15 015	26.8	4.6	0.83（0.73～0.95）
婚姻状况										
已婚	483	3 942	19 636	24.6	355	3 891	19 421	18.3	6.3	0.96（0.88～1.04）
未婚	1 241	6 449	25 344	49.0	1 100	5 698	22 574	48.7	0.3	0.70（0.60～0.80）
教育程度										
未受教育	1 193	5 930	24 776	48.2	1 074	5 361	22 353	48.0	0.2	0.95（0.88～1.04）
受过教育	531	4 461	20 203	26.3	381	4 228	19 642	19.4	6.9	0.74（0.64～0.84）

a 每 1000 人年

3. 认知功能受损的影响因素分析

表 4-6 显示了认知功能受损发生率影响因素的 HR。在调整一般人口学特征变量、生活行为方式变量以及疾病相关变量后，使用 Cox 比例风险回归模型计算了调整 HR。在 2002 年队列和 2009 年队列中，相较于低年龄组（65～79 岁）、已婚以及 ADL 正常的老年人，高年龄组（≥90 岁）、未婚以及 ADL 失能的认知功能受损的发生风险更高，分别升高 341% 和 414%、21% 和 40% 以及 41% 和 64%。相较于未受教育、没有规律锻炼的老年人，受过教育、进行规律锻炼者认知功能受损的发生风险更低，分别降低 29% 和 38% 以及 17% 和 15%。

表4-6　2002年队列和2009年队列认知功能受损发生率影响因素的HR

影响因素	调整 HR	
	2002 年队列（n=10 391）	2009 年队列（n=9 589）
年龄组		
65～79 岁	1.00	1.00
80～89 岁	2.62（2.29～2.99）	3.09（2.64～3.62）
≥90 岁	4.41（3.83～5.08）	5.14（4.36～6.05）
性别		
女性	1.00	1.00
男性	0.95（0.84～1.08）	0.85（0.75～0.98）
居住地		
城市	1.00	1.00
农村	1.14（1.01～1.29）	1.11（0.96～1.29）
婚姻状况		
已婚	1.00	1.00
未婚	1.21（1.08～1.37）	1.40（1.22～1.61）
教育程度		
未受教育	1.00	1.00
受过教育	0.71（0.63～0.80）	0.62（0.54～0.71）
吸烟状况		
不吸烟	1.00	1.00
当前吸烟	0.99（0.86～1.14）	1.04（0.89～1.22）
饮酒状态		
不饮酒	1.00	1.00
当前饮酒	0.96（0.85～1.09）	0.89（0.76～1.04）

续表

影响因素	调整 HR	
	2002 年队列（n=10 391）	2009 年队列（n=9 589）
规律锻炼		
否	1.00	1.00
是	0.83（0.75～0.93）	0.85（0.75～0.96）
高血压		
否	1.00	1.00
是	1.09（0.99～1.20）	0.91（0.81～1.01）
心脏疾病		
否	1.00	1.00
是	0.94（0.79～1.12）	1.05（0.86～1.27）
脑卒中		
否	1.00	1.00
是	1.16（0.92～1.45）	1.22（0.97～1.53）
呼吸系统疾病		
否	1.00	1.00
是	0.92（0.79～1.07）	0.95（0.79～1.14）
ADL 失能		
否	1.00	1.00
是	1.41（1.25～1.58）	1.64（1.40～1.92）

4.4　讨　　论

4.4.1　ADL 失能的发生率趋势及其与影响因素的关系

本章研究对比分析了 CLHLS 2002 年和 2009 年队列两次调查年龄为 65 岁及以上老年人的 ADL 失能发生率变化趋势，发现从 2002 年到 2014 年，我国 65 岁及以上老年人 ADL 失能的发生率显著下降，在性别、年龄和居住地的亚组分析中同样呈下降趋势。本节研究结果与一些发达国家的研究结果相一致（Freedman et al.，2013；Berlau et al.，2012；Angleman et al.，2015；Martin et al.，2014；Sulander et al.，2006），即中国老年人 ADL 失能患病率的下降部分原因是其发生率下降。本章的研究发现与此前的一项小规模（n < 3000）中国健康与营养调查数据的结果一致（Liang et al.，2017）。

目前，ADL 失能发生率下降的确切原因尚不明确（Liang et al.，2017），但很有可能是由多种复杂的影响因素共同决定的，如今中国环境因素和生活条件的显著改善很可能是其中的因素之一。例如，辅助技术（如助行器）的使用和家庭环境的变化（如使用淋浴代替浴缸）（Verbrugge and Jette，1994；Falk et al.，2014）已经改善了老年人的 ADL。此外，随着社会经济的发展、医疗和卫生服务的进步，逐渐实现了对老年人慢性病（如高血压、糖尿病）的早期诊断以及更好的治疗。虽然从 2000 年到 2010 年，我国高血压（Wu et al.，2008；Wang et al.，2014；Bundy and He，2016）和糖尿病的患病率（Xu et al.，2013）均有所升高（分别从 18%和 5.5%升高至 29.6%和 11.6%），但高血压和糖尿病治疗力度的增强也使得更多的患者达到了治疗的目的，这些治疗的受益使得心血管相关危险因素致 ADL 失能的效应降低。此外，本章研究确定了 ADL 失能的影响因素，如人口老龄化、城市居住环境、认知功能受损、高血压、糖尿病、脑卒中以及心脏病，也与既往研究发现一致（Vermeulen et al.，2011；Wong et al.，2013；den Ouden et al.，2011）。因此，更好地预防和治疗认知功能受损、高血压、糖尿病、脑卒中和心脏病等疾病将可能降低 ADL 失能的发生风险。

4.4.2　认知功能受损的发生率趋势及其与影响因素的关系

本章研究对比分析了 CLHLS 2002 年和 2009 年队列两次调查年龄为 65 岁及以上老年人的认知功能受损发生率变化趋势，发现从 2002 年到 2014 年，我国 65 岁及以上老年人认知功能受损的发生率显著下降，在低年龄组（65～79 岁）、男性、已婚、受过教育分类列中均呈显著下降趋势。本研究结果与某些研究结果相一致（Gao et al.，2017）。本章研究发现老年人认知功能受损的影响因素为高龄、未婚、未受过教育、未规律锻炼以及 ADL 失能，并且这些影响因素对认知功能受损的影响程度随着时间保持稳定。

以往关于老年人认知功能受损发生率的研究结果有限且存在差异，老年人认知功能受损发生率在 15.2/1000 人年～75.9/1000 人年（Ho et al.，2001），这可能是由于在各研究中认知功能的测量方法或定义以及研究人群、研究年份、研究对象的性别、教育程度等的差异。本章研究结果为中国老年人认知功能受损发生率变化趋势提供了新的证据，即中国老年人认知功能受损发生率呈下降趋势。

认知功能受损发生率呈下降趋势可能归因于当前中国社会背景的变化：社会经济的发展，人们生活水平的改善以及医疗水平的提高。例如，随着社会的进步，人们越来越能意识到教育的重要性，受教育程度越来越高，从而提高了人们记忆、注意力、语言等认知功能。另外，我国政府加大力度推进老年人公共文化娱乐设施建设，老年人社会交往更加丰富，积极的社会参与有助于发展认知储备以更好地应对年龄导致的认识衰退和任何痴呆症的症状（Sommerlad et al.，2019）。虽然目前处于老龄化社会，且老龄化呈上升趋势，但是随着社会经济的发展、医疗和卫生服务的进步，老年人认知功能受损能够在早期得到及时的诊断和治疗，使得老化所致的认知功能受损效应降低。此外，本章研究确定了认知功能受损的影响因素，如人口老龄化、ADL 失能、未婚、未受教育、缺乏体育锻炼，与既往研究发现一致（Zhang et al.，2019）。

4.4.3　优势与局限性

本章研究的主要优点为使用了来自全国范围内的大规模、纵向的、基于人群的 CLHLS 样本。此外，当前研究的数据收集和调查问题的方式基本不随时间改变，保证了数据间的可比性。但本章研究同样存在一些不足之处，第一，本章研究使用的关于生活行为方式和疾病的自我报告信息可能会导致真实发生率和患病率的错误估计，以及影响其与 ADL 失能和认知功能受损的关系；第二，虽然研究了上述因素对 ADL 失能时间趋势的潜在影响，但不能探讨其他因素的影响（如改进的医疗技术以及公共交通）；第三，没有考虑两次随访期间死亡的个体是否发生 ADL 失能或认知功能受损，可能会导致低估 ADL 失能的发生率；第四，由于缺乏我国 2002～2014 年人口结构相关数据，不能计算出年龄标准化的认知功能受损发生率；第五，本章研究中的参与者具有高死亡风险，而在老年人死亡前期患有认知功能受损的可能性较高，这可能造成认知功能受损发生风险的偏倚。

4.5　结　　语

本章研究表明，2002～2014 年中国老年人 ADL 失能和认知功能受损的发生率显著下降，为现存的研究提供了证据支持。但是，导致 ADL 失能和认知功能受损发生率下降的一般人口学特征、生活行为方式以及心血管影响因素仍然未得到明确。因此，我们希望今后的 CLHLS 能继续深入研究，监测 ADL 失能和认知功能受损发生率的动态趋势，探索并发现 ADL 失能和认知功能受损的潜在保护因素和危险因素，为未来中国乃至全球应对人口老龄化和人口高龄化的严峻挑战，实现健康、可持续发展做出有益贡献。

参 考 文 献

Andersen M M，Kritchevsky S B，Morgan T M，et al.，2015. Increased cardiovascular stiffness and impaired age-related functional status. Journals of Gerontology Series A：Biomedical Sciences and Medical Sciences，70（5）：545-553.

Angleman S B，Santoni G，von Strauss E，et al.，2015. Temporal trends of functional dependence and survival among older adults from 1991 to 2010 in Sweden：toward a healthier aging. Journals of Gerontology Series A：Biological Sciences and Medical Sciences，70（6）：746-752.

Artaud F，Dugravot A，Sabia S，et al.，2013. Unhealthy behaviours and disability in older adults：Three-City Dijon cohort study. British Medical Journal，347：f4240.

Berlau D J，Corrada M M，Peltz C B，et al.，2012. Disability in the oldest-old：incidence and risk factors in the 90+ study. The American Journal of Geriatric Psychiatry，20（2）：159-168.

Bundy J D，He J，2016. Hypertension and related cardiovascular disease burden in China. Annals of Global Health，82（2）：227-233.

Cukierman-Yaffe T，Bosch J，Jung H，et al.，2019. Hypoglycemia and incident cognitive dysfunction：a post hoc analysis from the ORIGIN trial. Diabetes Care，42（1）：142-147.

den Ouden M E，Schuurmans M J，Arts I E，et al.，2011. Physical performance characteristics related to disability in older persons：a systematic review. Maturitas，69（3）：208-219.

Falk H，Johansson L，Östling S，et al.，2014. Functional disability and ability 75-year-olds：a comparison of two Swedish cohorts born 30 years apart. Age and Ageing，43（5）：636-641.

Feng Q，Zhen Z，Gu D，et al.，2013. Trends in ADL and IADL disability in community-dwelling older adults in Shanghai，China，1998-2008. Journals of Gerontology Series B：Psychological Sciences and Social Sciences，68（3）：476-485.

Freedman V A，Spillman B C，Andreski P M，et al.，2013. Trends in late-life activity limitations in the United States：an update from five national surveys. Demography，50（2）：661-671.

Gao M，Kuang W，Qiu P，et al.，2017. The time trends of cognitive impairment incidence among older Chinese people in the community：based on the CLHLS cohorts from 1998 to 2014. Age and Ageing，46（5）：787-793.

Ho S C，Woo J，Sham A，et al.，2001. A 3-year follow-up study of social，lifestyle and health predictors of cognitive impairment in a Chinese older cohort. International Journal of Epidemiology，30（6）：1389-1396.

Jia J，Wang F，Wei C，et al.，2014a. The prevalence of dementia in urban and rural areas of China.

Alzheimer's & Dementia，10（1）：1-9.

Jia J，Zhou A，Wei C，et al.，2014b. The prevalence of mild cognitive impairment and its etiological subtypes in elderly Chinese. Alzheimer's & Dementia，10（4）：439-447.

Jiang J，Tang Z，Meng X J，et al.，2002. Demographic determinants for change in activities of daily living：a cohort study of the elderly people in Beijing. Journal of Epidemiology，12（3）：280-286.

Lafortune G，Balestat G，2007. Trends in severe disability among elderly people. https://www.oecd-ilibrary.org/social-issues-migration-health/trends-in-severe-disability-among-elderly-people_217 072070078[2018-06-28].

Li Z H，Lv Y B，Kraus V B，et al.，2020. Trends in the incidence of activities of daily living disability among Chinese older adults from 2002-2014. Journals of Gerontology Series A：Biomedical Sciences and Medical Sciences，75（11）：2113-2118.

Liang Y，Song A，Du S，et al.，2015. Trends in disability in activities of daily living among Chinese older adults，1997-2006：the China Health and Nutrition Survey. Journals of Gerontology Series A：Biomedical Sciences and Medical Sciences，70（6）：739-745.

Liang Y，Welmer A K，Wang R，et al.，2017. Trends in incidence of disability in activities of daily living in Chinese older adults：1993-2006. Journal of the American Geriatrics Society，65（2）：306-312.

Lourida I，Hannon E，Littlejohns T J，et al.，2019. Association of lifestyle and genetic risk with incidence of dementia. JAMA，322（5）：430-437.

Lv Y B，Gao X，Yin Z X，et al.，2018. Revisiting the association of blood pressure with mortality in oldest old people in China：community based，longitudinal prospective study. British Medical Journal，361：k2158.

Martin L G，Feng Q，Schoeni R F，et al.，2014. Trends in functional and activity limitations among Chinese oldest-old，1998 to 2008. Population and Development Review，40（3）：475-495.

Prince M，Wimo A，Guerchet M，et al.，2015. World Alzheimer Report 2015：the global impact of dementia：an analysis of prevalence，incidence，cost and trends. Alzheimer's Disease International.

Puts M T，Deeg D J，Hoeymans N，et al.，2008. Changes in the prevalence of chronic disease and the association with disability in the older Dutch population between 1987 and 2001. Age and Ageing，37（2）：187-193.

Sommerlad A，Sabia S，Singh-Manoux A，et al.，2019. Association of social contact with dementia and cognition：28-year follow-up of the Whitehall Ⅱ cohort study. PLoS Medicine，16（8）：e1002862.

Sousa R M，Ferri C P，Acosta D，et al.，2009. Contribution of chronic diseases to disability in elderly people in countries with low and middle incomes：a 10/66 Dementia Research Group population-based survey. The Lancet，374（9704）：1821-1830.

Sulander T，Martelin T，Sainio P，et al.，2006. Trends and educational disparities in functional capacity among people aged 65-84 years. International Journal of Epidemiology，35（5）：1255-1261.

Tombaugh T N，McIntyre N J，1992. The mini-mental state examination：a comprehensive review.

Journal of the American Geriatrics Society, 40 (9): 922-935.

van Gool C H, Picavet H S J, Deeg D J, et al., 2011. Trends in activity limitations: the Dutch older population between 1990 and 2007. International Journal of Epidemiology, 40 (4): 1056-1067.

Verbrugge L M, Jette A M, 1994. The disablement process. Social Science & Medicine, 38 (1): 1-14.

Vermeulen J, Neyens J C, van Rossum E, et al., 2011. Predicting ADL disability in community-dwelling elderly people using physical frailty indicators: a systematic review. BMC Geriatrics, 11 (1): 33.

Wang J, Zhang L, Wang F, et al., 2014. Prevalence, awareness, treatment, and control of hypertension in China: results from a national survey. American Journal of Hypertension, 27(11): 1355-1361.

Wong E, Backholer K, Gearon E, et al., 2013. Diabetes and risk of physical disability in adults: a systematic review and meta-analysis. The Lancet Diabetes & Endocrinology, 1 (2): 106-114.

Wu Y, Huxley R, Li L, et al., 2008. Prevalence, awareness, treatment, and control of hypertension in China: data from the China National Nutrition and Health Survey 2002. Circulation, 118 (25): 2679-2686.

Xu Y, Wang L, He J, et al., 2013. Prevalence and control of diabetes in Chinese adults. Journal of the American Medical Association, 310 (9): 948-959.

Zeng Y, Feng Q, Hesketh T, et al., 2017. Survival, disabilities in activities of daily living, and physical and cognitive functioning among the oldest-old in China: a cohort study. The Lancet, 389 (10079): 1619-1629.

Zhang W, Tang F, Chen Y, et al., 2019. Education, activity engagement, and cognitive function in US Chinese older adults. Journal of the American Geriatrics Society, 67 (S3): S525- S531.

第5章 高龄老人死亡率变化趋势[①]

5.1 引　　言

5.1.1 老年人死亡的现状

随着人类寿命的延长，人口出生率降低，老龄化已成为世界性难题，也很可能会成为未来世界恒久的常态。我国从 2000 年已经进入老龄化社会。当前社会，高龄化作为一种新形式的老龄化在我国形势严峻。高龄老人泛指年龄在 80 岁及以上的老人。据中国老龄协会报道，中国高龄老年人口数量将从 2013 年的 2270 万左右增加到 2020 年的 3070 万，高龄老年人口正在成为我国老年人口中增长最快的群体。年龄结构以及低龄老人死亡风险的变化意味着，与过去相比，现今高龄老人死亡率在总死亡率中所占的比重要大得多，因此，高龄老人死亡率趋势在确定国家人口的死亡率模式和老龄化程度方面变得日益重要。国外已有多个研究报道了近几十年西方国家高龄老人死亡率呈下降趋势，如丹麦的一项研究报道，1998～2010 年丹麦高龄老人的死亡率呈下降趋势（Christensen et al., 2013）。然而在中国，仅有一项研究报道过中国高龄老人的死亡率趋势（Zeng et al., 2017），其他大多数研究局限于 60 岁及以上老年人群及其特异病因的死亡率，且样本量小、代表性不足。对高龄老人的支持已成为公众及政府决策部门关注的焦点，了解我国高龄老人死亡率的变化趋势，评价死亡率变化的潜在影响因素，对老年人群疾病预防控制和行为干预策略的制定具有重要意义。

---

① 本章作者：钟文芳（南方医科大学公共卫生学院流行病学系硕士）；李志浩（南方医科大学公共卫生学院流行病学系博士）；段俊（安徽医科大学公共卫生学院硕士，中国疾病预防控制中心环境与健康相关产品安全所）；毛琛（南方医科大学公共卫生学院流行病学系教授）。

5.1.2　老年人死亡与其影响因素的关系

死亡与许多一般人口学特征（如年龄、性别、居住地等）、生活行为方式（如吸烟、饮酒等）（Kollia et al.，2018）、功能状况（吕跃斌等，2017）以及慢性病（如高血压、糖尿病、脑卒中等）（Gutzwiller et al.，2018）有关。目前荷兰的一项研究发现虽然老年人群慢性病患病率有所增加（Puts et al.，2008），但其死亡率仍呈稳定或下降趋势。中国经济和医疗保健系统在过去十几年发生了巨大变化，导致死亡的潜在影响因素随之发生改变。例如，从 2000 年到 2010 年，尽管高血压患病率（从 18%升高至 29.6%）（Wu et al.，2008；Wang et al.，2014）和糖尿病的患病率（从 5.5%升高至 11.6%）（Xu et al.，2013）均有所升高，但高血压和糖尿病治疗力度的加大使得更多的患者达到了治疗目的，这些治疗的受益可以转化为慢性病致死效应减少所带来的净收益。

5.1.3　研究目的

由于全球人口寿命的延长（Beard et al.，2016），阐明老年人群中潜在危险因素（尤其是慢性病）与死亡的纵向关系显得更为重要。基于医生诊断的慢性病患病率是测量老年人健康的重要指标，但我国尚未有相关研究分析慢性病患病率及其与高龄老人死亡率变化趋势的关联。为更好实现我国健康老龄化，本章旨在评估中国高龄老人死亡率变化趋势，并探讨其潜在影响因素。研究样本来自基于社区老年人群的全国代表性调查——CLHLS，包括 2002 年和 2009 年调查时年龄在 80 岁及以上的 19 940 名高龄老人（7342 名 80～89 岁、7069 名 90～99 岁以及 5529 名 100 岁及以上老人）。

5.2　研　究　方　法

5.2.1　研究对象

本章的研究是基于以社区为基础的持续性、全国性的纵向 CLHLS 项目开展的。该项目于 1998 年启动，于 2000 年、2002 年、2005 年、2009 年、2011 年、

2014 年以及 2017 年进行随访。CLHLS 的样本是从中国 23 个省（自治区、直辖市）的老年人群中随机抽取的，抽样区域人口约占中国总人口的 85%。采用目标随机抽样方法，即在样本县（区、市）内试图对所有存活的百岁老人在其自愿的前提下进行入户调查，并根据百岁老人的年龄与性别，按抽样设计原则进行编号，在自愿前提下入户访问"附近"的 80～89 岁及 90～99 岁高龄老人各一名，以达到 80～89 岁及 90～99 岁调查人数与百岁老人数相匹配以及 80～89 岁和 90～99 岁男女性别比例较均衡的目标，从而避免常规的等比例抽样造成的男性高龄老人样本量太小的弊端，CLHLS 在 1998 年和 2000 年的调查只包括高龄老人，2002 年及以后的调查也包括了按上述目标随机抽样方法选取的、与每一位百岁老人相匹配的大约 1.5 名"附近"的 65～79 岁年龄性别分布比较均衡的较年轻老人。

　　本章研究的调查对象来自 CLHLS 中的两个连续且不重复的亚队列：2002 年队列（包括 2002 年、2005 年以及 2009 年三次调查）和 2009 年队列（包括 2009 年、2011 年以及 2014 年三次调查）。将每个亚队列的第一次调查定义为基线调查，随后两次调查定义为随访调查。两个队列的调查数据具有良好的可比性，因为它们应用了几乎完全相同的调查问卷和评估工具，详见参考此前研究报道（Gu，2008；曾毅，2013a，2013b）。

　　符合纳入标准（年龄≥80 岁并且至少完成一次随访调查）的高龄老年人包括 2002 年队列中的 9763 名调查对象（年龄 80～89 岁 3704 人、90～99 岁 3255 人和 100 岁及以上 2804 人）以及 2009 年队列中的 10 177 名调查对象（年龄 80～89 岁 3638 人、90～99 岁 3814 人和 100 岁及以上 2725 人）。

5.2.2　研究内容

1. 问卷调查

问卷调查包括个人基本状况、对现状评价及性格特征、认知能力、生活方式、ADL、IADL、个人背景及家庭状况、生理健康状况。

2. 体格检查

体格检查包括身高、体重、腰围、血压。

5.2.3　死亡的判定

通过随访调查确认调查对象的生存结局，对存活老人再次进行问卷调查，具体方法同基线调查。对死亡老人家属进行死亡问卷调查，确认老人死亡时间及相关信息，死亡为全因死亡（含意外死亡）。对无法联系到本人或家属的老人定义为失访。在基线调查和随访调查过程中，实行了严格的质量控制。

5.2.4　协变量的定义

协变量包括社会人口学信息（年龄、性别、居住地、居住方式、教育程度和婚姻状况）、行为和生活方式（吸烟、饮酒和锻炼身体）和健康状况［认知功能、ADL 以及慢性病（包括高血压、糖尿病、脑卒中和心脏病）患病情况］。如果研究对象不能回答问题（除了用于测量认知功能的问题），可以由最熟悉研究对象生活状况的成年家庭成员代为回答。没有接受过任何教育定义为"未受教育"，接受过正规教育定义为"受过教育"。已婚其婚姻状况为"已婚"；离婚、丧偶或从未结过婚定义为"未婚"。居住方式分为"独居"和"非独居"。锻炼身体包括散步、打球、跑步和练气功。SBP≥140 mmHg 或 DBP≥90 mmHg，或自我报告高血压且正在服药者，为患高血压；自我报告糖尿病且正在服药者，为患糖尿病；自我报告心脏病者为患心脏病；自我报告脑卒中者为患脑卒中；认知功能采用国际通用的 MMSE 评估，24～30 分为认知功能正常，18～23 分为轻度认知功能受损，<18 分为中度/重度认知功能受损；ADL 包括洗澡、穿衣、进食、室内活动、如厕和控制大小便 6 项活动，如能独立完成 6 项，则定义为"ADL 正常"，否则为"ADL 失能"（表 5-1）。

表5-1　变量赋值说明

变量名称	赋值说明
性别	0=男性，1=女性
教育程度	0=未受教育，1=受过教育
婚姻状况	0=未婚，1=已婚
独居	0=否，1=是
吸烟	0=不吸烟，1=当前吸烟
饮酒	0=不饮酒，1=当前饮酒
规律锻炼	0=否，1=是
膳食多样化	0=否，1=是

続表

变量名称	赋值说明
中心性肥胖	0=否，1=是
高血压	0=否，1=是
糖尿病	0=否，1=是
心脏病	0=否，1=是
脑卒中	0=否，1=是
认知功能	0=正常，1=轻度受损，2=中/重度受损
ADL 失能	0=正常，1=失能
医疗服务	0=否，1=是

5.2.5　统计学分析

本章节所有数据均使用 R 3.5.0 软件进行分析。应用 χ^2 检验比较 2002 年队列和 2009 年队列的一般人口学特征和患病情况的差异。采用 Cox 比例风险回归模型比较两队列死亡的 HR 及其 95% CI。Cox 比例风险回归模型中，2002 年队列中的趋势变量标记为 0，2009 年队列中的趋势变量标记为 1，该趋势变量的 HR 小于 1，表明相较于 2002 年队列，2009 年队列高龄老人死亡率有所下降。同时，根据年龄（80～89 岁、90～99 岁以及 ≥100 岁）和性别（男、女性）对高龄老人死亡率的时间趋势进行亚组分析。采用 Cox 比例风险回归模型分析两个队列间各因素与死亡率之间的关系，我们分析了 4 个独立的 Cox 比例风险回归模型，各模型按顺序添加不同的协变量，即模型 1［仅趋势变量（2002 年队列和 2009 年队列）］、模型 2［模型 1 和年龄、性别变量］、模型 3［模型 2 和一般人口学特征、生活行为方式变量以及医疗服务获取情况］、模型 4［模型 3 和慢性病变量］，以更好地评估哪些变量与 2002 年队列和 2009 年队列间死亡率的变化有关。以 $P < 0.05$ 为差异有统计学意义，所有的统计检验均为双侧检验。

5.3　研　究　结　果

5.3.1　基线特征

2002 年的队列在基线调查时共 9763 名研究对象，年龄 80～89 岁 3704 人、

90～99 岁 3255 人、100 岁及以上 2804 人；2009 年的队列在基线调查时共 10 177
名研究对象，年龄 80～89 岁 3638 人、90～99 岁 3814 人、100 岁及以上 2725 人。
与 2002 年队列相比，2009 年队列高龄老人年龄较高，居住在城市、独居的比例
更高，认知功能受损、ADL 失能以及高血压、脑卒中的患病率较高，而规律锻炼
和饮酒的可能性较低（表 5-2）。

表5-2　2002年队列和2009年队列研究对象基本情况

特征	2002 年队列	2009 年队列	P 值
年龄组			< 0.001
80～89 岁	3704（37.9%）	3638（35.7%）	
90～99 岁	3255（33.3%）	3814（37.5%）	
≥100 岁	2804（28.7%）	2725（26.8%）	
性别			0.62
男性	3816（39.1%）	3942（38.7%）	
女性	5947（60.9%）	6235（61.3%）	
居住地			< 0.001
城市	1355（13.9%）	2536（24.9%）	
农村	8408（86.1%）	7641（75.1%）	
婚姻状况			0.43
已婚	1703（17.4%）	1837（18.1%）	
未婚 [a]	8060（82.6%）	8340（81.9%）	
教育程度			< 0.001
未受教育	6641（68.0%）	7308（71.8%）	
受过教育	3122（32.0%）	2869（28.2%）	
居住方式			< 0.001
非独居	7905（81.0%）	7034（69.1%）	
独居	1858（19.0%）	3143（30.9%）	
规律锻炼			< 0.001
否	7024（71.9%）	7879（77.4%）	
是	2739（28.1%）	2298（22.6%）	
认知功能			< 0.001
正常	4471（45.8%）	4496（44.2%）	
轻度受损	2010（20.6%）	1668（16.4%）	
中/重度受损	3282（33.6%）	4013（39.4%）	
ADL 失能			< 0.001
否	3882（39.8%）	2780（27.3%）	
是	5881（60.2%）	7397（72.7%）	

特征	2002 年队列	2009 年队列	P 值
吸烟			0.59
不吸烟	8314（85.2%）	8695（85.4%）	
当前吸烟	1449（14.8%）	1482（14.6%）	
饮酒			< 0.001
不饮酒	7846（80.4%）	8555（84.1%）	
当前饮酒	1917（19.6%）	1622（15.9%）	
慢性病			
高血压	1316（13.5%）	1745（17.1%）	< 0.001
糖尿病	147（1.5%）	155（1.5%）	0.97
心脏病	728（7.5%）	733（7.2%）	< 0.001
脑卒中	458（4.7%）	541（5.3%）	0.05

a 未婚定义为离婚、丧偶或从未结过婚。

注：括号外数据为人数，括号内数据为构成比。n（%）描述年龄组、性别、居住地、婚姻状况、教育程度、居住方式、吸烟、饮酒、规律锻炼、认知功能、ADL 失能、高血压、糖尿病、心脏病和脑卒中，均采用 χ^2 检验

5.3.2　分层分析

将 2002 年和 2009 年的队列分别根据年龄、性别分层。全因死亡率（每 100 人年）由 2002 年队列的 22.42 下降到了 2009 年队列的 21.42（$P < 0.05$）。与 2002 年队列相比，2009 年队列各年龄组的全因死亡率均呈下降趋势：年龄组 80～89 岁、90～99 岁和 100 岁及以上的全因死亡率分别由 2002 年队列的 14.01、25.56 和 36.7 下降到了 2009 年队列的 12.68、24.91 和 34.55；男性和女性的全因死亡率同样呈下降趋势，分别由 2002 年的 21.30 和 23.18 下降到 2009 年的 20.63 和 21.93（表 5-3）。

表5-3　2002年队列和2009年队列中国高龄老人死亡率（每100人年）

分组	2002 年队列				2009 年队列				绝对下降值	P 值
	死亡人数/人	对象人数/人	人年数/人年	全因死亡率	死亡人数/人	对象人数/人	人年数/人年	全因死亡率		
总体	7336	9763	32 719	22.42	7407	10 177	34 587	21.42	1.00	0.03
年龄组										
80～89 岁	2186	3704	15 602	14.01	1953	3638	15 397	12.68	1.33	0.04
90～99 岁	2613	3255	10 223	25.56	3041	3814	12 207	24.91	0.65	0.07
≥100 岁	2537	2804	6895	36.79	2413	2725	6984	34.55	2.24	< 0.01

续表

分组	2002 年队列				2009 年队列				绝对下降值	P 值
	死亡人数/人	对象人数/人	人年数/人年	全因死亡率	死亡人数/人	对象人数/人	人年数/人年	全因死亡率		
性别										
男性	2811	3816	13 195	21.30	2812	3942	13 632	20.63	0.67	0.02
女性	4525	5947	19 524	23.18	4595	6235	20 955	21.93	1.25	0.07

5.3.3　各影响因素与死亡风险关系

在 Cox 比例风险回归模型中，以死亡为结局变量，使用 2002 年队列和 2009 年队列合并的数据分析 4 个不同模型的结果（表 5-4）。表中第一行为与 2002 年队列相比的 2008 年队列全因死亡风险。模型 1 显示，未经校正的全因死亡率显著下降（HR 为 0.95，95% CI 为 0.92 ~ 0.98）；模型 2 展示了经校正趋势变量、年龄和性别后的死亡风险（HR 为 0.95，95%CI 为 0.92 ~ 0.98）。在考虑年龄、性别因素和其他多种影响因素（模型 3，HR 为 0.97，95% CI 为 0.94 ~ 0.99，在模型 2 基础上进一步调整教育程度、婚姻状况、居住地、医疗服务获取、是否独居、ADL 失能、认知功能、膳食多样化、吸烟、饮酒、规律锻炼、心血管危险因素）后，在 2002 年队列和 2009 年队列中，老年人死亡率的下降不能用慢性病患病情况进行解释（模型 4，HR 为 0.96，95% CI 为 0.93 ~ 0.99，在模型 3 基础上进一步调整慢性病患病情况）。在充分调整各影响因素后（模型 4），年龄增长、男性、未婚、独居、ADL 失能以及认知功能受损、规律锻炼、高血压均与死亡风险增加有关（P < 0.05）。

表5-4　2002 ~ 2014年高龄老人死亡率与影响因素的关联

基线特征	HR（95% CI）			
	模型 1	模型 2	模型 3	模型 4
趋势变量 [a]	0.95（0.92 ~ 0.98）*	0.95（0.92 ~ 0.98）*	0.97（0.94 ~ 0.99）*	0.96（0.93 ~ 0.99）*
年龄		1.06（1.06 ~ 1.07）*	1.04（1.04 ~ 1.05）*	1.04（1.04 ~ 1.05）*
性别				
女性		1.00	1.00	1.00
男性		1.16（1.12 ~ 1.20）*	1.36（1.21 ~ 1.31）*	1.35（1.30 ~ 1.41）*
教育程度				
未受教育			1.00	1.00
已受教育			1.01（0.97 ~ 1.05）	1.01（0.97 ~ 1.05）
婚姻状况				
已婚			1.00	1.00
未婚			1.19（1.14 ~ 1.26）*	1.20（1.14 ~ 1.26）*

基线特征	HR（95% CI）			
	模型 1	模型 2	模型 3	模型 4
居住地				
城市			1.00	1.00
农村			1.02（0.98～1.07）	1.02（0.98～1.07）
医疗服务获取				
否			1.00	1.00
是			1.02（0.97～1.08）	1.02（0.97～1.08）
独居				
否			1.00	1.00
是			1.10（1.05～1.15）*	1.10（1.05～1.15）*
ADL 失能				
否			1.00	1.00
是			1.45（1.39～1.50）*	1.45（1.39～1.50）*
认知功能				
正常			1.00	1.00
轻度受损			1.20（1.15～1.26）*	1.20（1.15～1.26）*
中/重度受损			1.41（1.35～1.47）*	1.41（1.35～1.47）*
膳食多样化				
否			1.00	1.00
是			0.97（0.94～1.01）	0.97（0.94～1.01）
吸烟				
不吸烟			1.00	1.00
当前吸烟			0.99（0.95～1.04）	0.99（0.95～1.04）
饮酒				
不饮酒			1.00	1.00
当前饮酒			1.00（0.94～1.04）	0.97（0.94～1.04）
规律锻炼				
否			1.00	1.00
是			1.22（1.18～1.28）*	1.23（1.18～1.28）*
心血管危险因素				1.00
高血压				0.92（0.88～0.96）*
心脏病				1.02（0.96～1.27）
脑卒中				1.06（0.98～1.14）
糖尿病				1.10（0.96～1.27）

　a 趋势变量：2002 年队列中的趋势变量标记为 0，2009 年队列中的趋势变量标记为 1，该趋势变量的 HR 小于 1，表明相较于 2002 年队列，2009 年队列老年人死亡率有所下降。

　*$P < 0.05$

5.4　讨　　论

5.4.1　各因素与死亡风险关系

本章对 CLHLS 2002 年和 2009 年两次调查年龄为 80 岁及以上的高龄老人的一般人口学特征、生活行为方式、功能状况和慢性病史（高血压、糖尿病、心脏病和脑卒中）以及死亡率的变化趋势进行了对比分析。发现从 2002 年到 2014 年，80 岁及以上高龄老人死亡率呈下降趋势，并且在年龄（80 ~ 89 岁、90 ~ 99 岁和100 岁及以上）和性别（男、女性）的分层分析中同样呈现下降趋势。然而，与2002 年队列相比，2009 年队列高龄老人的认知功能受损、ADL 失能以及慢性病（如高血压、脑卒中）患病率增加。尽管过去几十年中国老年人慢性病（高血压、糖尿病、心脏病以及脑卒中）的患病率有所上升（Liu et al.，2007；Wong et al.，2013；Liang et al.，2014），且慢性病与老年人死亡风险增加有关（Martinez，2016），但在调整死亡的多种潜在风险因素（如一般人口学特征以及生活方式）后，中国高龄老年人群死亡率（近十年里）随时间推移而下降。可能的原因是：由于慢性病的早期诊断、治疗和康复措施得到改善，慢性病致死效应随着时间推移而降低（Liu et al.，2007；Yang et al.，2010）。

本章的研究结果与一些发达国家的研究结果相一致，例如，Christensen 等（2013）关于 1998 年和 2010 年两个丹麦高龄老人队列的死亡率差异的研究同样发现高龄老人的死亡率呈下降趋势。然而，我们的研究利用具有代表性的中国老年人队列——CLHLS 数据，为 2002 ~ 2014 年我国高龄老人死亡率的变化趋势提供了最新的科学证据。

尽管高龄老人全因死亡率下降的确切原因尚不明确，但很可能是由系列复杂变化（生活标准，公共卫生，个人卫生和医疗保健）的结果共同决定的（Wilmoth，2000），如今中国环境因素和生活条件的显著改善也可能是其中的一个原因：健康教育的普及带来更健康的生活行为方式（如减少吸烟饮酒和改善饮食习惯）；由于家庭护理得到重视和改善，如更好的支持移动和独立的辅助工具（如助行器）的使用，防止高龄老人跌倒受伤害，因此即使 ADL 失能的患病率升高，其致死效应却降低。同时随着我国医疗技术的进步，许多老年常见疾病能够得到更有效的预防（如流感疫苗接种和控制高血压和胆固醇的药物）和治疗（如心脏病和癌症），从而使高龄老人健康状况的某些方面有所改善，日常生活能力残障比例下降，年龄别死亡率下降，体现了"病残压缩理论"效应，即"胜利的胜利"（success of success）理论（Fries，1980；Christensen et al.，2009；Vaupel，2010），我国的曾毅教授定义其为"胜利的效益"（benefit of success）（曾毅等，2017）。但医疗技术和生活水平的改善，使得原本健康状况较差的高龄老人存活率提高，这导致后一阶段高龄老人的平均躯体功能残障率增高，反映了"病残扩张理论"的效应，即"胜利的失败"（failure of success）理论（Waidmann et al.，1995）或"胜利的成本"（costs of success）理论（曾毅等，2017）。为了在充分收获寿命延长带来"胜利的效益"的同时，尽可能降低"胜利的成本"，必须尽快积极发展更多政府资助的公共和民办老龄服务项目，努力满足快速增长的不同年龄段老人的多样化需求。具体举措应包括为残障老人提供长期照料、应急服务和行动辅助支持，为仍然健康活跃的老人提供工作机会，以及其他面向老年人的社会服务，如提供社交和娱乐活动、旅游、继续教育、心理咨询以及老年婚介服务等。

5.4.2　优势与局限性

本章研究的优点在于使用了来自全国代表性的、大规模的、前瞻性的、基于社区人群的 CLHLS 样本。此外，本章研究中数据收集和调查方式基本不随时间而改变。然而，本章也存在一些局限性，首先，使用自我报告信息可能难以反映老年人真实的生活方式及慢性病的患病率，导致错误估计其与死亡的关系；其次，虽然研究了上述影响因素对死亡时间趋势的潜在影响，但未能探讨确切因素的影响（如改进的医疗技术以及公共交通等）。

5.5　结　　语

综上所述，本章的研究为 2002～2014 年中国老年人死亡率的显著下降提供了证据，提示高龄老人死亡风险降低可能受益于中国环境因素和生活条件的显著改善。为了更健康地延长寿命，提高高龄老人生活水平，需继续加大社区卫生服务建设，加强健康教育和健康促进，完善医疗保险制度以及推进医疗技术的改革发展。但是，导致死亡率降低的具体一般人口学特征、生活行为方式以及慢性病因素仍不清楚。随着未来几十年老年人口的增加，继续监测高龄老人死亡率的变化趋势，对更好地阐明死亡的潜在保护因素和危险因素都尤为重要。

参 考 文 献

吕跃斌，张娟，罗杰斯，等，2017. 中国长寿地区 80 岁及以上高龄老年人生存结局影响因素的队列研究. 中华预防医学杂志，51（11）：1028-1032.

曾毅，2013a. 中国老年健康影响因素跟踪调查（1998-2012）及相关政策研究综述（上）. 老龄科学研究，1（1）：65-72.

曾毅，2013b. 中国老年健康影响因素跟踪调查（1998-2012）及相关政策研究综述（下）. 老龄科学研究，1（2）：63-71.

曾毅，冯秋石，Hesketh T，等，2017. 中国高龄老人健康状况和死亡率变动趋势.人口研究，41（4）：22-32.

Beard J R，Officer A，de Carvalho I A，et al.，2016. The world report on ageing and health：a policy framework for healthy ageing. The Lancet，387（10033）：2145-2154.

Christensen K，Doblhammer G，Rau R，et al.，2009. Ageing populations：the challenges ahead. The Lancet，374（9696）：1196-1208.

Christensen K，Thinggaard M，Oksuzyan A，et al.，2013. Physical and cognitive functioning of people older than 90 years：a comparison of two Danish cohorts born 10 years apart. The Lancet，382（9903）：1507-1513.

Fries J F，1980. Aging，natural death，and the compression of morbidity. New England Journal of Medicine，303（23）：130-135.

Gu D，2008. General data quality assessment of the CLHLS. https://sites.duke.edu/centerforaging/files/2015/12/general_data_assessment_of_clhls.pdf [2008-03-18].

Gutzwiller J P，Richterich J P，Stanga Z，et al.，2018. Osteoporosis，diabetes，and hypertension are major risk factors for mortality in older adults：an intermediate report on a prospective survey of 1467 community-dwelling elderly healthy pensioners in Switzerland. BMC Geriatrics，18（1）：115.

Kollia N，Caballero F F，Sánchez-Niubó A，et al.，2018. Social determinants，health status and 10-year mortality among 10,906 older adults from the English longitudinal study of aging：the ATHLOS project. BMC Public Health，18（1）：1357.

Liang Y，Liu R，Du S，et al.，2014. Trends in incidence of hypertension in Chinese adults，1991-2009：the China Health and Nutrition Survey. International Journal of Cardiology，175（1）：96-101.

Liu M，Wu B，Wang W Z，et al.，2007. Stroke in China：epidemiology，prevention，and management strategies. The Lancet Neurology，6（5）：456-464.

Martínez J C，2016. Factors associated to mortality by non-communicable diseases in Colombia，2008-2012. Biomedica，36（4）：535-546.

Puts M T，Deeg D J，Hoeymans N，et al.，2008. Changes in the prevalence of chronic disease and the association with disability in the older Dutch population between 1987 and 2001. Age and

Ageing，37（2）：187-193.

Vaupel J W，2010. Biodemography of human ageing. Nature，464（7288）：536-542.

Waidmann T，Bound J，Schoenbaum M，1995. The illusion of failure：trends in the self-reported health of the U.S. elderly. Milbank Quarterly，73（2）：253-287.

Wang J，Zhang L，Wang F，et al.，2014. Prevalence，awareness，treatment，and control of hypertension in China：results from a national survey. American Journal of Hypertension，27（11）：1355-1361.

Wilmoth J R，2000. Demography of longevity：past，present，and future trends. Experimental Gerontology，35（9/10）：1111-1129.

Wong M C，Leung M C，Tsang C S，et al.，2013. The rising tide of diabetes mellitus in a Chinese population：a population-based household survey on 121，895 persons. International Journal of Public Health，58（2）：269-276.

Wu Y，Huxley R，Li L，et al.，2008. Prevalence，awareness，treatment，and control of hypertension in China：data from the China National Nutrition and Health Survey 2002. Circulation，118（25）：2679-2686.

Xu Y，Wang L，He J，et al.，2013. Prevalence and control of diabetes in Chinese adults. The Journal of the American Medical Association，310（9）：948-959.

Yang W，Lu J，Weng J，et al.，2010. Prevalence of diabetes among men and women in China. The New England Journal of Medicine，362（12）：1090-1101.

Zeng Y，Feng Q，Hesketh T，et al.，2017. Survival，disabilities in activities of daily living，and physical and cognitive functioning among the oldest-old in China：a cohort study. The Lancet，389（10079）：1619-1629.

第6章 血压与老年健康[①]

6.1 引　言

　　高血压现已成为我国主要的公共卫生问题（Sengul et al.，2016）。1991 年我国高血压抽样调查资料显示，60 岁及以上老年人高血压患病率是 40.4%，而 2012～2015 年全国高血压分层多阶段随机抽样横断面调查资料显示，60 岁及以上老年人高血压患病率上升到了 53.2%（李苏宁等，2019）。血压的高低是影响老年人身体健康的重要因素，高血压对老年人健康的危害已经引起人们的普遍关注，被认为是引起脑卒中、缺血性心脏病、心功能不全、慢性肾脏病和主动脉及外周动脉疾病等重要的危险因素（Rahimi et al.，2015）。1991 年全国血压抽样调查资料显示，65 岁及以上老年人低血压患病率为 1.94%（吴锡桂等，2001）。2004 年中国慢性病及其危险因素监测资料显示，60 岁及以上老年人低血压患病率为 0.8%（汪媛等，2009）。医学研究证明，低血压对中老年人十分不利，约有 2/5 的脑血管意外是由低血压所致（李香兰，1999）。低血压产生的主要危害是造成人体各个重要脏器供血不足，长期低血压可使机体机能大大下降，主要包括记忆力减退，诱发或加重老年性痴呆、头晕、晕厥、跌倒致骨折等症状，甚至可能诱发脑梗死和心肌梗死。

　　随着年龄的增加，认知功能受损已经成为严重影响老年人健康的全球性公共卫生问题。2015 年全球超过 4600 万人患有痴呆，到 2030 年这一数字预计达到 7500 万（Prince et al.，2015）。目前，我国老年人痴呆和轻度认知功能受损的患病率分别达到 5.1% 和 20.8%，约有 590 万痴呆老年人和 2390 万轻度认知功能受损老年人（Jia et al.，2014a，2014b）。由于缺乏有效的治疗方法，降低可改变的风险因

　　[①] 本章作者：张迎建（济南市疾病预防控制中心医师，中国疾病预防控制中心环境与健康相关产品安全所）；段俊（安徽医科大学公共卫生学院硕士，中国疾病预防控制中心环境与健康相关产品安全所）；吕跃斌（中国疾病预防控制中心环境与健康相关产品安全所助理研究员）；施小明（中国疾病预防控制中心环境与健康相关产品安全所研究员）。

素是目前预防痴呆的基本策略。对于小于 80 岁年龄段人群，高血压和低血压已被确认为疾病和生存的危险因素，然而这种关联随着年龄增长而逐步减弱（Ettehad et al.，2016；Franklin et al.，2015）。直至 2050 年前，80 岁以上高龄老人都将是人群中数量增长最快的群体，在这一年龄组探究血压与全因死亡风险和死因别死亡风险是否存在关联极具现实意义。然而现有研究的结果尚不一致，尤其是针对 SBP 和 DBP 的研究。由于 60 岁以上的老年人 SBP 持续增加，DBP 持续下降（Franklin et al.，1997），脉压（pulse pressure，PP）或平均动脉压（mean arterial pressure，MAP）等血压综合测量指标可能更适用于反映老年人的血压水平（Franklin et al.，1999）。

高血压和低血压是血管疾病的重要危险因素，如老年人脑卒中或由慢性脑缺血引起的认知功能受损。近年来，血压与认知功能之间的联系引起了很多关注。有证据表明，中年人高血压与认知功能受损有关（Iadecola et al.，2016；Gottesman et al.，2014），但老年人高血压与认知的关系尚不清楚（Iadecola et al.，2016）。已有研究报道了血压升高与认知功能受损或痴呆风险增加之间的线性关联（Gottesman et al.，2014；Skoog et al.，1996），而且有研究表明抗高血压药物在预防痴呆症或认知功能受损中具有重要作用（Gelber et al.，2013；Anderson et al.，2011），但也有研究未能证实这种关联（Morris et al.，2001；Posner et al.，2002）。鉴于血压和认知功能之间的非线性关联假设，目前一些研究者已经证实了血压与认知功能之间的"U"形关联（Morris et al.，2002；Waldstein et al.，2005；Glynn et al.，1999；Molander et al.，2010）或"J"形关联（Paran et al.，2003）。在血压与认知功能关联的研究中，大多数研究采用多元回归模型（Glynn et al.，1999；Waldstein and Katzel，2006）、层次线性模型（Thorvaldsson et al.，2012；Gunstad et al.，2009）或混合效应回归（Waldstein et al.，2005）进行关联分析，很少有研究使用样条函数来判断两者间是否存在曲线关联及其曲线的类型（Bohannon et al.，2002）。为明确血压与认知功能受损的关联，前期研究利用 CLHLS 研究发现 SBP、DBP、PP 和 MAP 与认知功能受损之间存在"U"形关联。鉴于上述中国老年人血压和认知功能受损的关联研究使用横截面设计，无法确认两者的因果关系，本章重点介绍利用前瞻性队列研究评估中国老年人血压与认知功能受损发生率之间的关系。

大多数观察性研究发现，过低或过高的 SBP 或 DBP 都会增加死亡风险（Rastas et al.，2006；Mattila et al.，1988；Langer et al.，1991；Weidung et al.，2015；Kagiyama et al.，2009；van Bemmel et al.，2006；Poortvliet et al.，2013；Badia et al.，2011），或者 SBP、DBP 与死亡风险之间呈"J"形或"U"形关联（Heikinheimo et al.，1990；Molander et al.，2008；Satish et al.，2001）。一项 Meta 分析发现所有年龄组（包括高龄老人）高 SBP 均预示着高死亡风险（Lewington et al.，2002）。另外一些实验性研究发现治疗单纯性收缩期高血压可以预防脑卒中和心力衰竭，但在

80 岁以上老人中是否能够降低全因死亡风险尚无定论（SHEP Cooperative Research Group，1991；Kostis et al.，1997；Bulpitt et al.，2012；Wright et al.，2015）。

关于血压对死亡风险的研究目前存在一定的局限性：①大多数研究的高龄老人样本量有限（小于 1000 人），大多数为八旬老人（80～89 岁）和九旬老人（90～99 岁），对百岁老人（≥100 岁）的代表性不足；②大多数研究都基于特定人群或高危人群（如高血压患者），缺乏以社区为基础的研究；③研究中的线性或曲线关系未使用惩罚样条 Cox 比例风险回归模型（此模型可有效检测曲线的形状）；④目前研究未曾关注 MAP 而且极少关注 PP，这两个指标可能与老年人死亡风险关系更为密切；⑤大多数研究集中在芬兰、日本、荷兰、西班牙、瑞典、美国等发达国家，发展中国家相关研究十分有限。为弥补上述不足，本章基于在 4658 名以社区为基础的高龄老人中为期 3 年的随访，探究血压对全因死亡风险、死因别死亡风险的作用。

6.2　血压与老年人认知功能状态

6.2.1　研究方法

1. 研究对象

研究对象来源于 CLHLS 1998～2011 年基线认知功能正常的 65 岁及以上老年人，分别排除了基线年龄低于 65 岁、缺乏基线血压数据、认知功能测量次数少于 2 次和随访时间少于 2 年的老年人 545 名、9478 名、385 名和 1376 名。纳入人群特征详见表 6-1。

表6-1　研究对象人群特征

变量	高血压		P^*
	是	否	
样本量	6850	5431	
年龄［岁，M（Q1～Q3）］	81（65～109）	80（65～108）	0.001
性别			0.034
男性	3425（50.0%）	2820（51.9%）	
女性	3425（50.0%）	2611（48.1%）	

续表

变量	高血压		P^*
	是	否	
居住地			0.600
城市	2847（41.6%）	2283（42.0%）	
农村	4003（58.4%）	3148（58.0%）	
受教育年限			0.220
0 年	3512（51.4%）	2725（50.3%）	
≥1 年	3324（48.6%）	2696（49.7%）	
是否同住			0.320
独居	5906（86.3%）	4719（86.9%）	
合住	938（13.7%）	711（13.1%）	
肥胖			< 0.010
体重过低	2025（30.1%）	1914（35.8%）	
正常	3274（48.7%）	2575（48.2%）	
超重/肥胖	1426（21.2%）	857（16.0%）	
吸烟			0.017
不吸烟	4239（61.9%）	3341（61.6%）	
现在吸烟	1592（23.3%）	1329（24.5%）	
以前吸烟	1014（14.8%）	757（13.9%）	
饮酒			0.001
不饮酒	4524（66.1%）	3583（66.0%）	
现在饮酒	1636（23.9%）	1400（25.8%）	
以前饮酒	680（9.9%）	446（8.2%）	
频繁食用蔬菜	4655（68.0%）	3580（65.9%）	0.020
频繁食用水果	992（14.5%）	728（13.4%）	0.090
频繁进行体力活动	3539（51.7%）	2380（43.8%）	< 0.001
ADL 受损	631（9.2%）	349（6.4%）	< 0.001
自报糖尿病	159（2.3%）	104（1.9%）	0.110
自报心脏病	706（10.3%）	363（6.7%）	< 0.001
自报脑血管疾病	295（4.3%）	153（2.8%）	< 0.001
基线 MMSE 评分，M（Q1~Q3）	29（24~30）	29（24~30）	0.010

*组间差异用 Kruskal-Wallis 检验或 χ^2 检验。

注：M，中位数；除年龄、基线 MMSE 评分外，括号内值为百分比。表中数据存在缺失，构成比以实际人数进行计算。

资料来源：Yuan 等（2019）

2. 自变量（血压）

血压由经过培训且至少有 3 年工作经验的内科医生使用汞柱血压计测量，坐姿测量时老年人右臂测量位置的高度与心脏水平持平。利用两次间隔测量的血压均值进行研究分析。将 SBP≥140 mmHg 和（或）DBP≥90 mmHg 视为高血压，PP 为 SBP 和 DBP 的差值，MAP 值为 1/3（SBP）+2/3（DBP）。根据最新的美国心脏病学会（American College of Cardiology，ACC）/美国心脏协会（American Heart Association，AHA）和中国成人血压分类标准，以 10 mmHg 为间隔分别对 SBP 和 DBP 进行分类（SBP：< 110 mmHg、110 ~ 119 mmHg、120 ~ 129 mmHg、130 ~ 139 mmHg、140 ~ 149 mmHg、150 ~ 159 mmHg、160 ~ 169 mmHg、170 ~ 179 mmHg 和≥180 mmHg。DBP：< 70 mmHg、70 ~ 79 mmHg、80 ~ 89 mmHg、90 ~ 99 mmHg、100 ~ 109 mmHg 和≥110 mmHg）。

3. 因变量（认知功能）

认知功能通过 MMSE 进行评估。MMSE 是一种全球广泛使用的总分为 30 分的认知功能评估工具，主要测量研究对象的定向力、计算力、注意力、记忆力、回忆力和视觉功能。

通常用以下截断值对认知功能受损程度进行分类：①24≤MMSE≤30，无认知功能受损；②18≤MMSE < 24，轻度认知功能受损；③0≤MMSE < 18，中度/重度认知功能受损。本章研究以轻度/中度/重度认知功能受损（随访 MMSE 评分 < 24 分）为主要结局。由于 MMSE 的评分至少改变 2 ~ 4 才认为认知功能发生可靠的变化，因此将 MMSE 下降≥3 分也应用于主要认知结局的判定，将中度/重度认知功能受损（随访 MMSE 评分 < 18 分）视为次要结局。将研究对象第一次发生认知功能受损的时间作为生存分析的时间长度，未发生认知功能受损者被视为删失数据，其时间根据基线随访时间与末次调查时间计算获得。

4. 协变量

根据文献综述，选择可能混淆血压与认知功能受损关系的协变量，包括社会人口学特征（年龄、性别、身高、体重、腰围、受教育年限、居住地、共同居住和婚姻状况）、生活行为方式（吸烟、饮酒、体力活动、新鲜水果和蔬菜食用情况）、自报疾病史（高血压、糖尿病、心脏病、脑血管疾病、支气管炎、肺气肿、哮喘和肺炎）、ADL 以及抑郁症状等。所有协变量信息来源于基线的结构化问卷调查数据。

5. 统计学分析

使用加性 Cox 比例风险回归模型，将 SBP/DBP 作为平滑项纳入模型，使用惩罚样条进行平滑处理，并通过比较不同模型的赤池信息量准则（Akaike information criterion，AIC）数值和残差来选择并确定最佳自由度。另外通过常规的 Cox 比例风险回归模型评估不同 SBP/DBP 水平的认知功能受损 HR。根据中国老年人正常血压的定义，将 SBP 120～139 mmHg 和 DBP 80～89 mmHg 定义为参考组。将血压作为连续变量纳入 Cox 比例风险回归模型分析评估认知功能受损风险升高的影响因素。

采用多变量 Cox 比例风险回归模型对已有的或潜在的混杂因素进行调整。基础模型对基线年龄（连续性变量）、性别（男性或女性）、受教育年限（0 或 ≥1 年）、居住地（城市或农村）以及共同居住情况（独居或与其他人生活）进行了调整。另外完全调整的模型额外调整了吸烟（现在吸烟、以前吸烟或不吸烟）、饮酒（现在饮酒、以前饮酒或不饮酒）、经常吃蔬菜（是或否）、经常吃水果（是或否）、经常进行身体活动（是或否）、ADL（失能或正常）、肥胖程度（体重过低、正常或超重/肥胖）、自报糖尿病（是或否）、自报心脏病（是或否）以及自报脑血管疾病（是或否）。

在完整模型基础上，以年龄、性别、居住地、受教育年限、体重、吸烟状况和饮酒状况等因素作为分层变量，对高血压与主要结局之间的关联性进行亚组分析，并在模型中增加交互项以判断是否存在交互作用。

研究通过一系列的敏感性分析来检查主要结局的稳健性：基于 2017 年 ACC/AHA 指南高血压定义（SBP/DBP≥130/80 mmHg），另调整抑郁症状，婚姻状况，自报支气管炎、肺气肿、哮喘和肺炎以及纳入时间；限制研究对象完成 2 次及以上的 MMSE 随访评估等。所有分析由 Stata 和 R 3.4.1 软件完成，统计分析采用双侧检验，检验界值 $\alpha=0.05$。

6.2.2 主要研究结果

1. 高血压与认知功能受损的关联性

在总共 66 619.9 人年的观察期间，共发生 4414 例轻度/中度/重度认知功能受损，2093 例中度/重度认知功能受损。高血压患者与非高血压患者之间的轻度/中度/严重认知功能受损的未校正 HR（95%CI）为 1.26（1.18～1.34），经过多变量调整后此关联仍然显著[HR（95%CI）：1.17（1.10～1.24）]，与调整后中度/重度认知功能受损的效应相似[HR（95%CI）：1.18（1.08～1.29）]。结果见表 6-2。

表6-2　高血压与认知功能受损发生率的关系

模型	研究对象个数	事件数	人年数/人年	HR（95%CI）
轻度/中度/重度认知功能 受损（MMSE＜24）				
未调整模型	12 275	4 414	61 820.9	1.26 （1.18～1.34）
基本模型	12 245	4 402	61 688.2	1.17 （1.10～1.24）
完整模型	11 950	4 281	60 461.4	1.17 （1.10～1.24）
中度/重度认知功能受损 （MMSE＜18）				
未调整模型	12 275	2 093	66 635.2	1.31 （1.20～1.43）
基本模型	12 245	2 090	66 488.0	1.17 （1.07～1.27）
完整模型	11 950	2 035	65 182.9	1.18 （1.08～1.29）

注：基本模型中，对年龄、性别、受教育年限、共同居住情况和居住地进行调整；完整模型中，对吸烟、饮酒、频繁食用蔬菜、频繁食用水果、频繁进行体力活动、肥胖、ADL受损、自报糖尿病、自报心脏病和自报脑血管疾病进行调整。

资料来源：Yuan 等（2019）

不同年龄组、不同性别之间的估计效果差异没有统计学意义[65～84 岁：HR（95%CI）为 1.14（1.11～1.35）。≥85 岁：HR（95%CI）为 1.13（1.04～1.23）。男性：HR（95%CI）为 1.22（1.02～1.34）。女性：HR（95%CI）为 1.13（1.05～1.22）]。其他变量分层分析未发现统计学差异。结果见表 6-3。

表6-3　高血压与轻度/中度/重度认知功能受损发生率的亚组分析

亚组	研究对象个数	事件个数	HR（95%CI）	P 值
年龄组				0.26
65～84 岁	7700	2067	1.14 （1.11～1.35）	
≥85 岁	4250	2214	1.13 （1.04～1.23）	
性别				0.07
男性	6073	1663	1.22 （1.02～1.34）	
女性	5877	2618	1.13 （1.05～1.22）	
居住地				0.19
城市	4948	1577	1.12 （1.01～1.24）	
农村	7002	2704	1.19 （1.10～1.30）	

续表

亚组	研究对象个数	事件个数	HR（95%CI）	P 值
受教育程度				0.19
文盲	6013	2891	1.15（1.07～1.24）	
非文盲	5847	1390	1.16（1.04～1.30）	
肥胖程度				0.54
低体重	3904	1651	1.20（1.09～1.32）	
正常体重	5800	1970	1.14（1.04～1.25）	
超重/肥胖	2246	660	1.15（0.98～1.35）	
吸烟状态				0.84
现在吸烟	2851	829	1.17（1.01～1.34）	
现在不吸烟	9099	3452	1.17（1.09～1.25）	
饮酒状态				0.86
现在饮酒	2961	948	1.19（1.04～1.35）	
现在不饮酒	8989	3333	1.17（1.09～1.25）	

注：估计的效果是基于完整模型。

资料来源：Yuan 等（2019）

根据 2017 年 ACC/AHA 的高血压定义，对高血压重新分类结果显示，两者的关联几乎没有变化[HR（95%CI）：1.18（1.08～1.28）]。对调整抑郁症状、婚姻状况、纳入时间，自报支气管炎、肺气肿、哮喘和肺炎等变量，或筛选完成 2 次及以上 MMSE 随访评估者进行分析，主要结局结果不发生改变。结果见表 6-4。

表6-4　高血压与轻度/中度/重度认知功能受损之间关系的敏感性分析

模型	HR（95%CI）
高血压定义为 SBP≥130 mmHg 或 DBP≥80 mmHg	1.18（1.08～1.28）
调整抑郁症状	1.17（1.10～1.24）
调整婚姻状况	1.17（1.10～1.24）
调整支气管炎、肺气肿、哮喘和肺炎	1.17（1.10～1.24）
调整纳入时间	1.16（1.07～1.25）
限制研究对象完成 2 次及以上的 MMSE 随访评估	1.16（1.08～1.26）

资料来源：Yuan 等（2019）

2. SBP/DBP 与认知功能受损风险

图 6-1 为使用加性 Cox 比例风险回归模型拟合 SBP/DBP 与认知功能受损关系的形态图。虽然低 SBP 的估计效果不太准确，但总体来说 SBP 与认知功能受损之间关系类似曲棍球形状（先平坦，后升高）；轻度/中度/严重认知功能受损最小 HR 的拐点为 110 mmHg；中度/重度认知功能受损最小 HR 的拐点为 120 mmHg；当 SBP 高于这些拐点时，SBP 越高，认知功能受损的风险越大（增长速度/斜率也增大）。DBP 和认知功能受损之间结果则存在线性关联。

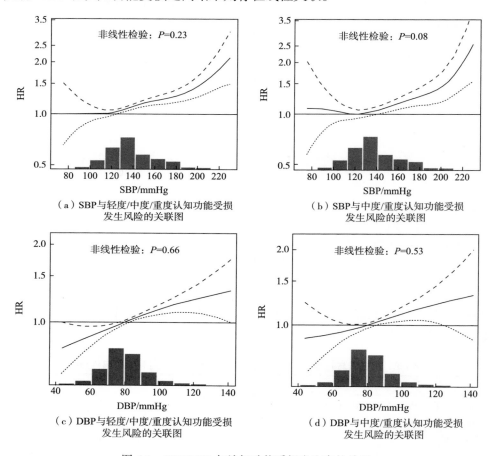

（a）SBP 与轻度/中度/重度认知功能受损　　　　（b）SBP 与中度/重度认知功能受损
　　　　发生风险的关联图　　　　　　　　　　　　　　发生风险的关联图

（c）DBP 与轻度/中度/重度认知功能受损　　　　（d）DBP 与中度/重度认知功能受损
　　　　发生风险的关联图　　　　　　　　　　　　　　发生风险的关联图

图 6-1　SBP/DBP 与认知功能受损发生率的关系

资料来源：Yuan 等（2019）

表 6-5 展示了 SBP/DBP 每增加 10 mmHg 导致认知功能受损的风险。在完整模型中，SBP 每增加 10 mmHg，轻度/中度/重度认知功能受损风险增加 5% [HR（95%CI）：1.05（1.03～1.06）]；DBP 每增加 10 mmHg，轻度/中度/重度认知功

能受损风险增加 6% [HR（95%CI）：1.06（1.03～1.08）]。

表6-5　SBP/DBP每增加10 mmHg时认知功能受损风险

变量	SBP/DBP 每增加 10 mmHg 的 HR（95%CI）		
	未调整模型	基本模型	完整模型
轻度/中度/重度认知功能受损（MMSE < 24）			
SBP	1.09 （1.07～1.10）	1.04 （1.03～1.06）	1.05 （1.03～1.06）
DBP	1.04 （1.01～1.06）	1.06 （1.03～1.08）	1.06 （1.03～1.08）
中度/重度认知功能受损（MMSE < 18）			
SBP	1.10 （1.07～1.12）	1.05 （1.03～1.07）	1.05 （1.03～1.07）
DBP	1.03 （1.00～1.07）	1.05 （1.02～1.11）	1.05 （1.01～1.08）

注：基本模型中，对年龄、性别、受教育年限、共同居住情况和居住地进行调整；完整模型中，对吸烟、饮酒、频繁食用蔬菜、频繁食用水果、频繁进行体力活动、肥胖、ADL 受损、自报糖尿病、自报心脏病和自报脑血管疾病进行调整。

资料来源：Yuan 等（2019）

　　为更好地解释结果，使用常规 Cox 比例风险回归模型对 SBP/DBP 与认知功能受损的关联进行探索（表 6-6），发现 SBP 升高与轻度/中度/重度认知功能受损风险的逐渐增加相关（趋势检验 $P < 0.001$）。在完整模型中，与对照组（SBP 120～129 mmHg）相比，SBP 130～139 mmHg 组调整 HR（95%CI）为 1.17（1.07～1.29），SBP ≥ 180 mmHg 组调整 HR（95%CI）为 1.54（1.35～1.75）。DBP 与轻度/中度/重度认知功能受损风险的分析结果与 SBP 一致，与对照组（DBP 80～89 mmHg）相比，DBP 90～99 mmHg 组调整 HR（95%CI）为 1.09（1.01～1.18），DBP ≥ 110 mmHg 组调整 HR（95%CI）为 1.19（1.02～1.38）。

表6-6　不同SBP/DBP水平下认知功能受损的风险

变量	轻度/中度/重度认知功能受损 （MMSE < 24）的 HR（95%CI）			中度/重度认知功能受损 （MMSE < 18）的 HR（95%CI）		
	未调整模型	基本模型	完整模型	未调整模型	基本模型	完整模型
SBP						
研究对象个数	12 271	12 241	11 946	12 271	12 241	11 946
事件数	4 413	4 401	4 280	2 092	2 089	2 034
人年数/人年	61 805.7	61 672.9	60 446.1	66 619.9	66 472.8	65 167.7

续表

变量	轻度/中度/重度认知功能受损（MMSE < 24）的 HR（95%CI）			中度/重度认知功能受损（MMSE < 18）的 HR（95%CI）		
	未调整模型	基本模型	完整模型	未调整模型	基本模型	完整模型
<110 mmHg	1.21（1.04~1.41）	1.10（0.94~1.28）	1.11（0.95~1.30）	1.45（1.17~1.79）	1.32（1.06~1.63）	1.32（1.06~1.64）
110~119 mmHg	1.02（0.90~1.15）	1.06（0.94~1.20）	1.07（0.94~1.21）	0.96（0.80~1.17）	1.02（0.85~1.24）	1.03（0.85~1.25）
120~129 mmHg	1.00	1.00	1.00	1.00	1.00	1.00
130~139 mmHg	1.19（1.08~1.30）	1.17（1.06~1.28）	1.17（1.07~1.29）	1.25（1.09~1.44）	1.22（1.06~1.40）	1.23（1.07~1.42）
140~149 mmHg	1.26（1.14~1.39）	1.21（1.10~1.34）	1.21（1.10~1.34）	1.26（1.09~1.45）	1.18（1.02~1.36）	1.19（1.03~1.38）
150~159 mmHg	1.37（1.22~1.54）	1.22（1.09~1.37）	1.24（1.10~1.39）	1.48（1.25~1.74）	1.29（1.09~1.51）	1.30（1.10~1.54）
160~169 mmHg	1.50（1.32~1.69）	1.27（1.12~1.44）	1.29（1.13~1.46）	1.51（1.26~1.81）	1.22（1.01~1.46）	1.22（1.01~1.47）
170~179 mmHg	1.75（1.50~2.05）	1.33（1.14~1.55）	1.34（1.14~1.56）	2.14（1.73~2.64）	1.52（1.23~1.88）	1.58（1.27~1.96）
≥180 mmHg	2.01（1.77~2.28）	1.48（1.30~1.69）	1.54（1.35~1.75）	2.24（1.87~2.69）	1.57（1.31~1.89）	1.62（1.35~1.96）
P 值	< 0.001	< 0.001	< 0.001	< 0.001	< 0.001	< 0.001
DBP						
研究对象个数	12 258	12 228	11 934	12 258	12 228	11 934
事件数	4 408	4 396	4 276	2 091	2 088	2 033
人年数/人年	61 730.8	61 598	60 375.3	66 541.9	66 394.8	65 093.7
< 70 mmHg	0.94（0.83~1.06）	0.83（0.73~0.94）	0.84（0.74~0.96）	1.12（0.94~1.33）	0.98（0.82~1.16）	0.99（0.83~1.18）
70~79 mmHg	1.03（0.95~1.11）	0.98（0.90~1.06）	0.97（0.89~1.05）	1.07（0.95~1.21）	1.01（0.89~1.13）	1.00（0.88~1.12）
80~89 mmHg	1.00	1.00	1.00	1.00	1.00	1.00
90~99 mmHg	1.10（1.0~1.19）	1.09（1.01~1.18）	1.09（1.01~1.18）	1.18（1.05~1.32）	1.15（1.02~1.28）	1.12（1.00~1.26）
100~109 mmHg	1.30（1.16~1.47）	1.21（1.08~1.37）	1.20（1.06~1.35）	1.38（1.16~1.63）	1.21（1.01~1.43）	1.18（0.99~1.41）
≥110 mmHg	1.16（1.00~1.35）	1.20（1.04~1.39）	1.19（1.02~1.38）	1.25（1.01~1.54）	1.31（1.06~1.62）	1.25（1.01~1.56）
P 值	< 0.001	< 0.001	< 0.001	0.010	0.001	0.003

注：结果基于常规 Cox 比例风险回归，以 SBP/DBP 水平为分类变量；基本模型中，对年龄、性别、受教育年限、共同居住情况和居住地进行调整；完整模型中，对吸烟、饮酒、频繁食用蔬菜、频繁食用水果、频繁进行体力活动、肥胖、ADL 受损、自报糖尿病、自报心脏病和自报脑血管疾病进行调整。

资料来源：Yuan 等（2019）

　　基于社区的队列研究表明，高血压与认知正常的中国老年人认知功能受损的风险显著增加相关，认知功能受损可能与 SBP 存在曲棍球状相关，与 DBP 存在线性相关。这种关联不受年龄、性别、居住地、受教育年限、肥胖、吸烟和饮酒的影响。

　　本队列研究结果与一些前瞻性研究是一致的（Glynn et al.，1999）。英国关于老龄化的纵向研究的 8 年随访结果显示 SBP≥160 mmHg 与全球认知和特定记忆评分较低有关（Dregan et al.，2013）。相反，一项对 559 名 90 岁或 90 岁以上老年人的研究表明，与非高血压患者相比，在 80 岁后发生高血压的老年人患痴呆症的风险较低（Corrada et al.，2017）。这些结果中的不一致可能是由分析策略、样本量和对潜在混杂因素的调整的差异所致；另一种解释是，研究对象选择的是目标人群的幸存者（Corrada et al.，2017），因此研究对象可能具有与一般老年人不同的特征。由于低血压组的样本量较小，本章研究不能对低血压的影响给出精确的估计。回归分析表明，低 SBP 可能与中度/重度损害的高风险相关。本章研究的结果与杜克大学的老年人研究结果一致，该研究表明极低的 SBP 与 3 年以上的认知功能下降有关（Bohannon et al.，2002）。与团队之前的横断面研究不同，在队列研究中未发现低 DBP 会增加认知损害的风险（Lv et al.，2017），这种不一致可能是由研究设计和研究对象特征的差异引起的（队列分析中仅纳入基线认知功能正常的研究对象，横断面研究还纳入功能受损的研究对象）。队列研究属于分析性研究的一种，其研究顺序顺应时间顺序，且由因及果的研究顺序使其论证因果关联的能力强，仅次于实验流行病学研究，所以队列研究的结果更可信、更有逻辑说服力。

　　本章研究是迄今为止规模最大的队列研究，调查了亚洲老年人的血压和认知功能受损之间的关系。这项研究的优势包括大样本量、独特的研究人群、前瞻性的基于社区的研究设计、充分利用观察数据的生存分析、对已建立的和潜在的风险因子的调整以及稳健的敏感性分析结果。

6.3　血压与老年人死亡风险

6.3.1　研究方法

1. 研究对象

研究对象来自 CLHLS 第六次（2011 年）全国调查访问的 7328 名老人。本分析共计排除 2670 名研究对象，包括≤79 岁老年人 2437 名，死亡日期不准确者 43 名、SBP 和（或）DBP 测量值缺失者 190 名，最终纳入 4658 名高龄老人。在纳入的研究对象中，其中八旬老人 2001 名，九旬老人 1832 名，百岁及以上老人 825 名。

2. 自变量（血压）

血压测量与计算：在研究对象安静 5 分钟后进行测量，卧床患者可采取卧位进行血压测量；研究人员使用汞柱血压计在右臂测量两组血压值，柯氏第 I 期为 SBP 值，第 V 期为 DBP 值，两次测量的平均值为最终血压值。详见表 6-7。

3. 因变量（死亡风险）

在 2014 年的随访调查中收集了调查对象的生存状态和死亡日期。死亡信息由调查对象的近亲或村医生确认，无法找到或无法联系的调查对象被指定为无法随访。通过电话访谈获取高血压患者服用降压药的信息、收集死者的死因信息，使用 ICD-10（国际疾病分类，第 10 版）来评估调查对象死于心血管疾病（代码 I00-I78）或缺血性心脏病（代码 I20-I25）的潜在原因。在 1195 例高血压患者中，成功随访 339 例（28.4%）；在所有死亡对象中，1088 例（54.5%）成功获得死因详细信息。

4. 协变量

通过使用结构化问卷获得协变量。其中一部分为社会人口学特征，包括年龄、性别、受教育年限、居住地、婚姻状况和经济收入的细节；另一部分为健康特征，包括吸烟、饮酒、ADL、视觉功能、认知、BMI，以及自我报告疾病如糖尿病、脑卒中和其他脑血管疾病、心血管疾病、呼吸系统疾病和癌症。

表6-7　3年随访期内4658名高龄老人的特征

特征		死亡（n=1997）	存活（n=2414）[†]	失访（n=247）[‡]	合计（n=4658）
性别					
	男性	833（41.7%）	1052（43.6%）	149（60.3%）	1983（42.6%）
	女性	1164（58.3%）	1362（56.4%）	98（39.7%）	2675（57.4%）
年龄（年，mean±SD）[§]		94.7±7.3	89.8±7.0[**]	93.5±8.0[**]	92.1±7.6
受教育年限/年[§]		1.5±3.0	1.8±3.2[**]	2.9±4.4[**]	1.8±3.2
婚姻状况					
	在婚	348（17.4%）	693（28.7%）[**]	52（21.1%）[**]	1093（23.5%）
	非婚	1649（82.6%）	1721（71.3%）	195（78.9%）	3565（76.5%）
居住地					
	城市	395（19.8%）	475（19.7%）	134（54.3%）[**]	1004（21.6%）
	农村	1602（80.2%）	1939（80.3%）	113（45.7%）	3654（78.4%）

　　　　　　　　　　　　　　　　　　　　　　　　　　　　　续表

特征	死亡（n=1997）	存活（n=2414）†	失访（n=247）‡	合计（n=4658）
经济收入				
高	307（15.4%）	506（21.0%）**	43（17.4%）**	856（18.4%）
中或低	1690（84.6%）	1908（79.0%）	204（82.6%）	3802（81.6%）
目前吸烟状况	270（13.5%）	421（17.4%）**	27（10.9%）**	718（15.4%）
饮酒习惯	276（13.8%）	417（17.3%）**	36（14.6%）	731（15.7%）
认知功能受损	1291（64.6%）	917（38.0%）**	132（53.4%）**	2340（50.2%）
ADL 受限	1049（52.5%）	617（25.6%）**	119（48.2%）**	1785（38.3%）
视觉功能障碍	782（39.2%）	573（23.7%）**	62（25.1%）**	1417（30.4%）
衰弱程度				
体健	535（26.8%）	1219（50.5%）**	101（40.9%）**	1855（39.8%）
衰弱前期	783（39.2%）	868（36.0%）	79（32.0%）	1730（37.1%）
衰弱	679（34.0%）	327（13.5%）	67（27.1%）	1073（23.0%）
自报高血压史	478（23.9%）	662（27.4%）**	55（22.3%）**	1195（25.7%）
BMI/（kg/m^2）§	19.8±3.5	20.9±3.5**	20.3±3.6	20.4±3.5
中心性肥胖	669（33.5%）	1037（43.0%）**	106（42.9%）	1812（38.9%）
糖尿病	62（3.1%）	76（3.1%）	6（2.4%）	144（3.1%）
心血管疾病	244（12.2%）	295（12.2%）	43（17.4%）**	582（12.5%）
脑卒中和其他脑血管疾病	169（8.5%）	146（6.0%）**	33（13.4%）*	348（7.5%）
呼吸系统疾病	281（14.1%）	298（12.3%）	33（13.4%）	612（13.1%）
癌症	18（0.9%）	17（0.7%）	4（1.6%）	39（0.8%）
并发症				
否	1385（69.4%）	1762（73.0%）**	154（62.3%）**	3301（70.9%）
是	612（30.6%）	652（27.0%）	93（37.7%）	1357（29.1%）
SBP/mmHg§	134.3±21.2	136.0±19.3**	130.6±19.2	135.0±20.2
DBP/mmHg§	79.2±12.2	79.6±11.4	78.4±13.7	79.4±11.8
MAP/mmHg§	97.6±13.5	98.4±12.3*	95.8±14.0	97.9±12.9
PP/mmHg§	55.0±17.3	56.4±16.3**	52.2±15.4	55.6±16.7
SBP 分类				
低 SBP	176（8.8%）	118（4.9%）**	17（6.9%）	311（6.7%）
中 SBP	1484（74.3%）	1888（78.2%）	201（81.4%）	3573（76.7%）
高 SBP	337（16.9%）	408（16.9%）	29（11.7%）	774（16.6%）
抗高血压药物治疗	108（5.4%）	72（3.0%）*	—	180（3.9%）

　　* $P<0.05$；** $P<0.01$。

　　† 存活组与死亡组相比较。

　　‡ 失访组和成功随访组相比较。

　　§ 连续变量报告其均值。

　　资料来源：Lv 等（2018）

5. 统计学分析

本分析通过惩罚样条函数构建平滑曲线，使用惩罚偏似然法进行参数估计，分别构建两次惩罚样条 Cox 比例风险回归模型。第一次使用单因素惩罚样条 Cox 比例风险回归模型探索连续性变量（如血压、年龄、受教育年限和 BMI）与死亡风险间的关系，确定两者之间为线性关系还是非线性关系。若为线性，在多因素惩罚样条 Cox 比例风险回归模型中将其作为线性项，若为非线性，则作为非线性项。

结果显示年龄、受教育年限、BMI 与死亡风险之间为线性关系，而 SBP、DBP、MAP 和 PP 与死亡风险之间为非线性关系。惩罚样条 Cox 比例风险回归模型调整性别、年龄（作为线性项）、婚姻状况、受教育年限（作为线性项）、居住地、经济收入、目前吸烟状况、饮酒习惯、认知功能受损、ADL 受限、视觉功能受损、BMI（作为线性项）、中心性肥胖、糖尿病、脑卒中和其他脑血管疾病、呼吸系统疾病、癌症以及衰弱程度后，显示 SBP 与 3 年全因死亡风险为"U"形关联，参数估计显示 SBP 为 129 mmHg 的研究对象的死亡风险最低，而 SBP < 107 mmHg 或 SBP > 154 mmHg 的研究对象 3 年全因死亡风险显著增高（$P < 0.05$）（图 6-2，图 6-3）；DBP、MAP 和 PP 与死亡风险之间为"U"形关联，但并无统计学意义，DBP、MAP 和 PP 分别约为 80 mmHg、90 mmHg 和 57.5 mmHg 时死亡风险最低（图 6-2）。

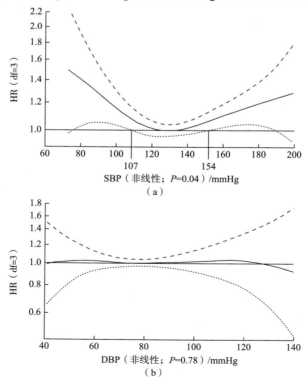

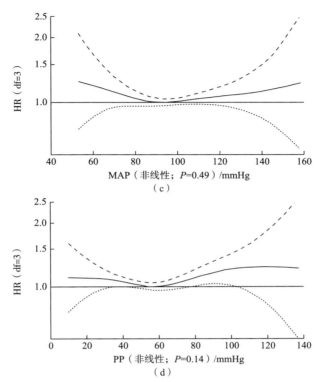

图 6-2　高龄老年人血压与全因死亡风险之间的关系

结果基于惩罚样条调整后的 Cox 比例风险回归模型；SBP、DBP、MAP、PP 参照值分别为
129 mmHg、80 mmHg、90 mmHg 和 57.5 mmHg。

资料来源：Lv 等（2018）

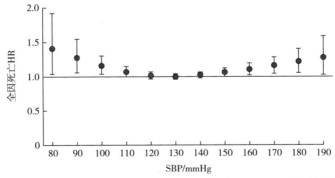

图 6-3　高龄老年人不同 SBP 水平的 3 年全因死亡风险的关联

结果基于惩罚样条调整后的 Cox 比例风险回归模型；SBP 参照值为 129 mmHg。

资料来源：Lv 等（2018）

不同于 SBP，通过多因素惩罚样条 Cox 比例风险回归模型无法找到与 DBP、MAP 和 PP 死亡风险最低点相比具有统计学差异的两端截点。根据文献以 DBP 为

70 mmHg 和 90 mmHg，MAP 为 80 mmHg 和 100 mmHg，PP 为 50 mmHg 和 65 mmHg 定义低、中、高组的截点。因此，基于惩罚样条 Cox 比例风险回归模型将研究对象分为三组（低、中、高）：SBP（< 107 mmHg、107 ~ 154 mmHg、> 154 mmHg）、DBP（< 70 mmHg、70 ~ 90 mmHg、> 90 mmHg）；MAP（< 80 mmHg、80 ~ 100 mmHg、> 100 mmHg）；PP（< 50 mmHg、50 ~ 65 mmHg、> 65 mmHg）。将 SBP、DBP、MAP 和 PP 作为分类变量，分别使用单因素和多因素 Cox 比例风险回归模型来估计 HR 和 95%CI。另外，使用惩罚样条 Cox 比例风险回归模型评估连续性 SBP 与脑血管疾病和非脑血管疾病死亡风险的关系，并在调整上述人口统计学和生物学混杂因素后，将 SBP 作为分类变量使用 Cox 比例风险回归模型评估其与死因别死亡风险间的关系。

6.3.2　主要发现

1. 血压与全因死亡风险的关联

惩罚样条 Cox 比例风险回归模型的结果显示 SBP、MAP 和 PP 与 3 年全因死亡风险为 "U" 形关系（P 值分别为 < 0.001、0.002、0.002）；DBP 与死亡风险的线性（P=0.38）和非线性（P=0.12）关系均无统计学意义；SBP、MAP 和 PP 在 "U" 形曲线上的拐点（死亡风险最低处的值）分别为 143.5 mmHg、101 mmHg 和 66 mmHg。

在调整混杂因素后，SBP 与 3 年全因死亡风险的 "U" 形关联仍存在（P=0.035），MAP（P=0.49）和 PP（P=0.14）的 "U" 形关联消失。SBP 为 129 mmHg 时，高龄老人的死亡风险最低（图 6-2，图 6-3）；与 SBP 为 129 mmHg 的老人相比，SBP < 107 mmHg 或 SBP > 154 mmHg 的老人死亡风险较高；与 SBP 为 129 mmHg 的老人相比，SBP 在 107 ~ 154 mmHg 的老人死亡风险未显著升高。在拐点（129 mmHg）之前，HR（95% CI）如下：75 mmHg 为 1.47（1.01 ~ 2.17），80 mmHg 为 1.41（1.03 ~ 1.93），90 mmHg 为 1.29（1.06 ~ 1.56），100 mmHg 为 1.16（1.03 ~ 1.31），106 mmHg 为 1.08（1.01 ~ 1.17），HR 值随着 SBP 值的增加而下降。在拐点之后，155 mmHg、160 mmHg、170 mmHg、180 mmHg 和 190 mmHg 的 HR（95%CI）分别为 1.08（1.01 ~ 1.17）、1.10（1.01 ~ 1.20）、1.15（1.03 ~ 1.29）、1.21（1.03 ~ 1.45）和 1.27（1.02 ~ 1.58），HR 随着 SBP 值的增加而升高（图 6-3）。

为探索死亡风险较低的血压值范围，本分析以中等血压值为参照进行 Cox 比例风险回归模型分析。在调整混杂因素后，与中等水平的 SBP、PP 组相比，低、高 SBP 或 PP 组的研究对象死亡风险显著升高。低、高 SBP 组与低、高 PP 组的 HR（95%CI）

分别为 1.30（1.11 ~ 1.53）、1.16（1.02 ~ 1.30）和 1.13（1.02 ~ 1.25）、1.15（1.02 ~ 1.29）（表 6-8）。在敏感性分析中，删除失访者或将失访者的删失时间定义在随访中点、排除第一年死亡的老人，SBP 以及 PP 与死亡风险"U"形关联保持稳定（表 6-8）。

表6-8　不同血压水平高龄老人的3年全因死亡风险

变量	死亡人数	死亡率（%, 95%CI）	HR（95%CI）		敏感性分析		
			未调整	调整†	设定失访者删失时间为1.5年	删除所有失访者	剔除随访第一年内死亡者
SBP/mmHg							
低（SBP < 107）	176	58.4（52.6 ~ 64.2）	1.57（1.35 ~ 1.84）**	1.30（1.11 ~ 1.53）**	1.27（1.08 ~ 1.48）**	1.27（1.08 ~ 1.48）**	1.38（1.14 ~ 1.67）**
中（107≤SBP≤154）	1484	42.9（41.3 ~ 44.6）	1.00	1.00	1.00	1.00	1.00
高（SBP > 154）	337	44.6（41.0 ~ 48.1）	1.04（0.93 ~ 1.17）	1.16（1.02 ~ 1.30）*	1.15（1.02 ~ 1.29）*	1.15（1.02 ~ 1.29）*	1.17（1.02 ~ 1.36）*
DBP/mmHg							
低（DBP < 70）	367	48.5（44.9 ~ 52.1）	1.17（1.04 ~ 1.31）*	1.02（0.90 ~ 1.14）	1.04（0.94 ~ 1.16）	1.07（0.96 ~ 1.19）	0.99（0.88 ~ 1.14）
中（70≤DBP≤90）	1254	43.3（41.5 ~ 45.1）	1.00	1.00	1.00	1.00	1.00
高（DBP > 90）	376	43.7（40.3 ~ 47.1）	1.02（0.90 ~ 1.14）	1.01（0.90 ~ 1.13）	1.02（0.91 ~ 1.15）	1.03（0.92 ~ 1.16）	0.96（0.83 ~ 1.11）
MAP/mmHg							
低（MAP < 80）	165	< 52.3（46.5 ~ 58.1）	1.28（1.08 ~ 1.51）**	1.08（0.89 ~ 1.30）	1.13（0.97 ~ 1.34）	1.13（0.98 ~ 1.33）	1.13（0.92 ~ 1.40）
中（80≤MAP≤100）	1041	46.0（42.4 ~ 49.6）	1.00	1.00	1.00	1.00	1.00
高（MAP > 100）	791	43.9（41.6 ~ 46.1）	1.02（0.93 ~ 1.11）	1.08（0.95 ~ 1.23）	1.07（0.98 ~ 1.18）	1.09（0.99 ~ 1.19）	1.08（0.97 ~ 1.22）
PP/mmHg							
低（PP < 50）	810	48.3（45.9 ~ 50.7）	1.21（1.10 ~ 1.34）**	1.13（1.02 ~ 1.25）*	1.13（1.02 ~ 1.25）*	1.14（1.03 ~ 1.26）*	1.14（1.01 ~ 1.29）*
中（50≤PP≤65）	731	41.5（39.1 ~ 43.9）	1.00	1.00	1.00	1.00	1.00
高（PP > 65）	456	42.2（39.4 ~ 45.3）	1.03（0.92 ~ 1.16）	1.15（1.02 ~ 1.29）*	1.15（1.02 ~ 1.29）*	1.14（1.01 ~ 1.28）*	1.15（1.00 ~ 1.32）*

*P < 0.05；**P < 0.01。

†应用 Cox 比例风险回归模型，调整性别、年龄（作为线性项）、婚姻状况、受教育年限（作为线性项）、居住地、经济收入、目前吸烟状况、饮酒习惯、认知功能受损、ADL 受限、视觉功能受损、BMI（作为线性项）、中心性肥胖、糖尿病、脑卒中和其他脑血管疾病、呼吸系统疾病、癌症以及衰弱程度。

资料来源：Lv 等（2018）

2. 亚组中 SBP 与全因死亡风险的关联

SBP 与不同年龄组（八旬老人、九旬老人和百岁老人，P < 0.001）、合并症

（$P=0.02$）、ADL 功能（$P < 0.001$）和衰弱（$P < 0.001$）有显著的交互作用；与自报高血压病史关联无统计学意义（$P=0.08$）；与居住地（$P=0.20$）和婚姻状况（$P=0.14$）关联无统计学意义。对于八旬和九旬老人，SPB 与死亡风险之间为显著的"U"形关联；对于百岁老人，可能由于样本量有限，为无统计学意义的"U"形关联（$P=0.13$）。在农村和城市老人中，SBP 与死亡风险之间均为"U"形关联。

3. SBP 与死因别死亡风险的联系

在有明确死因的 1088 名研究对象中，270 人（24.8%）死于脑血管疾病，818 人（75.2%）死于非脑血管疾病。在死因别分析中，SBP 与脑血管疾病死亡风险（$P < 0.001$）和非脑血管疾病死亡风险（$P < 0.001$）均呈线性关系。在调整模型中，SBP 每增加 10 mmHg，脑血管疾病死亡风险增加 11% [HR（95%CI）：1.11（1.05 ~ 1.18）], 非脑血管疾病死亡风险下降 5% [HR（95%CI）：0.95（0.92 ~ 0.99）]（表 6-9）。与中等 SBP 水平（107 ~ 154 mmHg）相比，高 SBP 水平（> 154 mmHg）预示着脑血管疾病死亡风险升高[HR（95%CI）：1.51（1.12 ~ 2.02）]；低 SBP 水平（< 107 mmHg）与脑血管疾病死亡风险无显著关联[HR（95%CI）：0.91（0.54 ~ 1.56）]。然而，低 SBP 水平预示着非脑血管疾病死亡风险升高[HR（95%CI）：1.58（1.26 ~ 1.98）]；高 SBP 水平与非脑血管疾病死亡风险之间无显著关联[HR（95%CI）：0.97（0.79 ~ 1.19）]。研究提示高 SBP 意味着较高的脑血管疾病死亡风险，而低 SBP 意味着较高的非脑血管疾病死亡风险。

表6-9　不同血压水平高龄老人3年死因别死亡风险[†]

项目	脑血管疾病死亡风险		非脑血管疾病死亡风险		全因死亡风险	
	未调整 HR（95%CI）	调整 HR（95%CI）	未调整 HR（95%CI）	调整 HR（95%CI）	未调整 HR（95%CI）	调整 HR（95%CI）
SBP 作为连续变量						
每增加 10 mmHg	1.10（1.04 ~ 1.12）**	1.11（1.05 ~ 1.18）**	0.90（0.88 ~ 0.94）**	0.95（0.92 ~ 0.99）*	0.97（0.95 ~ 0.99）**	1.01（0.98 ~ 1.03）
SBP 作为分类变量						
低（SBP < 107）	0.96（0.56 ~ 1.67）	0.91（0.54 ~ 1.56）	1.93（1.55 ~ 2.41）**	1.58（1.26 ~ 1.98）**	1.57（1.35 ~ 1.84）**	1.30（1.11 ~ 1.53）**
中（107≤SBP ≤154）	1.00	1.00	1.00	1.00	1.00	1.00
高（SBP > 154）	1.47（1.10 ~ 1.96）**	1.51（1.12 ~ 2.02）**	0.84（0.69 ~ 1.03）	0.97（0.79 ~ 1.19）	1.04（0.93 ~ 1.17）	1.16（1.02 ~ 1.30）*

*$P < 0.05$；**$P < 0.01$。

[†]应用 Cox 比例风险回归模型，调整性别、年龄（作为线性项）、婚姻状况、受教育年限（作为线性项）、居住地、经济收入、目前吸烟状况、饮酒习惯、认知功能受损、ADL 受限、视觉功能受损、BMI（作为线性项）、中心性肥胖、糖尿病、脑卒中和其他脑血管疾病、呼吸系统疾病、癌症和衰弱程度。

资料来源：Lv 等（2018）

在这个大型的、以社区为基础的中国高龄老人的纵向前瞻性队列研究中，SBP 与 3 年全因死亡风险呈"U"形曲线关系，高 SBP 意味着更高的脑血管疾病死亡风险，低 SBP 意味着更高的非脑血管疾病死亡风险。本节研究在不同的研究对象亚组中探索了这种关联，结果进一步支持了 SBP 和死亡率之间的"U"形关联。

既往研究很少在高龄老人中开展血压与死因别死亡率、全因死亡率之间的关联性分析。部分临床或流行病学研究报告了关于这种关联存在相互矛盾的结果（Fraser and Shavlik，1997；Lewington et al.，2002；SHEP Cooperative Research Group，1991；Kostis et al.，1997）。尽管一些观察性研究报告血压与死亡率之间没有关系（Kagiyama et al.，2008；Fraser and Shavlik，1997），但多数观察性研究发现高血压预示着更高的死亡风险（Rastas et al.，2006；Mattila et al.，1988；Langer et al.，1991）。

本分析的结果与已报道调查结果相似（Heikinheimo et al.，1990；Molander et al.，2008；Satish et al.，2001）。芬兰一项研究对 724 名年龄在 84～88 岁的研究对象进行了为期 3 年的随访，SBP 为 140～169 mmHg 或 DBP 为 70～99 mmHg 的研究对象死亡率风险最低（Heikinheimo et al.，1990）；瑞典一项关于 348 名 85 岁以上老年人的研究将 SBP 作为平方项纳入 Cox 比例风险回归模型进行分析，发现 SBP 与死亡率之间存在"U"形关联，该年龄组的最佳 SBP 值为 164.2 mmHg（Molander et al.，2008）；一项 1088 名 85 岁及以上美国人的 6 年随访研究发现较高的 SBP 与较高的生存率相关，该研究将 SBP 和 DBP 进行二次变换后发现其与生存率存在"J"形关联（Satish et al.，2001）。然而，上述研究发现的"J"形或"U"形关联都不是基于带有惩罚样条的 Cox 比例风险回归模型，不能够探讨血压与死亡率的非参数（非线性或线性）关联。

在衰老过程中，心血管系统功能和器官变化是对代谢变化的响应，这些变化可能会影响血压，患有低血压或高血压的中年或低龄老年人有可能有更高的死亡风险。在本节中，较高的 SBP 预示着较高的脑血管疾病死亡风险，较低的 SBP 预示着较高的非脑血管疾病死亡风险，这一发现可能解释了 SBP 与全因死亡率的"U"形关联。

6.4　结　　语

本章研究评估了中国老年人血压与认知功能受损发生率之间的关系，研究结果显示高血压与老年人的认知功能受损独立相关。SBP 与认知功能受损关系类似曲棍球杆形状（先平坦，然后增加），DBP 与认知功能受损关系为线性。研究结果表明老年人高血压对认知功能受损有重要影响。

　　血压不仅与老年人认知功能有关联，而且也是疾病和死亡风险升高的危险因素。在以社区为基础的前瞻性研究中，在调整主要的明确混杂因素后，高龄老人的 SBP 与全因死亡风险之间呈"U"形曲线关系。高 SBP 意味着较高的脑血管疾病死亡风险，而低 SBP 意味着较高的非脑血管疾病死亡风险；在敏感性分析与亚组分析中血压与死亡风险的"U"形关联保持不变。本章研究在以社区为基础的中国高龄老人中评估血压与全因死亡风险、死因别死亡风险的关联，通过较大的样本量以保证能够在八旬老人、九旬老人和百岁老人中得出可靠结论；首次使用了惩罚样条 Cox 比例风险回归模型来探索和评估血压与死亡风险的非线性关系，可确定风险最低点的血压值；首次关注了 MAP 与高龄老人死亡风险关系的研究；随访率较高（94.7%），获取的死亡信息相对完整。

　　鉴于老年人口快速增加和高血压患病率持续升高，正确的高血压管理可能对老年人认知功能保护有重要益处。目前"越低越好"的血压管理理念并不适用于高龄老人，医生和研究人员应该意识到 80 岁以上老人"正常"血压范围有待重新探讨。目前的血压管理指南应个体化、谨慎地应用于高龄老人，可能需要对不同血压水平的 80 岁以上老人针对性地制定血压管理指南。

参 考 文 献

李苏宁，陈祚，王增武，等，2019. 我国老年人高血压现状分析. 中华高血压杂志，27（2）：140-148.

李香兰，1999. 危险的中老年人低血压. 中国保健营养，（2）：31-31.

汪媛，姜勇，张梅，等，2009. 中国成人低血压患病率及其相关因素. 实用预防医学，16（1）：49-51.

吴锡桂，黄广勇，赵建功，等，2001. 中国人群低血压患病率及影响因素研究. 中华高血压杂志，9（1）：11-13.

Anderson C, Teo K, Gao P, et al., 2011. Renin-angiotensin system blockade and cognitive function in patients at high risk of cardiovascular disease: analysis of data from the ONTARGET and TRANSCEND studies. The Lancet Neurology，10：43-53.

Badia F T, Formiga P F, Almeda O J, et al., 2011. Relationship between blood pressure and mortality at 4 years of follow up in a cohort of individuals aged over 80 years. Medicina Clinica，137：97-103.

Bohannon A D, Fillenbaum G G, Pieper C F, et al., 2002. Relationship of race/ethnicity and blood pressure to change in cognitive function. Journal of the American Geriatrics Society, 50: 424-429.

Bulpitt C J, Beckett N S, Peters R, et al., 2012. Blood pressure control in the Hypertension in the Very Elderly Trial (HYVET). Journal of Human Hypertension, 26: 157-163.

Corrada M M, Hayden K M, Paganini-Hill A, et al., 2017. Age of onset of hypertension and risk of dementia in the oldest-old: the 90+ study. Alzheimer's & Dementia, 13: 103-110.

Dregan A, Stewart R, Gulliford M C, 2013. Cardiovascular risk factors and cognitive decline in adults aged 50 and over: a population-based cohort study. Age and Ageing, 42: 338-345.

Ettehad D, Emdin C A, Kiran A, et al., 2016. Blood pressure lowering for prevention of cardiovascular disease and death: a systematic review and meta-analysis. The Lancet, 387: 957-967.

Franklin S S, Gokhale S S, Chow V H, et al., 2015. Does low diastolic blood pressure contribute to the risk of recurrent hypertensive cardiovascular disease events? The Framingham heart study. Hypertension, 65: 299-305.

Franklin S S, Gustin W, Wong N D, et al., 1997. Hemodynamic patterns of age-related changes in blood pressure: the Framingham heart study. Circulation, 96: 308-315.

Franklin S S, Khan S A, Wong N D, et al., 1999. Is pulse pressure useful in predicting risk for coronary heart disease? The Framingham heart study. Circulation, 100: 354-360.

Fraser G E, Shavlik D J, 1997. Risk factors for all-cause and coronary heart disease mortality in the oldest-old: the adventist health study. Archives of Internal Medicine, 157: 2249-2258.

Gelber R P, Ross G W, Petrovitch H, et al., 2013. Antihypertensive medication use and risk of cognitive impairment: the Honolulu-Asia aging study. Neurology, 81: 888-895.

Glynn R J, Beckett L A, Hebert L E, et al., 1999. Current and remote blood pressure and cognitive decline. JAMA, 281: 438-445.

Gottesman R F, Schneider A L, Albert M, et al., 2014. Midlife hypertension and 20-year cognitive change: the atherosclerosis risk in communities neurocognitive study. JAMA Neurology, 71: 1218-1227.

Gunstad J, Keary T A, Spitznagel M B, et al., 2009. Blood pressure and cognitive function in older adults with cardiovascular disease. International Journal of Neuroscience, 119: 2228-2242.

Heikinheimo R J, Haavisto M V, Kaarela R H, et al., 1990. Blood pressure in the very old. Journal of Hypertension, 8: 361-367.

Iadecola C, Yaffe K, Biller J, et al., 2016. Impact of hypertension on cognitive function: a scientific statement from the American Heart Association. Hypertension, 68: e67-e94.

Jia J, Wang F, Wei C, et al., 2014a. The prevalence of dementia in urban and rural areas of China. Alzheimer's & Dementia, 10 (1): 1-9.

Jia J, Zhou A, Wei C, et al., 2014b. The prevalence of mild cognitive impairment and its etiological subtypes in elderly Chinese. Alzheimer's & Dementia, 10 (4): 439-447.

Kagiyama S, Fukuhara M, Ansai T, et al., 2008. Association between blood pressure and mortality in 80-year-old subjects from a population-based prospective study in Japan. Hypertension Research, 31: 265-270.

Kagiyama S, Takata Y, Ansai T, et al., 2009. Does decreased diastolic blood pressure associate with increased mortality in 80-year-old Japanese? Clinical and Experimental Hypertension, 31: 639-647.

Kostis J B, Davis B R, Cutler J, et al., 1997. Prevention of heart failure by antihypertensive drug treatment in older persons with isolated systolic hypertension: SHEP Cooperative Research Group. JAMA, 278: 212-216.

Langer R D, Ganiats T G, Barrett-Connor E, 1991. Factors associated with paradoxical survival at higher blood pressures in the very old. American Journal of Epidemiology, 134: 29-38.

Lewington S, Clarke R, Qizilbash N, et al., 2002. Age-specific relevance of usual blood pressure to vascular mortality: a meta-analysis of individual data for one million adults in 61 prospective studies. The Lancet, 360: 1903-1913.

Lv Y B, Gao X, Yin Z X, et al., 2018. Revisiting the association of blood pressure with mortality in oldest old people in China: community based, longitudinal prospective study. British Medical Journal, 361: k2158.

Lv Y B, Zhu P F, Yin Z X, et al., 2017. A U-shaped association between blood pressure and cognitive impairment in Chinese elderly. Journal of the American Medical Directors Association, 18: 193.e7-193.e13.

Mattila K, Haavisto M, Rajala S, et al., 1988. Blood pressure and five year survival in the very old. British Medical Journal (Clinical Research Ed), 296: 887-889.

Molander L, Gustafson Y, Lövheim H, 2010. Low blood pressure is associated with cognitive impairment in very old people. Dementia and Geriatric Cognitive Disorders, 29: 335-341.

Molander L, Lövheim H, Norman T, et al., 2008. Lower systolic blood pressure is associated with greater mortality in people aged 85 and older. Journal of the American Geriatrics Society, 56: 1853-1859.

Morris M C, Scherr P A, Hebert L E, et al., 2001. Association of incident Alzheimer disease and blood pressure measured from 13 years before to 2 years after diagnosis in a large community study. Archives of Neurology, 58: 1640-1646.

Morris M C, Scherr P A, Hebert L E, et al., 2002. Association between blood pressure and cognitive function in a biracial community population of older persons. Neuroepidemiology, 21: 123-130.

Paran E, Anson O, Reuveni H, 2003. Blood pressure and cognitive functioning among independent elderly. American Journal of Hypertension, 16: 818-826.

Poortvliet R K, Blom J W, de Craen A J, et al., 2013. Low blood pressure predicts increased mortality in very old age even without heart failure: the Leiden 85-plus study. European Journal of Heart Failure, 15: 528-533.

Posner H B, Tang M X, Luchsinger J, et al., 2002. The relationship of hypertension in the elderly to AD, vascular dementia, and cognitive function. Neurology, 58: 1175-1181.

Prince M, Wimo A, Guerchet M, et al., 2015. World Alzheimer Report 2015: the global impact of dementia: an analysis of prevalence, incidence, cost and trends. Alzheimer's Disease International.

Rahimi K, Emdin C A, MacMahon S, 2015. The epidemiology of blood pressure and its worldwide management. Circulation Research, 116（6）: 925-936.

Rastas S, Pirttilä T, Viramo P, et al., 2006. Association between blood pressure and survival over 9 years in a general population aged 85 and older. Journal of the American Geriatrics Society, 54: 912-918.

Satish S, Freeman D H Jr, Ray L, et al., 2001. The relationship between blood pressure and mortality in the oldest old. Journal of the American Geriatrics Society, 49: 367-374.

Sengul S, Akpolat T, Erdem Y, et al., 2016. Changes in hypertension prevalence, awareness, treatment, and control rates in Turkey from 2003 to 2012. Journal of Hypertension, 34（6）: 1208-1217.

SHEP Cooperative Research Group, 1991. Prevention of stroke by antihypertensive drug treatment in older persons with isolated systolic hypertension: final results of the Systolic Hypertension in the Elderly Program（SHEP）. JAMA, 265: 3255-3264.

Skoog I, Nilsson L, Persson G, et al., 1996. 15-year longitudinal study of blood pressure and dementia. The Lancet, 347: 1141-1145.

Thorvaldsson V, Skoog I, Hofer S M, et al., 2012. Nonlinear blood pressure effects on cognition in old age: separating between-person and within-person associations. Psychology and Aging, 27: 375-383.

van Bemmel T, Gussekloo J, Westendorp R G, et al., 2006. In a population-based prospective study, no association between high blood pressure and mortality after age 85 years. Journal of Hypertension, 24: 287-292.

Waldstein S R, Giggey P P, Thayer J F, et al., 2005. Nonlinear relations of blood pressure to cognitive function: the Baltimore Longitudinal study of aging. Hypertension, 45: 374-379.

Waldstein S R, Katzel L I, 2006. Interactive relations of central versus total obesity and blood pressure to cognitive function. International Journal of Obesity, 30: 201-207.

Weidung B, Boström G, Toots A, et al., 2015. Blood pressure, gait speed, and mortality in very old individuals: a population-based cohort study. Journal of the American Medical Directors Association, 16: 208-214.

World Alzheimer Report 2015. 2017. The global impact of dementia: an analysis of prevalence, incidence, cost and trends. Accessed December 1.

Wright J T Jr, Williamson J D, Whelton P K, et al., 2015. A randomized trial of intensive versus standard blood-pressure control. New England Journal of Medicine, 373: 2103-2116.

Yuan J Q, Lv Y B, Chen H S, et al., 2019. Association between late-life blood pressure and the incidence of cognitive impairment: a community-based prospective cohort study. Journal of the American Medical Directors Association, 20: 177-182.

第7章　体重指数与老年健康[①]

7.1　引　　言

世界卫生组织制定的国际功能、残疾和健康分类（International Classification of Functioning；Disability and Health，ICF）将遭遇身体功能受损（如麻痹或失明等）、躯体活动受限（如无法正常行走或饮食等）、参与生活事件受限（如不能乘坐交通工具或参加工作等）三者中的任意一种或多种情况定义为失能。随着医疗水平和卫生保健的改善，以及死亡率的下降，失能已成为许多国家的重要健康问题。世界卫生组织估计全球超过 10 亿人患有失能或功能障碍（World Health Organization，2011）。2018 年，我国 65 岁及以上老年人为 1.67 亿，占总人口的 11.9%，据估计到 2050 年会达到 4.0 亿，占总人口的 26.9%（中华人民共和国国家统计局，2019；Fang et al.，2015）。随着年龄的增长，老年人各个器官出现进行性衰退，其中认知功能受损是表现最为明显且对老年人生活影响最大的因素之一，也是检验老年人是否身心健康和生活质量的一个重要方面（Lapane et al.，2001）。认知功能受损，泛指多种原因导致的不同程度的认知功能损害，包括从轻度认知功能受损到痴呆。目前，我国约有 590 万痴呆老年人和 2390 万轻度认知功能受损老年人，老年人痴呆和轻度认知功能受损的患病率分别达到 5.1% 和 20.8%（Jia et al.，2014a，2014b）。

体重指数（body mass index，BMI）是衡量全身性肥胖或营养健康状况的指标。研究发现，BMI 可能与失能有关。ADL 失能是失能最严重的阶段之一，确定导致 ADL 失能的决定性因素对于预防和控制失能至关重要。一些研究人员发现老年人的 BMI 与 ADL 失能有关（Al Snih et al.，2010；Jenkins，2004；Larrieu et al.，2004；Backholer et al.，2012）。但也有研究指出 BMI 与 ADL 失能无关（Na et al.，2011），或仅与特定种类的 ADL 失能相关（Guallar-Castillón et al.，2007）。体重

① 本章作者：周锦辉（中国疾病预防控制中心环境与健康相关产品安全所博士）；吕跃斌（中国疾病预防控制中心环境与健康相关产品安全所助理研究员）；殷召雪（中国疾病预防控制中心慢病和老龄健康管理处研究员）。

不足与失能的关系尚不清楚，且体重不足与 ADL 失能之间关系的研究还较少（Larrieu et al.，2004；Gadalla，2010）。另外，BMI 对认知功能的影响也日益受到重视，但在老年人中 BMI 对认知功能的影响尚存争议（Suemoto et al.，2015；Anstey et al.，2011；Jeong et al.，2005）。

BMI 除了可能与 ADL 失能和认知功能相关外，与死亡也有关联。在一般人群中，高 BMI 是公认的全因死亡的独立危险因素。然而，在老年人中，衰老的进展伴随着身体成分的改变和肌肉的丧失，BMI 升高所导致的死亡风险随着年龄的升高而降低。既往研究表明在 65 岁及以上老年人中，BMI 较高者死亡风险更低。这些研究主要在欧美地区进行，但亚洲人通常偏瘦，脂肪比例也要高于欧美人，BMI 与死亡率之间的关系可能与欧美人有所不同。目前国内外均对所有 18 岁及以上的成年人采用相同的 BMI 阈值。但这样的阈值划分是否适用于一般老年人和高龄老年人（80 岁及以上）仍存在争议。

综上所述，目前发展中国家 BMI 与老年健康相关研究还不足，BMI 与老年人功能和死亡的关联关系尚有争议。本章通过大型前瞻性队列研究，探索 BMI 与中国老年人认知功能受损、ADL 失能和死亡的关系，从而弥补此领域研究的空白。

7.2　体重指数与老年人功能状态

7.2.1　BMI 与认知功能状态

1. 研究对象与方法

1）研究对象

CLHLS 项目选取 8 个中国长寿之乡进行调查，包括山东省烟台市莱州市、河南省商丘市夏邑县、湖北省荆门市钟祥市、湖南省怀化市麻阳县、广东省佛山市三水区、广西壮族自治区桂林市永福县、海南省澄迈县和江苏省南通市如东县。具体的研究设计和抽样方法见文献（施小明等，2010）。本章使用 2011 年基线 2439 名调查对象数据，所有研究对象均签署了知情同意书，调查经北京大学生物医学伦理委员会（批号：IRB00001052-13074）和杜克大学-新加坡国立大学伦理委员会（批号：12-260E）批准。2014 年进行随访，纳入排除标准及研究对象的遴选过程详见图 7-1。本章最终纳入 1135 名 65 岁及以上老年人作为研究对象。

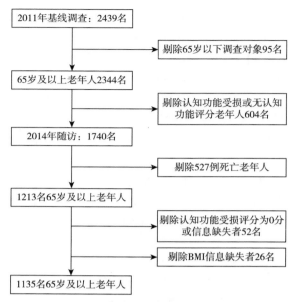

图 7-1　研究对象的纳入排除标准及遴选过程

资料来源：张娟等（2017）

2）自变量

BMI 计算及分类：本章研究参考我国成年人的体重判定标准，即低体重为 BMI < 18.5kg/m^2；正常体重为 BMI 18.5 ~ 23.9kg/m^2；超重为 BMI 24.0 ~ 27.9kg/m^2；肥胖为 BMI≥28.0kg/m^2（中国肥胖问题工作组，2004）。由于在研究对象中，肥胖组老年人所占比例较小，故将超重、肥胖组进行合并。同时，按照老年人的 BMI 三分位数分为 3 组：低 BMI（ < 19.7kg/m^2）、中等 BMI（19.7 ~ 23.1kg/m^2）和高 BMI（ > 23.1kg/m^2）。

3）因变量

认知功能采用MMSE测定。量表包含6个维度，24个题目总分为30分（Folstein et al.，1975），得分越高，认知功能越好。认知功能受损：由于调查对象中 90% 以上未接受教育，本章研究中认知功能受损定义为 MMSE 评分 < 18 分，MMSE 评分≥18 分定义为认知功能正常（Tombaugh and McIntyre，1992）。

4）协变量

（1）问卷调查信息：由经过统一培训的调查员入户进行面对面访谈式问卷调查，收集调查对象人口学特征（年龄、性别、婚姻状况、教育程度等）、生活方式（吸烟、饮酒、身体活动等）、ADL 及患病情况。

（2）身体测量：由统一培训的调查人员测量调查对象的血压、身高、体重和 WC 等指标。

中心性肥胖定义：男性 WC≥85cm，女性 WC≥80cm（卢艳慧等，2011）。高血压定义：SBP≥140mmHg 和（或）DBP≥90mmHg，或自我报告高血压且正在服药者（卢艳慧等，2011）。

（3）血生化指标检测：所有研究对象均采集静脉血 5mL，用肝素抗凝，分离血浆，低温−20℃保存运送，在首都医科大学临床检验中心完成空腹血糖、TC、TG、LDL-C、HDL-C 及 Hb 浓度等的检测。具体检测方法见参考文献（施小明等，2010；罗杰斯等，2016；殷召雪等，2016；施小明等，2016；吕跃斌等，2015）。

贫血定义：成年男性 Hb < 130g/L，成年女性 Hb < 120g/L（李金凤等，2013）。2 型糖尿病定义：空腹血糖≥7.0mmol/L，或自我报告糖尿病且正在服药者（卢艳慧等，2011）。慢性肾脏病：判定标准为 eGFR < 60mL/（min·1.73m^2）和（或）存在蛋白尿（Darsie et al.，2014；李静等，2014）。

5）统计分析

采用 Epidata 3.0 软件对数据进行双录入，采用 SAS 9.4 软件进行统计分析。人口学特征、教育程度、生活方式、患慢性病情况等变量为分类资料，采用 χ^2 检验比较认知功能正常组和认知功能受损组不同基线特征的差异。年龄符合正态分布，以 mean ± SD 表示，应用 t 检验比较两组之间的差异。采用多因素 Logistic 回归模型分析 BMI 与认知功能受损发生风险的关系。所有的统计均采用双侧检验，检验界值 $\alpha=0.05$。

2. 研究结果

1）基本情况

基线研究对象的年龄为（81.4 ± 10.6）岁，女性占 47.8%。2 年随访期间，113 名老年人发生认知功能受损，检出率为 10.0%。认知功能受损组女性比例高于认知功能正常组。与认知功能正常组相比，认知功能受损组的在婚率、吸烟率、饮酒率、中心性肥胖检出率均较低，但贫血和慢性肾脏病患病率均较高。详见表 7-1。

表7-1 认知功能受损组和正常组基线特征比较

特征	认知功能受损组（113 名）	认知功能正常组（1022 名）	合计（1135 名）	χ^2 值	P 值
女性	89（78.8%）	454（44.4%）	543（47.8%）	48.08	< 0.001
在婚	24（21.2%）	567（55.5%）	591（52.1%）	47.80	< 0.001
小学教育程度以下	93（82.3%）	505（49.4%）	598（52.7%）	44.15	< 0.001
吸烟	9（8.0%）	232（22.7%）	241（21.2%）	13.20	< 0.001
饮酒	12（10.6%）	196（19.2%）	208（18.3%）	4.98	0.026

续表

特征	认知功能受损组（113 名）	认知功能正常组（1022 名）	合计（1135 名）	χ^2值	P值
锻炼身体	18（15.9%）	179（17.5%）	197（17.4%）	0.18	0.673
高血压	67（59.3%）	552（54.0%）	619（54.5%）	1.14	0.285
中心性肥胖	8（7.1%）	223（21.8%）	231（20.4%）	13.60	< 0.001
贫血	66（58.4%）	467（45.7%）	533（47.0%）	6.60	0.010
血脂异常	33（29.2%）	310（30.3%）	343（30.2%）	0.06	0.804
2 型糖尿病	16（14.2%）	132（12.9%）	148（13.0%）	0.14	0.710
慢性肾脏病	47（41.6%）	253（24.8%）	300（26.4%）	14.80	< 0.001

资料来源：张娟等（2017）

2）不同 BMI 老年人认知功能受损的检出率

按照《中国成人超重和肥胖症预防控制指南》分类，低体重、正常体重和超重与肥胖组认知功能受损检出率分别为 22.2%、7.5% 和 5.4%，差异有统计学意义（$P < 0.001$）；按三分位数分类，低、中等和高 BMI 组认知功能受损检出率分别是 17.7%、7.1% 和 5.2%，差异有统计学意义（$P < 0.001$）。详见表 7-2。

表7-2　不同BMI老年人认知功能受损检出率比较

类别	调查人数/人	检出例数/人	检出率	χ^2值	P值
按指南分类 [a]				48.92	< 0.001
低体重（< 18.5kg/m²）	230	51	22.2%		
正常体重（18.5 ~ 23.9kg/m²）	629	47	7.5%		
超重与肥胖（≥24.0kg/m²）	276	15	5.4%		
按三分位数分类				38.2	< 0.001
低 BMI（< 19.7kg/m²）	372	66	17.7%		
中等 BMI（19.7 ~ 23.1kg/m²）	379	27	7.1%		
高 BMI（> 23.1kg/m²）	384	20	5.2%		

a《中国成人超重和肥胖症预防控制指南》。
资料来源：张娟等（2017）

3）BMI 与认知功能受损的关系

调整年龄、性别、婚姻状况、教育程度、吸烟、主要慢性病因素等混杂因素后，老年人 BMI 每升高 1kg/m²，发生认知功能受损的风险降低 7%[OR[①]（95%CI）：0.93（0.87 ~ 0.99）]；与中等 BMI 的老年人相比，低 BMI 发生认知功能受损的风

───────────

① OR：odds ratio，优势比。

险增加[OR（95%CI）：1.98（1.14～3.44）]，高 BMI 发生认知功能受损的风险差异无统计学意义[OR（95%CI）：1.15（0.57～2.32）]；与正常体重的老年人相比，低体重发生认知功能受损的风险增加[OR（95%CI）：2.19（1.31～3.66）]，超重与肥胖发生认知功能受损的风险差异无统计学意义[OR（95%CI）：1.18（0.58～2.38）]。详见表 7-3。

表7-3 不同BMI水平与老年人认知功能受损的多因素Logistic回归模型分析

类别	P 值	$S_{\bar{x}}$ 值	Wald χ^2 值	OR（95%CI）值	P 值
每升高 1 kg/m²	−0.08	0.033	5.12	0.93（0.87～0.99）	0.024
按指南分类 [a]					
低体重（＜18.5kg/m²）	−0.79	0.261	9.03	2.19（1.31～3.66）	＜0.001
正常体重（18.5～23.9kg/m²）				1	
超重与肥胖（≥24.0kg/m²）	0.16	0.359	0.21	1.18（0.58～2.38）	0.531
按三分位数分类					
低 BMI（＜19.7kg/m²）	−0.69	0.281	5.94	1.98（1.14～3.44）	0.015
中等 BMI（19.7～23.1kg/m²）				1	
高 BMI（＞23.1kg/m²）	0.14	0.358	0.16	1.15（0.57～2.32）	0.692

a《中国成人超重和肥胖症预防控制指南》。

注：调整年龄、性别、婚姻状况、教育程度、吸烟、饮酒、锻炼身体、贫血、高血压、2 型糖尿病、血脂异常、中心性肥胖、慢性肾脏病。

资料来源：张娟等（2017）

3. BMI 与认知功能受损关系的可能解释

BMI 是反映老年人营养状况的一个重要客观指标。营养不良是老年人患病、住院以及死亡的重要危险因素（Sullivan，1995；Sullivan et al.，1999），国内外均有研究提示营养不良是影响老年人认知功能的危险因素（Anstey et al.，2011；Berlinger and Potter，1991；Burns et al.，1989；Deschamps et al.，2002）。一项对平均年龄为 74.7 岁的老年人随访 5.4 年的前瞻性队列研究发现，与正常 BMI 相比，BMI＜20kg/m² 的老年人痴呆的发病风险较高（Fitzpatrick et al.，2009）。本节研究结果提示，营养不良与老年人认知功能受损的发生可能存在因果关联：BMI 在 19.7～23.1kg/m² 的老年人认知功能受损风险较低；低体重老年人认知功能受损发生的风险增加[OR（95%CI）：2.19（1.31～3.66）]。值得注意的是，中国 60 岁及以上老年人低体重营养不良发生率虽呈现明显下降趋势，但仍普遍存在（王卓群等，2014）。政府部门应加强对老年人群营养不良的干预工作，结合基本公共卫生服务的老年人健康管理，加强宣教，提高老年人对健康体重的正确认识，及早发现营养不良高危人群及患者，降低老年人认知功能受损的发病风险，提高老年人的生活质量。近年来，国内外学者普遍关注肥胖与老年人认知功能受损发生风险的关系，研究结论尚不一致（Suemoto et al.，2015；Anstey et al.，2011；Jeong et al.，2005；Burns et al.，1989；Fitzpatrick et al.，2009；Stewart et al.，2005；Beydoun et al.，2008）。老年人肥胖对认知功能有益的机制可能与血清高瘦素水平、肥胖老年女性高雌激素水平有关，对认知功能损害的机制可能与维生素 D、炎症反应、胰岛素抵抗、氧化应激等有关（陈奕锜等，2017）。现有证据提示，BMI 与老年人认知功能的关系可能与年龄有关。两项 Meta 分析结果提示，中年时期超重与肥胖增加老年时期老年人痴呆的发生风险（Anstey et al.，2011）。Anstey 等（2011）开展的 Meta 分析却未发现老年人 BMI 与老年痴呆发生风险有关，分析其原因可能有以下两个：一是老年人 BMI 与老年痴呆发生风险可能呈"U"形关系（Deschamps et al.，2002；Cheng et al.，2016；Atti et al.，2008）；二是随访时间较短（Anstey et al.，2011）。一项随访 18 年的队列研究发现，70 岁的老年人 BMI 每增加 1kg/m^2，发生老年痴呆的风险增加 36%（Gustafson et al.，2003）。本节研究结果显示，老年人 BMI 每升高 1 kg/m^2，发生认知功能受损的风险降低 7%[OR（95%CI）：0.93（0.87～0.99）]。但将 BMI 作为分类变量时，仅发现正常体重是认知功能受损发生的保护性因素。这可能与本节研究样本高龄老年人比例较高、肥胖比例较低以及随访时间较短等有关。下一步研究还需增加随访时间，进一步观察肥胖与老年人认知功能受损发生风险之间的关系。

本节研究采用前瞻性队列研究设计，检验统计学因果关系的能力较强，但也存在一定的局限性：①可能存在一些混杂因素未调整，如社会经济因素以及基因等生物学因素，它们与 BMI 水平和认知功能受损的发生均存在关联。②2 年的随访时间相对较短，观察到认知功能受损的结局较少，尚未发现高龄老年人超重与肥胖和认知功能受损发生的关联。③研究对象仅为我国长寿地区 65 岁及以上老年人，研究结果的外推性有待验证。

7.2.2　BMI 与 ADL 的关系

1. 研究对象与方法

1）研究对象

利用 CLHLS 1998 年、2000 年、2002 年、2005 年、2009 年、2011 年和 2014 年数据，在 43 487 名调查对象中，排除 79 岁及以下者、没有 BMI 数据者、第一次随访调查即失访者和基线调查 ADL 失能者，最终纳入 16 022 名研究对象。

该样本包括 7243 名女性和 8779 名男性；80 ~ 89 岁 6281 人，90 ~ 99 岁 6210 人，100 岁及以上 3531 人。为了检验是否存在选择偏倚，我们比较了第一次随访失访者（5019 名研究对象）及未失访者（27 839 名研究对象）之间的 BMI、年龄和性别的差异，发现两组间 BMI（19.6 kg/m² 和 19.2 kg/m²）和年龄（93.1 岁和 94.0 岁）差异显著，而性别差异无统计学意义。

2）自变量

在 2005 年、2009 年和 2011 年的调查中，身高通过直接测量获得，精度为 1cm；1998 年、2000 年和 2002 年调查通过坐姿膝高（从髌骨上方的大腿上表面至地面的垂直距离）对身高进行估计，估计方法是男性身高= 67.78 + 2.01 膝盖高度，女性身高= 74.08 + 1.81 膝盖高度。根据《中国成人超重和肥胖症预防控制指南》，将 BMI 分为 4 类：低体重（BMI < 18.5 kg/m²）、正常体重（BMI 在 18.5 ~ 23.9 kg/m²）、超重（BMI 在 24.0 ~ 27.9 kg/m²）、肥胖（BMI ≥ 28.0 kg/m²）。鉴于只有 2.5% 的研究对象被定义为肥胖，因此将超重和肥胖两组合并。将 BMI 按照五分位数（一、二、三、四、五分位数）进行划分并进一步分析；第一五分位数为 < 16.2 kg/m²，第二五分位数 16.2 ~ 17.9 kg/m²，第三五分位数 18.0 ~ 19.8 kg/m²，第四五分位数 19.9 ~ 22.1 kg/m²，第五五分位数是 ≥ 22.2 kg/m²。

3）因变量

ADL 失能通过 ADL 的 Katz 指数来评估。该量表包括个人独立生活至关重要的 6 项任务：洗澡、穿衣、进食、室内活动、如厕和控制大小便。每一项得分为 0 或 1，其中 0 表示不能独立完成任务，1 表示能独立完成任务。总分 6 分，得分越高说明 ADL 功能越好。ADL 失能被定义为无法独立完成任何任务；如果研究对象能够独立完成所有任务，则视为无 ADL 失能。每一轮随访时，如果研究对象存活则由其自己回答问题，如果研究对象死亡则由其近亲回答，以避免由死亡导致的 ADL 数据缺失。

4）协变量

协变量及其定义如下：社会人口学信息，包括年龄（作为一个连续变量）、性别（男性或女性）、居住地（城市或农村）、教育背景（接受过教育，接受过至少 1 年正规教育；未接受教育，受正规教育不满 1 年）、婚姻状况（已婚，未婚、离异或丧偶）、居住方式（是否与家庭成员同住）；行为生活方式，包括吸烟情况（目前吸烟、曾经吸烟或从不吸烟）、饮酒情况（目前饮酒、曾经饮酒或从不饮酒）、规律锻炼（是或否）；患病情况，包括心脏病（是或否）、脑血管疾病（是或否）、2 型糖尿病（是或否）和呼吸系统疾病（是或否）；血压由训练有素的内科医生用汞柱血压计测量，高血压定义为 SBP ≥ 140mmHg 和（或）DBP ≥ 90mmHg，或自我报告曾明确诊断为高血压且正在接受降压药物治疗者。

5）统计分析

总体上协变量的缺失比例小于 0.7%。采用多重填补法对单个协变量的缺失进行填补。采用 Cochran-Armitage 趋势检验比较分类变量各组间的差异。采用方差分析的趋势检验，比较不同 BMI 五分位数组的连续变量之间的差异。ADL 失能（赋值为 1）者的随访时间为从基线到研究对象发生失能的时间。死亡但未发生失能者（赋值为 2）的随访时间为从基线到其死亡的时间。删失（事件=0）定义为在随访结束仍存活且未发生 ADL 失能者，其随访时间是从基线到最后一次 ADL 失能评估的时间或从基线到失访的时间。当 BMI 为分类变量时，Cox 比例风险模型等比例假定用 Kaplan-Meier 曲线检验，当 BMI 为连续变量时，则通过 Schoenfeld 残差进行线性回归检验。结果表明满足等比例风险假定，可以使用 Cox 比例风险模型进行分析。将 BMI 作为连续变量，使用 Cox 比例风险回归模型结合惩罚样条函数探索 BMI 与 ADL 失能的线性或非线性关系。进一步将 BMI 进行五分位数分类，以 BMI 第四分位数（正常体重组）作为参照组，使用竞争风险模型来探索 BMI 与 ADL 失能的关系，用 HR 和 95%CI 来估计 ADL 失能的风险。在调整模型中，年龄为连续变量，分类变量包括性别、居住地、居住方式、婚姻状况、教育背景、饮酒情况、吸烟情况、锻炼情况、高血压患病、心脏病患病、2 型糖尿病患病、脑血管疾病患病、呼吸系统疾病患病。

本节研究还进行了以下敏感性分析：①分别对 80 ~ 89 岁、90 ~ 99 岁、100 岁及以上组进行敏感性分析，探讨 3 个年龄组之间的差异；②对男性和女性进行分层分析；③对没有共患病（糖尿病、心脏病、脑血管疾病或呼吸系统疾病）的"健康"人群进行单独分析，判断研究结果是否受到 BMI 过低、健康状况较差人群的影响；④对已戒烟或不吸烟者进行单独分析，评估 BMI 和 ADL 失能之间的关系是否受吸烟行为的影响；⑤探索年龄、性别、共患病、吸烟情况与 BMI 的交互作用对 ADL 失能发生风险的影响。

使用 SAS 9.4 软件和 R 3.4.2 软件进行统计学分析。所有的统计均采用双侧检验，检验界值 α=0.05。

2. 研究结果

在 16 022 名研究对象中，男性占 45.2%，女性占 54.8%，平均年龄为（92.2 ± 7.2）岁。16 022 名研究对象的平均 BMI 为（19.3 ± 3.8）kg/m² 。肥胖比例为 2.5%，超重比例为 9.6%。如表 7-4 所示，BMI 较高者更有可能是年龄较小者，男性，住在城市地区，与家庭成员住在一起，接受过教育，已婚，从不吸烟，规律锻炼，患有高血压，患有 2 型糖尿病，患有心脏病，患有脑血管疾病，或认知功能正常者。

表7-4　中国80岁及以上高龄老人基线BMI五分位数分组的特征

项目	BMI 分组					合计	P 值
	Q1	Q2	Q3	Q4	Q5		
样本量	3266 (20.4%)	3072 (19.2%)	3299 (20.6%)	3137 (19.6%)	3248 (20.3%)	16 022 (100%)	
年龄（岁，mean ± SD）	94.0 ± 7.3	93.0 ± 7.1	92.3 ± 7.1	91.4 ± 7.1	90.2 ± 6.9	92.2 ± 7.2	< 0.001
性别							< 0.001
男性	1072 (32.8%)	1290 (42.0%)	1552 (47.0%)	1589 (50.7%)	1740 (53.6%)	7243 (45.2%)	
女性	2194 (67.2%)	1782 (58.0%)	1747 (53.0%)	1548 (49.3%)	1508 (46.4%)	8779 (54.8%)	
居住地							< 0.001
城市	415 (12.7%)	466 (15.2%)	620 (18.8%)	689 (22.0%)	852 (26.2%)	3042 (19.0%)	
农村	2851 (87.3%)	2606 (84.8%)	2679 (81.2%)	2448 (78.0%)	2396 (73.8%)	12 980 (81.0%)	
婚姻状况							< 0.001
已婚	529 (16.2%)	637 (20.7%)	769 (23.3%)	902 (28.8%)	1118 (34.4%)	3955 (24.7%)	
未婚、离异或丧偶	2737 (83.8%)	2435 (79.3%)	2530 (76.7%)	2235 (71.2%)	2130 (65.6%)	12 067 (75.3%)	
教育背景							< 0.001
未接受教育	2477 (75.8%)	2199 (71.6%)	2194 (66.5%)	2000 (63.8%)	1889 (58.2%)	10 759 (67.2%)	
接受过教育	789 (24.2%)	873 (28.4%)	1105 (33.5%)	1137 (36.2%)	1359 (41.8%)	5263 (32.8%)	
居住方式							0.010
与家庭成员住在一起	2542 (77.8%)	2443 (79.5%)	2661 (80.7%)	2545 (81.1%)	2592 (79.8%)	12 783 (79.8%)	
独居或住在养老院	724 (22.2%)	629 (20.5%)	638 (19.3%)	592 (18.9%)	656 (20.2%)	3239 (20.2%)	
吸烟情况							< 0.001
目前吸烟	533 (16.3%)	561 (18.3%)	731 (22.2%)	656 (20.9%)	666 (20.5%)	3147 (19.6%)	
曾经吸烟	375 (11.5%)	396 (12.9%)	445 (13.5%)	456 (14.5%)	542 (16.7%)	2214 (13.8%)	
从不吸烟	2358 (72.2%)	2115 (68.8%)	2123 (64.4%)	2025 (64.6%)	2040 (62.8%)	10661 (66.5%)	
饮酒情况							< 0.001
目前饮酒	681 (20.9%)	682 (22.2%)	752 (22.8%)	764 (24.4%)	815 (25.1%)	3694 (23.1%)	

续表

项目	BMI 分组					合计	P 值
	Q1	Q2	Q3	Q4	Q5		
曾经饮酒	288 （8.8%）	284 （9.2%）	323 （9.8%）	322 （10.3%）	360 （11.1%）	1577 （9.8%）	
从不饮酒	2297 （70.3%）	2106 （68.6%）	2224 （67.4%）	2051 （65.4%）	2073 （63.8%）	10751 （67.1%）	
规律锻炼							< 0.001
否	2131 （65.2%）	1859 （60.5%）	1909 （57.9%）	1788 （57.0%）	1700 （52.3%）	9387 （58.6%）	
是	1135 （34.8%）	1213 （39.5%）	1390 （42.1%）	1349 （43.0%）	1548 （47.7%）	6635 （41.4%）	
高血压							< 0.001
否	1690 （51.7%）	1501 （48.9%）	1539 （46.7%）	1413 （45.0%）	1314 （40.5%）	7457 （46.5%）	
是	1576 （48.3%）	1571 （51.1%）	1760 （53.3%）	1724 （55.0%）	1934 （59.5%）	8565 （53.5%）	
心脏病							< 0.001
否	3109 （95.2%）	2928 （95.3%）	3127 （94.8%）	2923 （93.2%）	3011 （92.7%）	15 098 （94.2%）	
是	157 （4.8%）	144 （4.7%）	172 （5.2%）	214 （6.8%）	237 （7.3%）	924 （5.8%）	
2 型糖尿病							< 0.001
否	3250 （99.5%）	3055 （99.4%）	3269 （99.1%）	3098 （98.8%）	3188 （98.2%）	15 860 （99.0%）	
是	16 （0.5%）	17 （0.6%）	30 （0.9%）	39 （1.2%）	60 （1.8%）	162 （1.0%）	
脑血管疾病							0.005
否	3182 （97.4%）	3008 （97.9%）	3231 （97.9%）	3057 （97.4%）	3138 （96.6%）	15 616 （97.5%）	
是	84 （2.6%）	64 （2.1%）	68 （2.1%）	80 （2.6%）	110 （3.4%）	406 （2.5%）	
呼吸系统疾病							0.090
否	2884 （88.3%）	2712 （88.3%）	2965 （89.9%）	2802 （89.3%）	2861 （88.1%）	14 224 （88.8%）	
是	382 （11.7%）	360 （11.7%）	334 （10.1%）	335 （10.7%）	387 （11.9%）	1798 （11.2%）	
认知功能受损							< 0.001
否	2231 （68.3%）	2288 （74.5%）	2576 （78.1%）	2569 （81.9%）	2741 （84.4%）	12 405 （77.4%）	

续表

项目	BMI 分组					合计	P 值
	Q1	Q2	Q3	Q4	Q5		
是	1035（31.7%）	784（25.5%）	723（21.9%）	568（18.1%）	507（15.6%）	3617（22.6%）	

注：Q1 表示 BMI 第一五分位数，< 16.2 kg/m²；Q2 表示 BMI 第二五分位数，16.2 ~ 17.9 kg/m²；Q3 表示 BMI 第三五分位数，18.0 ~ 19.8 kg/m²；Q4 表示 BMI 第四五分位数，19.9 ~ 22.1 kg/m²；Q5 表示 BMI 第五五分位数，≥ 22.2 kg/m²。

资料来源：Lv 等（2018a）

随访时间为（4.4±3.6）年。总随访人年数为 70 606 人年。随访过程中，8113 名研究对象（50.6%）发生 ADL 失能。总 ADL 失能发生率为每 100 人年 11.5，其中 80 ~ 89 岁组为 8.2，90 ~ 99 岁组为 12.6，100 岁及以上组为 17.8。ADL 失能发生率在 BMI 第一至第五分位数组分别为 14.9、14.3、11.7、10.2 和 8.4（图 7-2）。

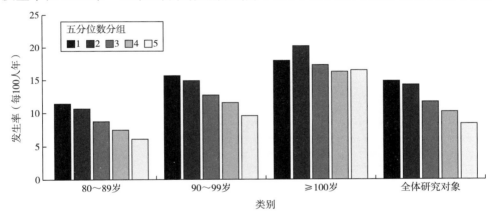

图 7-2　不同 BMI 五分位数的研究对象 ADL 失能的发生率

资料来源：Lv 等（2018a）

Cox 比例风险回归模型结合惩罚样条函数分析结果显示，BMI 与 ADL 失能发生的风险呈线性相关（P < 0.001）（图 7-3）。BMI 每增加 1 kg/m²，ADL 失能的风险降低 4%（HR = 0.96；95% CI：0.95 ~ 0.96）。与 BMI 第四五分位数组相比，BMI 第一五分位数组发生 ADL 失能的调整 HR 为 1.38（95%CI：1.29 ~ 1.48），BMI 第二五分位数组发生 ADL 失能的调整 HR 为 1.37（95%CI：1.28 ~ 1.47），BMI 第三五分位数组发生 ADL 失能的调整 HR 为 1.11（95%CI：1.04 ~ 1.19），BMI 第五五分位数组发生 ADL 失能的调整 HR 为 0.85（95%CI：0.79 ~ 0.91），P < 0.001。将 BMI 按照《中国成人超重和肥胖症预防控制指南》进行分类时，与正常体重组相比，低体重组发生 ADL 失能的风险显著增加（HR = 1.34；95%CI：1.28 ~ 1.41），超重与肥胖组发生 ADL 失能的风险显著降低（HR = 0.84；95%CI：0.78 ~ 0.91）（图 7-4）。

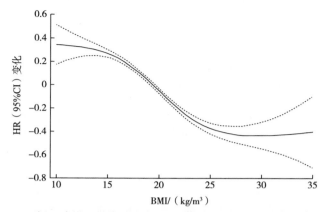

图 7-3　Cox 比例风险模型结合惩罚样条函数估计的 BMI 与 ADL 失能风险关联

高龄老人 BMI 与 ADL 失能风险的非线性函数（$v = 3$），虚线表示 95% CI 范围。

资料来源：Lv 等（2018a）

BMI	ADL失能	调查对象	校正HR（95% CI）
每升高 1 kg/m²	8 113	16 022	0.96（0.95~0.96）
根据中国指南分类			
低体重	3 802	7 141	1.34（1.28~1.41）
正常体重	3 510	7 110	1 [对照组]
超重与肥胖	801	1 771	0.84（0.78~0.91）
趋势检验P值			<0.001
根据五分位数分类ᵃ			
Q1	1 678	3 266	1.38（1.29~1.48）
Q2	1 697	3 072	1.37（1.28~1.47）
Q3	1 694	3 299	1.11（1.04~1.19）
Q4	1 554	3 137	1 [对照组]
Q5	1 490	3 248	0.85（0.79~0.91）
趋势检验P值			<0.001

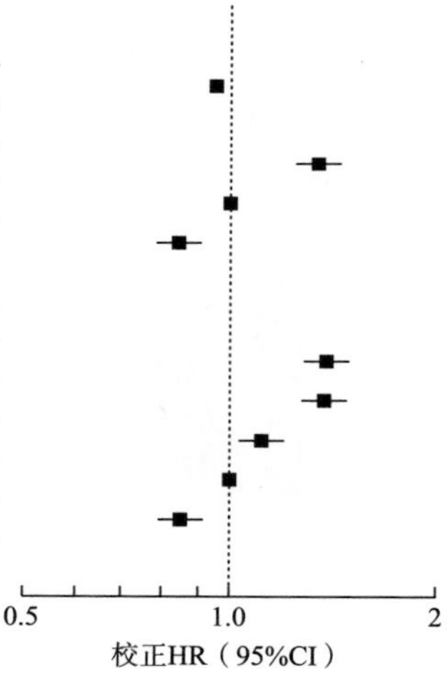

图 7-4　高龄老人 BMI 与 ADL 失能的关联

a 根据年龄、性别、居住地、教育背景、婚姻状况、居住方式、吸烟情况、饮酒情况、规律锻炼、高血压、2 型糖尿病、心脏病、脑血管疾病、呼吸系统疾病等因素进行调整。Q1 表示 BMI 第一五分位数，< 16.2 kg/m²；Q2 表示 BMI 第二五分位数，16.2 ~ 17.9 kg/m²；Q3 表示 BMI 第三五分位数，18.0 ~ 19.8 kg/m²；Q4 表示 BMI 第四五分位数，19.9 ~ 22.1 kg/m²；Q5 表示 BMI 第五五分位数，≥22.2 kg/m²。

资料来源：Lv 等（2018a）

　　BMI 与年龄对 ADL 失能发生风险的影响有显著的交互作用：BMI 与 ADL 失能的反向关联在不同年龄组间存在差异，在 80 ~ 89 岁和 90 ~ 99 岁年龄组比在 100 岁及以上年龄组中更明显。此外，BMI 与性别、吸烟情况或患病情况对 ADL 失能风险的影响无交互作用。BMI 和 ADL 失能风险的关联效应在以上分层分析中是相似的。并且，在男性和女性、吸烟者和非吸烟者以及有共患病和无共患病的研究对象中，均存在明显的 BMI 与 ADL 失能的反向关联（图 7-5）。

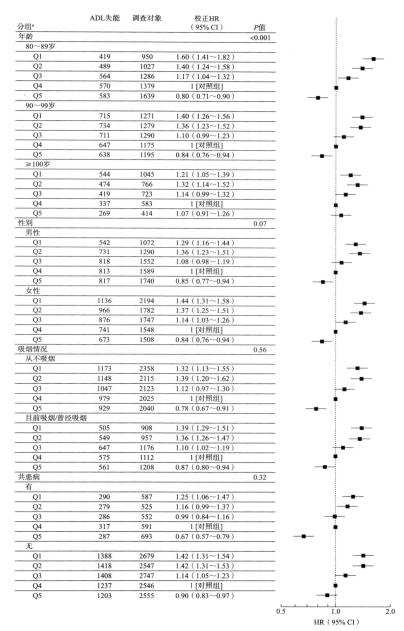

分组[a]	ADL失能	调查对象	校正HR（95% CI）	P值
年龄				<0.001
80～89岁				
Q1	419	950	1.60（1.41～1.82）	
Q2	489	1027	1.40（1.24～1.58）	
Q3	564	1286	1.17（1.04～1.32）	
Q4	570	1379	1 [对照组]	
Q5	583	1639	0.80（0.71～0.90）	
90～99岁				
Q1	715	1271	1.40（1.26～1.56）	
Q2	734	1279	1.36（1.23～1.52）	
Q3	711	1290	1.10（0.99～1.23）	
Q4	647	1175	1 [对照组]	
Q5	638	1195	0.84（0.76～0.94）	
≥100岁				
Q1	544	1045	1.21（1.05～1.39）	
Q2	474	766	1.32（1.14～1.52）	
Q3	419	723	1.14（0.99～1.32）	
Q4	337	583	1 [对照组]	
Q5	269	414	1.07（0.91～1.26）	
性别				0.07
男性				
Q1	542	1072	1.29（1.16～1.44）	
Q2	731	1290	1.36（1.23～1.51）	
Q3	818	1552	1.08（0.98～1.19）	
Q4	813	1589	1 [对照组]	
Q5	817	1740	0.85（0.77～0.94）	
女性				
Q1	1136	2194	1.44（1.31～1.58）	
Q2	966	1782	1.37（1.25～1.51）	
Q3	876	1747	1.14（1.03～1.26）	
Q4	741	1548	1 [对照组]	
Q5	673	1508	0.84（0.76～0.94）	
吸烟情况				0.56
从不吸烟				
Q1	1173	2358	1.32（1.13～1.55）	
Q2	1148	2115	1.39（1.20～1.62）	
Q3	1047	2123	1.12（0.97～1.30）	
Q4	979	2025	1 [对照组]	
Q5	929	2040	0.78（0.67～0.91）	
目前吸烟/曾经吸烟				
Q1	505	908	1.39（1.29～1.51）	
Q2	549	957	1.36（1.26～1.47）	
Q3	647	1176	1.10（1.02～1.19）	
Q4	575	1112	1 [对照组]	
Q5	561	1208	0.87（0.80～0.94）	
共患病				0.32
有				
Q1	290	587	1.25（1.06～1.47）	
Q2	279	525	1.16（0.99～1.37）	
Q3	286	552	0.99（0.84～1.16）	
Q4	317	591	1 [对照组]	
Q5	287	693	0.67（0.57～0.79）	
无				
Q1	1388	2679	1.42（1.31～1.54）	
Q2	1418	2547	1.42（1.31～1.53）	
Q3	1408	2747	1.14（1.05～1.23）	
Q4	1237	2546	1 [对照组]	
Q5	1203	2555	0.90（0.83～0.97）	

HR（95% CI）

图 7-5　高龄老年人 BMI 与 ADL 失能关系的亚组分析结果

a 根据年龄、性别、居住地、教育背景、婚姻状况、居住方式、吸烟情况、饮酒情况、规律锻炼、高血压、2 型糖尿病、心脏病、脑血管疾病、呼吸系统疾病等因素进行调整。Q1 表示 BMI 第一五分位数，< 16.2 kg/m²；Q2 表示 BMI 第二五分位数，16.2～17.9 kg/m²；Q3 表示 BMI 第三五分位数，18.0～19.8 kg/m²；Q4 表示 BMI 第四五分位数，19.9～22.1 kg/m²；Q5 表示 BMI 第五五分位数，≥22.2 kg/m²。

资料来源：Lv 等（2018a）

3. BMI 与 ADL 关系的可能解释

BMI 和 ADL 失能呈负相关的原因可能有多种。营养不良，虚弱，生存偏倚或选择偏倚，以及反向因果关系都是可能的原因。本节研究分析纳入多达 16 022 名基线 ADL 功能正常的研究对象，样本量充足，可以深入探索不同年龄段及性别之间 BMI 和 ADL 失能的关联。此外，本节研究控制了几个已确定的 ADL 失能混杂因素；采用敏感性分析和亚组分析来控制选择偏倚。

本节研究也存在几个局限性。第一，由于骨质疏松和驼背问题在高龄老年人中非常普遍，因此 BMI 可能被高估。由于高龄老人肥胖患病率较低，因此难以得出肥胖与 ADL 失能之间关系的明确结论。第二，本节研究中的 BMI 与一些基线特征密切相关，如吸烟情况、饮酒情况、规律锻炼等，这些与 ADL 失能发生率密切相关。虽然本节对很多潜在的混杂因素进行了较全面控制，但由于观察性研究设计的局限以及对某些混杂因素缺乏定量评估，因此仍然有可能存在未调整的混杂。第三，由于排除了第一次随访中失访的 5019 名研究对象，此选择偏倚可能会影响研究结果，尽管纳入和排除的研究对象之间的差异非常小。第四，ADL 失能时间定义为从基线到研究对象首次失能所经历的时间。然而，研究对象可能会在两次随访间隔的 2~3 年的任何时间发生 ADL 失能，而无法获得确切的发生日期，这可能会影响目前的结果。第五，本节研究以中国 80 岁及以上老年人为研究对象，其 BMI 普遍低于其他民族和其他低龄群体。因此，本研究结果应审慎外推至其他群体。

7.3　体重指数与老年人死亡风险

7.3.1　研究对象与方法

1. 研究对象

以 CLHLS 中 2011 年及 2014 年两轮调查为基础进行研究。2011 年基线调查共纳入 7328 名老年人，排除 2967 名不符合纳入标准的老年人，其中包括 2437 名≤79 岁的年轻老人、43 名死亡日期错误或无法确定死亡日期和 487 名 BMI 数据缺失的老年人，最后本章研究共纳入 4361 名高龄老年人（1872 名男性和 2489 名女性；1935 名 80~89 岁老年人，1695 名 90~99 岁老年人和 731 名百岁老人）（图 7-6）。本章研究得到了北京大学生物医学伦理委员会的批准。所有研究对象或其法定代理人均在 2011 年基线和 2014 年随访调查中签署了书面同意书。

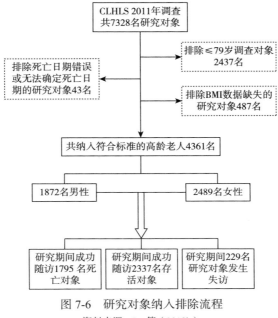

图 7-6　研究对象纳入排除流程

资料来源：Lv 等（2018b）

2. 自变量

身体测量数据包括体重、身高和 WC。身高精确到 1cm，体重精确到 1kg。根据《中国成人超重和肥胖症预防控制指南》，将 BMI 分为四类：低体重（BMI < 18.5 kg/m²），正常体重（BMI 在 18.5～23.9 kg/m²），超重（BMI 在 24.0～27.9 kg/m²）和肥胖（BMI≥28.0 kg/m²）。仅有 139 名（3.2%）研究对象为肥胖，因此将肥胖组与超重组合并。

3. 因变量

本节的研究结局为死亡。我们在 2014 年的随访调查中确定研究对象的生存状态，是否失访或死亡。如死亡则调查其死亡日期；如无法找到或联系到，则定义为失访。存活或失访者的随访时间定义为 3 年。

4. 协变量

纳入模型调整的协变量包括年龄、居住地（城市或农村）、受教育年限、饮酒情况、吸烟情况、ADL 失能、认知功能受损、高血压、糖尿病、心血管疾病、脑卒中和其他脑血管疾病、呼吸系统疾病以及癌症。将 BMI 和 WC 作为连续变量进行分析，计算 BMI 每变化 1 单位和 WC 每变化 1cm 所对应的 HR 和 95%CI，并按照指南或三分位数进行分类。

5. 统计分析

所有分析均分成男性和女性分别分析。协变量的缺失比例较低（1.1%），采用多重填补的方法对缺失数据进行填补。采用 Kaplan-Meier 乘积极限法估计 3 年全因死亡率，并利用 log-rank 检验进行组间比较。采用 Cox 比例风险回归模型结合惩罚样条函数分析，分别拟合男性和女性的生存分析模型，通过 AIC 检验 BMI 与死亡率的关系是否为线性。

统计分析采用 SAS 9.4 软件进行，在 Cox 比例风险回归模型中结合惩罚样条函数分析使用 R 3.4.0 软件进行。双侧 $P < 0.05$ 为有统计学意义。

本节研究还进行了以下敏感性分析：①将失访者的删失时间定在随访期中点，即随访时间为 1.5 年。②剔除所有失访对象，以了解失访对结果的影响。③排除基线调查后 1 年内死亡者，以减少因病导致体重降低而引起的偏倚。④使用倾向评分匹配（propensity score matching，PSM）方法作为替代方法，以减少组间混杂不均衡造成的偏倚。

因为年龄、吸烟行为、功能状态和共患病等均可能是 BMI 与死亡关联的混杂因素，可能出现选择偏倚。本节对以上因素做了分层分析，在不同年龄组（80～89 岁老人，90～99 岁老人，百岁老人）、吸烟情况组、ADL 失能情况组、认知功能受损情况组、特定慢性疾病（糖尿病、心血管疾病、脑卒中及其他脑血管疾病、呼吸系统疾病）患病情况组分别用 Cox 比例风险模型进行分析，并评价这些因素与 BMI 的交互作用对死亡风险的影响。

7.3.2　研究结果

1. 基线特征和 3 年全因死亡率

基线调查时，BMI 均值为 20.5 kg/m^2，男性高于女性，如表 7-5 所示。3 年随访中，有 1795 人死亡，2337 人存活，229 人失访。3 年全因死亡率为 41.2%，失访率为 5.3%。无论男性还是女性，BMI 上三分位数组 3 年全因死亡风险均显著高于中、下三分位数组（$P < 0.001$）（图 7-7）。

表7-5　研究对象基线特征情况描述

基线特征	男 (n = 1872)	女 (n = 2489)	合计 (n = 4361)	P 值
年龄（岁，mean ±SD）	90.3±6.7	93.0±7.9	91.8±7.5	<0.001
身高（cm，mean ±SD）	161.5±8.5	147.9±8.8	153.7±11.0	<0.001
体重（kg，mean ±SD）	54.9±11.7	44.9±10.7	49.2±12.2	<0.001
BMI（kg/m², mean ±SD）	20.8±3.4	20.2±3.7	20.5±3.6	<0.001
BMI 分类				<0.001
低体重	475 （25.4%）	895 （36.0%）	1370 （31.4%）	
正常体重	1100 （58.8%）	1208 （48.6%）	2308 （53.0%）	
超重或肥胖	296 （15.8%）	383 （15.4%）	679 （15.6%）	
居住地				0.003
城市	753 （40.2%）	1113 （44.7%）	1866 （42.8%）	
农村	1119 （59.8%）	1376 （55.3%）	2495 （57.2%）	
受教育年限（mean ±SD）	3.2±3.8	0.7±3.2	1.8±3.2	<0.001
饮酒	465 （24.8%）	237 （9.5%）	702 （16.1%）	<0.001
吸烟	548 （29.3%）	148 （6.0%）	696 （16.0%）	<0.001
ADL 失能	553 （29.5%）	1007 （40.5%）	1560 （35.8%）	<0.001
认知功能受损	379 （20.2%）	955 （38.4%）	1334 （30.6%）	<0.001
高血压	909 （48.6%）	1301 （52.3%）	2210 （50.7%）	0.015
糖尿病	55 （2.9%）	74 （3.0%）	129 （3.0%）	0.946
心血管疾病	235 （12.6%）	325 （13.1%）	560 （12.8%）	0.622
脑卒中和其他脑血管疾病	161 （8.6%）	148 （5.9%）	309 （7.1%）	0.001
呼吸系统疾病	308 （16.5%）	272 （10.9%）	580 （13.3%）	<0.001
癌症	18 （1.0%）	17 （0.7%）	35 （0.8%）	0.308

注：男性与女性两组间比较时，连续型变量用非配对 t 检验，分类变量用 χ² 检验。

资料来源：Lv 等（2018b）

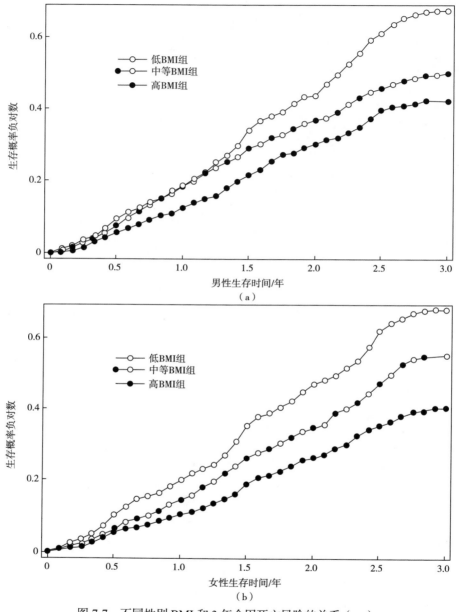

图 7-7　不同性别 BMI 和 3 年全因死亡风险的关系（一）

资料来源：Lv 等（2018b）

2. BMI 与死亡风险的关系

在 Cox 比例风险回归模型结合惩罚样条函数分析中，基于 AIC 确定男性和女性的 BMI 与死亡率之间的线性关联（线性关联的 AIC 低于非线性，男女性线性关联的 P 值低于 0.001）（图 7-8）。调整后的模型，BMI 每增加 1 个单位，男性的全因死亡风险减少 5.0%[HR（95%CI）：0.950（0.929 ~ 0.972）]，女性的全因死亡风险减少 4.0%[HR（95%CI）：0.960（0.943 ~ 0.977）]（表 7-6）。调整后模型结果表明，与低体重组相比，正常体重组和超重与肥胖组的死亡风险较低：男性 HR（95%CI）为 0.71（0.60 ~ 0.83）和 0.60（0.47 ~ 0.76），女性 HR（95%CI）为 0.80（0.70 ~ 0.91）和 0.79（0.64 ~ 0.96）。与 BMI 上三分位数的研究对象相比，BMI 中、下三分位数的研究对象具有较高的死亡风险：男性 BMI 中三分位数和低三分位数组的 HR（95%CI）分别为 1.23（1.02 ~ 1.48）和 1.53（1.28 ~ 1.82）（趋势检验 P 值 < 0.001）；女性这两组的 HR（95%CI）分别为 1.21（1.03 ~ 1.41）和 1.35（1.15 ~ 1.58）（所有趋势检验 P < 0.001）。

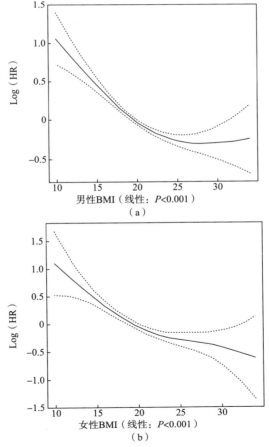

图 7-8　不同性别 BMI 和 3 年全因死亡风险的关系（二）

资料来源：Lv 等（2018b）

表7-6　　不同BMI分类的3年全因死亡风险[HR（95% CI）]

类别	基础模型*		调整模型#		倾向性评分 PSM#	
	男（n = 1872）	女（n = 2489）	男（n = 1872）	女（n = 2489）	男（n = 1455）	女（n = 1896）
连续变量						
每升高 1 kg/m²	0.947	0.934	0.950	0.960	0.938	0.966
	（0.926 ~ 0.968）	（0.918 ~ 0.951）	（0.929 ~ 0.972）	（0.943 ~ 0.977）	（0.914 ~ 0.962）	（0.947 ~ 0.985）
按照指南推荐分类						
低体重（< 18.5kg/m²）	1.00	1.00	1.00	1.00	1.00	1.00
正常体重（18.5 ~ 23.9kg/m²）	0.68	0.70	0.71	0.80	0.66	0.85
	（0.58 ~ 0.80）	（0.61 ~ 0.80）	（0.60 ~ 0.83）	（0.70 ~ 0.91）	（0.55 ~ 0.79）	（0.73 ~ 0.98）
超重与肥胖（≥ 24.0kg/m²）	0.58	0.62	0.60	0.79	0.54	0.85
	（0.46 ~ 0.73）	（0.51 ~ 0.75）	（0.47 ~ 0.76）	（0.64 ~ 0.96）	（0.41 ~ 0.71）	（0.68 ~ 1.05）
趋势性检验 P 值	< 0.001	< 0.001	< 0.001	0.001	< 0.001	0.013
按照三分位数分类 ᵃ						
T1	1.58	1.71	1.53	1.35	1.50	1.29
	（1.33 ~ 1.88）	（1.47 ~ 1.99）	（1.28 ~ 1.82）	（1.15 ~ 1.58）	（1.23 ~ 1.83）	（1.09 ~ 1.54）
T2	1.21	1.36	1.23	1.21	1.23	1.12
	（1.01 ~ 1.45）	（1.17 ~ 1.60）	（1.02 ~ 1.48）	（1.03 ~ 1.41）	（1.01 ~ 1.52）	（0.94 ~ 1.32）
T3	1.00	1.00	1.00	1.00	1.00	1.00
趋势性检验 P 值	< 0.001	< 0.001	< 0.001	< 0.001	< 0.001	0.004

*基础模型：未纳入协变量进行调整。

#调整模型：纳入年龄、居住地、受教育年限、饮酒情况、吸烟情况、ADL 失能、认知功能受损、高血压、糖尿病、心血管疾病、脑卒中和其他脑血管疾病、呼吸系统疾病和癌症进行调整。

a 三分位数分类：T1 为下三分位数，T2 为中三分位数，T3 为上三分位数。男性分别为<19.1 kg/m²、19.1 ~ 22.0 kg/m² 和>22.0 kg/m²，女性分别为<18.2 kg/m²、18.2 ~ 21.4 kg/m² 和>21.4 kg/m²。

资料来源：Lv 等（2018b）

3. 敏感性分析和亚组分析

敏感性分析时，在排除基线调查后一年内死亡者、失访者或将失访者随访时间定为 1.5 年后，所有的分析结果均与之前保持一致。当使用 PSM 来平衡 BMI 三组间的混杂因素时，结果没有明显改变（表 7-6）。

BMI 与大部分协变量对死亡风险的影响没有显著的交互作用；无论分性别分析还是合计分析，BMI 与死亡风险之间均存在反向关联。虽然 BMI 与年龄组、吸烟情况、心血管疾病患病情况存在交互作用（$P < 0.05$），但在所有这些亚组中均观察到相似的结果，即 BMI 较低组的死亡风险较高。

7.3.3　BMI 与死亡关系的可能解释

BMI 与死亡风险的反向关联可能是多种原因造成的，包括反向因果关联、选择偏倚、生存偏倚、营养不良-炎症综合效应、内毒素-脂蛋白假说、肌肉量、有毒物质蓄积等（Oreopoulos et al.，2009）。其中反向因果关联和选择偏倚可能是主要原因。高龄老人比中年人和年轻老人有更高的健康风险，因此较高的 BMI 表现出的较低的死亡风险仅代表了无严重疾病与死亡风险之间的关系。较低的 BMI 可能导致传染性疾病或功能受损，继而导致死亡，而传染病和功能受损与 BMI 有共同的危险因素。但是，本节研究采用敏感性分析和 PSM 方法以尽可能控制反向因果偏倚和选择偏倚，发现 BMI 与死亡风险的反向关联仍然存在。

高龄老人的 BMI 低于中年人及年轻老人。高龄老人肌肉质量和肌肉力量的改变可以解释一部分 BMI 与死亡的反向关联。因为 BMI 较低的高龄老人患肌少症风险更高，他们较少参加社会活动，所以骨质流失和认知功能下降的风险较高，可能使其死亡风险较高。脂肪组织含有大量多能干细胞，有利于组织的再生，且脂肪组织为体内有毒亲脂性化学物质提供了一个相对安全的储存场所，也可解释一部分 BMI 与死亡风险的关系。

本节的研究有几个优势：第一，样本量较大，且采用前瞻性队列研究设计，足够分别分析 80～89 岁老人、90～99 岁老人和百岁老人这 3 个年龄组 BMI 与死亡的关系。第二，BMI 的测量是客观的，而不是自我报告的。第三，在方法学上，探索 Cox 比例风险模型结合惩罚样条函数、PSM、多种敏感性分析等方法以阐明 BMI 与死亡风险的反向关联，结果较为稳健。

本节的研究也存在一定局限性：第一，每名研究对象的 BMI 仅在基线和随访结局时分别测量 1 次，没有考虑终身暴露的变化情况，可能对结果造成偏倚。第二，高龄老人可能因为骨质疏松或驼背，而使其身高被低估，从而导致 BMI 被高估。第三，未收集死亡原因，高龄老人可能患有各种慢性病，很难评估其根本死亡原因，特别是在家死亡而不是在医院死亡的研究对象更难以追踪到死因。本节研究的结果可能不适用于中国高龄老人以外的其他群体。

7.4　结　　语

对于 80 岁及以上的高龄老人来说，较高的 BMI 具有较低的 ADL 失能风险和较低的死亡风险。低体重的高龄老人具有较高的认知受损风险。BMI 与 ADL 失能、认知受损和死亡的这种反向关联提示，目前国内外推荐的高龄老人 BMI 风险阈值可能需要被重新审视。预防高龄老人的 ADL 失能和死亡应更多地关注体重不足问题，而不是超重或肥胖问题。并且，BMI 在不同年龄、性别和种族中差异显著，很有必要制定针对亚洲人群和分性别的 BMI 推荐指南。

参 考 文 献

陈奕锜，杨雪，邓欣如，等，2017. 老年肥胖对认知功能影响的研究进展. 中华糖尿病杂志，9（1）：58-60.

李金凤，胡飞，欧阳贤凤，2013. 贫血对高龄女性认知功能的影响. 临床合理用药杂志，6（30）：99-100.

李静，李月春，王宝军，等，2014. 慢性肾脏病对认知功能障碍影响的 Meta 分析. 疾病监测与控制，8（12）：753-756.

卢艳慧，陆菊明，王淑玉，等，2011. 老年人群代谢异常与认知功能的相关性研究. 中华老年心脑血管病杂志，13（12）：1073-1075.

罗杰斯，殷召雪，吕跃斌，等，2016. 中国长寿地区老年人超敏 C 反应蛋白与日常生活活动能力的关系. 中华预防医学杂志，50（7）：605-610.

吕跃斌，殷召雪，罗杰斯，等，2015. 中国长寿地区高龄老年人贫血及其 3 年死亡风险关系的研究. 中华流行病学杂志，（7）：682-686.

施小明，吕跃斌，殷召雪，等，2016. 中国长寿地区 80 岁以上高龄老人血脂比值与死亡风险的关联研究. 中华预防医学杂志，50（7）：594-599.

施小明，殷召雪，钱汉竹，等，2010. 我国长寿地区百岁老人慢性病及有关健康指标研究. 中华预防医学杂志，44（2）：101-107.

王卓群，张梅，赵艳芳，等，2014. 中国老年人群低体重营养不良发生率及 20 年变化趋势. 疾病监测，29（6）：477-480.

殷召雪，王静雷，吕跃斌，等，2016. 中国 8 个长寿地区 65 岁及以上老年人群血浆白蛋白水平与认知功能关系的研究. 中华流行病学杂志，37（10）：1323-1326.

张娟，吕跃斌，殷召雪，等，2017. 中国长寿地区 65 岁及以上老年人 BMI 与认知功能受损发生风险的关系. 中华预防医学杂志，51（11）：1019-1023.

中国肥胖问题工作组，2004. 中国成人超重和肥胖症预防与控制指南（节录）. 营养学报，（1）：1-4.

中华人民共和国国家统计局，2019. 中华人民共和国 2018 年国民经济和社会发展统计公报. http://www.stats.gov.cn/tjsj/zxfb/201902/t20190228_1651265.html[2019-02-28].

Al Snih S，Graham J E，Kuo Y F，et al.，2010. Obesity and disability：relation among older adults living in Latin America and the Caribbean. American Journal of Epidemiology，171（12）：1282-1288.

Anstey K J，Cherbuin N，Budge M，et al.，2011. Body mass index in midlife and late-life as a risk factor for dementia：a meta-analysis of prospective studies. Obesity Reviews，12（5）：e426-e437.

Atti A R，Palmer K，Volpato S，et al.，2008. Late-life body mass index and dementia incidence：

nine-year follow-up data from the Kungsholmen project. Journal of the American Geriatrics Society, 56（1）: 111-116.

Backholer K, Pasupathi K, Wong E, et al., 2012. The relationship between body mass index prior to old age and disability in old age. International Journal of Obesity, 36（9）: 1180-1186.

Berlinger W G, Potter J F, 1991. Low body mass index in demented outpatients. Journal of the American Geriatrics Society, 39（10）: 973-978.

Beydoun M A, Lhotsky A, Wang Y, et al., 2008. Association of adiposity status and changes in early to mid-adulthood with incidence of Alzheimer's disease. American Journal of Epidemiology, 168（10）: 1179-1189.

Burns A, Marsh A, Bender D A, 1989. Dietary intake and clinical, anthropometric and biochemical indices of malnutrition in elderly demented patients and non-demented subjects. Psychological Medicine, 19（2）: 383-391.

Cheng F W, Gao X, Mitchell D C, et al., 2016. Body mass index and all-cause mortality among older adults. Obesity, 24（10）: 2232-2239.

Darsie B, Shlipak M G, Sarnak M J, et al, 2014. Kidney function and cognitive health in older adults: the Cardiovascular Health Study. American Journal of Epidemiology, 180（1）: 68-75.

Deschamps V, Astier X, Ferry M, et al., 2002. Nutritional status of healthy elderly persons living in Dordogne, France, and relation with mortality and cognitive or functional decline. European Journal of Clinical Nutrition, 56（4）: 305-312.

Fang E F, Scheibye-Knudsen M, Jahn H J, et al., 2015. A research agenda for aging in China in the 21st century. Ageing Research Reviews, 24（Pt B）: 197-205.

Fitzpatrick A L, Kuller L H, Lopez O L, et al., 2009. Midlife and late-life obesity and the risk of dementia: cardiovascular health study. Archives of Neurology, 66（3）: 336-342.

Folstein M F, Folstein S E, McHugh P R, 1975. "Mini-mental state": a practical method for grading the cognitive state of patients for the clinician. Journal of Psychiatric Research, 12（3）: 189-198.

Gadalla T M, 2010. Relative body weight and disability in older adults: results from a national survey. Journal of Aging and Health, 22（4）: 403-418.

Guallar-Castillón P, Sagardui-Villamor J, Banegas J R, et al., 2007. Waist circumference as a predictor of disability among older adults. Obesity （Silver Spring）, 15（1）: 233.

Gustafson D, Rothenberg E, Blennow K, et al., 2003. An 18-year follow-up of overweight and risk of Alzheimer disease. Archives of Internal Medicine, 163（13）: 1524-1528.

Jenkins K R, 2004. Obesity's effects on the onset of functional impairment among older adults. The Gerontologist, 44（2）: 206-216.

Jeong S K, Nam H S, Son M H, et al., 2005. Interactive effect of obesity indexes on cognition. Dementia and Geriatric Cognitive Disorders, 19（2/3）: 91-96.

Jia J, Wang F, Wei C, et al., 2014a. The prevalence of dementia in urban and rural areas of China. Alzheimer's & Dementia, 10（1）: 1-9.

Jia J, Zhou A, Wei C, et al., 2014b. The prevalence of mild cognitive impairment and its etiological subtypes in elderly Chinese. Alzheimer's & Dementia, 10（4）: 439-447.

Lapane K L, Gambassi G, Landi F, et al., 2001. Gender differences in predictors of mortality in nursing home residents with AD. Neurology, 56（5）: 650-654.

Larrieu S, Pérès K, Letenneur L, et al., 2004. Relationship between body mass index and different domains of disability in older persons: the 3C study. International Journal of Obesity and Related Metabolic Disorders, 28（12）: 1555-1560.

Loef M, Walach H, 2013. Midlife obesity and dementia: meta-analysis and adjusted forecast of dementia prevalence in the United States and China. Obesity（Silver Spring）, 21（1）: E51-E55.

Lv Y B, Liu S, Yin Z X, et al., 2018b. Associations of body mass index and waist circumference with 3-year all-cause mortality among the oldest old: evidence from a Chinese community-based prospective cohort study. Journal of the American Medical Directors Association, 19（8）: 672-678.

Lv Y B, Yuan J Q, Mao C, et al., 2018a. Association of body mass index with disability in activities of daily living among Chinese adults 80 years of age or older. JAMA Network Open, 1（5）: e181915.

Na Y M, Park H A, Kang J H, et al., 2011. Obesity, obesity related disease, and disability. Korean Journal of Family Medicine, 32（7）: 412-422.

Oreopoulos A, Kalantar-Zadeh K, Sharma A M, et al., 2009. The obesity paradox in the elderly: potential mechanisms and clinical implications. Clinics in Geriatric Medicine, 25: 643-659.

Stewart R, Masaki K, Xue Q L, et al., 2005. A 32-year prospective study of change in body weight and incident dementia: the Honolulu-Asia Aging Study. Archives of Neurology, 62（1）: 55-60.

Suemoto C K, Gilsanz P, Mayeda E R, et al., 2015. Body mass index and cognitive function: the potential for reverse causation. International Journal of Obesity, 39（9）: 1383-1389.

Sullivan D H, 1995. The role of nutrition in increased morbidity and mortality. Clinics in Geriatric Medicine, 11（4）: 661-674.

Sullivan D H, Sun S, Walls R C, et al., 1999. Protein-energy undernutrition among elderly hospitalized patients: a prospective study. JAMA, 281（21）: 2013-2019.

Tombaugh T N, McIntyre N J, 1992. The mini-mental state examination: a comprehensive review. Journal of the American Geriatrics Society, 40（9）: 922-935.

World Health Organization, 2011. World report on disability. https://www.who.int/disabilities/world_report/2011/en/[2019-12-10].

第8章 腰围与老年健康[①]

8.1 引　言

随着人口老龄化进程不断加快，老年人失能已经成为一个重要的健康问题和社会问题，世界卫生组织估计全球约 6.5 亿人处于失能状态。ADL 失能是失能最严重的阶段之一，确定 ADL 失能的危险因素对预防和控制失能至关重要，而腰围（waist circumference，WC）作为 ADL 失能和死亡的重要影响因素之一，近年来得到了越来越多研究者的关注。与 BMI 相比，WC 不仅是反映机体腹部脂肪的最佳指标，还能评价体重状况和营养健康状况，与老年人的健康密切相关。许多横断面或前瞻性研究均已发现肥胖和 ADL 失能之间的关联，BMI 与 WC 均为反映肥胖的指标，哪一个指标能更好地预测 ADL 失能尚不清楚。一些研究者发现 BMI 和 WC 均与 ADL 相关（Chen and Guo，2008），应同时使用 WC 和 BMI 评估老年人的 ADL 失能，而其他研究仅在女性中发现 WC 与 ADL 失能相关（Nam et al.，2012；Houston et al.，2005），或 WC 仅与特定的 ADL 失能相关（Na et al.，2011；Guallar-Castillón et al.，2007）。此外，既往研究较少关注低 WC 与 ADL 失能之间关系，两者的关系尚不清楚（Gadalla，2010；Larrieu et al.，2004）。既往研究多关注年轻老年人（65～79 岁），WC 与 ADL 失能的研究结果是否适用于高龄老人（80 岁及以上老年人）仍不清楚。另外，既往研究多集中于发达国家，研究结果能否外推到发展中国家仍需进一步验证。

在一般成年人中，较高的 WC 是全因死亡的独立危险因素（Afzal et al.，2016；Stevens et al.，1998）。在机体老化过程中，老年人群肌肉质量下降，身体成分重塑（Cruz-Jentoft et al.，2010），高 WC 水平与死亡风险的关联随年龄升高而减弱（Stevens et al.，1998；Thinggaard et al.，2010），甚至有研究发现老年人中高 WC

---

① 本章作者：康琪（吉林大学公共卫生学院硕士，中国疾病预防控制中心环境与健康相关产品安全所）；殷召雪（中国疾病预防控制中心慢病和老龄健康管理处研究员）；俞琼（吉林大学公共卫生学院教授）。

水平与低死亡风险相关联（Flegal et al.，2013）。已有的国内外指南推荐 18 岁及以上的成年人采用相同的 WC 水平定义中心性肥胖（World Health Organization，2000；Xu et al.，2013；Jensen et al.，2014；National Institute for Health and Care Excellence，2014），但该指南是否适用于老年人仍存在争议。在高龄老人中，WC 可能是更准确反映肥胖的指标（Nybo et al.，2003；Mattila et al.，1986；Dahl et al.，2013；Samper-Ternent et al.，2012）。以往关于 WC 与死亡风险的研究主要存在以下局限性：①WC 作为高龄老人死亡风险预测指标的有效性尚未得到证实；②以往研究多关注北美和欧洲人，他们与亚洲人体型不同，因此研究结果不一定适用于亚洲人群；③多数研究样本量较小（小于 1000 人）；④使用自报 WC 进行分析，可能存在错分偏倚；⑤以往研究较少关注 WC 与死亡风险相关联的性别差异和年龄差异。

为更好地阐释 WC 与高龄老人功能状况和死亡的关系，本章基于 CLHLS 数据，分别对 WC 与高龄老人 ADL 失能以及全因死亡风险关系进行了描述和解释。

8.2　腰围与老年人功能状态的关系

8.2.1　研究方法

1. 研究对象

研究对象为 2011 年开展的第六次 CLHLS 的高龄老人。2011 年 CLHLS 共纳入 9765 名研究对象，共计 6530 名高龄老人。排除了 ADL 和 WC 等关键变量缺失的研究对象，最终样本量为 5495 名高龄老人，其中包括 2303 名男性和 3192 名女性。本节研究经过北京大学生物医学伦理委员会批准，并获得所有研究对象（或其代理人）的书面知情同意。

2. 因变量

采用 Katz 指数评定高龄老人 ADL 是否失能（Katz et al.，1963）。现场调查人员询问研究对象在以下活动中是否遇到困难或需要帮助：洗澡、穿衣、进食、室内活动、如厕和控制大小便。若研究对象进行上述任何一项活动有困难，为 ADL 失能。

3. 协变量

协变量包括社会人口学信息（年龄、民族、教育程度和婚姻状况），行为和生活方式（居住方式、吸烟、饮酒、锻炼身体、休闲活动），心理弹性和健康状况（包括自我感觉健康状况，认知功能，SBP，DBP，心脏病，脑血管疾病，呼吸系统疾病，癌症和关节疾病）。如果研究对象不能回答问题（除了用于测量认知功能的问题），可以由最熟悉研究对象生活状况的成年家庭成员代为回答。没有接受过任何教育定义为"未受教育"，接受过正规教育一年及以上定义为"受教育"。目前处于已婚状态，其婚姻状况为"有配偶"；离婚、丧偶或从未结过婚定义为"无配偶"。居住方式分为"独居"和"与他人同住"。锻炼身体包括散步、打球、跑步和练气功。休闲活动包括户外活动、种花、读书、养宠物、打牌、看电视、听广播和参加社交活动。用 1～5 分的量表代表参加每一种休闲活动的频率，分别代表"总是"、"经常"、"有时"、"很少"和"从不"，研究中将"总是"和"经常"定义为"是"，把"有时"、"很少"和"从不"定义为"否"。心理弹性通过老年人应对和调整的简化弹性得分（simplified resilience score，SRS）评估，SRS 基于调查中与弹性有关的七个问题，这些问题反映了个人韧性、乐观、应对消极情绪、安全感和自我控制；总 SRS 得分范围在 0～22 分，≥16 分定义为弹性强。认知功能采用 MMSE 测量，MMSE 得分范围在 0～30 分，得分 < 18 分定义为认知功能受损。体格检查由医务人员完成，SBP 和 DBP 值均为两次测量后所得平均值。

4. 统计分析

在男性和女性中分开进行统计分析，连续性变量采用方差分析，分类变量采用 χ^2 检验。采用广义相加模型（generalized additive models，GAM）研究 WC 与 ADL 失能的关系。GAM 是广义线性模型的一个扩展，使用样条平滑函数 $f(x)$ 指定一个或多个预测变量。与广义线性模型相比，GAM 的显著优点是 $f(x)$ 函数依照数据处理的灵活性，可根据性别分层分析的 GAM 结果确定 WC 的风险切点。根据研究对象 WC 的三分位数分别在风险切点前后进行分组，在切点前将 WC 分为最低水平、较低水平和低水平三组；在切点后分为高水平、较高水平和最高水平。采用 Logistic 回归分析 WC 与 ADL 的相关性，分别计算 OR 和 95% CI。共采用 3 个调整模型：模型 1 调整社会人口学变量；模型 2 进一步调整行为和生活方式变量以及心理弹性；最终模型为模型 3，进一步调整健康状态等相关变量。所有统计分析均采用 SAS 9.2。$P < 0.05$ 为差异有统计学意义，所有检验均为双侧检验。

8.2.2　主要研究结果

如表 8-1 所示，ADL 失能的研究对象年龄更大，文盲和无配偶的比例更高，锻炼身体和参加休闲活动的比例更低，自我评价健康、心理弹性和认知功能更差，慢性病患病率更高。如图 8-1 所示，对男性研究对象进行 GAM 平滑模型分析显示 WC 与 ADL 失能存在非线性关联（$P < 0.05$），WC 与 ADL 失能的风险切点为 75 cm。如图 8-2 所示，女性 WC 与 ADL 失能同样存在非线性关联（$P < 0.05$），WC 与 ADL 失能的风险切点为 80 cm。在未调整模型和模型 1 中，与低 WC 组相比最低组的 ADL 失能风险增加，再进一步调整其他变量后这一关联不再显著。在 WC 75 cm 及以上的男性人群中，WC 最高的三分位数组与 ADL 失能显著相关（$P < 0.05$）；OR（95% CI）从未调整模型的 1.42（1.10 ~ 1.83）变为模型 3 中的 2.01（1.44 ~ 2.82）（表 8-2）。在 WC 值小于 80 cm 的女性研究对象中，无论模型是否调整，WC 值最低三分位数组与 ADL 失能均显著相关（$P < 0.05$）。WC 为 80 cm 及以上的研究对象中未发现 WC 与 ADL 失能存在统计学关联（$P > 0.05$）（表 8-3）。

表8-1　ADL正常与失能研究对象基本特征

项目	男性		女性	
	ADL 正常	ADL 失能	ADL 正常	ADL 失能
n	1674	629	1965	1227
年龄（岁，mean ± SD）	89.3 ± 6.4	93.4 ± 6.9[*]	91.6 ± 7.6	97.0 ± 7.4
年龄组				
80 ~ 89 岁	977（58.4%）	208（33.1%）	917（46.7%）	236（19.2%）
90 ~ 99 岁	576（34.4%）	296（47.1%）	676（34.4%）	459（37.4%）
≥100 岁	121（7.2%）	125（19.9%）	372（18.9%）	532（43.4%）
未受教育	593（35.4%）	254（40.4%）[*]	1489（75.8%）	1045（85.2%）[*]
有配偶	735（43.9%）	219（34.8%）[*]	278（14.2%）	83（6.8%）[*]
独居	326（19.5%）	56（8.9%）[*]	479（24.4%）	117（9.5%）[*]
吸烟	515（30.8%）	133（21.1%）[*]	105（5.3%）	66（5.4%）
饮酒	452（27.0%）	113（18.0%）[*]	182（9.3%）	93（7.6%）
锻炼身体	693（41.4%）	136（21.6%）[*]	615（31.3%）	152（12.4%）[*]
休闲活动	1537（91.8%）	390（62.0%）[*]	1661（84.5%）	552（44.9%）[*]
自报健康状况良好	808（48.3%）	210（33.4%）[*]	868（44.2%）	405（33.0%）[*]
高心理弹性	938（56.0%）	239（38.0%）[*]	853（43.4%）	323（26.3%）[*]
认知功能受损	1518（90.9%）	599（95.4%）[*]	1864（94.9%）	1203（98.1%）[*]
心脏病	271（16.2%）	151（24.0%）[*]	299（15.2%）	223（18.2%）[*]
脑血管疾病	196（11.7%）	138（21.9%）[*]	184（9.4%）	195（15.9%）[*]
呼吸系统疾病	288（17.2%）	153（24.3%）[*]	235（11.9%）	184（15.0%）[*]
关节疾病	217（12.9%）	108（17.2%）[*]	318（16.2%）	203（16.5%）
癌症	96（5.7%）	50（8.0%）	84（4.3%）	79（6.4%）[*]

续表

项目	男性		女性	
	ADL 正常	ADL 失能	ADL 正常	ADL 失能
SBP/mmHg	136.9（20.5%）	131.5（18.9%）*	140.2（22.3%）	135.2（22.7%）*
DBP/mmHg	79.9（12.2%）	79.1（11.9%）	80.5（12.9%）	79.9（13.2%）
WC/cm	81.4（10.2%）	82.46（12.0%）*	79.3（11.4%）	76.7（11.9%）*
BMI/（kg/m²）	20.6（3.4%）	20.8（3.9%）	20.2（3.9%）	19.4（3.9%）*

*$P < 0.05$。

注：n（占比）用来描述年龄组、未受教育、有配偶、独居、吸烟、饮酒、锻炼身体、休闲活动、自报健康状况良好、高心理弹性、认知功能受损、心脏病、脑血管疾病、呼吸系统疾病、关节疾病、癌症，采用 χ^2 检验进行两组间的比较。采用 t 检验对年龄、SBP、DBP、WC、BMI 等连续变量进行比较。

资料来源：Yin 等（2014）

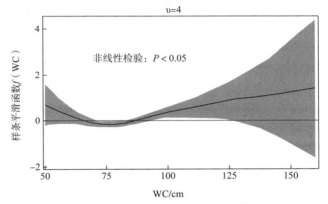

图 8-1　男性高龄老人 WC 与 ADL 失能的关联

资料来源：Yin 等（2014）

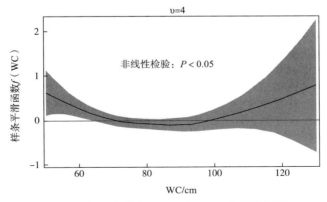

图 8-2　女性高龄老人 WC 与 ADL 失能的关联

资料来源：Yin 等（2014）

表8-2　男性高龄老人WC与ADL失能风险的关联[a]

变量	未调整模型	模型1	模型2	模型3
WC（<75cm，n=579）				
最低水平	1.57（1.01～2.46）	1.61（1.01～2.56）	1.28（0.73～2.25）	1.16（0.64～2.09）
中等低水平	1.10（0.71～1.72）	1.05（0.67～1.66）	0.89（0.51～1.54）	0.91（0.50～1.65）
低水平	1.00	1.00	1.00	1.00
WC（≥75cm，n=1724）				
高水平	1.00	1.00	1.00	1.00
中等高水平	1.06（0.80～1.39）	1.04（0.78～1.38）	1.14（0.80～1.60）	1.22（0.85～1.75）
最高水平	1.42（1.10～1.83）	1.50（1.15～1.96）	1.94（1.40～2.67）	2.01（1.44～2.82）

a 计算OR（95%CI）时分别以"低水平"和"高水平"组作为参照组。

注：WC范围，最低水平51（含）～68 cm，中等低水平68（含）～72 cm，低水平72（含）～75 cm；高水平75（含）～81 cm，中等高水平81（含）～88 cm，最高水平88（含）～160 cm。模型1，调整年龄、教育程度、民族、婚姻状况；模型2，进一步调整居住方式、吸烟、饮酒、锻炼身体、休闲活动、心理弹性；模型3，进一步调整自评健康状况、认知功能、SBP、DBP、心脏病、脑血管疾病、呼吸系统疾病、癌症和关节疾病。

资料来源：Yin等（2014）

表8-3　女性高龄老人WC与ADL失能风险的关联[a]

变量	未调整模型	模型1	模型2	模型3
WC（<80 cm，n=1774）				
最低水平	1.68（1.33～2.12）	1.49（1.16～1.90）	1.47（1.07～2.03）	1.47（1.06～2.04）
中等低水平	1.25（0.99～1.57）	1.22（0.95～1.56）	1.22（0.89～1.68）	1.19（0.86～1.65）
低水平	1.00	1.00	1.00	1.00
WC（≥80cm，n=1418）				
高水平	1.00	1.00	1.00	1.00
中等高水平	0.85（0.64～1.12）	0.90（0.67～1.22）	0.94（0.66～1.35）	0.92（0.64～1.33）
最高水平	0.76（0.59～0.99）	0.98（0.74～1.31）	1.02（0.72～1.43）	0.98（0.69～1.41）

a 计算OR（95%CI）时分别以"低水平"和"高水平"组作为参照组。

注：WC范围，最低水平51（含）～68 cm，中等低水平68（含）～72 cm，低水平72（含）～75 cm；高水平75（含）～81 cm，中等高水平81（含）～88 cm，最高水平88（含）～160 cm。模型1，调整年龄、教育程度、民族、婚姻状况；模型2，进一步调整居住方式、吸烟、饮酒、锻炼身体、休闲活动、心理弹性；模型3，进一步调整自评健康状况、认知功能、SBP、DBP、心脏病、脑血管疾病、呼吸系统疾病、癌症和关节疾病。

资料来源：Yin等（2014）

8.2.3　WC 与 ADL 失能关系的可能解释

与其他研究一致，本节在男性和女性高龄老人研究中发现高水平的 WC 增加 ADL 失能风险（Reynolds and Mcilvane，2009；Armour et al.，2013）。可能的解释为 WC 升高可增加慢性病患病风险进而导致 ADL 失能；高 WC 水平与人体机动性和身体机能下降存在关联（Vincent et al.，2010）；高 WC 水平可能对个体关节造成损害（Corbeil et al.，2001），进而影响 ADL；高 WC 水平与机体炎症和氧化应激有关（Mathieu et al.，2010），从而降低肌肉质量（Ferrucci et al.，2002）和握力（Howard et al.，2007），进而导致虚弱（Hubbard and Woodhouse，2010）和身体机能下降（Brinkley et al.，2009；Backholer et al.，2012）。

　　本节结果呈现的性别差异可能存在以下两种解释。一种解释是女性的身体功能状态比同龄男性相对较弱（Crimmins et al.，2011），在营养不良或疾病状况下女性 WC 值最低时 ADL 失能风险高于男性，这可能是女性 ADL 失能患病风险较高的原因（Merrill et al.，1997）。另一种解释为机体老化过程中，老年人机体脂肪再分布，且男女机体脂肪再分布存在差异。男性比女性更容易储存内脏脂肪（Power and Schulkin，2008；Lemieux et al.，1993），内脏脂肪可对健康造成更大危害导致 ADL 失能，从而使 WC 较高的男性高龄老人 ADL 失能风险高于女性。

　　本节介绍的研究存在一定的局限性。首先，本节为横断面研究，因果推断能力较弱，WC 与 ADL 可能存在双向关联，本节发现高 WC 水平可能是导致 ADL 失能的原因，但有研究发现 ADL 失能者也可能会增加中心性肥胖的风险（Dixon-Ibarra and Horner-Johnson，2014；Yamaki，2005）。其次，本节很多指标为研究对象自报，并不是客观测量指标。

　　本节研究的优势在于利用大样本量使用 GAM 来探讨 WC 与 ADL 失能之间的关系，从而避免了在缺乏证据的情况下假设两者之间存在线性关联。此外，还分性别进行统计分析，有助于揭示肥胖与 ADL 失能之间的性别差异。

8.3　腰围与老年人死亡风险

8.3.1　研究方法

1. 研究对象

2011 年第六次 CLHLS 共纳入 7328 名老年人。排除 2437 名年龄≤79 岁的老年人，43 名有不正确的死亡日期的老年人和 487 名 BMI 和（或）WC 值缺失的老年人，最终纳入老年人 4361 名（包括 1872 名男性和 2489 名女性，其中 80～89 岁老年人 1935 名，90～99 岁老年人 1695 名，≥100 岁老年人 731 名）。本节研究得到了北京大学生物医学伦理委员会的批准，并获得所有研究对象（或其代理人）的书面知情同意。

2. 自变量

使用软尺测量 WC（单位：cm），测量时研究对象需轻便穿着，测量软尺位于最低肋骨与髂前上棘之间的水平。男性 WC≥85 cm 时为中心性肥胖，女性 WC≥80 cm 时为中心性肥胖。WC 三分位数：男性 WC 分为 < 78 cm，78（含）～ 86cm 和≥86 cm；女性的 WC 分为 < 73 cm，73（含）～ 83 cm 和≥83 cm。

3. 因变量

在 2014 年的随访调查中确定患者的生存状态，评估患者是否死亡以及死亡日期、是否完成调查、是否失访。无法联系到的研究对象定义为"失访"。研究对象 3 年后因存活或者失访被定义为删失数据。

4. 统计分析

采用多重插补法校正缺失数据，分别在男性和女性进行统计分析。采用 Kaplan-Meier 法评估 3 年全因死亡风险，并与 log-rank 检验进行比较。利用惩罚样条 Cox 比例风险回归模型将男性和女性的生存数据进行拟合，利用 AIC 探讨 WC 与死亡风险的关系是线性还是非线性（Lin et al.，2016）。WC 与死亡的关联性分别在单变量 Cox 比例风险回归模型和调整的模型中分析，调整变量包括年龄、居住地（城市或农村）、受教育年限、饮酒、吸烟、ADL 失能、认知功能受损、高血压、糖尿病、心血管疾病、脑卒中、脑血管疾病、呼吸系统疾病和癌症。WC 可作为连续变量，同时按照推荐值或三分位数对 WC 进行分类分析，统计结果分别用 HR 和 95%CI 进行描述。

敏感性分析指在随访中点（1.5 年）剔除所有失访者以评价研究对象失访对结果的影响。排除第一年的死亡研究对象是为了从分析中消除过早死亡，以减少与疾病性减肥相关的潜在方法学问题。此外，为了减少不平衡混杂因素对关联的影响，采用倾向性评分匹配进行重新分析。年龄、吸烟习惯、功能状态、共病和生存偏倚可能对结果造成影响，需进一步做分层分析。分层因素包括年龄（80～89 岁，90～99 岁，100 岁及以上）、吸烟状态、ADL 失能、认知功能受损、共病（糖尿病、心血管病、脑卒中、脑血管疾病和呼吸系统疾病），同时评估这些因素与 WC 的交互作用对死亡风险的影响。

8.3.2 研究结果

研究对象的平均 WC 为 80.3 cm，男性高于女性。随访 3 年后 1795 人死亡，2337 人存活，229 人失访；3 年全因死亡率为 41.2%，失访率为 5.3%。结果显示男性和女性 3 年全因死亡率分别为 40.7%、41.5%，并且 WC 越高调查对象 3 年全因死亡率越高（P < 0.001）（图 8-3）。

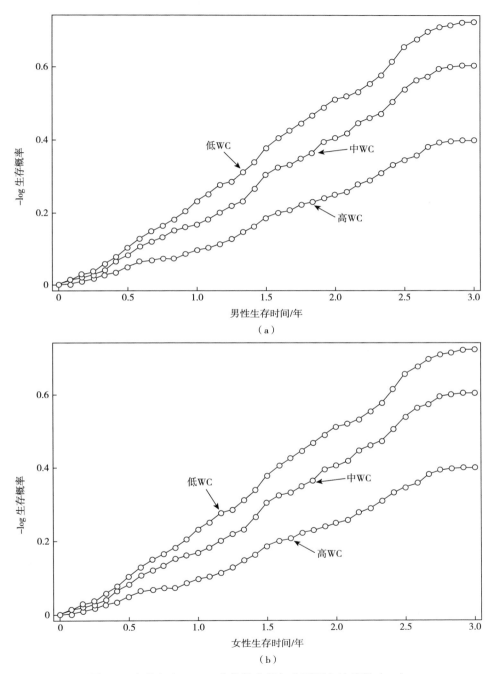

图 8-3　高龄老人 WC 三分位数分组与全因死亡的关联（一）

资料来源：Lv 等（2018）

　　带有惩罚样条的 Cox 模型基于 AIC 确定男性和女性高龄老人 WC 与死亡风险之间为线性关联（$P < 0.001$）（图 8-4）。调整混杂因素后，WC 每增加 1 cm 男性 3 年全因死亡风险下降 1.4%，女性 3 年全因死亡风险下降 1.3%。中心性肥胖的高龄老人死亡风险低于正常 WC 者：男性的 HR 值为 0.76（0.65 ~ 0.89），女性的 HR 值为 0.78（0.69 ~ 0.88）。与最高三分位数的研究对象相比，中等和最低三分位数的高龄老人死亡风险较高。男性 WC 中等和最低三分位数 HR 分别为 1.21（1.01 ~ 1.46）和 1.41（1.18 ~ 1.69）；女性 WC 中等和最低三分位数 HR 分别为 1.35（1.15 ~ 1.58）和 1.55（1.32 ~ 1.81）（趋势性检验：$P < 0.001$）。

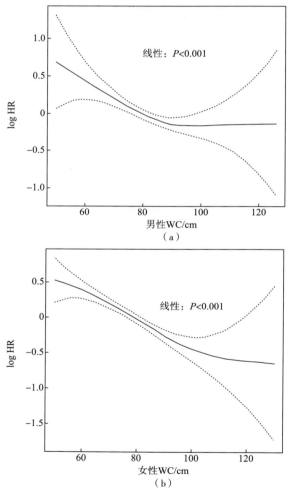

图 8-4　高龄老人 WC 三分位数分组与全因死亡的关联（二）

资料来源：Lv 等（2018）

在排除第一年死亡的研究对象或在研究开始 1.5 年后剔除随访数据丢失的研究对象后，所有结果均保持稳健。当使用倾向性评分来校正 3 组 WC 的混杂因素时结果并没有明显改变（表 8-4）。

表8-4　WC与3年全因死亡风险的关系

类别	未校正模型		校正模型 [a]		倾向性评分匹配	
	男 （n = 1872）	女 （n = 2489）	男 （n = 1872）	女 （n = 2489）	男 （n = 1455）	女 （n = 1896）
连续变量 每升高 1cm	0.986 （0.979~0.993）*	0.979 （0.974~0.985）**	0.986 （0.979~0.993）*	0.987 （0.982~0.992）**	0.986 （0.978~0.994）**	0.987 （0.982~0.993）**
非中心性 肥胖 [b]	1.00	1.00	1.00	1.00	1.00	1.00
中心性肥 胖 [c]	0.78 （0.67~0.91）**	0.67 （0.59~0.76）**	0.76 （0.65~0.89）**	0.78 （0.69~0.88）**	0.74 （0.63~0.88）**	0.79 （0.68~0.90）**
T1	1.37 （1.15~1.83）**	1.80 （1.55~2.10）**	1.41 （1.18~1.69）**	1.55 （1.32~1.81）**	1.49 （1.23~1.82）**	1.52 （1.28~1.80）**
T2	1.19 （0.99~1.42）	1.47 （1.26~1.72）**	1.21 （1.01~1.46）*	1.35 （1.15~1.58）**	1.23 （1.02~1.49）**	1.08 （0.92~1.27）**
T3	1.00	1.00	1.00	1.00	1.00	1.00
趋势性检 验 P 值	< 0.001	< 0.001	< 0.001	< 0.001	< 0.001	< 0.001

*P < 0.05；**P < 0.01。

a 调整变量：年龄、居住地、受教育年限、饮酒、吸烟、ADL 失能、认知功能受损、高血压、糖尿病、心血管疾病、脑卒中、脑血管疾病、呼吸系统疾病、癌症等。

b 非中心性肥胖以指南推荐值作为截断值。

c 中心性肥胖以 WC 的三分位数为截断值，T1、T2 和 T3 分别为下三分位数、中三分位数和上三分位数，男性分别为 WC < 78 cm、78（含）~ 86 cm、≥86 cm，女性分别为 WC < 73 cm、73（含）~ 83 cm、≥83 cm。

资料来源：Lv 等（2018）

8.3.3　WC 与死亡风险关系的可能解释

本节在高龄老人研究中发现 WC 与死亡风险之间为反向关联，以往在高龄老人或一般老年人的研究中也发现了其他心血管危险因素与健康结局的反向关联，如高胆固醇血症（Yamaki，2005）和高血压（Satish et al.，2001）可能会降低老年人的死亡风险，这种现象称为"危险因素悖论"。起初在晚期肾功能不全和血液透析患者中发现肥胖患者的死亡风险最低，这被称为"肥胖悖论"（Fleischmann et al.，1999）。后来在其他各种慢性消耗性疾病中也发现了"肥胖悖论"，如心血管疾病、癌症、艾滋病、呼吸系统疾病和肝硬化等疾病（Valentijn et al.，2013；Halabi et al.，2005；Rodolphe et al.，2000；Yamauchi et al.，2014；

Maharshi et al.，2015）。

WC 与死亡风险之间的反向关联可能存在的解释包括反向因果、选择偏倚、生存偏倚、营养不良-炎症复合综合征、内毒素-脂蛋白假说等。反向因果可能是这一反向关联的主要原因，高龄老人通常比一般老年人的死亡风险更高，较高的WC 显示出生存优势（Oreopoulos et al.，2009），但仅代表没有严重疾病和健康状况，而不是因果关系。WC 与死亡反向关联的另一个重要潜在原因可能是统计中引入的选择偏倚。低 WC 水平可能会导致高龄老人传染病或功能障碍风险增加，进而增加死亡风险（Lajous et al.，2014）。本节研究中通过排除第一年死亡探索反向因果和选择偏差，利用倾向性评分进一步控制混杂并进行亚组分析，发现 WC 与死亡风险的反向关联保持稳健。

WC 与死亡风险的反向关联可能是生存偏倚引起的，本节的惩罚样条结果中的线性关系可能仅代表 WC 与死亡风险呈"U"形关联的左半部分。本节研究结果也支持这一假设，因为研究中的高龄老人平均 WC 低于一般老年人。WC 与死亡风险之间的反向联系可能是基于高龄老人与一般老年人肌肉质量的差异（Hiesmayr et al.，2009；Landi et al.，2013）。年龄越大 WC 越低，社交活动越少，患骨骼肌减少症的风险越大，从而增加了骨质疏松、骨折和认知功能下降的风险（Oreopoulos et al.，2009；Hiesmayr et al.，2009），进而增加死亡风险。此外，脂肪组织释放的一些激素具有抗炎作用，WC 较低是营养状况较差的指标。脂肪组织可能含有大量具有组织再生潜能的多能干细胞（Hiesmayr et al.，2009）。脂肪组织还可以为有毒亲脂性化学物质（如持久性有机污染物）提供一个相对安全的储存场所，从而在一定程度上解释了 WC 与死亡率的反向关系（Hong et al.，2012）。

8.4　结　　语

综上所述，本章通过 CLHLS 发现中国高龄老人 WC 水平与 ADL 失能的关联存在性别差异，男性高龄老人中高 WC 水平与 ADL 失能相关，而女性老年人中低 WC 水平与 ADL 失能相关，今后应开展更多的队列研究来阐明这些关联的可能机制，在预防高龄老人 ADL 失能时应根据性别采取针对性的措施。本章同时发现 WC 是预测高龄老人死亡风险的良好指标，高 WC 水平与较低的全因死亡风险相关联，且在不同性别（男和女）和年龄组（80～89 岁，90～99 岁和 100 岁及以上）中均发现了两者的反向关联。研究结果提示目前国内外与 WC 相关指南可能并不适用高龄老人，应重新审视 WC 与老年人失能和死亡的风险切点。应重点关注 WC 较低人群的死亡风险，最佳 WC 范围可能具有年龄、性别和种族差异。本章所发现的结果可为制定高龄老人 WC 相关指南提供重要科学依据。

参 考 文 献

Afzal S，Tybjærg-Hansen A，Jensen G B，et al.，2016. Change in body mass index associated with lowest mortality in Denmark，1976-2013. JAMA，315（18）：1989-1996.

Armour B S，Courtney-Long E A，Campbell V A，et al.，2013. Disability prevalence among healthy weight，overweight，and obese adults. Obesity，21（4）：852-855.

Backholer K，Wong E，Freak-Poli R，et al.，2012. Increasing body weight and risk of limitations in activities of daily living：a systematic review and meta-analysis. Obesity Reviews，13（5）：456-468.

Brinkley T E，Leng X，Miller M E，et al.，2009. Chronic inflammation is associated with low physical function in older adults across multiple comorbidities. Journals of Gerontology Series A：Biomedical Sciences and Medical Sciences，64A（4）：455-461.

Chen H，Guo X，2008. Obesity and functional disability in elderly Americans. Journal of the American Geriatrics Society，56（4）：689-694.

Corbeil P，Simoneau M，Rancourt D，et al.，2001. Increased risk for falling associated with obesity：mathematical modeling of postural control. IEEE Transactions on Neural Systems and Rehabilitation Engineering，9（2）：126-136.

Crimmins E M，Kim J K，Solé-Auró A，2011. Gender differences in health：results from SHARE，ELSA and HRS. European Journal of Public Health，21（1）：81-91.

Cruz-Jentoft A J，Baeyens J P，Bauer J M，et al.，2010. Sarcopenia：European consensus on definition and diagnosis：Report of the European Working Group on Sarcopenia in Older People. Age and Ageing，39（4）：412-423.

Dahl A K，Fauth E B，Ernsth-Bravell M，et al.，2013. Body mass index，change in body mass index，and survival in old and very old persons. Journal of the American Geriatrics Society，61（4）：512-518.

Dixon-Ibarra A，Horner-Johnson W，2014. Disability status as an antecedent to chronic conditions：National Health Interview Survey，2006–2012. Preventing Chronic Disease，11：130251.

Ferrucci L，Penninx B W，Volpato S，et al.，2002. Change in muscle strength explains accelerated decline of physical function in older women with high interleukin-6 serum levels. Journal of the American Geriatrics Society，50（12）：1947-1954.

Flegal K M，Kit B K，Orpana H，et al.，2013. Association of all-cause mortality with overweight and obesity using standard body mass index categories：a systematic review and meta-analysis.

JAMA，309（1）：71-82.

Fleischmann E，Teal N，Dudley J，et al.，1999. Influence of excess weight on mortality and hospital stay in 1346 hemodialysis patients. Kidney International，55（4）：1560-1567.

Gadalla T M，2010. Relative body weight and disability in older adults：results from a national survey. Journal of Aging and Health，22（4）：403-418.

Guallar-Castillón P，Sagardui-Villamor J，Banegas J R，et al.，2007. Waist circumference as a predictor of disability among older adults. Obesity，15（1）：233.

Halabi S，Small E J，Vogelzang N J，2005. Elevated body mass index predicts for longer overall survival duration in men with metastatic hormone-refractory prostate cancer. Journal of Clinical Oncology，23（10）：2434-2435.

Hiesmayr M，Schindler K，Pernicka E，et al.，2009. Decreased food intake is a risk factor for mortality in hospitalised patients：the NutritionDay survey 2006. Clinical Nutrition，28（5）：484-491.

Hong N，Kim K，Lee I，et al.，2012. The association between obesity and mortality in the elderly differs by serum concentrations of persistent organic pollutants：a possible explanation for the obesity paradox. International Journal of Obesity，36（9）：1170-1175.

Houston D，Stevens J，Cai J，2005. Abdominal fat distribution and functional limitations and disability in a biracial cohort：the Atherosclerosis Risk in Communities Study. International Journal of Obesity，29（12）：1457-1463.

Howard C，Ferrucci L，Sun K，et al.，2007. Oxidative protein damage is associated with poor grip strength among older women living in the community. Journal of Applied Physiology，103（1）：17-20.

Hubbard R E，Woodhouse K W，2010. Frailty，inflammation and the elderly. Biogerontology，11（5）：635-641.

Jensen M D，Ryan D H，Apovian C M，et al.，2014. 2013 AHA/ACC/TOS guideline for the management of overweight and obesity in adults：a report of the American College of Cardiology/American Heart Association Task Force on Practice Guidelines and the Obesity Society. Journal of the American College of Cardiology，63（25 PtB）：2985-3023.

Katz S，Ford A B，Moscowitz R W，et al.，1963. The index of ADL：a standardized measure of biological and psychosocial function. JAMA，185：914-919.

Lajous M，Bijon A，Fagherazzi G，et al.，2014. Body mass index，diabetes，and mortality in French women：explaining away a "paradox". Epidemiology，25（1）：10-14.

Landi F，Cruz-Jentoft A J，Liperoti R，et al.，2013. Sarcopenia and mortality risk in frail older persons aged 80 years and older：results from ilSIRENTE study. Age and Ageing，42（2）：203-209.

Larrieu S，Pérès K，Letenneur L，et al.，2004. Relationship between body mass index and different domains of disability in older persons：the 3C study. International Journal of Obesity，28（12）：1555-1560.

Lemieux S，Prud'homme D，Bouchard C，et al.，1993. Sex differences in the relation of visceral adipose tissue accumulation to total body fatness. The American Journal of Clinical Nutrition，58（4）：463-467.

Lin H，He Y，Huang J，2016. A global partial likelihood estimation in the additive Cox proportional hazards model. Journal of Statistical Planning and Inference，169：71-87.

Lv Y B，Liu S，Yin Z X，et al.，2018. Associations of body mass index and waist circumference with 3-year all-cause mortality among the oldest old：evidence from a Chinese community-based prospective cohort study. Journal of the American Medical Directors Association，19（8）：672-678，e4.

Maharshi S，Sharma B C，Srivastava S，2015. Malnutrition in cirrhosis increases morbidity and mortality. Journal of Gastroenterology and Hepatology，30（10）：1507-1513.

Mathieu P，Lemieux I，Després J P，2010. Obesity，inflammation，and cardiovascular risk. Clinical Pharmacology & Therapeutics，87：407-416.

Mattila K，Haavisto M，Rajala S，1986. Body mass index and mortality in the elderly. British Medical Journal，292（6524）：867-868.

Merrill S S，Seeman T E，Kasl S V，et al.，1997. Gender differences in the comparison of self-reported disability and performance measures. The Journals of Gerontology Series A：Biological Sciences and Medical Sciences，52A（1）：M19-M26.

Na Y M，Park H A，Kang J H，et al.，2011. Obesity，obesity related disease，and disability. Korean Journal of Family Medicine，32（7）：412-422.

Nam S，Kuo Y F，Markides K S，et al.，2012. Waist circumference（WC），body mass index（BMI），and disability among older adults in Latin American and the Caribbean（LAC）. Archives of Gerontology and Geriatrics，55（2）：e40-e47.

National Institute for Health and Care Excellence，2014. Obesity：identification，assessment and management of overweight and obesity in children，young people and adults. NICE clinical guideline 189.

Nybo H，Petersen H C，Gaist D，et al.，2003. Predictors of mortality in 2，249 nonagenarians-the Danish 1905-Cohort Survey. Journal of the American Geriatrics Society，51（10）：1365-1373.

Oreopoulos A，Kalantar-Zadeh K，Sharma A M，et al.，2009. The obesity paradox in the elderly：potential mechanisms and clinical implications. Clinics in Geriatric Medicine，25（4）：643-659.

Power M L，Schulkin J，2008. Sex differences in fat storage，fat metabolism，and the health risks from obesity：possible evolutionary origins. British Journal of Nutrition，99（5）：931-940.

Reynolds S L，Mcilvane J M，2009. The impact of obesity and arthritis on active life expectancy in older Americans. Obesity，17（2）：363-369.

Rodolphe T，Denis M，Catherine M，et al.，2000. Anthropometric indices as predictors of survival in AIDS adults. Aquitaine Cohort，France，1985-1997. European Journal of Epidemiology，16（7）：633-639.

Samper-Ternent R，Kuo Y F，Ray L A，et al.，2012. Prevalence of health conditions and predictors of mortality in oldest old Mexican Americans and non-hispanic whites. Journal of the American Medical Directors Association，13（3）：254-259.

Satish S，Freeman Jr D H，Ray L，et al.，2001. The relationship between blood pressure and mortality in the oldest old. Journal of the American Geriatrics Society，49（4）：367-374.

Stevens J，Cai J，Pamuk E R，et al.，1998. The effect of age on the association between body-mass index and mortality. New England Journal of Medicine，338（1）：1-7.

Thinggaard M，Jacobsen R，Jeune B，et al.，2010. Is the relationship between BMI and mortality increasingly U-shaped with advancing age? A 10-year follow-up of persons aged 70-95 years. Journals of Gerontology Series A：Biomedical Sciences and Medical Sciences，65A（5）：526-531.

Valentijn T M，Galal W，Tjeertes E K，et al.，2013. The obesity paradox in the surgical population. The Surgeon，11（3）：169-176.

Vincent H K，Vincent K R，Lamb K M，2010. Obesity and mobility disability in the older adult. Obesity Reviews，11（8）：568-579.

World Health Organization，2000. Preventing and managing the global epidemic. Geneva：World Health Organization.

Xu Y，Wang L，He J，et al.，2013. Prevalence and control of diabetes in Chinese adults. JAMA，310：948-959.

Yamaki K，2005. Body weight status among adults with intellectual disability in the community. Mental Retardation，43（1）：1-10.

Yamauchi Y，Hasegawa W，Yasunaga H，et al.，2014. Paradoxical association between body mass index and in-hospital mortality in elderly patients with chronic obstructive pulmonary disease in Japan. International Journal of Chronic Obstructive Pulmonary Disease，9：1337-1346.

Yin Z，Shi X，Kraus V B，et al.，2014. Gender-dependent association of body mass index and waist circumference with disability in the Chinese oldest old. Obesity（Silver Spring），22（8）：1918-1925.

第 9 章　肺功能与老年健康[①]

9.1　引　　言

9.1.1　肺功能异常与老年人功能状态及死亡的关系

肺是全身血液的交汇区、气体交换的枢纽，肺部的许多疾病可影响全身各脏器的功能，而肺外疾病也可累及肺部，这类疾病是全身疑难病的重要部分，而肺功能则是多种疾病表现的窗口。近几十年来，随着人口老龄化的不断加剧，工业的迅速发展，空气污染导致老年人肺功能异常的比例不断上升，已成为全球公共卫生关注的重点（Adam et al.，2015；Kurt et al.，2016）。老年人肺功能受损的风险随着年龄增大不断升高（Pride，2005；Brayne，2007；Chandola et al.，2007），老年人肺功能异常导致的急慢性并发症常累及多个器官，致残致死率高，严重影响患者的身心健康，并给个人、家庭和社会带来沉重的负担。据世界卫生组织的数据，肺部高发疾病是全球第四大死亡原因，仅次于心脏病、脑卒中和下呼吸道感染。

随着肺部组织结构衰老，老年人通气和换气功能下降。肺功能损害所导致的通气血流比值异常、脑部血流灌注不足以及慢性缺氧，严重损害老年人认知能力、ADL。功能状态受损影响老年人的日常和社会能力，使老年人出现低反应能力、低自尊的负面情绪状态，并导致抑郁以及其他心理疾病的症状，可能进一步直接或间接降低老年人生命质量、增加死亡风险（Simons et al.，1997；Sabia et al.，2010）。

---

① 本章作者：郑嘉臻（南方医科大学公共卫生学院流行病学系硕士）；申动（南方医科大学公共卫生学院流行病学系博士）；张希如（南方医科大学公共卫生学院流行病学系博士）。

9.1.2　肺功能异常与老年人功能状态、死亡关系的研究现状

国外有研究显示，肺功能损伤与老年人认知功能、ADL、IADL 失能的风险增加有关（Hüls et al.，2018；Richards et al.，2005；van Aswegen and Roos，2017；Mesquita et al.，2017；Kumar et al.，2006；Thorpe et al.，2009；Myint et al.，2005；Simpson et al.，2005）。Whitehall 研究中，针对 4443 名 50～74 岁研究对象进行了 3 年随访，该研究使用第 1 秒用力呼气容积（forced expiratory volume in one second，FEV_1）作为老年人认知功能、功能状态受损的预测指标（Singh-Manoux et al.，2011），并发现 FEV_1 与老年人认知功能、功能状态受损有密切联系。既往研究表明，肺功能下降与全因死亡风险上升有关，而国内关于肺功能与死亡风险关系的讨论较少（Simons et al.，1997；高正今，1990）。

9.1.3　研究目的

上述的国内外研究多以 FEV_1 评估通气障碍程度，对肺的结构性改变反映较为局限；同时，对比呼气流量峰值（peak expiratory flow，PEF）变异率连续测定 3 次，FEV_1 仅测量 1 次稳定性稍显不足。故本节对 PEF 变异率进行分析，PEF 变异率可以评估呼吸肌力量、气道阻塞程度、肺部结构性异常，是反映老年人肺部情况的合格客观指标，能更全面深入地探究肺功能与老年人功能状态以及死亡风险之间的关系。

针对 PEF 变异率指标的研究，对进一步了解老年人肺功能指标与机体健康的关系、评估可能造成的寿命损失具有重要意义（Yadegarfar et al.，2016）；研究结果可以对存在肺功能减损老人是否进行肺功能监护和进一步治疗这一临床判断问题提供参考。

9.2　研　究　方　法

9.2.1　研究对象

CLHLS 项目选取 8 个中国长寿之乡进行调查，包括山东省烟台市莱州市、河南省商丘市夏邑县、湖北省荆门市钟祥市、湖南省怀化市麻阳县、广东省佛

山市三水区、广西壮族自治区桂林市永福县、海南省澄迈县和江苏省南通市如东县。具体的研究设计和抽样方法见文献（施小明等，2011）。2011 年进行基线调查，对 8 个长寿地区所有愿意配合研究的≥100 岁老年人进行了调查，1∶1 配对选取 45～64 岁、65～79 岁、80～89 岁、90～99 岁老年人各 1 名，共调查了 2439 名，并于 2014 年和 2017 年进行随访调查，详细资料参见文献（Zeng，2012），所有研究对象均签署了知情同意书。本章经北京大学生物医学伦理委员会（批号：IRB00001052-13074）和杜克大学-新加坡国立大学伦理委员会（批号：12-260E）批准。

PEF 变异率与老年人认知功能和 ADL 关系研究的纳入标准为：①年龄≥65 岁；②在基线调查时进行了 PEF 变异率检测；③至少完成一次随访调查；④基线调查时未出现失智或失能。认知功能部分共纳入 65 岁以上老人 938 名。

PEF 变异率与老年人死亡风险关系研究的纳入标准为：①年龄≥65 岁；②在基线调查时进行了 PEF 变异率检测；③至少完成一次随访调查。PEF 变异率与老年人死亡风险关系研究共纳入 65 岁以上老人 1998 名。

9.2.2　研究内容

问卷调查：由经过统一培训的调查员入户进行面对面访谈式问卷调查，收集调查对象人口学特征（年龄、性别、婚姻状况、教育程度等）、生活方式（吸烟、饮酒、锻炼身体等）、认知能力、ADL。

身体测量：由统一培训的调查人员测量调查对象的身高、体重和 WC 等指标。

随访：2014 年进行随访，确认老年人的生存结局，对存活老年人再次进行问卷调查、身体测量和血生化指标检测，具体方法同基线调查。

9.2.3　PEF 变异率的测量

PEF 变异率：清晨及下午（或傍晚）通过袖珍式峰速仪来测定，PEF 变异率=（最高 PEF−最低 PEF）/[（最高 PEF+最低 PEF）/2]×100%，变异率＞20%提示气流受限（Halpin et al.，2019）。因该法操作简便，结果精确，故常作为肺功能及支气管损害病情检测的指标，若日变异率明显增大，提示病情加重，需做相应处理。

9.2.4　认知功能、ADL 和死亡的测量

认知功能采用国际上使用的 MMSE 测定。量表包含 6 个维度，24 个题目，总分为 30 分。得分越高，认知功能越好。本章认知功能受损定义为 MMSE 评分<24 分，MMSE 评分≥24 分定义为认知功能正常。

ADL 用 Katz 指数测量，其中洗澡、穿衣、如厕、室内走动、控制大小便、进食这 6 项指标中若被访者回答有一项及以上需要他人帮助则视为 ADL 失能，否则视为健康。

生存结局在 2014 年和 2017 年的两次随访调查中确认，并通过与家属、村医或其他医疗卫生机构医务人员进行面对面访谈，收集死亡日期和死亡原因等信息。本章的研究终点为全因死亡，对无法联系到本人或老人的家属则定义为失访。

9.2.5　协变量的定义

协变量包括可能会影响肺功能与功能状态、死亡之间真正关联的变量，分为三类：第一类是社会人口学变量，包括年龄、性别、婚姻状况、教育程度、居住地；第二类是生活方式变量，包括锻炼身体、吸烟、饮酒；第三类是健康状况，包括是否患有高血压、糖尿病、中心性肥胖、心脏病、肺或呼吸系统疾病。判断是否患高血压、糖尿病、心脏病以患者自报为标准；中心性肥胖的判定标准为男性 WC≥85cm 或女性 WC≥80 cm；肺或呼吸系统疾病标准为患者自报医生曾明确诊断过支气管炎、肺气肿、哮喘、肺炎、肺结核的一种。上述资料均在 2011 年基线调查中通过问卷收集。变量的赋值情况见表 9-1。

表9-1　变量赋值说明

变量名称	赋值说明
PEF 变异率	0=正常，1=异常
年龄	0=65~74 岁，1=75~84 岁，2=85~94 岁，3=95 岁及以上
性别	0=男性，1=女性
婚姻状况	0=在婚，1=其他
教育程度	0=小学以下，1=小学以上
居住地	0=城市，1=农村
吸烟	0=否，1=是
饮酒	0=否，1=是

续表

变量名称	赋值说明
锻炼身体	0=否，1=是
中心性肥胖	0=否，1=是
高血压	0=否，1=是
糖尿病	0=否，1=是
肺或呼吸系统疾病	0=否，1=是
心脏病	0=否，1=是

9.2.6　统计学分析

采用 SPSS 20.0 软件进行统计分析。人口学特征、生活方式、患病等变量为分类资料，采用 χ^2 检验比较认知功能正常组和认知功能受损组不同基线特征的差异。年龄符合正态分布，以 mean ± SD 表示。采用多因素 Logistic 回归模型分析肺功能与认知功能受损发生风险的关系，采用逐步向前 LR 法筛选进入模型，设定选入自变量时检验水平 $\alpha < 0.05$ 进入模型，剔除自变量时采用最大偏似然估计的似然比检验 $\alpha > 0.10$ 剔除变量；采用多因素 Cox 比例风险回归模型分析 PEF 变异率与死亡风险的关系，死者的生存时间定义为从基线调查到死亡时间；存活或失访者定义为截尾；用 Schoenfeld 残差法进行等比例风险假设验证，调整年龄、性别、婚姻状况、吸烟、饮酒、锻炼身体、中心性肥胖、高血压、糖尿病等协变量对功能状态、死亡的影响。以 $P<0.05$ 为差异有统计学意义，所有的统计检验均为双侧检验。

9.3　研 究 结 果

9.3.1　PEF 变异率异常和认知功能受损的关系

1. PEF 变异率正常组与 PEF 变异率异常组基本特征

研究对象在基线时 PEF 变异率异常组共 299 人，平均年龄为（78.5 ± 9.5）岁，PEF 变异率正常组共 639 人，平均年龄为（80.03 ± 10.4）岁，样本中女性老年人为 425 名，占比为 45.3%。PEF 变异率正常组与异常组在基线时的性别、年龄构成、居住地、婚姻状况、吸烟、饮酒、中心性肥胖、心脑血管疾病、糖尿病、高血压情况的差异没有统计学意义，但 PEF 变异率异常组受教育程度在小学以上的比例（28.4%）要高于正常组（20.2%）。详见表 9-2。

表9-2　PEF变异率异常与正常组基本特征

变量	PEF 变异率异常组 （n=299）	PEF 变异率正常组 （n=639）	χ^2值	P 值
女性	127（42.5%）	298（46.6%）	1.4	0.260
年龄组			4.1	0.065
65～74 岁	121（40.5%）	228（35.7%）		
75～84 岁	101（33.8%）	220（34.4%）		
85～94 岁	56（18.7%）	123（19.2%）		
95 岁及以上	21（7.0%）	68（10.6%）		
在婚	182（60.9%）	348（54.5%）	3.4	0.067
小学教育程度以上	85（28.4%）	129（20.2%）	7.9	0.005
城市居住	61（20.4%）	111（17.4%）	1.2	0.278
吸烟	80（26.8%）	140（21.9%）	2.6	0.116
饮酒	70（23.4%）	121（18.9%）	2.5	0.118
中心性肥胖	183（61.2%）	348（54.5%）	3.7	0.056
脑卒中和其他脑血管疾病	15（5.0%）	50（7.8%）	2.4	0.130
糖尿病	9（3.0%）	18（2.8%）	0.2	0.837
高血压	89（29.8%）	175（27.4%）	0.6	0.480
心脏病	25（8.4%）	57（8.9%）	0.1	0.901
肺或呼吸系统疾病	27（9.0%）	62（9.7%）	0.1	0.812

　　2. PEF 变异率与认知功能受损的关系

　　2 年随访期间，127 例老年人发生认知功能受损，检出率为 13.5%。采用 Logistic 回归分析 PEF 变异率与认知功能受损情况的关系，分 3 种模型调整人口学特征（性别、年龄、教育程度、婚姻状况、居住地），生活习惯（吸烟、饮酒），患病情况（肺或呼吸系统疾病、中心性肥胖、脑卒中和其他脑血管疾病、心脏病、糖尿病、高血压）。单因素分析中 PEF 变异率异常与认知功能受损的 OR（95%CI）为 0.69（0.448～1.051），调整人口学特征后（模型 1）OR（95%CI）为 0.80（0.50～1.28），增加调整生活习惯后 OR（95%CI）为 0.77（0.48～1.23），增加调整患病情况后 OR（95%CI）为 0.74（0.46～1.19），见表 9-3。

表9-3　PEF变异率与认知功能受损的Logistic回归分析

变量	OR（95%CI）			
	未调整模型	模型 1	模型 2	模型 3
PEF 变异率				
正常	1.00	1.00	1.00	1.00
异常	0.69（0.448～1.051）	0.80（0.50～1.28）	0.77（0.48～1.23）	0.74（0.46～1.19）

注：未调整模型仅纳入 PEF 变异率异常一项变量；模型 1 调整变量包括人口学特征（性别、年龄、教育程度、婚姻状况、居住地）；模型 2 在模型 1 基础上进一步调整生活习惯（吸烟、饮酒）；模型 3 在模型 2 基础上进一步调整患病情况（肺或呼吸系统疾病、中心性肥胖、脑卒中和其他脑血管疾病、心脏病、糖尿病、高血压）

9.3.2　PEF 变异率异常与老年人 ADL 失能的关系

1. PEF 变异率正常组与 PEF 变异率异常组基本特征

ADL 组 PEF 变异率基本情况：在 1154 名研究对象中，女性占比 49.1%。研究对象的平均年龄为（81.1±9.7）岁，其中 PEF 变异率异常组的平均年龄为（78.5±10.5）岁，PEF 变异率正常组的平均年龄为（82.0±12.1）岁。PEF 变异率异常组和正常组老年人的性别、年龄构成、婚姻状况、教育程度、吸烟、饮酒的构成差异有统计学意义（$P<0.05$），居住地、中心性肥胖、脑卒中和其他脑血管疾病、糖尿病、高血压、心脏病、肺或呼吸系统疾病差异无统计学意义（$P>0.05$），详见表 9-4。

表9-4　PEF变异率正常组与异常组基本特征

变量	PEF 变异率异常（n=365）	PEF 变异率正常（n=789）	χ^2 值	P 值
女性	158（43.3%）	409（51.8%）	7.3	0.007
年龄组			27.6	<0.001
65～74 岁	136（37.3%）	240（30.4%）		
75～84 岁	124（34.0%）	232（29.4%）		
85～94 岁	79（21.6%）	162（20.5%）		
95 岁及以上	26（7.1%）	155（19.6%）		
在婚	212（58.1%）	379（48.0%）	10.1	0.002
小学教育程度以上	102（27.9%）	148（18.8%）	12.4	<0.001
城市居住	20（5.5%）	33（4.2%）	0.96	0.364
吸烟	90（24.7%）	144（18.3%）	6.3	0.015
饮酒	80（21.9%）	132（16.7%）	4.5	0.041

续表

变量	PEF 变异率异常（$n=365$）	PEF 变异率正常（$n=789$）	χ^2值	P值
中心性肥胖	181（49.6%）	347（44.0%）	3.2	0.086
脑卒中和其他脑血疾病变	25（6.8%）	54（6.8%）	0.0	0.998
糖尿病	9（2.5%）	17（2.2%）	0.1	0.831
高血压	104（28.5%）	211（26.7%）	0.4	0.573
心脏病	26（7.1%）	62（7.9%）	0.2	0.721
肺或呼吸系统疾病	23（6.3%）	67（8.5%）	1.7	0.238

2. PEF 变异率与 ADL 失能的关系

2 年随访期间，114 例老年人发生 ADL 失能，检出率为 9.9%。在调整人口学特征（性别、年龄、教育程度、婚姻状况、居住地），生活习惯（吸烟、饮酒），患病情况（肺或呼吸系统疾病、中心性肥胖、脑卒中和其他脑血管疾病、心脏病、糖尿病、高血压）后，PEF 变异率异常与 ADL 失能的 OR（95%CI）为 0.96（0.58 ~ 1.58），见表 9-5。

表9-5　PEF变异率与ADL失能关系的Logistic回归分析

影响因素	P 值	OR	95%CI
PEF 变异率			
正常	—	1.00	—
异常	0.88	0.96	0.58 ~ 1.58

注：调整变量包括人口学特征（性别、年龄、教育程度、婚姻状况、居住地），生活习惯（吸烟、饮酒），患病情况（肺或呼吸系统疾病、中心性肥胖、脑卒中和其他脑血管疾病、心脏病、糖尿病、高血压）

9.3.3　PEF 变异率与老年人死亡风险的关系

1. PEF 变异率正常组与 PEF 变异率异常组基线概况

纳入分析 65 岁及以上老人 1998 人，平均年龄为（86 ± 12.7）岁，对两组构成比进行 χ^2 检验后，发现性别、年龄构成、教育程度、婚姻状况、吸烟、饮酒、中心性肥胖的差异有统计学意义（$P<0.05$），而居住地、高血压、心脏病、糖尿病、脑卒中和其他脑血管疾病、肺或呼吸系统疾病的差异没有统计学意义（$P>0.05$），详见表 9-6。

表9-6　PEF变异率正常组和异常组基线特征比较

特征	PEF 变异率异常组（ n=493 ）	PEF 变异率正常组（ n=1505 ）	P 值
女性	216（43.8%）	894（59.4%）	<0.001
年龄组			<0.001
65～74 岁	165（33.5%）	304（20.2%）	
75～84 岁	136（27.6%）	314（20.9%）	
85～94 岁	118（23.9%）	331（22.0%）	
95 岁及以上	74（15.0%）	556（36.9%）	
小学教育程度以上	121（24.5%）	194（12.9%）	<0.001
在婚	241（48.9%）	501（33.3%）	<0.001
城市居住	82（16.6%）	252（16.7%）	0.954
吸烟	111（22.5%）	215（14.3%）	<0.001
饮酒	106（21.5%）	201（13.4%）	<0.001
高血压	124（25.2%）	374（24.9%）	0.798
心脏病	36（7.3%）	115（7.6%）	0.805
糖尿病	13（2.6%）	33（2.2%）	0.721
脑卒中和其他脑血管疾病	34（6.9%）	128（8.5%）	0.256
中心性肥胖	235（47.7%）	538（35.7%）	<0.001
肺或呼吸系统疾病	34（6.9%）	144（9.6%）	0.071

注：组间比较采用 χ^2 检验

2. 老年人 PEF 变异率和死亡风险的关系

运用 Cox 比例风险模型分析 PEF 变异率对老年人死亡风险的影响，在单因素分析中 PEF 变异异常对死亡风险的 HR（95%CI）为 1.36（1.18～1.55），调整人口学特征（性别、年龄、教育程度、婚姻状况、居住地）后，HR（95%CI）为 1.34（1.16～1.54），增加调整生活习惯（吸烟、饮酒）变量后，HR（95%CI）为 1.06（0.93～1.20），继续调整患病情况后（肺或呼吸系统疾病、中心性肥胖、心脏病、高血压、糖尿病、脑卒中和其他脑血管疾病）HR（95%CI）为 1.14（1.01～1.29），见表 9-7。

表9-7　不同年龄组老人PEF变异率对死亡风险影响的差异

变量	HR（95%CI）			
	未调整模型	模型 1	模型 2	模型 3
PEF 变异率				
正常	1.00	1.00	1.00	1.00
异常	1.36（1.18～1.55）	1.34（1.16～1.54）	1.06（0.93～1.20）	1.14（1.01～1.29）

注：模型 1 调整变量包括人口学特征（性别、年龄、教育程度、婚姻状况、居住地）；模型 2 在模型 1 基础上进一步调整生活习惯（吸烟、饮酒）；模型 3 在模型 2 基础上进一步调整患病情况（肺或呼吸系统疾病、中心性肥胖、高血压、心脏病、糖尿病、脑卒中和其他脑血管疾病）

9.4　讨　　论

9.4.1　PEF 变异率与认知功能受损的关系

本章研究结果发现 PEF 变异率与老年人发生认知功能损害无相关性（OR 为 0.74，95%CI 为 0.46 ~ 1.19），原因主要有如下解释：无论 PEF 变异率正常与否，老年人随着组织器官的不断老化，呼吸肌的力量、气道通畅性均逐渐减弱，由此导致慢性缺氧，进而导致脑软化，从而使老年人对内外环境的适应能力降低，智力衰退，注意力不集中、易疲劳，睡眠欠佳，认知功能不同程度受到损害（Torres-Sánchez et al., 2015）；另一原因是部分哮喘患者处于稳定期时，PEF 变异率出现假阴性，而患者事实上存在气道阻塞、气道狭窄的情况，肺中残气无法有效排出造成缺氧，严重者可导致老年性痴呆症（Gasquoine, 2011）。此外，PEF 变异率是呼气气流通过的细支气管管腔的峰速率的变化程度，异常主要存在于支气管哮喘的患者，老年人支气管哮喘症状病程长，由慢性缺氧所导致的认知功能障碍出现需要较长时间，随访间隔未能达到老年人出现慢性缺氧导致的认知障碍所需时间（Maeshima et al., 2014）。

9.4.2　PEF 变异率与 ADL 失能的关系

生活自理能力方面，根据本章分析结果，尚不能认为 PEF 变异率异常会造成老人 ADL 失能风险升高（OR 为 0.96，95%CI 为 0.58 ~ 1.58），既往研究结果表明，老年人中枢神经系统退化导致灵活性及动作协调性差，运动系统衰退导致肌腱韧带萎缩僵硬、关节不灵活而无法使用工具等（Connolly et al., 2017）。有相当部分老人存在肺通气或换气异常的状况，但由于衰老对所致的刺激反应迟钝，临床指征不明显，即使 PEF 变异率在正常范围，老人发生失能的风险仍较肺功能状况良好的老人高（Cleutjens et al., 2014）。由于通气不畅及脑灌注不足所导致的慢性脑缺血过程较慢，推测在 PEF 变异率正常的老人中，应有相当数量未达到失能程度的隐性功能障碍者（Guenard, 1987）。

9.4.3　PEF 变异率与死亡的关系

本章在调整人口学特征、生活习惯、患病情况等变量后，发现 PEF 变异率异常会提高老年人的死亡风险（HR 为 1.14，95%CI 为 1.01 ~ 1.29），与国外文献的结果类似（Putcha et al., 2016; Sin et al., 2005; Schünemann et al., 2000）。对于这一结果，可能的解释有：首先，PEF 变异率能较好反映人体通气功能，通气功能下降是人体衰老并走向死亡的必然生理过程，是死亡风险的强预测因子（Breet et al., 2016；祁卉卉和刘晓东，2017）。同时，PEF 变异率异常是临床诊断慢性阻塞性肺疾病（chronic obstructive pulmonary disease，COPD）的一项有力证据，并与 COPD 严重程度相关，因此 PEF 变异率异常与老人死亡风险呈现强相关性；PEF 变异率还可用于估计气流受限的程度，变异率>20%提示肺部换气功能障碍，导致缺氧、呼吸困难，严重时可危及生命（So et al., 2015）。PEF 变异率一定程度受胸部呼吸肌功能的影响，PEF 变异率异常的老人，较正常者虚弱，死亡风险增加（Simons et al., 1997）。PEF 变异率异常在心肺疾病患者中尤为常见（Kataoka and Matsuno, 2008），多提示心血管、肺部疾病，包括肺水肿、支气管炎等（Assaad et al., 2018），必将影响老人健康情况。综合上述原因，PEF 变异率异常与老年人死亡风险增加有密切联系。

9.4.4　优势和局限性

本章研究尽可能地收集了可能与认知功能、ADL 有关联的变量，并通过多种模型纳入调整变量，提高了结果可信度。相比同类型研究，本章进一步补充了亚洲人群证据及高龄老人证据，研究人群具有较好的全国代表性，从而减少潜在的选择偏移，并且在研究设计中就考虑到了年龄、性别等因素的分层问题，强化了现有的证据。

同时本章研究也存在一定的局限性：①老年人病史采集困难。老年人听觉功能减退，感觉功能低下，语言表达能力降低，采集反映其真实情况的病史有一定困难。而家庭成员提供的病史往往不够确切，所获得的病史参考价值有限。②临床症状及体征不典型。老年人生理功能、代谢及形态结构发生不同程度的变化，使老年人对体内外异常刺激的反应性、适应性、防御性及代偿能力发生不同程度减弱，患病后常缺乏典型的临床症状和体征。如老年人患肺炎时，由于语颤增强，支气管呼吸音等肺实质体征混淆了支气管阻塞的临床体征，导致 PEF 变异率异常不很明显。

9.5 结 语

　　本章充分利用了队列研究追踪数据，对老年人肺功能与死亡风险之间的关系进行研究，发现 PEF 变异率这一指标与认知功能、ADL 失能之间无相关性，但其异常可能会导致死亡风险的升高，弥补了国内相关研究的缺失。目前 PEF 变异率异常与死亡风险升高之间的影响机制尚未阐明，有待进一步研究验证。本章研究结果提示应加强对老年人的肺功能进行检测，加强针对老年人肺功能测定基本知识的普及，鼓励老年人更多地主动参与肺功能检测，以更好地提高老人的生存时间、改善生命质量。

参 考 文 献

高正今，1990. 老年人死亡率与肺功能和呼吸道症状的关系. 国外医学（老年医学分册），（6）：282.

姜勇，张梅，李晓燕，等，2013. 2010 年我国正常体重成人中心型肥胖流行状况分析. 中国预防医学杂志，14（6）：449-453.

倪雪峰，焦力，陆涛，等，2017. 高龄人群的全因死亡分析. 中华保健医学杂志，19（1）：55-57.

祁卉卉，刘晓东，2017. 上海地区老年人肺通气功能指标与年龄关系的研究. 中国疗养医学，26（10）：1009-1011.

施小明，殷召雪，钱汉竹，等，2011. 我国长寿地区百岁老人慢性病及有关健康指标研究. 中华预防医学杂志，44（2）：101-107.

张文娟，王东京，2018. 中国老年人口的健康状况及变化趋势. 人口与经济，（4）：86-98.

Adam M，Schikowski T，Carsin A E，et al.，2015. Adult lung function and long-term air pollution exposure. ESCAPE：a multicentre cohort study and meta-analysis. European Respiratory Journal，45（1）：38-50.

Assaad S，Kratzert W B，Shelley B，et al.，2018. Assessment of pulmonary edema：principles and practice. Journal of Cardiothoracic and Vascular Anesthesia，32（2）：901-914.

Babb T G，Rodarte J R，2000. Mechanism of reduced maximal expiratory flow with aging. Journal of Applied Physiology，89（2）：505-511.

Brayne C，2007. The elephant in the room—healthy brains in later life，epidemiology and public health. Nature Reviews Neuroscience，8（3）：233-239.

Breet Y, Schutte A E, Huisman H W, et al., 2016. Lung function, inflammation and cardiovascular mortality in Africans. European Journal of Clinical Investigation, 46（11）: 901-910.

Chandola T, Ferrie J, Sacker A, et al., 2007. Social inequalities in self reported health in early old age: follow-up of prospective cohort study. BMJ, 334（7601）: 990.

Cleutjens F A H M, Spruit M A, Ponds R W H M, et al., 2014. Cognitive functioning in obstructive lung disease: results from the United Kingdom Biobank. Journal of the American Medical Directors Association, 15（3）: 214-219.

Connolly D, Garvey J, McKee G, 2017. Factors associated with ADL/IADL disability in community dwelling older adults in the Irish longitudinal study on ageing（TILDA）. Disability and Rehabilitation, 39（8）: 809-816.

Gasquoine P G, 2011. Cognitive impairment in common, noncentral nervous system medical conditions of adults and the elderly. Journal of Clinical and Experimental Neuropsychology, 33（4）: 486-496.

Guenard H, 1987. Pulmonary ventilation/perfusion ratio. Journal De Physiologie, 82（2）: 160-171.

Halpin D M G, Meltzer E O, Pisternick-Ruf W, et al., 2019. Peak expiratory flow as an endpoint for clinical trials in asthma: a comparison with FEV$_1$. Respiratory Research, 20（1）: 159.

Hüls A, Vierkötter A, Sugiri D, et al., 2018. The role of air pollution and lung function in cognitive impairment. European Respiratory Journal, 51（2）: 1701963.

Kataoka H, Matsuno O, 2008. Age-related pulmonary crackles（rales）in asymptomatic cardiovascular patients. Annals of Family Medicine, 6（3）: 239-245.

Kumar R, Parslow R A, Jorm A F, et al., 2006. Clinical and neuroimaging correlates of mild cognitive impairment in a middle-aged community sample: the personality and total health through life 60 + study. Dementia and Geriatric Cognitive Disorders, 21（1）: 44-50.

Kurt O K, Zhang J, Pinkerton K E, 2016. Pulmonary health effects of air pollution. Current Opinion in Pulmonary Medicine, 22（2）: 138-143.

Lowery E M, Brubaker A L, Kuhlmann E, et al., 2013. The aging lung. Clinical Interventions in Aging, 8（default）: 1489-1496.

Maeshima S, Osawa A, Hayashi T, et al., 2014. Elderly age, bilateral lesions, and severe neurological deficit are correlated with stroke-associated pneumonia. Journal of Stroke and Cerebrovascular Diseases, 23（3）: 484-489.

Marek W, Marek E, Mückenhoff K, et al., 2011. Lung function in our aging population. European Journal of Medical Research, 16（3）: 108-114.

Mesquita R, Nakken N, Janssen D J, et al., 2017. Activity levels and exercise motivation in patients with COPD and their resident loved ones. Chest, 151（5）: 1028-1038.

Miller M R, 2010. Structural and physiological age-associated changes in aging lungs. Seminars in Respiratory and Critical Care Medicine, 31（5）: 521-527.

Myint P K, Luben R N, Surtees P G, et al., 2005. Respiratory function and self-reported functional health: EPIC-Norfolk population study. European Respiratory Journal, 26（3）: 494-502.

Pride N B, 2005. Ageing and changes in lung mechanics. European Respiratory Journal, 26（4）:

563-565.

Putcha N，Crainiceanu C，Norato G，et al.，2016. Influence of lung function and sleep-disordered breathing on all-cause mortality：a community-based study. American Journal of Respiratory and Critical Care Medicine，194（8）：1007-1014.

Richards M，Strachan D，Hardy R，et al.，2005. Lung function and cognitive ability in a longitudinal birth cohort study. Psychosomatic Medicine，67（4）：602-608.

Sabia S，Shipley M，Elbaz A，et al.，2010. Why does lung function predict mortality? Results from the Whitehall Ⅱ cohort study. American Journal of Epidemiology，172（12）：1415-1423.

Schünemann H J，Dorn J，Grant B J，et al.，2000. Pulmonary function is a long-term predictor of mortality in the general population：29-year follow-up of the Buffalo Health Study. Chest，118（3）：656-664.

Simons L A，Simons J，McCallum J，et al.，1997. Relationship of peak expiratory flow rate with mortality and ischaemic heart disease in elderly Australians. Medical Journal of Australia，166（10）：526-529.

Simpson C F，Punjabi N M，Wolfenden L，et al.，2005. Relationship between lung function and physical performance in disabled older women. Journals of Gerontology，60（3）：350-354.

Sin D D，Wu L L，Man S F，2005. The relationship between reduced lung function and cardiovascular mortality：a population-based study and a systematic review of the literature. Chest，127（6）：1952-1959.

Singh-Manoux A，Dugravot A，Kauffmann F，et al.，2011. Association of lung function with physical，mental and cognitive function in early old age. AGE，33（3）：385-392.

So J Y，Lastra A C，Zhao H，et al.，2015. Daily peak expiratory flow rate and disease instability in chronic obstructive pulmonary disease. Chronic Obstructive Pulmonary Diseases，3（1）：398-405.

Thorpe R J，Szanton S L，Whitfield K，2009. Association between lung function and disability in African-Americans. Journal of Epidemiology & Community Health，63（7）：541-545.

Torres-Sánchez I，Rodríguez-Alzueta E，Cabrera-Martos I，et al.，2015. Cognitive impairment in COPD：a systematic review. Jornal Brasieiro de Pneumologia，41（2）：182-190.

van Aswegen H，Roos R，2017. Physical impairments and activity limitations experienced by people with tuberculosis：a scoping review protocol. JBI Database of Systematic Reviews and Implementation Reports，15（1）：49-54.

Yadegarfar M E，Fisher A J，Corris P A，et al.，2016. Understanding the relationship between lung function measures and mortality in the very old. American Journal of Respiratory and Critical Care Medicine，193：A1999.

Zeng Y，2012. Toward deeper research and better policy for healthy aging—using the unique data of Chinese longitudinal healthy longevity survey. China Economic Journal，5（2/3）：131-149.

第 10 章　心率与老年健康[①]

10.1　引　　言

10.1.1　老年人功能状态和死亡风险的现状

目前，人口老龄化已经成为我国一个极为严峻的社会问题。国家统计局发布的最新人口数据显示，2018 年末，60 周岁及以上人口达到 24 949 万人，占总人口的 17.9%。根据我国老年人口的增长趋势预测，2022 年 60 岁及以上老年人口增长将比 2021 年多一倍。其中高龄（≥80 岁）老人作为老年人群中的脆弱群体，也是增长速度最快的群体，格外值得关注。

高龄老人的健康变化趋势可以通过对该人群的死亡情况、ADL 失能比例、基于 3 项客观测试的体能指数和基于 MMSE 得到的认知功能评分来评价（曾毅等，2017）。

认知功能受损是介于正常衰老与痴呆之间的认知功能缺损状态，以记忆力减退为突出表现，是老龄化中最为明显的衰老过程之一，并伴随记忆、语言、视空间、执行、计算和理解判断能力的下降和丧失。目前研究调查发现，全球约 4600 万人被诊断患有痴呆症，预计到 2050 年达 1.32 亿；我国 65 岁及以上老年人痴呆患病率为 5.1%，认知功能受损的检出率为 20.8%。目前，有关老年人认知功能受损发生率及长期趋势的证据有限，还需要进一步的研究。

有关高龄老人死亡率的变化趋势在国外已有多次研究报道，近几十年西方国家高龄老人死亡率呈下降趋势，但在中国，仅有一项研究报道过中国高龄老人的死亡率趋势。目前国际上对高龄老人死亡的变化趋势尚无定论，尤其国外关于高龄老人的研究样本通常较小，难以得出稳健的结论。但随着老龄化进程的加剧，

[①] 本章作者：程欣（南方医科大学公共卫生学院流行病学系硕士）；李志浩（南方医科大学公共卫生学院流行病学系博士）。

因老龄而引发的死亡的绝对数字必定只增不减，因此，应该保持对于老年人群健康的关注。

10.1.2　心率与老年人功能状态及死亡的关系

心率是检测心血管功能时最易精确测量和获得的参数，也是评估患者心血管状态最直接有效的指标之一。临床上，由于静息心率增快能够反映交感神经系统持续性的兴奋，人们将静息心率比喻为交感神经过度激活的窗口。2016 年欧洲第 26 届高血压与心血管保护会议发表《高血压伴心率增快患者管理第二次共识会议声明》，建议将心率测量纳入高血压患者的整体评估体系之中，静息心率在治疗心血管疾病中的地位正日益突出。

目前成人正常静息心率范围在 60~100 次/分。有研究发现，人均心率在 70 次/分左右时预期寿命为 80 岁，若平均心率降低到 60 次/分，预期寿命可增加到 93.3 岁。但目前相关研究证据大多来自西方人群，国内鲜有关于老年人心率与全因死亡关系的研究报道。

另外，以往研究显示，平均静息心率水平与动脉粥样硬化、脑卒中、高血压、2 型糖尿病患者的认知功能受损有关，其机制尚不明确。

10.1.3　心率与老年人功能状态、死亡关系的研究现状

科学家已公认心率是寿命长短的强力预测因素，长期以来人们更关注高血压、糖代谢及血脂异常等慢性疾病及吸烟等危险因素对死亡的影响，但流行病学研究发现，心率增快同样是冠心病等心血管疾病死亡及全因死亡的危险因素。

研究发现，随着年龄的增加，健康人群的自主神经功能逐渐减退，交感神经活性显著下降，表现的特征之一为心率水平下降，目前有关心率与全因死亡关系的研究主要在中年人及低龄老年人群中开展，且研究结论存在不一致。基于老年人群，尤其是高龄老人的相关研究数量不多。

尽管认知功能障碍在高龄人群中普遍存在，但关于老年人心率与认知之间关系的前瞻性研究少见报道。相关的研究通常在患有脑卒中、冠心病等慢性疾病的患者人群中开展（李羽等，2014；卢正红等，2010；袁志敏，2013）。心率与认知功能受损发生的关联性存在争议，一项针对老年人群心率与认知关系的研究未发现结果有显著性意义（Wod et al.，2018）。

10.1.4　研究目的

考虑到控制静息心率是防治心血管疾病，降低人群死亡率的重要目标，且目前基于老年人群，尤其是高龄老人的队列研究数量不多。因此有必要开展基于我国人群的心率与全因死亡关系的前瞻性研究，以探究高龄老年人静息心率与全因死亡的关系。

本章使用的数据来自 CLHLS 的基线和随访调查资料，目的在于通过这项研究，评估不同年龄、性别老年人心率与认知功能受损和全因死亡的关系，为高龄老人控制心率提供新的参考依据。

10.2　研　究　方　法

10.2.1　研究对象

调查的对象来自 CLHLS，CLHLS 涉及全国 23 个省（自治区、直辖市），人口约占全国总人口的 85%，在国际上具有较高的知名度，至今已进行了 8 次调查。从省、自治区、直辖市中随机选取大约 50%的区县，并采用非等比例抽样的方法选取样本，对所有的存活百岁老人在自愿前提下进行入户访问，并在自愿前提下匹配低年龄层的研究对象，项目调查的对象年龄在 65 岁及以上（曾毅等，2014）。该研究得到北京大学生物医学伦理委员会批准，所有研究对象均签署知情同意书。

本章利用 CLHLS 于 1998 年、2000 年、2002 年、2005 年、2009 年、2011年、2014 年进行的共 7 次调查的追踪随访数据，但只纳入数据完整的调查对象并剔除离群值。本章的纳入标准为：①认识部分调查对象年龄≥65 岁，全国死亡部分调查对象年龄≥80 岁；②基线调查时测量了心率且未被诊断为心律不齐，并且平均心率在 40～150 次/分的研究对象；③至少完成 1 次随访调查。心率与认知功能部分共纳入研究对象 23 122 名，心率与全因死亡风险部分共纳入研究对象 17 886 名。

10.2.2　研究内容

1. 问卷调查

问卷调查包括个人基本状况、对现状评价及性格特征、认知能力、生活方式、ADL、IADL、个人背景及家庭状况、生理健康状况。

2. 体格检查

体格检查包括身高、体重、WC、血压、心率。

10.2.3　心率的测量

本章研究的自变量为受访老人基线心率。测量前对调查员进行统一培训，测量时使用统一规格的电子血压计。由于心跳与脉搏搏动一致（已排除心房颤动患者），血压计会自动记录测量时间内脉搏波的峰值，然后根据测量时间内有多少个脉搏波计算出心率，因此电子血压计在测量血压的同时可以测得心率。要求被测者测量前1小时内避免剧烈的运动或锻炼以及进食、饮用含有咖啡因的饮料。测量时精神放松，避免用力、说话和移动，保持标准的测量姿势，袖带与手臂之间能自由伸进一个手指头，手臂与心脏在同一水平线，连续测量两次，中间间隔1分钟，读取血压计表盘上的读数并取平均值。在基线检测中，将所有对象据所测静息心率由慢至快分为 40～59 次/分、60～69 次/分、70～79 次/分、80～89 次/分、90～100 次/分以及 100 次/分以上共 6 个亚组。

10.2.4　认知功能和死亡的测量

认知功能采用国际上使用的 MMSE 测定。量表包含 6 个维度，24 个题目，总分为 30 分。本章认知功能受损定义为 MMSE 评分<18 分，MMSE 评分≥18分定义为认知功能正常。

通过随访确定调查对象是否存活，并对死亡老人家属进行死亡问卷调查，通过与家属、村医或其他医疗卫生机构医务人员进行面对面访谈，收集老人死亡日期和死亡原因等信息。本章研究的终点为全因死亡。对无法联系到本人或老人的家属者则定义为失访。

10.2.5　协变量的定义

本章研究纳入了可能会影响心率与死亡关联的协变量，分为三类：第一类是社会人口特征变量，包括年龄、性别、婚姻状况、教育程度、居住地、独居情况；第二类是生活方式变量，包括是否锻炼身体、吸烟、饮酒，蔬菜、水果的摄入情况，BMI，有无 ADL 失能、认知功能受损；第三类是健康状况，是否患有高血压、糖尿病、脑卒中、心血管疾病及呼吸系统疾病。上述资料均在基线调查中通过问卷收集。变量的赋值情况见表 10-1。

表10-1　变量赋值说明

变量名称	赋值说明
性别	0=男性，1=女性
婚姻状况	0=已婚并与配偶居住，1=其他
教育程度	0=未受教育，1=受过 1 年及以上教育
独居情况	1=家人，2=独居或居住于养老院
居住地	0=城市，1=农村
吸烟	1=从不吸烟，2=仍在吸烟，3=已经戒烟
饮酒	1=从不饮酒，2=仍在饮酒，3=已经戒酒
锻炼身体	0=否，1=是
水果摄入	1=经常或较经常，2=有时或几乎不
蔬菜摄入	1=经常或较经常，2=有时或几乎不
BMI/（kg/m^2）	1=< 18.5，2=18.5 ~ 23.9，3=≥24
认知功能受损	0=否，1=是
ADL 失能	0=否，1=是
高血压	0=否，1=是
糖尿病	0=否，1=是
脑卒中	0=否，1=是
心血管疾病	0=否，1=是
呼吸系统疾病	0=否，1=是

将 BMI 转换为分类变量，< 18.5kg/m^2 代表体重过低，18.5 ~ 23.9kg/m^2 代表正常，≥24 kg/m^2 代表超重或肥胖。MMSE 评分 < 18 分定义为认知功能受损。ADL 用洗澡、穿衣、如厕、室内走动、控制大小便、进食这 6 个方面衡量，若被访者

回答有一项及以上需要他人帮助则视为 ADL 失能,否则视为完好。体格检查由医务人员完成。

10.2.6　统计学分析

所有数据均使用 SPSS 24.0 软件进行统计学分析。非正态分布数据使用中位数和四分位间距表示,正态分布数据用均值和标准差表示,分类数据用频率和百分数表示。正态性检验显示,年龄不符合正态分布。采用 Mann-Whitney U 检验或 χ^2 检验比较基线各组各因素间的差异。死者的生存时间定义为从基线调查到死亡时间;存活或失访定义为截尾。应用 Cox 比例风险回归模型分析基线不同心率亚组人群认知功能受损、全因死亡的 HR 及 95%CI,用 Kaplan-Meier 生存曲线进行等比例风险假设验证,采用 Enter 法调整年龄、性别、婚姻状况、吸烟、饮酒、锻炼身体、高血压、糖尿病等协变量对认知功能状态、死亡的影响。以 $P < 0.05$ 为差异有统计学意义,所有的统计检验均为双侧检验。

10.3　研 究 结 果

10.3.1　心率和认知功能受损

1. 认知功能受损组与认知功能正常组基本特征比较

样本中研究对象年龄的中位数(四分位间距)为 85(76 ~ 93)岁,认知功能受损组年龄为 89(82 ~ 95)岁,认知功能正常组年龄为 84(75 ~ 92)岁,样本中女性老年人为 11 838 名,占比 51.2%。随访期间,2691 例老年人发生认知功能受损,检出率为 11.6%。认知功能受损组年龄、女性、未受教育、ADL 失能比例高于认知功能正常组。与认知功能正常组相比,认知功能受损组已婚并与配偶居住、居住城市、吸烟、饮酒、蔬菜水果摄入比例均较低。详见表 10-2。

表10-2　认知功能受损与正常组基本特征比较

特征	合计 (n=23 122)	认知功能正常 (n=20 431)	认知功能受损 (n=2 691)	P 值
年龄 [岁,M($Q1 \sim Q3$)]	85(76 ~ 93)	84(75 ~ 92)	89(82 ~ 95)	< 0.001

续表

特征	合计 （n=23 122）	认知功能正常 （n=20 431）	认知功能受损 （n=2 691）	P 值
心率（次/分, mean±SD）	73.9 ± 8.9	73.8 ± 8.9	74.8 ± 8.9	< 0.001
性别				< 0.001
男性	11 284（48.8%）	10 370（50.8%）	914（34.0%）	
女性	11 838（51.2%）	10 061（49.2%）	1 777（66.0%）	
教育程度				< 0.001
0 年	13 153（56.9%）	11 174（54.7%）	1 979（73.5%）	
≥1 年	9 969（43.1%）	9 257（45.3%）	712（26.5%）	
婚姻状况				< 0.001
已婚并与配偶居住	8 133（35.2%）	7 559（37.0%）	574（21.3%）	
其他	14 989（64.8%）	12 872（63.0%）	2 117（78.7%）	
居住地				< 0.001
城市	9 818（42.5%）	8 855（43.3%）	963（35.8%）	
农村	13 304（57.5%）	11 576（56.7%）	1 728（64.2%）	
独居情况				< 0.001
家人	19 180（83.0%）	16 964（83.0%）	2 216（82.3%）	
其他	3 942（17.0%）	3 467（17.0%）	475（17.7%）	
吸烟				< 0.001
从不吸烟	14 696（63.6%）	12 778（62.6%）	1 918（71.3%）	
仍在吸烟	5 036（21.8%）	4 569（22.4%）	467（17.4%）	
已经戒烟	3 372（14.6%）	3 066（15.0%）	306（11.4%）	
饮酒				< 0.001
从不饮酒	15 464（67.0%）	13 574（66.5%）	1 890（70.3%）	
仍在饮酒	5 346（23.1%）	4 782（23.4%）	564（21.0%）	
已经戒酒	2 287（9.9%）	2 052（10.1%）	235（8.7%）	
锻炼身体	10 212（44.2%）	8 957（43.8%）	1 255（46.6%）	< 0.05
水果摄入	7 752（33.5%）	7 118（34.8%）	634（23.6%）	< 0.001
蔬菜摄入	20 217（87.4%）	17 959（87.9%）	2 258（83.9%）	< 0.001
ADL 失能	3 416（14.8%）	2 942（14.4%）	474（17.6%）	< 0.001
高血压史	3 801（16.4%）	3 432（16.8%）	369（13.7%）	< 0.001
糖尿病史	480（2.1%）	453（2.2%）	27（1.0%）	< 0.001
心血管疾病史	1 483（6.4%）	1 385（6.8%）	98（3.6%）	< 0.001
脑卒中	882（3.8%）	810（4.0%）	72（2.7%）	< 0.05

续表

特征	合计 （ n=23 122 ）	认知功能正常 （ n=20 431 ）	认知功能受损 （ n=2 691 ）	P 值
呼吸系统疾病史	2 504（10.8%）	2 255（11.0%）	249（9.3%）	< 0.05
BMI				< 0.001
< 18.5 kg/m²	7 863（34.0%）	6 846（33.5%）	1 017（37.8%）	
18.5 ~ 23.9 kg/m²	11 431（49.4%）	10 117（49.5%）	1 314（48.8%）	
≥24 kg/m²	3 828（16.6%）	3 468（17.0%）	360（13.4%）	

2. 心率与认知功能受损的关系

对可能与心率和认知相关的潜在混杂因素进行了调整，采用三种调整模型：模型 1 对年龄、性别进行调整；模型 2 进一步对其他基线特征和生活方式因素进行了调整，包括饮酒、吸烟、BMI、教育程度、水果摄入、蔬菜摄入、锻炼身体、居住地、婚姻状况、独居情况、ADL；模型 3 进一步调整高血压、心血管疾病、脑卒中、糖尿病、呼吸系统疾病。心率范围在 60 ~ 100 次/分时，认知功能受损的发生风险随静息心率次数的增加而上升（$P < 0.001$），见表 10-3。本章研究将老年人群按基线心率分为六个亚组，心率在 60 ~ 69 次/分作为参考组，以 95%CI 估计认知功能受损的 HR。

表10-3　认知功能受损影响因素的多因素Cox回归分析

模型	心率范围					
	40 ~ 59 次/分	60 ~ 69 次/分	70 ~ 79 次/分	80 ~ 89 次/分	90 ~ 100 次/分	>100 次/分
模型 1	1.03 （0.78, 1.37）	1.00	1.17 （1.06, 1.29）*	1.18 （1.05, 1.32）*	1.368 （1.17, 1.65）**	1.21 （0.84, 1.74）
模型 2	1.06 （0.80, 1.41）	1.00	1.18 （1.07, 1.30）*	1.17 （1.04, 1.31）*	1.37 （1.13, 1.65）*	1.27 （0.88, 1.83）
模型 3	1.07 （0.80, 1.41）	1.00	1.18 （1.07, 1.30）*	1.17 （1.04, 1.31）*	1.35 （1.12, 1.63）*	1.26 （0.87, 1.81）

* $P<0.05$；** $P<0.001$

10.3.2　心率与死亡

1. 死亡组与存活组基本特征比较

样本中研究对象年龄的中位数（四分位间距）为 92（86 ~ 100）岁，出现结局事件组（死亡）年龄为 93（87 ~ 100）岁，未出现结局事件组（存活）年龄为 88（83 ~ 94）岁，样本中女性 10 531 名，占比为 58.9%。随访期间 13 598 例老年人死亡。死亡组年龄、未受教育、与家人居住、锻炼身体比例高于存活组。与存活组相比，死亡组已婚并与配偶居住，居住地为城市，发生认知功能受损，ADL 失能，自报高血压、糖尿病、心血管疾病患病史，蔬菜及水果摄入比例均较低。详见表 10-4。

表10-4 死亡组与存活组基本特征比较

特征	合计（n=17 886）	死亡（n=13 598）	存活（n=4 288）	P 值
年龄 [岁, M（Q1~Q3）]	92（86~100）	93（87~100）	88（83~94）	<0.001
心率（次/分, mean±SD）	74.4±9.3	74.6±9.4	73.9±9.3	<0.001
性别				>0.05
男性	7 355（41.1%）	5 544（40.8%）	1 811（42.2%）	
女性	10 531（58.9%）	8 054（59.2%）	2 477（57.8%）	
教育程度				<0.001
0 年	12 399（69.3%）	9 671（71.1%）	2 728（63.6%）	
≥1 年	5 487（30.7%）	3 927（28.9%）	1 560（36.4%）	
婚姻状况				<0.001
已婚并与配偶居住	3 258（18.2%）	2 119（15.6%）	1 139（26.6%）	
其他	14 628（81.8%）	11 479（84.4%）	3 149（73.4%）	
居住地				<0.001
城市	6 768（37.8%）	4 797（35.3%）	1 971（46.0%）	
农村	11 118（62.2%）	8 801（64.7%）	2 317（54.0%）	
独居情况				<0.001
家人	14 867（83.1%）	11 470（84.4%）	3 399（79.3%）	
其他	3 019（16.9%）	2 128（15.6%）	889（20.7%）	
吸烟				>0.05
从不吸烟	12 374（69.2%）	9 364（68.9%）	3 010（70.2%）	
仍在吸烟	3 037（17.0%）	2 339（17.2%）	698（16.3%）	
已经戒烟	2 475（13.8%）	1 895（13.9%）	580（13.5%）	
饮酒				>0.05
从不饮酒	12 349（69.8%）	9 296（68.4%）	3 036（70.8%）	
仍在饮酒	3 791（21.2%）	2 923（21.5%）	868（20.2%）	
已经戒酒	1 746（9.8%）	1 362（10.0%）	384（9.0%）	
认知功能受损	3 244（18.1%）	2 203（16.2%）	1 041（24.3%）	<0.001

续表

特征	合计（n=17 886）	死亡（n=13 598）	存活（n=4 288）	P 值
ADL 失能	5 068（28.3%）	481（3.5%）	706（16.5%）	< 0.001
锻炼身体	7 617（42.6%）	5 919（43.5%）	1 698（39.6%）	< 0.001
水果摄入	4 737（26.5%）	3 352（24.7%）	1 385（32.3%）	< 0.001
蔬菜摄入	14 845（83.0%）	11 206（82.4%）	3 643（85.0%）	< 0.001
高血压史	2 404（13.4%）	1 650（12.1%）	754（17.6%）	< 0.001
糖尿病史	168（0.9%）	109（0.8%）	59（1.4%）	< 0.001
心血管疾病史	848（4.7%）	585（4.3%）	263（6.1%）	< 0.001
脑卒中史	651（3.6%）	481（3.5%）	170（4.0%）	> 0.05
呼吸系统疾病史	1 864（10.4%）	1 461（10.7%）	403（9.4%）	< 0.05
BMI				< 0.001
$< 18.5\ kg/m^2$	7 593（42.5%）	5 998（44.1%）	1 595（37.2%）	
$18.5 \sim 23.9\ kg/m^2$	8 415（47.0%）	6 282（46.2%）	2 133（49.7%）	
$\geqslant 24\ kg/m^2$	1 878（10.5%）	1 318（9.7%）	560（13.1%）	

2. 心率与全因死亡的关系

对心率和死亡的潜在混杂因素进行了调整，采用三种调整模型：模型 1 对年龄、性别进行调整；模型 2 进一步对其他基线特征和生活方式因素进行了调整，包括饮酒、吸烟、BMI、教育程度、水果摄入、蔬菜摄入、锻炼身体、居住地、婚姻状况、独居情况、ADL；模型 3 进一步调整高血压、心血管疾病、脑卒中、糖尿病、呼吸系统疾病。心率范围在 $60 \sim 100$ 次/分时，全因死亡的发生风险随静息心率次数的增加而上升，见表 10-5。本章将老年人群按基线心率分为六个亚组，心率在 $60 \sim 69$ 次/分作为参考组，以 95%CI 估计全因死亡率的 HR。

表10-5　死亡影响因素的多因素Cox回归分析

模型	心率范围					
	40 ~ 59 次/分	60 ~ 69 次/分	70 ~ 79 次/分	80 ~ 89 次/分	90 ~ 100 次/分	>100 次/分
模型 1	0.99（0.89, 1.11）	1.00	1.03（0.99, 1.08）	1.07（1.02, 1.12）*	1.15（1.06, 1.25）**	1.15（1.00, 1.33）*
模型 2	0.97（0.87, 1.09）	1.00	1.05（1.01, 1.10）*	1.08（1.03, 1.13）*	1.16（1.07, 1.26）**	1.18（1.03, 1.36）*
模型 3	0.98（0.88, 1.10）	1.00	1.06（1.02, 1.11）*	1.09（1.04, 1.15）**	1.23（1.14, 1.34）**	1.25（1.08, 1.44）*

* $P<0.05$；** $P<0.001$

10.4　讨　　论

10.4.1　心率与认知受损关系

丹麦一项关于老年人静息心率与认知功能关系的研究（Wod et al., 2018），共纳入 3118 对双胞胎老人以及 766 名九旬老人，认知功能通过 5 项年龄敏感性认知测试评分，静息心率通过触摸桡动脉脉搏评估，并根据性别、年龄、既往心脏病和高血压史调整线性回归模型进行比较。然而没有得到心率与认知功能下降相关的结论，与本章结果不一致。不过该研究存在患有心律失常的研究对象。

10.4.2　心率与全因死亡关系

本章发现，80 岁以上高龄老人心率对死亡有较大影响，其与其他在低年龄段老年人群中开展的研究发现一致（Benetos et al., 1999；Okamura et al., 2004；陈冀等，2013）。迄今为止，对心率的研究揭示，静息时窦性心率增快，不仅是心血管病的一个独立危险因素，而且是预后不良的一个标志（黄元铸，2005）。静息时心率是心血管与非心血管死亡的一个强力预测因子。

10.4.3　优势与局限性

本章进一步补充了中国高龄老人心率与认知、心率与死亡关系的证据，是一项基于社区开展的前瞻性研究且具有较好的全国代表性。在研究设计中就考虑到了年龄、性别等因素的分层问题，并在研究中调整了较多潜在的混杂因素，强化了现有的证据。但是，本章也存在一定的局限性：第一，心率存在一定的波动性，同一个体一天不同时段的心率水平不同；第二，疾病史的获得来自调查对象自报，可能存在信息偏倚。

10.5 结　语

综上所述，心率与中国高龄老年人群发生认知功能受损及死亡风险相关联。提示对于心率正常的高龄老人，传统上划分的正常心率范围仍有增加认知功能受损及死亡的风险。本章研究提示，当体格检查发现老年人心率过快时，应对老人慢性病患病情况，特别针对可能引起心率增快的疾病，以及认知功能进行筛查，积极进行共病以及认知障碍的预防和治疗，增加老人的预期寿命。同时对于心率过快伴明显临床症状的心率正常老人，应酌情考虑采取一定的药物干预手段控制心率。

参 考 文 献

陈冀，陈朔华，刘星，等，2013. 基线心率对中国北方成年人群全因死亡率的影响. 中华流行病学杂志，34（6）：622-625.

黄元铸，2005. 心率与心血管病危险性. 中华心血管病杂志，33（4）：388-390.

李羽，杜娟，刘力源，2014. 老年高血压患者静息心率与认知功能关系的研究. 宁夏医学杂志，36（9）：828-829.

卢正红，唐伟，方小正，2010.2 型糖尿病静息心率与认知功能关系研究. 南京医科大学学报（自然科学版），30（5）：697-701.

袁志敏，2013. 静息心率对缺血性脑卒中后患者伤残、认知功能和死亡风险的影响. 心血管病学进展，34（5）：718.

曾毅，冯秋石，Therese Hesketh，等，2017. 中国高龄老人健康状况和死亡率变动趋势. 人口研究，41（4）：22-32.

曾毅，顾大男，Jama Purser，等，2014. 社会、经济与环境因素对老年健康和死亡的影响——基于中国 22 省份的抽样调查. 中国卫生政策研究，7（6）：53-62.

Benetos A，Rudnichi A，Thomas F，et al.，1999. Influence of heart rate on mortality in a French population：role of age，gender，and blood pressure. Hypertension，33（1）：44-52.

Okamura T，Hayakawa T，Kadowaki T，et al.，2004. Resting heart rate and cause-specific death in a 16.5-year cohort study of the Japanese general population. American Heart Journal，147（6）：1024-1032.

Wod M，Jensen M T，Galatius S，et al.，2018. Resting heart rate is not associated with cognitive function. Neuroepidemiology，50（3/4）：160-167.

第 11 章 血氧饱和度与老年健康①

11.1 引　　言

11.1.1 老年人功能状态和死亡风险现状

中国人口老龄化问题日益突出，老年期健康问题已成为中国公共卫生事业面临的巨大挑战（高培勇，2010）。认知功能障碍不仅会影响老年人的生活质量，由此造成的社会、经济负担也不容忽视（雷婷和马亚娜，2010）。研究显示，中国≥65 岁老年人群中，痴呆和轻度认知功能受损的患病率分别为 5.14% 和 20.8%（Jia et al.，2014）。识别老年人认知功能的影响因素，对于防止认知功能障碍及痴呆的发生和发展具有重要意义。

11.1.2 血氧饱和度异常与老年人功能状态及死亡的关系

氧是维持人体活动的重要元素，空气中的氧通过肺部氧合作用，结合在血红蛋白上传送至全身。以氧合血红蛋白及还原血红蛋白为基础的血氧饱和度评估了肺的氧合能力和人体血液的携氧能力即人体氧供和氧代谢的状况，是判断人体呼吸和循环系统的重要参数（韩帅，2015）。

血氧饱和度是血液中与氧结合的氧合血红蛋白的容量占全部可结合的血红蛋白容量的百分比，即血液中氧的浓度。血氧饱和度有两种测量手段，一种为有创采血方式获取到的血氧饱和度，另一种为血氧仪监测获取到的血氧饱和度。若血氧饱和度过低，则说明血液中含氧量过低，人体缺氧，严重的

① 本章作者：毛琛（南方医科大学公共卫生学院流行病学系教授）；刘丹（南方医科大学公共卫生学院流行病学系博士后）；张宇杰（南方医科大学公共卫生学院流行病学系博士后）。

甚至危及生命。因此，对人体进行血氧饱和度的监测非常重要，尤其在一些特殊情况，如危重患者的监护、患有阻塞性睡眠呼吸暂停低通气综合征患者的监护、高原缺氧环境下的监护及战场士兵的监护等（龚渝顺，2012）。随着年龄的增长，老年人全身器官出现进行性衰退，包括血氧饱和度在内的各项生理指标也可能随之变化（Sharma and Goodwin，2006；骆华杰和金晓杰，2005）。供氧不足可造成机体广泛的损害，尤其对老年人群，因此，监测血氧饱和度对老年人群具有重要意义。

11.1.3　血氧饱和度异常与老年人功能状态及死亡关系的研究现状

研究表明，急性呼吸窘迫综合征及阻塞性睡眠呼吸暂停低通气综合征所导致的血氧饱和度下降与认知功能受损存在相关（Carlson et al.，2018，2011），同时脑血氧饱和度是预测术后认知功能是否下降的一个重要因素（Yoshitani et al.，2001）。

动物研究表明，重症监护中的犬血氧饱和度降低与死亡率增加相关（Hayes et al.，2011）。在左心衰竭患者中发现，夜间低氧血症与全因死亡率相关（Oldenburg et al.，2016），术前血氧饱和度低的患者死亡率较高（Sun et al.，2014）。纳入了心血管疾病、癌症（除肺癌）、肺部疾病等死因的 10 年随访数据表明，血氧饱和度是全因死亡率的重要预测因素（Vold et al.，2015）。

11.1.4　研究目的

根据对国内外文献的检索发现，关于血氧饱和度和老年健康的研究多基于手术或围手术期的患者，同时存在样本量较小等限制，基于一般人群的血氧饱和度与认知功能和死亡的关联性研究十分有限。同时，几乎所有的报道由于数据来源的限制，对于高龄老人的关注较少。为更好阐释血氧饱和度与老年认知功能和死亡的关系，本章利用 HABCS 数据进行分析，分别对血氧饱和度与老年人认知功能受损以及全因死亡风险关系的主要结果进行了描述和解释。

11.2　研　究　方　法

11.2.1　研究对象

调查对象来自 HABCS,有关队列的详细研究设计以及具体的抽样方法详见施小明等（2010）的研究。该项目选择中国 8 个长寿地区作为调查现场（山东省烟台市莱州市、河南省商丘市夏邑县、湖北省荆门市钟祥市、湖南省怀化市麻阳县、广东省佛山市三水区、广西壮族自治区桂林市永福县、海南省澄迈县和江苏省南通市如东县），采用不等比例目标随机抽样方法，针对受访的百岁老人，按照就近原则（在相同的村庄或街道，或者在相同的抽样县或城市）随机调查 90～99 岁、80～89 岁和 65～79 岁预定年龄和性别的老人各 1 名。2009～2017 年，总计调查了 5606 名研究对象，其中包括 1385 名百岁老人、1350 名 90～99 岁老人、1294名 80～89 岁老人以及 1577 名 65～79 岁老人。该研究得到北京大学生物医学伦理委员会（批号：IRB00001052-13074）和杜克大学-新加坡国立大学伦理委员会（批号：12-260E）批准，所有研究对象均签署了知情同意书。本章研究的纳入标准为：①年龄≥65 岁；②在基线调查时进行了血氧饱和度检测；③至少完成 1 次随访调查。本章研究使用的是以 2012 年为基线，2014 年进行随访的数据，共纳入符合条件的研究对象 2285 名。

11.2.2　研究内容

1. 问卷调查

由经过统一培训并合格后上岗的调查员进行调查，采用自行设计问卷，通过面对面访谈式调查收集对象一般特征（年龄、性别、婚姻状况、锻炼身体、体育活动、睡眠等）、生活习惯（吸烟、饮酒、日常活动能力等）、患病情况等。

2. 体格和生理特征测量

体格和生理特征测量包括身高、体重、WC、心脏节律、视力、听力等，各指标的详细测量方法及定义详见施小明等（2010）的研究。

3. 实验室检测

实验室检测包括血常规、尿常规、生化指标、炎性指标、氧化应激指标、微量与宏量元素和营养状况指标。

11.2.3　血氧饱和度测量与判定标准

血氧饱和度可采用指夹式脉搏血氧仪（Model 9570 Oximeter，美国 Nonin Medical，Inc.）进行测量，要求仪器稳定运行 60 秒后记录结果；该仪器可同时测量心率。血氧饱和度判定标准：正常组血氧饱和度≥94%，异常组血氧饱和度＜94%（陆以佳等，2001）。

11.2.4　认知功能和死亡的测量

使用 MMSE 测定调查对象认知功能，测量指标包括定位能力、注意力、计算能力、回忆能力和语言能力等 5 个方面，并对其进行评分，总分为 30 分，其内部一致性系数为 0.99，重测信度为 0.91。不同教育程度调查对象认知功能受损的划分限值为：文盲组（未受教育）≤17 分；小学组（教育年限≤6 年）≤20 分；中学及以上组（教育年限＞6 年）≤24 分（张明园，1998）。

在 2014 年的随访调查中确定患者的生存状态，评估患者是否死亡以及死亡日期、是否完成调查、是否失访。无法联系到的研究对象定义为"失访"。研究对象 3 年后失访或尚存活被定义为"删失"或"截尾数据"。

11.2.5　协变量的定义

协变量包括社会人口学信息（年龄、教育程度和婚姻状况）、行为和生活方式（吸烟、饮酒、锻炼身体等）、健康状况（认知功能、ADL、血红蛋白、WC、BMI等）。如果研究对象不能回答问题（除了用于测量认知功能的问题），可以由最熟悉研究对象生活状况的成年家庭成员代为回答。

年龄分为 65~79 岁、80~89 岁和 90 岁及以上三分位。没有接受过任何教育定义为"未受教育"，接受过正规教育定义为"受教育"。婚姻状况，已婚定义为为"有配偶"；离婚、丧偶或从未结过婚定义为"无配偶"。锻炼身体包括散步、打球、跑步和练气功，经常锻炼定义为"是"，否则为"否"。现在吸烟、现在饮酒分为"是"或"否"。视力检测为：不戴眼镜是否能看到圆圈、有没有开口并指明开口方向；用 1 ~ 4 分量表进行统计，分别为"能，且能分清缺口方向""能，但不能分清缺口方向""看不清""失明"，后 2 个回答定义为视力障碍。听力障碍分为"是"或"否"。采用 ADL 量表评定 ADL 失能。现场调查人员询问研究对象在以下活动中是否遇到困难或需要帮助：洗澡、穿衣、如厕、室内活动、控制大小便和进食。通过询问研究对象完成上述活动有无困难，如其中一项或更多项不能独立完成，则判断为 ADL 失能。ADL 具有良好的信度和效度，Cronbach's α 系数为 0.84 ~ 0.94（Reijneveld et al.，2007）。变量的赋值情况见表 11-1。

表11-1 变量赋值说明

变量名称	赋值说明
年龄/岁	0=65 ~ 79，1=80 ~ 89，2=≥90
性别	0=男性，1=女性
婚姻状况	0=无配偶，1=有配偶
教育程度	0=未受教育，1=受教育
吸烟	0=否，1=是
饮酒	0=否，1=是
锻炼身体	0=否，1=是
中心性肥胖	0=否，1=是
全身性肥胖	0=否，1=是
视力	0=障碍，1=正常
听力	0=障碍，1=正常
高血压	0=否，1=是
糖尿病	0=否，1=是
ADL 失能	0=否，1=是
认知功能受损	0=否，1=是
心脏节律不规律	0=否，1=是
心血管疾病	0=否，1=是
呼吸系统疾病	0=否，1=是
贫血	0=否，1=是
血脂异常	0=否，1=是

11.2.6 统计分析

采用 Epidata 3.0 软件进行数据双录入，核对无误后采用 SAS 9.4 软件对数据进行统计学分析。年龄、心率及认知功能评分等为计量资料，均符合正态分布，采用 mean±SD 表示，采用两独立样本 t 检验分析血氧饱和度正常组和异常组间差异；性别、婚姻状况、生活行为方式及身体状况等为计数资料，采用 χ^2 检验进行组间比较。考虑到年龄对认知功能的影响，将调查对象按照 65～79 岁、80～89 岁、≥90 年龄组进行分层。

采用多因素逐步 Logistic 回归模型分析认知功能受损的主要影响因素，并采用多因素非条件 Logistic 回归模型分析控制了其他认知功能的主要影响因素之后，不同年龄组调查对象血氧饱和度异常与认知功能受损之间的关系。$P<0.05$ 被认为差异有统计学意义。

采用 Kaplan-Meier 乘积极限法估计 3 年全因死亡率，并利用 log-rank 检验进行检验。采用惩罚样条 Cox 模型，利用惩罚样条将 Cox 比例风险模型与男性和女性的生存数据进行拟合。血氧饱和度与死亡的关联性分别在单变量 Cox 比例风险模型和调整的模型中分析，调整变量包括性别、年龄、婚姻状况、教育程度、饮酒、吸烟、锻炼身体、WC、BMI、血红蛋白、视力、听力、认知功能和 ADL。

敏感性分析排除了过早死亡的影响，即剔除随访者中小于 70 岁死亡的人群。采用倾向性评分匹配重新进行分析，1∶1 匹配了年龄、性别后，得到 524 例样本。

11.3　研　究　结　果

11.3.1　血氧饱和度和认知功能受损

1. 血氧饱和度正常组和异常组基本特征比较

2285 名调查对象平均年龄为 86.4 岁，其中，最大年龄 110 岁，最小年龄 65 岁。女性占 56.3%。血氧饱和度异常组 363 名，正常组 1922 名。血氧饱和度异常组和正常组在性别、年龄、婚姻状况、吸烟、视力障碍、听力障碍、ADL 失能、心率、呼吸系统疾病、高血压、血脂异常和 WC 异常方面差异均有统计学意义（$P<0.05$），详见表 11-2。

表11-2　血氧饱和度正常组和异常组基本情况比较

特征	正常组（n=1922）	异常组（n=363）	t/χ^2 值	P 值
年龄（岁，mean±SD）[a]	85.8±12.3	89.5±11.8	−5.42	<0.001
心率（次/分，mean±SD）[a]	76.1±12.2	80.1±13.7	−4.86	<0.001

续表

特征	正常组（n=1922）	异常组（n=363）	t/χ^2值	P 值
女性[b]	1062（55.3%）	224（61.7%）	5.17	0.023
无配偶[b]	1149（59.8%）	252（69.4%）	9.21	0.002
吸烟[b]	1577（82.0%）	317（87.3%）	7.30	0.007
饮酒[b]	1615（84.0%）	322（88.7%）	5.67	0.059
不锻炼身体[b]	1577（82.0%）	296（81.5%）	0.01	0.903
经常从事体力活动[b]	1653（86.0%）	307（84.6%）	2.06	0.356
睡眠质量不好[b]	755（39.3%）	146（40.2%）	0.10	0.748
视力障碍[b]	410（21.3%）	127（35.0%）	31.29	<0.001
听力障碍[b]	1077（56.0%）	171（47.1%）	8.34	0.004
ADL 失能[b]	382（19.9%）	103（28.4%）	15.03	0.001
心脏节律不规律[b]	199（10.4%）	47（12.9%）	2.67	0.102
心血管疾病[b]	1621（84.3%）	294（81.0%）	0.12	0.727
呼吸系统疾病[b]	1743（90.7%）	281（77.4%）	28.14	<0.001
糖尿病[b]	268（13.9%）	62（17.1%）	2.43	0.119
高血压[b]	1028（53.5%）	153（42.1%）	15.72	<0.001
贫血[b]	1059（55.1%）	216（59.5%）	2.10	0.121
WC 异常[b]	732（38.1%）	111（30.6%）	7.39	0.007
血脂异常[b]	625（32.5%）	141（38.8%）	5.48	0.019

a t 检验；b χ^2 检验。
资料来源：苏丽琴等（2016）

2. 血氧饱和度正常组和异常组认知功能状况的比较

血氧饱和度正常组认知功能评分为（22.6±9.7）分，异常组为（18.8 ± 11.0）分，差异有统计学意义（t=6.11，$P<0.001$）。血氧饱和度异常组认知功能受损的比例高于正常组，差异有统计学意义。详见表 11-3。

表11-3　血氧饱和度正常组和异常组认知功能情况比较

项目	血氧饱和度正常组	异常组
认知功能正常组	1481（77.1%）	230（63.4%）
认知功能受损组	441（22.9%）	133（36.6%）
χ^2 值	30.44	
P 值	<0.001	

资料来源：苏丽琴等（2016）

3. 血氧饱和度对认知功能的影响

多因素逐步 Logistic 回归分析显示，年龄每增加 1 岁，认知功能受损的风险增加 7%；同时，血氧饱和度异常、未婚、不锻炼身体、视力障碍、ADL 失能、血脂异常者认知功能受损风险较高。详见表 11-4。按年龄分层分析显示，调整性别、年龄、婚姻状况、吸烟、饮酒、锻炼身体、WC、视力、听力因素后，≥90 岁组老人中，血氧饱和度异常对认知受损的影响最大。详见表 11-5。

表11-4　影响老年人认知功能的多因素逐步Logistic回归模型分析结果

因素	β 值	SE 值	Wald χ^2 值	P 值	OR（95%CI）值
年龄	0.07	0.01	50.04	<0.001	1.07（1.05 ~ 1.09）
血氧饱和度					
正常					1.00
异常	0.50	0.20	6.16	0.01	1.64（1.11 ~ 2.43）
婚姻状况					
已婚					1.00
未婚	0.72	0.22	10.90	0.001	2.05（1.34 ~ 3.13）
锻炼身体					
经常					1.00
不锻炼	0.60	0.2	6.02	0.01	1.83（1.13 ~ 2.97）
视力					
正常					1.00
障碍	0.55	0.16	12.33	0.04	1.73（1.27 ~ 2.35）
ADL					
正常					1.00
失能	1.26	0.15	67.24	<0.001	3.54（2.62 ~ 4.79）
血脂					
正常					1.00
异常	0.32	0.15	4.27	0.04	1.38（1.02 ~ 1.86）
心脏节律					
规律					1.00
不规律	−0.01	0.01	5.63	<0.001	0.99（0.98 ~ 1.00）

注：年龄作为连续变量引入 Logistic 回归分析模型。

资料来源：苏丽琴等（2016）

表11-5　不同年龄对老年人认知功能影响的多因素非条件Logistic回归分析结果

年龄组	人数	β 值	SE 值	Wald χ^2 值	P 值	OR（95%CI）值
65～79 岁	787	0.73	0.65	1.26	0.261	2.08（0.58～7.48）
80～89 岁	513	0.22	0.42	0.27	0.606	1.25（0.54～12.86）
≥90 岁	985	0.45	0.19	5.81	0.016	1.58（1.09～2.28）
全体人群	2285	0.44	0.16	7.33	0.007	1.56（1.13～2.14）

注：年龄作为连续变量引入 Logistic 回归分析模型；调整因素包括性别、年龄、婚姻状况、吸烟、饮酒、锻炼身体、WC、视力、听力。SE 值为统计学中的标准误（stardard error）。

资料来源：苏丽琴等（2016）

11.3.2　血氧饱和度和死亡

1. 基线基本特征比较

根据存活、死亡和失访进行分组后，调查对象基线时基本特征如表 11-6 所示，随访 3 年后，452 人死亡，1434 人存活，399 人失访，3 年全因死亡率 19.8%，随访率 82.5%。与失访组相比，存活组的性别、年龄、血氧饱和度、教育程度等变量的分布与失访组相同，死亡组的女性、长寿老人（年龄 90 岁及以上）、低血氧饱和度、未受教育、无配偶、认知功能受损、ADL 失能的比例较高（$P<0.001$）。

表11-6　调查对象基线时基本特征比较

特征	存活（n=1434）	死亡（n=452）	失访（n=399）	F/χ^2 值	P 值
性别				18.66	<0.001
男性	662（46.2%）	158（35.0%）	185（46.4%）		
女性	772（53.8%）	294（65.0%）	214（53.6%）		
年龄组				308.56	<0.001
65～79 岁	567（39.5%）	27（6.0%）	136（34.1%）		
80～89 岁	397（27.7%）	70（15.5%）	90（22.6%）		
≥90 岁	470（32.8%）	355（78.5%）	173（43.4%）		
血氧饱和度				52.44	<0.001
正常	1281（89.3%）	343（75.9%）	347（87.0%）		
异常	153（10.7%）	109（24.1%）	52（13.0%）		
WC				44.89	<0.001
正常	821（57.3%）	334（73.9%）	267（66.9%）		
中心性肥胖	613（42.7%）	118（26.1%）	132（33.1%）		

续表

特征	存活（n=1434）	死亡（n=452）	失访（n=399）	F/χ² 值	P 值
BMI				44.02	<0.001
正常	1105（77.1%）	411（90.9%）	330（82.7%）		
超重	249（17.4%）	29（6.4%）	50（12.5%）		
肥胖	80（5.6%）	12（2.7%）	19（4.8%）		
血红蛋白				86.12	<0.001
正常	423（29.5%）	215（47.6%）	200（50.1%）		
贫血	1011（70.5%）	237（52.4%）	199（49.9%）		
教育程度				72.88	<0.001
未受教育	852（59.8%）	362（81.2%）	230（58.5%）		
受教育	573（40.2%）	84（18.8%）	163（41.5%）		
婚姻状况				108.93	<0.001
有配偶	634（45.1%）	77（17.4%）	149（39.0%）		
无配偶	771（54.9%）	365（82.6%）	233（61.0%）		
吸烟				17.60	<0.001
是	258（18.4%）	44（9.9%）	66（17.2%）		
否	1146（81.6%）	399（90.1%）	317（82.8%）		
饮酒				10.65	0.005
是	236（16.8%）	49（11.1%）	48（12.5%）		
否	1171（83.2%）	393（88.9%）	335（87.5%）		
锻炼身体				36.27	<0.001
是	221（16.1%）	28（6.4%）	76（20.8%）		
否	1151（83.9%）	408（93.6%）	289（79.2%）		
认知功能				234.66	<0.001
正常	1099（76.6%）	174（38.5%）	289（72.4%）		
受损	335（23.4%）	278（61.5%）	110（27.6%）		
ADL				273.44	<0.001
正常	1209（87.8%）	214（50.4%）	288（78.5%）		
失能	168（12.2%）	211（49.6%）	79（21.5%）		

注：连续变量进行方差分析，分类变量进行 χ^2 检验

2. 血氧饱和度正常组与异常组基本特征比较

根据血氧饱和度正常与异常进行分组后，调查对象基线时基本特征如表 11-7 所示，正常组血氧饱和度均值为 96.3%，异常组为 90.6%。血氧饱和度正常组死

亡率为 17.4%，男性死亡率 12.0%，女性 24.1%；异常组死亡率 34.6%，其中男性 14.4%，女性 66.9%。生存曲线见图 11-1。与血氧饱和度正常组相比，血氧饱和度异常组男性、高龄、未受教育、无配偶、不吸烟、不饮酒、认知功能正常、ADL 失能的比例较高（$P<0.05$）。

表11-7　血氧饱和度正常组与异常组调查对象基本特征比较

特征	正常组（n=1970）	异常组（n=315）	F/χ^2 值	P 值
性别			4.61	0.032
男性	1086（55.1%）	194（61.6%）		
女性	884（44.9%）	121（38.4%）		
年龄组			30.12	<0.001
65~79 岁	663（33.7%）	68（21.6%）		
80~89 岁	490（24.9%）	66（21.0%）		
≥90 岁	817（41.4%）	181（57.5%）		
血氧饱和度 [mean（SD）]	96.3%（1.3%）	90.6%（4.3%）	2240.10	<0.001
死亡 [n（占比）]			5.43	0.020
男	130（12.0%）	28（14.4%）		
女	213（24.1%）	81（66.9%）		
WC			2.26	0.133
正常	1214（61.6%）	208（66.0%）		
中心性肥胖	756（38.4%）	107（34.0%）		
BMI			1.73	0.420
正常	1586（80.5%）	260（82.5%）		
超重	290（14.7%）	38（12.1%）		
肥胖	94（4.8%）	17（5.4%）		
血红蛋白			2.45	0.117
正常	710（36.0%）	128（40.6%）		
贫血	1260（64.0%）	187（59.4%）		
支气管炎/肺气肿/哮喘/肺炎			30.13	<0.001
是	1494（87.3%）	114（74.5%）		
否	217（12.7%）	39（25.5%）		
教育程度			18.26	<0.001
未受教育	1212（62.1%）	232（74.6%）		
受教育	741（37.9%）	79（25.4%）		

续表

特征		正常组（n=1970）	异常组（n=315）	F/χ^2 值	P 值
婚姻状况				9.48	0.002
	有配偶	767（39.8%）	93（30.6%）		
	无配偶	1158（60.2%）	211（69.4%）		
吸烟				10.30	0.001
	是	337（17.5%）	31（10.2%）		
	否	1588（82.5%）	274（89.8%）		
饮酒				4.05	0.044
	是	299（15.5%）	34（11.1%）		
	否	1627（84.5%）	272（88.9%）		
锻炼身体				2.57	0.109
	是	290（15.4%）	35（11.9%）		
	否	1588（84.6%）	260（88.1%）		
认知功能				34.89	<0.001
	正常	578（29.3%）	145（46.0%）		
	受损	1392（70.7%）	170（54.0%）		
ADL				24.03	<0.001
	正常	1508（80.6%）	203（68.1%）		
	失能	363（19.4%）	95（31.9%）		

注：连续变量进行方差分析，分类变量进行 χ^2 检验

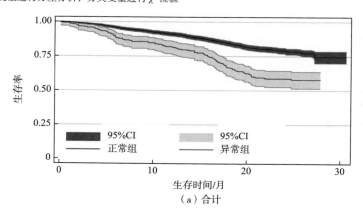

（a）合计

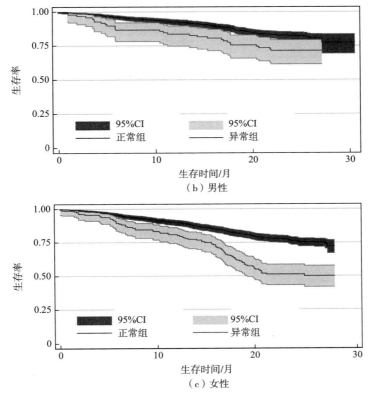

图 11-1　血氧饱和度正常组和异常组的生存曲线分析

3. 血氧饱和度与死亡的关系

如图 11-2 惩罚样条显示，血氧饱和度越高，死亡风险越低，在接近 100%时出现拐点。在校正了混杂因素后，如图 11-3 所示，与血氧饱和度正常组相比，异常组 HR（95%CI）为 1.59（1.26～2.00）；分性别进行分析后，男性 HR（95%CI）为 1.48（0.96～2.30），女性为 1.68（1.27～2.21）。倾向性评分校正混杂因素后，HR（95%CI）为 1.87（1.33～2.63）。以上结果均显示，低血氧饱和度是预测老年人群全因死亡的一个独立危险因素，尤其是对女性。在排除了 135 人过早死亡的影响，如图 11-4 所示，在全人群、男性和女性中的研究结果均保持稳健，倾向性评分的结果也并没有改变。

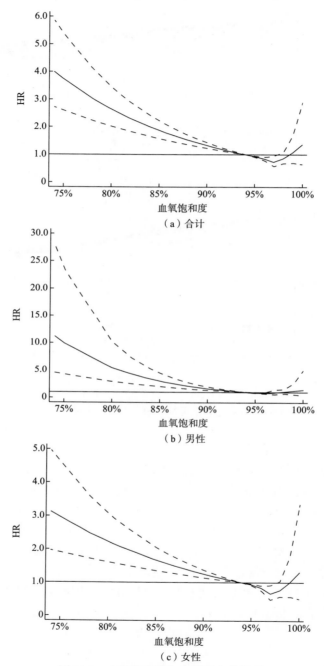

图 11-2　血氧饱和度与全因死亡的关联

实线代表 HR，虚线代表 95%CI，以血氧饱和度最低点为参考

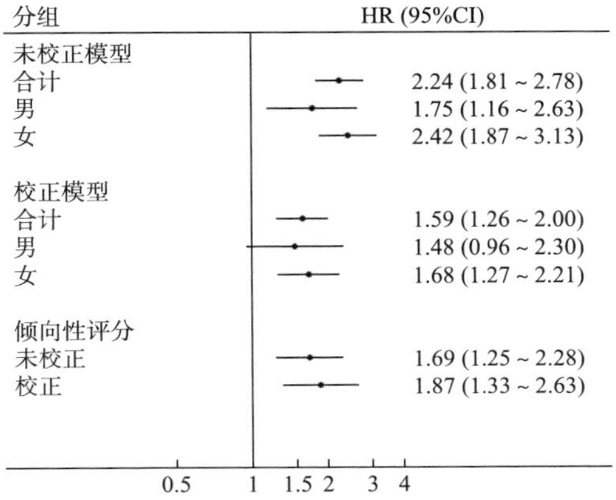

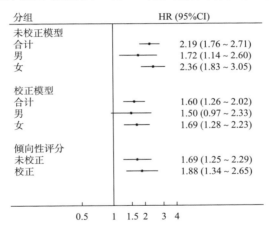

分组	HR (95%CI)
未校正模型	
合计	2.24 (1.81 ~ 2.78)
男	1.75 (1.16 ~ 2.63)
女	2.42 (1.87 ~ 3.13)
校正模型	
合计	1.59 (1.26 ~ 2.00)
男	1.48 (0.96 ~ 2.30)
女	1.68 (1.27 ~ 2.21)
倾向性评分	
未校正	1.69 (1.25 ~ 2.28)
校正	1.87 (1.33 ~ 2.63)

图 11-3　血氧饱和度与全因死亡风险的关联

校正模型：校正了性别、年龄、教育程度、婚姻状况、吸烟、饮酒、锻炼身体、WC、BMI、血红蛋白、视力、听力、认知功能、ADL。

倾向性评分：未校正为 1∶1 匹配了年龄、性别后，得到 524 例样本；校正为在年龄、性别的基础上，校正了教育程度、婚姻状况、吸烟、饮酒、锻炼身体、WC、BMI、血红蛋白、视力、听力、认知功能、ADL

分组	HR (95%CI)
未校正模型	
合计	2.19 (1.76 ~ 2.71)
男	1.72 (1.14 ~ 2.60)
女	2.36 (1.83 ~ 3.05)
校正模型	
合计	1.60 (1.26 ~ 2.02)
男	1.50 (0.97 ~ 2.33)
女	1.69 (1.28 ~ 2.23)
倾向性评分	
未校正	1.69 (1.25 ~ 2.29)
校正	1.88 (1.34 ~ 2.65)

图 11-4　血氧饱和度与全因死亡风险的关联-敏感性分析

校正模型：校正了性别、年龄、教育程度、婚姻状况、吸烟、饮酒、锻炼身体、WC、BMI、血红蛋白、视力、听力、认知功能、ADL。

倾向性评分：未校正为 1∶1 匹配了年龄、性别后，得到 524 例样本；校正为在年龄、性别的基础上，校正了教育程度、婚姻状况、吸烟、饮酒、锻炼身体、WC、BMI、血红蛋白、视力、听力、认知功能、ADL

11.4 讨 论

11.4.1 血氧饱和度与认知受损关系

血氧饱和度是血液中被氧结合的氧合血红蛋白的容量占全部可结合血红蛋白容量的百分比,即血液中血氧的浓度,反映血液携带输送氧气的能力。随着年龄的增长,老年人全身器官出现进行性衰退,包括血氧饱和度在内的各项生理指标也可能随之变化(Sharma and Goodwin, 2006;骆华杰和金晓杰,2005)。本章研究发现,随着年龄增长,老年人血氧饱和度呈下降趋势,与 Britto 等(2009)的研究结果基本一致,提示血氧饱和度可作为老年人生理状况监测的科学指标之一。

中枢神经系统对氧的需求量大。认知区域,尤其是颞叶海马与边缘叶若长期缺氧,可导致白质缺血性脱髓鞘,使患者出现认知功能受损,严重时可致痴呆。研究表明,血氧饱和度下降(低氧)可造成海马细胞线粒体功能的受损,以及脑胆碱能神经元的退行性变化,进而引起认知功能受损(陈燕等,2011;张存雪等,2007)。本章研究结果表明,血氧饱和度与认知得分呈正相关,低血氧饱和度是认知功能受损的危险因素,与既往基础研究结论基本一致。

黄家军等(2014)的研究显示,老年阻塞性睡眠呼吸暂停低通气综合征患者认知得分与平均血氧饱和度呈正相关($r= 0.59$)。国外的研究表明,肺功能与中老年人认知功能密切相关(Pathan et al., 2011;Singh-Manoux et al., 2011;Anstey et al., 2004),急性呼吸窘迫综合征患者及阻塞性睡眠呼吸暂停低通气综合征患者血氧饱和度下降是认知功能受损的危险因素(Findley et al., 1986;Hopkins et al., 1999),另一观察性研究也显示(Ortapamuk and Naldoken, 2006),低氧是造成 COPD 患者认知功能受损风险增加的重要因素。Thakur 等(2010)的研究表明,低血氧饱和度是认知功能受损风险增加的重要因素,规律吸氧可降低认知功能受损风险。其后的类似研究进一步证实了长期吸氧可降低 COPD 患者认知功能受损风险(dal Negro et al., 2015)。总体来说,目前关于血氧饱和度与老年人群认知功能关系的研究尚十分有限,调查对象多局限于呼吸系统疾病患者,对一般老年人群,特别是对更高龄老人的关注不够。本章研究提示,血氧饱和度下降可作为老年人认知功能受损风险的生物标志物,特别是≥90 岁的高龄老人。

11.4.2　血氧饱和度与死亡关系

本章研究发现，在校正了混杂因素后，与血氧饱和度正常组比较，异常组男性 HR 值为 1.48（0.96 ~ 2.30），女性为 1.68（1.27 ~ 2.21），证实了在一般人群中，低血氧饱和度是老年人群全因死亡的独立预测指标，尤其是老年女性。

关于血氧饱和度与死亡率的关系，可能的原因如下：低血氧饱和度是心肺疾病患者死亡的重要原因之一。33%的死亡是由心血管疾病引起的，14%的死亡是由肺癌和 COPD 引起的。前瞻性研究发现，在心血管疾病（Oldenburg et al.，2016）、肺部疾病、癌症（Vold et al.，2015）等患者中，低血氧饱和度会增加死亡风险。Smith 等（2012）发现住院患者中血氧饱和度<96%可增加死亡风险，而急诊患者中，低血氧饱和度死亡率增加（Buist et al.，2004）。虽然以往研究发现，血氧饱和度不是心血管病死亡的显著预测因子，但与心力衰竭死亡存在一定相关性（Vold et al.，2015）。纳入 10 701 名成年人的纵向研究显示，睡眠时低血氧饱和度参数是预测心脏猝死的重要指标（Punjabi et al.，2008）。夜间血氧饱和度<93%或最低血氧饱和度<78%会增加死亡风险（Gami et al.，2013）。同时研究发现，肺功能不全和肺部疾病引起的死亡有关。肺癌的发生与呼吸系统疾病相关（Brunelli et al.，2009）。同时，肺癌患者如有严重呼吸系统疾病会限制治疗方式和手术，从而降低生存率，血氧饱和度已经被证明是肺癌生存率的预测因子之一（Martins et al.，2005）。

同时，有研究提示，低血氧饱和度与心肺疾病的关联，可能与机体炎症有关。低血氧饱和度会打破全身供氧和耗氧平衡（Hayes et al.，2011），导致机体发生一系列应激反应。以缺氧/低氧血症、高碳酸血症、交感神经张力增加、伴有内皮功能障碍和凋亡等为特点的慢性炎症，可能会加速动脉粥样硬化过程、血管和心脏重构以及心律失常（Oldenburg et al.，2016）。推测血氧饱和度异常会通过炎症反应影响心肺功能导致死亡率升高。本章研究也发现，血氧饱和度异常组支气管炎/肺气肿/哮喘/肺炎患病率较高。

此外，本章研究发现，男性的生存率较女性高。这与以往的研究不一致（Mannino et al.，2011；Vold et al.，2015）。以往研究显示男性生存率较低可能是由于男性抽烟等不良习惯。而本章研究得到相反的结果，提示我国老年女性与男性相比，处于弱势状态，应得到更多关注。

11.4.3　优势与局限性

　　寻找易于监测且易于改善的认知功能危险因素生物标志物，是近年来国内外广泛关注的问题，现已有对维生素 B_{12}、维生素 D 缺乏、甲状腺功能异常和绝经后激素水平下降等生物标志物的研究（Etgen et al.，2011），本章研究是对这一领域研究的有益补充，研究结果可为老年人群健康保护提供科学依据。

　　本章研究使用指夹式脉搏血氧仪测定血氧饱和度，在没有肺活量、有创血氧饱和度等方式测定的情况下，是较为便捷的测定工具。血氧饱和度是在调查对象静态时进行测定，而静态时的血氧饱和度可预测活动时（Little et al.，1999）和夜间（Knower et al.，2001）的血氧饱和度，因此具有一定的外推性。

　　本章研究利用队列观察发现血氧饱和度异常是全因死亡的危险因素，由于样本限制，无法进行疾病归因死亡分析，还需通过更大的样本量以进一步研究死亡相关疾病归因。

11.5　结　　语

　　综上所述，本章利用 HABCS 数据进行分析，在中国高龄老人中发现血氧饱和度水平与认知功能受损有关，每增加 1 岁，风险增加 7%；≥90 岁年龄组老人中，血氧饱和度异常对认知功能影响最大。今后应开展进一步研究，来阐明这些关联的可能机制，在预防高龄老人认知功能受损时应根据年龄采取针对性的措施。同时发现，血氧饱和度可作为预测老年人群死亡风险的指标，低血氧饱和度水平与高死亡风险相关，并在不同性别中验证了这一结果，且对女性死亡影响更大。研究提示，应开展更大样本的队列研究，进行疾病归因死亡分析，以探讨血氧饱和度与不同疾病死因的关联。本章的结果提示，应关注高龄老人血氧饱和度水平，预防认知功能受损和死亡。

参 考 文 献

陈燕，赵春玲，张春来，等，2011. 慢性间断性低氧大鼠认知功能和脑胆碱能神经元的进行性变化. 中国应用生理学杂志，（2）：192-195.

高培勇，2010. "十二五"时期的中国财税改革. 北京：中国财政经济出版社.

龚渝顺，2012. 穿戴式抗运动干扰血氧饱和度监测技术研究. 重庆：第三军医大学.

韩帅，2015. 血氧饱和度监测仪的设计与应用研究. 天津：天津工业大学.

黄家军，刘畅，苏炳泽，等，2014. 老年阻塞性睡眠呼吸暂停综合征多导睡眠图与认知功能的相关性. 中国老年学杂志，（20）：5700-5701.

雷婷，马亚娜，2010. 探讨老年痴呆疾病经济负担的评价方法. 现代预防医学，37（18）：3491-3492，3495.

陆以佳，刘咸璋，刘森，2001. 外科护理学. 北京：人民卫生出版社.

骆华杰，金晓杰，2005. 年龄性别和肥胖程度对 OSAHS 患者睡眠呼吸参数的影响. 上海第二医科大学学报，25（9）：960-962.

施小明，殷召雪，钱汉竹，等，2010. 我国长寿地区百岁老人慢性病及有关健康指标研究. 中华预防医学杂志，44（2）：101-107.

苏丽琴，殷召雪，许宁，等. 2016. 中国长寿地区老年人血氧饱和度水平与认知功能的关系研究. 中华预防医学杂志，50（7）：600-604.

张存雪，李源，周永海，2007. 慢性间歇低氧幼鼠认知损伤机制的研究. 浙江医学，29（12）：1268-1270.

张明园，1998. 精神科测评量表手册. 2 版. 长沙：湖南科学技术出版社.

Anstey K J，Windsor T D，Jorm A F，et al.，2004. Association of pulmonary function with cognitive performance in early，middle and late adulthood. Gerontology，50（4）：230-234.

Britto R R，Zampa C C，de Oliveira T A，et al.，2009. Effects of the aging process on respiratory function. Gerontology，55（5）：505-510.

Brunelli A，Charloux A，Bolliger C T，et al.，2009. ERS/ESTS clinical guidelines on fitness for radical therapy in lung cancer patients（surgery and chemo-radiotherapy）. European Respiratory Journal，34（1）：17-41.

Buist M，Bernard S，Nguyen T V，et al.，2004. Association between clinically abnormal observations and subsequent in-hospital mortality：a prospective study. Resuscitation，62（2）：137-141.

Carlson B W，Duke J，Jones K R，et al.，2018. Sleep-disordered breathing and cerebral oxygenation during sleep in adults with mild cognitive impairment. Research in Gerontological Nursing，11（6）：283-292.

Carlson B W，Neelon V J，Carlson J R，et al.，2011. Cerebral oxygenation in wake and during sleep and its relationship to cognitive function in community-dwelling older adults without sleep disordered breathing. Journals of Gerontology Series A-Biological Sciences and Medical Sciences，66A（1）：150-156.

Dal Negro R W，Bonadiman L，Bricolo F P，et al.，2015. Cognitive dysfunction in severe chronic obstructive pulmonary disease（COPD）with or without Long-Term Oxygen Therapy（LTOT）. Multidisciplinary Respiratory Medicine，10（1）：17.

Etgen T，Sander D，Bickel H，et al.，2011. Mild cognitive impairment and dementia：the importance of modifiable risk factors. Deutsches Arzteblatt International，108（44）：743-750.

Findley L J，Barth J T，Powers D C，et al.，1986. Cognitive impairment in patients with obstructive sleep apnea and associated hypoxemia. Chest，90（5）：686-690.

Gami A S，Olson E J，Shen W K，et al.，2013. Obstructive sleep apnea and the risk of sudden cardiac death：a longitudinal study of 10，701 adults. Journal of the American College of Cardiology，62（7）：610-616.

Hayes G M，Mathews K，Boston S，et al.，2011. Low central venous oxygen saturation is associated with increased mortality in critically ill dogs. Journal of Small Animal Practice，52（8）：433-440.

Hopkins R O，Weaver L K，Pope D，et al.，1999. Neuropsychological sequelae and impaired health status in survivors of severe acute respiratory distress syndrome. American Journal of Respiratory and Critical Care Medicine，160（1）：50-56.

Jia J，Wang F，Wei C，et al.，2014. The prevalence of dementia in urban and rural areas of China. Alzheimer's & Dement，10（1）：1-9.

Knower M T，Dunagan D P，Adair N E，et al.，2001. Baseline oxygen saturation predicts exercise desaturation below prescription threshold in patients with chronic obstructive pulmonary disease. Archives of Internal Medicine，161（5）：732-736.

Little S A，Elkholy M M，Chalmers G W，et al.，1999. Predictors of nocturnal oxygen desaturation in patients with COPD. Respiratory Medicine，93（3）：202-207.

Mannino D M，Diaz-Guzman E，Buist S，2011. Pre-and post-bronchodilator lung function as predictors of mortality in the Lung Health Study. Respiratory Research，12（1）：136.

Martins S J，Ho N，Cavamura S O，et al.，2005. Lung cancer symptoms and pulse oximetry in the prognostic assessment of patients with lung cancer. BMC Cancer，5：72.

Oldenburg O，Wellmann B，Buchholz A，et al.，2016. Nocturnal hypoxaemia is associated with increased mortality in stable heart failure patients. European Heart Journal，37（21）：1695-1703.

Ortapamuk H，Naldoken S，2006. Brain perfusion abnormalities in chronic obstructive pulmonary disease：comparison with cognitive impairment. Annals of Nuclear Medicine，20（2）：99-106.

Pathan S S，Gottesman R F，Mosley T H，et al.，2011. Association of lung function with cognitive decline and dementia：the Atherosclerosis Risk in Communities（ARIC）study. European Journal of Neurology，18（6）：888-898.

Punjabi N M，Newman A B，Young T B，et al.，2008. Sleep-disordered breathing and cardiovascular disease：an outcome-based definition of hypopneas. American Journal of Respiratory and Critical Care Medicine，177（10）：1150-1155.

Reijneveld S A，Spijker J，Dijkshoorn H，2007. Katz' ADL index assessed functional performance of Turkish，Moroccan，and Dutch elderly. Journal of Clinical Epidemiology，60（4）：382-388.

Sharma G，Goodwin J，2006. Effect of aging on respiratory system physiology and immunology. Clinical Interventions in Aging，1（3）：253-260.

Singh-Manoux A，Dugravot A，Kauffmann F，et al.，2011. Association of lung function with physical，mental and cognitive function in early old age. AGE，33（3）：385-392.

Smith G B，Prytherch D R，Watson D，et al.，2012. S_pO_2 values in acute medical admissions breathing air—implications for the British Thoracic Society guideline for emergency oxygen use in adult patients? Resuscitation, 83（10）: 1201-1205.

Sun X, Ellis J, Corso P J, et al., 2014. Mortality predicted by preinduction cerebral oxygen saturation after cardiac operation. The Annals of Thoracic Surgery, 98（1）: 91-96.

Thakur N, Blanc P D, Julian L J, et al., 2010. COPD and cognitive impairment: the role of hypoxemia and oxygen therapy. International Journal of Chronic Obstructive Pulmonary Disease, 5: 263-269.

Vold M L, Aasebø U, Wilsgaard T, et al., 015. Low oxygen saturation and mortality in an adult cohort: the Tromsø study. BMC Pulmonary Medicine, 15: 9.

Yoshitani K, Kawaguchi M, Sugiyama N, et al., 2001. The association of high jugular bulb venous oxygen saturation with cognitive decline after hypothermic cardiopulmonary bypass. Anesthesia and Analgesia, 92（6）: 1370-1376.

第 12 章　牙齿与老年健康[①]

12.1　引　言

12.1.1　老年人功能状态和死亡风险现状

痴呆症是老龄化社会中一个严重的公共卫生问题，它不仅降低了患者的生活质量，其长期护理的需求也给家庭增添了严重的心理和经济负担。数据显示 2018 年全球老年痴呆症患者人数已达 5000 余万，预计至 2050 年这一数据可能增加 2 倍，达到 1.52 亿人。然而老年痴呆症，尤其是阿尔茨海默病（Alzheimer's disease，AD）的发病机制目前尚不清楚，且缺乏有效的防控治疗措施和基础保健服务。

12.1.2　牙齿缺失与老年人认知功能及死亡的关系

牙齿缺失严重影响老年人咀嚼能力、吞咽功能、言语能力、面部外观和社会交往，其患病率随年龄增长而升高，已成为老龄化进程中一个不可忽略的健康问题（Kassebaum et al.，2014；Peltzer et al.，2014）。2010 年全球疾病负担的数据显示，全球无牙症的年龄标化患病率已达 2.4%（Kassebaum et al.，2014），世界卫生组织提出的"老年人在 80 岁时保留至少 20 颗牙齿"的目标在大多数国家中都还没有实现（Müller et al.，2007）。牙齿缺失可能是口腔内菌群失衡的结果。近期有研究表明，在已逝的老年痴呆症患者的大脑中发现了牙龈卟啉单胞菌病原体。在动物实验中，这种病原体口腔感染致使细菌"侵入"大脑，导致与老年痴呆症有关的 β 淀粉样蛋白的增加（Dominy et al.，2019）。也有研究表明，牙齿缺失后营养吸收减少，

[①] 本章作者：袁金秋（中山大学附属第七医院副研究员）；吕跃斌（中国疾病预防控制中心环境与健康相关产品安全所助理研究员）；王罡强（中山大学附属第七医院硕士）。

导致衰弱、跌倒发生的可能性增加，进而引起死亡率增高（Schwahn et al.，2013）。

12.1.3　牙齿缺失与老年人认知功能及死亡关系的研究现状

近年来牙齿与老年健康的关系不断被报道。多项前瞻性研究显示牙齿缺失与全因死亡、心血管死亡以及癌症死亡之间存在显著的正向关联（Ando et al.，2014；Paganini-Hill et al.，2011）。而老年人戴义齿与人群死亡率呈显著的负相关（Hayasaka et al.，2013），其可能机制为戴义齿可以提高咀嚼功能，改善营养状况，预防异物窒息，并可能通过改善语言和面部外观促进老年人的社交参与度，提升其生活质量。同时，近期研究也开始关注口腔健康和老年认知障碍之间的联系。如近期发表的一篇系统评价提示牙齿缺损与认知功能受损风险增加和老年痴呆的发生密切相关（Cerutti-Kopplin et al.，2016）。

12.1.4　研究目的

有关牙齿与老年健康的关系目前仍然存在大量不足。首先，人群死亡率与最佳牙齿数量之间的曲线关系仍不清楚，且其中年龄和性别等因素与牙齿数的交互作用存在争议（Polzer et al.，2012；Gerritsen et al.，2010）。其次，社会经济状况等重要的混杂因素在之前多数研究中未被调整，其是否对老年人牙齿及其与健康的关系产生影响仍有待探明（Matsuyama et al.，2017；Liljestrand et al.，2015）。最后，牙齿缺失和义齿使用密切相关，但两者间的关联与人群死亡率及认知功能受损的关系尚未被全面评估（Hirotomi et al.，2015；Marín-Zuluaga et al.，2012）。

为了解决上述问题，本章使用 CLHLS 数据对自然牙齿数量和义齿使用与认知功能受损及死亡率的关系进行评估。

12.2　研　究　方　法

12.2.1　研究对象

CLHLS 是一项基于中国 23 个省（自治区、直辖市）9.85 亿人口开展的前瞻性队列研究（Zeng，2012）。这项调查始于 1998 年，并在 2000 年、2002 年、2005 年、2009 年、2011 年和 2014 年进行了随访调查，随访率约 90%。为了保证足够样本量，CLHLS 在后续随访中以新参与者替代失访者，同时，CLHLS 几乎采访了所有百岁老人。该研究经北京大学和杜克大学-新加坡国立大学的伦理委员会批准，并获得所有参与者的知情同意。本章研究的纳入标准如下：①年龄≥65 岁；②报告有自然牙齿数量和（或）义齿使用情况的数据；③至少 1 次随访调查中获得了死亡时间相关数据。首次调查的所有参与者均为新招募人群，后续随访人群则包括幸存者和新招募人员。该纳入标准使得本章研究在标准队列研究设计的基础上得以最大限度地纳入人群，以提高研究的统计分析效能。本章研究最终从 CLHLS 中纳入了 36 283 位老人。本章研究将纳入研究对象按自然牙齿数量分为 0 颗牙齿组、1~9 颗牙齿组、10~19 颗牙齿组及≥20 颗牙齿组。同时按义齿使用情况（是、否）将研究对象分为 2 类。

12.2.2　研究内容

（1）问卷调查：由经过统一培训并合格后上岗的调查员进行调查，采用自行设计问卷通过面对面访谈式调查收集对象一般特征（年龄、性别、婚姻状况、锻炼身体等）、生活习惯（吸烟、饮酒等）、疾病情况等。

（2）体格和生理特征测量：包括身高、体重、WC 等。

12.2.3　认知功能和死亡的测量

本章研究使用 MMSE 测定调查对象认知功能，测量指标包括定位能力、注意力、计算能力、回忆能力和语言能力等 5 个方面，并对其进行评分，总分为 30 分。不同教育程度调查对象认知功能受损的划分切值为：文盲组（未受教育）≤17 分；17 分 < 小学组（教育年限≤6 年）≤20 分；20 分 < 中学及以上组（教育年限 > 6 年）≤24 分。

在 2014 年的随访调查中确定患者的生存状态，评估患者是否死亡以及死亡日期、是否完成调查、是否失访。无法联系到的研究对象定义为"失访"。研究对象 3 年后死于无关原因、失访或尚存活被定义为"删失"或"截尾数据"。

12.2.4　协变量的定义

本章研究收集的协变量包括社会人口学信息（年龄、性别、受教育时间、合住情况、婚姻状况和收入），体检数据（体重、身高和血压），行为和生活方式（吸烟、饮酒、锻炼身体、新鲜水果摄入量和蔬菜摄入情况），自我报告的病史［高血压、糖尿病、心脏病、脑血管疾病，以及呼吸系统疾病（支气管炎、肺气肿、哮喘和肺炎）］，ADL，认知功能及抑郁症状。变量的赋值情况见表 12-1。

表12-1　变量赋值说明

变量名称	赋值说明
年龄/岁	0=65～79，1=80～89，2=≥90
性别	0=男性，1=女性
居住地	0=城市，1=农村
婚姻状况	0=无配偶，1=有配偶
合住情况	0=独居，1=其他
收入	0=收入可以满足生活需求，1=收入不能满足生活需求
受教育时间	0=0 年，1=≥1 年
吸烟	0=从不吸烟，1=当前吸烟，2=戒烟
饮酒	0=从不饮酒，1=当前饮酒，2=戒酒
经常摄入蔬菜	0=否，1=是
经常摄入水果	0=否，1=是
锻炼身体	0=否，1=是
高血压	0=否，1=是
糖尿病	0=否，1=是
脑血管疾病	0=否，1=是
ADL 失能	0=否，1=是
认知功能受损	0=否，1=是
抑郁症状	0=否，1=是
心脏病	0=否，1=是
呼吸系统疾病	0=否，1=是

12.2.5　统计分析

本章研究通过 Kaplan-Meier 生存曲线分析了牙齿数量和义齿使用对人群认知功能受损、全因死亡的影响。采用基于惩罚样条函数的可加 Cox 比例风险模型对老年人的生存数据进行拟合，利用 AIC 探讨自然牙齿数量与死亡风险间可能的曲线关联。

本章研究对牙齿数量与认知功能受损、死亡的关联性分别在基础 Cox 比例风险模型和调整模型中进行了分析，基础模型中我们调整了基线年龄、性别和居住地；在调整模型中，额外校正了受教育时间、合住情况、收入、吸烟、饮酒、蔬菜及水果摄入、锻炼身体、ADL 失能、认知功能受损、BMI、高血压，以及自我报告的糖尿病、心脏病、脑血管疾病、呼吸系统疾病等因素。此外，本章也根据危险比和死亡率计算了预防一例死亡病例的需治数。

　　本章研究按年龄、性别、居住地、受教育时间、BMI、吸烟和饮酒进行了亚组分析，以评估这些因素与牙齿数量和义齿使用之间的交互作用对人群全因死亡率的影响。为评估主要结果的稳定性，本章研究进行了一系列敏感性分析：①额外调整抑郁症状、婚姻状况、招募时间等可能混杂因素；②使用基线自然牙齿数量和义齿使用情况作为暴露进行分析；③排除有糖尿病、心脏病、脑血管疾病、呼吸系统疾病史的患者；④排除观察时间<3 年、> 12 年或没有牙齿缺失的参与者；⑤额外调整居住地；⑥把随访中位时间（3 年）作为删失的时间进行处理，探索失访造成的影响。本章研究使用 Stata 12.0 和 R 3.4.1 进行分析。

12.3　研　究　结　果

12.3.1　牙齿缺损、义齿使用和认知功能受损

1. 牙齿缺损、义齿使用基本特征比较

　　表 12-2 展示了纳入人群的基线特征。参与者的中位年龄为 81 岁（四分位间距为 71 ~ 88 岁），51.1%人群为男性。大多数老人（87.3%）失去了一颗或多颗牙齿，其中 24.3%失去了所有牙齿。纳入人群中整体义齿使用率为 69.2%，且使用率随着缺齿数目增加而增加。

表12-2　纳入人群基本特征

项目	自然牙齿数目					义齿使用		
	0 颗	1 ~ 9 颗	10 ~ 19 颗	≥20 颗	P 值	是	否	P 值
n	3053	3619	2349	3549		8723	3884	
年龄[岁，M（IQR）]	85（12）	84（12）	80（14）	71（12）	<0.001	81（18）	80（14）	<0.001
男性	1297（42.5%）	1793（49.5%）	1256（53.5%）	2072（58.4%）	<0.001	4433（50.8%）	2012（51.8%）	0.308
居住地					<0.001			<0.001
城市	1354（44.3%）	1413（39.0%）	980（41.7%）	1524（42.9%）		3301（37.8%）	2003（51.6%）	
农村	1699（55.7%）	2206（61.0%）	1369（58.3%）	2025（57.1%）		5422（62.2%）	1881（48.4%）	

续表

项目	自然牙齿数目					义齿使用		
	0 颗	1~9 颗	10~19 颗	≥20 颗	P 值	是	否	P 值
受教育时间					<0.001			<0.001
0 年	1774 (58.2%)	2084 (57.7%)	1151 (49.1%)	1385 (39.1%)		4729 (54.3%)	1670 (43.1%)	
≥1 年	1274 (41.8%)	1528 (42.3%)	1192 (50.9%)	2155 (60.9%)		3975 (45.7%)	2207 (56.9%)	
合住情况					<0.001			0.795
独居	2605 (85.3%)	3070 (84.9%)	2006 (85.4%)	3177 (89.6%)		7533 (86.4%)	3361 (86.6%)	
与他人同居	448 (14.7%)	547 (15.1%)	342 (14.6%)	368 (10.4%)		1185 (13.6%)	521 (13.4%)	
BMI [kg/m², M (IQR)]	19.4 (5.1%)	20.4 (5.2%)	21.0 (5.4%)	21.2 (5.5%)	<0.001	19.7 (6.4%)	19.7 (6.4%)	<0.001
吸烟					<0.001			<0.001
从不吸烟	1972 (64.7%)	2258 (62.4%)	1431 (60.9%)	2075 (58.5%)		5425 (62.2%)	2326 (59.9%)	
当前吸烟	621 (20.4%)	838 (23.2%)	566 (24.1%)	977 (27.6%)		2108 (24.2%)	907 (23.4%)	
戒烟	457 (15.0%)	520 (14.4%)	352 (15.0%)	493 (13.9%)		1182 (13.6%)	649 (16.7%)	
饮酒					<0.001			0.030
从不饮酒	2148 (70.4%)	2348 (65.0%)	1570 (66.9%)	2230 (62.9%)		5730 (65.8%)	2591 (66.8%)	
当前饮酒	639 (20.9%)	895 (24.8%)	556 (23.7%)	1013 (28.6%)		2201 (25.3%)	905 (23.3%)	
戒酒	264 (8.7%)	371 (10.3%)	222 (9.5%)	302 (8.5%)		783 (9.0%)	384 (9.9%)	
经常摄入蔬菜	2084 (68.3%)	2407 (66.5%)	1551 (66.0%)	2383 (67.1%)	0.325	5786 (66.3%)	2670 (68.7%)	0.009
经常摄入水果	506 (16.6%)	437 (12.1%)	298 (12.7%)	527 (14.8%)	<0.001	1005 (11.5%)	774 (19.9%)	<0.001
锻炼身体	1443 (47.3%)	1809 (50.0%)	1269 (54.0%)	2026 (57.1%)	<0.001	4706 (53.9%)	1849 (47.6%)	<0.001
ADL 失能	387 (12.7%)	342 (9.5%)	140 (6.0%)	138 (3.9%)	<0.001	696 (8.0%)	310 (8.0%)	0.990
高血压	251 (8.2%)	264 (7.3%)	232 (9.9%)	339 (9.6%)	<0.001	639 (7.3%)	450 (11.6%)	0.001
糖尿病	63 (2.1%)	55 (1.5%)	56 (2.4%)	98 (2.8%)	0.004	158 (1.8%)	114 (2.9%)	<0.001
脑血管疾病	103 (3.4%)	102 (2.8%)	79 (3.4%)	176 (5.0%)	<0.001	279 (3.2%)	183 (4.7%)	<0.001

注：IQR 表示四分位距（interquartile range）

2. 牙齿缺损、义齿使用对认知功能影响

纳入分析人群的中位随访时间为 5.5 年（最大 16.4 年，Q1～Q3 为 3.1～8.6 年）。在总共 63 342 人年的观察中，4514 例出现认知功能受损（35.9%）。图 12-1（a）提示不同牙齿数目组认知功能受损风险明显不同（对数秩检验：$P<0.001$）。图 12-1（b）提示义齿使用者的认知功能受损风险比非使用者低（$P<0.001$）。与非义齿使用者相比，义齿使用者未调整混杂因素的 HR（95%CI）为 0.73（0.68～0.78）。充分调整相关混杂因素后，HR（95%CI）为 0.76（0.71～0.82）。

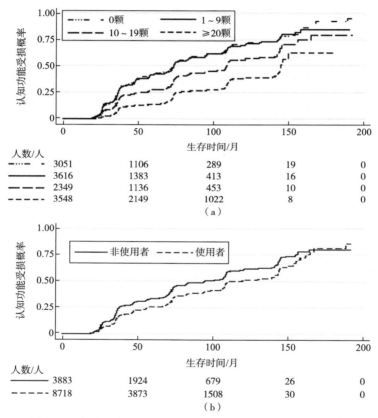

图 12-1　自然牙齿数及义齿使用与认知功能受损的 K-M 曲线

表 12-3 显示了牙齿数量、类别与认知功能受损风险的关联。牙齿缺失与认知功能受损风险存在显著量效关系（$P_{-趋势}<0.001$），对于 10～19 颗牙齿的老人，调整后的 HR（95%CI）为 1.32（1.19～1.46）；对于有 1～9 颗牙齿的老人，调整后的 HR（95%CI）为 1.43（1.30～1.57）；缺乏自然牙齿的老人与有 20 多颗牙齿的人相比，调整后的 HR（95%CI）为 1.44（1.29～1.60）。

表12-3　自然牙齿数及义齿使用与认知功能受损的关联

项目	HR（95% CI）		
	模型 1	模型 2	模型 3
受试者数/人	12 617	12 569	12 223
认知功能受损人数/人	4 514	4 494	4 357
自然牙齿数目			
≥20 颗	1.00	1.00	1.00
10～19 颗	1.85（1.68～2.04）	1.31（1.19～1.45）	1.32（1.19～1.46）
1～9 颗	2.86（2.62～3.11）	1.43（1.30～1.57）	1.43（1.30～1.57）
0 颗	2.92（2.67～3.19）	1.44（1.30～1.60）	1.44（1.29～1.60）
$P_{-趋势}$	<0.001	<0.001	<0.001
受试者数/人	12 601	12 569	12 223
认知功能受损人数/人	4 507	4 494	4 357
义齿使用			
否	1.00	1.00	1.00
是	0.73（0.68～0.78）	0.75（0.70～0.81）	0.76（0.71～0.82）

注：模型 1，未校正其他因素；模型 2，调整年龄、性别、居住地、自然牙齿数、义齿；模型 3，额外调整受教育时间、收入、合住情况、BMI、吸烟、饮酒、锻炼身体、蔬菜摄入、水果摄入、ADL 失能、认知功能受损、高血压、糖尿病、心脏病、脑血管疾病、呼吸系统疾病

自然牙齿数量的亚组分析显示年龄较大的老年人（85 岁以上）中牙齿缺损导致认知受损的风险高于 65～85 岁的老年人（ $P_{-交互}$ = 0.001）。 按性别、合住情况、BMI、吸烟、饮酒及义齿使用亚组分析未显示明显交互作用。义齿使用的亚组分析没有发现相关显著效应修饰因素。

在敏感性分析中，额外调整抑郁症状、婚姻状况、呼吸系统疾病，以及入组年份的结果大致类似于主要结果。纳入至少有两次认知随访的老人的敏感性分析表明无显著差异。

12.3.2　牙齿缺损、义齿使用和全因死亡

1. 牙齿缺损、义齿使用与否基本特征比较

纳入人群的基本特征如表 12-4 所示。人群年龄中位数为 90 岁（四分位间距

为 81～99 岁），其中 41.0% 为男性。大多数参与者（98.1%）失去了一颗或多颗牙齿，37.3% 的参与者失去了所有牙齿，人群整体义齿使用率为 23.2%，且该比例随着牙齿脱落数的增加而升高。

表12-4　纳入人群基本特征

项目	自然牙齿数目					义齿使用		
	≥20 颗	10～19 颗	1～9 颗	0 颗	P 值	是	否	P 值
n	5 504	5 024	12 146	13 479		8 423	27 807	
年龄[岁，M（Q1～Q3）]	74（67～84）	84（77～91）	91（84～100）	95（87～100）	<0.001	86（79～94）	91（82～100）	<0.001
男性	3 126（56.8%）	2 489（49.5%）	4 965（40.9%）	4 251（31.5%）	<0.001	4 053（48.1%）	10 840（39.0%）	<0.001
居住地					<0.001			<0.001
城市	2 349（42.7%）	2 054（40.9%）	4 444（36.6%）	5 368（39.8%）		4 361（51.8%）	9 919（35.7%）	
农村	3 155（57.3%）	2 970（59.1%）	7 702（63.4%）	8 111（60.2%）		4 062（48.2%）	17 888（64.3%）	
受教育时间					<0.001			<0.001
0 年	2 474（45.1%）	2 913（58.2%）	8 447（70.0%）	9 986（74.5%）		4 451（53.1%）	19 374（70.1%）	
≥1 年	3 009（54.9%）	2 090（41.8%）	3 624（30.0%）	3 414（25.5%）		3 935（46.9%）	8 269（29.9%）	
合住情况					<0.001			0.600
独居	4 870（88.6%）	4 260（84.8%）	10 473（86.3%）	11 927（88.5%）		7 335（87.1%）	24 268（87.3%）	
与他人同居	628（11.4%）	762（15.2%）	1 668（13.7%）	1 546（11.5%）		1 086（12.9%）	3 523（12.7%）	
收入足够生活					<0.001			<0.001
是	3 979（80.8%）	3 149（77.4%）	6 528（74.7%）	7 882（77.6%）		5 608（81.9%）	15 974（75.7%）	
否	948（19.2%）	918（22.6%）	2 209（25.3%）	2 280（22.4%）		1 238（18.1%）	5 130（24.3%）	
BMI [kg/m², M（Q1～Q3）]	20.5（18.2～23.6）	19.5（17.2～22.4）	18.5（16.3～21.1）	18.4（16.2～21.0）	<0.001	19.8（17.7～22.7）	18.6（16.5～21.3）	<0.001
吸烟					<0.001			<0.001
从不吸烟	3 285（59.8%）	3 232（64.4%）	8 311（68.5%）	9 663（71.8%）		5 285（62.8%）	19 240（69.3%）	
当前吸烟	1 406（25.6%）	1 025（20.4%）	2 180（18.0%）	1 998（14.8%）		1 692（20.1%）	4 938（17.8%）	

项目	自然牙齿数目					义齿使用		
	≥20 颗	10~19 颗	1~9 颗	0 颗	P 值	是	否	P 值
戒烟	804 （14.6%）	764 （15.2%）	1 642 （13.5%）	1 803 （13.4%）		1 440 （17.1%）	3 594 （12.9%）	
饮酒					<0.001			0.272
从不饮酒	3 455 （62.9%）	3 383 （67.4%）	8 264 （68.1%）	9 806 （72.9%）		5 770 （68.6%）	19 191 （69.1%）	
当前饮酒	1 459 （26.6%）	1 080 （21.5%）	2 575 （21.2%）	2 413 （17.9%）		1 745 （20.7%）	5 790 （20.8%）	
戒酒	581 （10.6%）	558 （11.1%）	1 290 （10.6%）	1 241 （9.2%）		896 （10.7%）	2 789 （10.0%）	
经常摄入蔬菜	1 859 （33.8%）	1 829 （36.4%）	4 765 （39.2%）	5 546 （41.1%）	<0.001	3 030 （36.0%）	10 989 （39.5%）	<0.001
经常摄入水果	811 （14.7%）	563 （11.2%）	1 262 （10.4%）	1 841 （13.7%）	<0.001	1 679 （19.9%）	2 821 （10.1%）	<0.001
锻炼身体	2 242 （40.7%）	2 033 （40.5%）	4 899 （40.3%）	4 889 （36.3%）	<0.001	3 713 （44.1%）	10 393 （37.4%）	<0.001
认知功能受损	724 （13.2%）	1 183 （23.5%）	4 633 （38.1%）	5 740 （42.6%）	<0.001	1 912 （22.7%）	10 387 （37.4%）	<0.001
ADL 失能	605 （11.0%）	869 （17.3%）	3 483 （28.8%）	5 494 （40.8%）	<0.001	2 068 （24.6%）	8 401 （30.2%）	<0.001
高血压	2 548 （46.3%）	2 133 （42.5%）	5 051 （41.6%）	5 598 （41.5%）	<0.001	3 457 （41.0%）	11 900 （42.8%）	0.001
糖尿病	163 （3.0%）	153 （3.0%）	110 （0.9%）	155 （1.1%）	<0.001	212 （2.5%）	371 （1.3%）	<0.001
心脏病	982 （17.8%）	788 （15.7%）	417 （3.4%）	495 （3.7%）	<0.001	935 （11.1%）	1 758 （6.3%）	<0.001
脑血管疾病	565 （10.3%）	478 （9.5%）	230 （1.9%）	304 （2.3%）	<0.001	494 （5.9%）	1 082 （3.9%）	<0.001
呼吸系统疾病	1 540 （28.0%）	1 364 （27.1%）	584 （4.8%）	587 （4.4%）	0.050	1 078 （12.8%）	3 009 （10.8%）	<0.001

2. 牙齿缺损、义齿使用和死亡关系

纳入人群的随访时间中位数为 3 年（最大 16.5 年，四分位数间距为 1.6~5.7 年）。在总共 145 947 人年观察中，发现 25 857 例死亡（71.3%）。且不同牙齿数量组间的死亡率存在显著的统计学差异 [对数秩检验：$P<0.001$。图 12-2（a）]。图 12-2（b）提示义齿使用者的死亡率比非使用者低（$P<0.001$）。

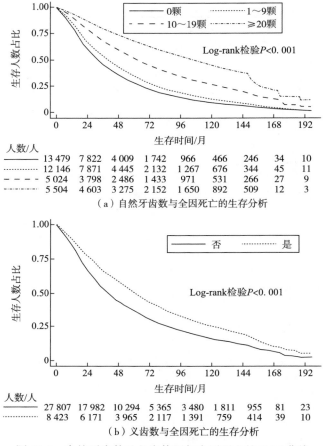

（a）自然牙齿数与全因死亡的生存分析

（b）义齿数与全因死亡的生存分析

图 12-2　自然牙齿数及义齿使用与全因死亡的 K-M 曲线

　　自然牙齿数量和全因死亡率间的非线性关系如图 12-3 所示。以自然牙齿数为 28 颗的老年人群作为参考组，其调整后 HR 在 0～25 颗牙齿范围内随着牙齿数目增加而减少，随后在 26～32 颗牙齿范围内保持稳定，其整体关联呈现为曲棍球棒形（非线性检验：$P = 0.009$）。其中，未显著增加死亡率的最小牙齿数量为 25 颗牙齿，其 HR（95%CI）为 1.03（0.99～1.08）；24 颗牙齿的 HR（95%CI）为 1.05（1.00～1.10）。

　　自然牙齿数及义齿使用情况与人群全因死亡间的关联如表 12-5 所示，人群死亡风险与牙齿缺失间呈显著的正相关（$P_{-趋势}$<0.001）。与拥有 20 颗及以上的老年人相比，拥有 10～19 颗牙齿、1～9 颗牙齿及缺乏自然牙齿的老人死亡风险较高，其调整后的 HR95%CI 分别为 1.14（1.06～1.23）、1.23（1.15～1.31）和 1.35（1.26～1.44）。与非使用者相比，义齿使用者死亡率风险较低，HR95%CI 为 0.81（0.77～0.84）。

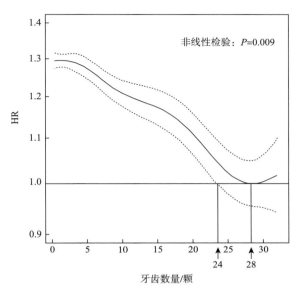

图 12-3 自然牙齿数目与全因死亡的曲线关系

表12-5 自然牙齿数及义齿使用与全因死亡的关联

	HR（95% CI）		
	模型 1	模型 2	模型 3
受试者数/人	36 153	36 100	20 816
死亡数/人	25 737	25 713	12 757
自然牙齿数目			
≥20 颗	1.00	1.00	1.00
10 ~ 19 颗	1.59（1.51 ~ 1.69）	1.13（1.07 ~ 1.20）	1.14（1.06 ~ 1.23）
1 ~ 9 颗	2.60（2.48 ~ 2.72）	1.29（1.23 ~ 1.36）	1.23（1.15 ~ 1.31）
0 颗	3.18（3.03 ~ 3.33）	1.46（1.38 ~ 1.53）	1.35（1.26 ~ 1.44）
$P_{-趋势}$	<0.001	<0.001	<0.001
受试者数/人	36 230	36 100	20 816
死亡数/人	25 824	25 713	12 757
义齿使用			
否	1.00	1.00	1.00
是	0.66（0.64 ~ 0.68）	0.76（0.74 ~ 0.79）	0.81（0.77 ~ 0.84）

注：模型 1，未校正其他因素；模型 2，调整年龄、性别、居住地、自然牙齿数、义齿；模型 3，额外调整受教育时间、收入、合住情况、BMI、吸烟、饮酒、锻炼身体、蔬菜摄入、水果摄入、ADL 失能、认知功能受损、高血压、糖尿病、心脏病、脑血管疾病、呼吸系统疾病

　　与牙齿全部缺损的老人对比，不使用义齿的老人中，有 1 ~ 9 颗、10 ~ 19 颗和 20 颗以上牙齿的老人调整后 HR（95%CI）分别为 0.91（0.87 ~ 0.96）、0.87（0.82 ~ 0.93）及 0.75（0.70 ~ 0.80）。不同自然牙齿数的比较效应值，在义齿使用者中相对不使用者更大。

　　自然牙齿数与人群死亡率的关系在不同年龄组中存在显著差异。与参照组（≥20 颗牙）相比，0 颗牙组（$P = 0.001$）或 1 ~ 9 颗牙组（$P < 0.001$）的死亡风险在不同年龄组存在差异，其中 65 ~ 79 岁年龄组的死亡风险高于 80 岁以上组。按性别、合住情况、BMI、吸烟、饮酒和义齿使用的亚组分析结果并未显示其与自然牙齿数间存在显著交互效应。

　　义齿使用的亚组分析结果显示年龄（$P < 0.001$）和性别（$P = 0.020$）是显著的交互因子。义齿使用的人群死亡 HR 随着年龄的增长而升高，如 65 ~ 79 岁老人的HR 为 0.65，80 ~ 89 岁老人的 HR 为 0.73，90 岁及以上老人的 HR 为 0.84。此外，与女性 HR（95%CI）为 0.84（0.79 ~ 0.89）相比，义齿在男性中可能降低死亡率的作用更大，HR（95%CI）为 0.76（0.71 ~ 0.82）。

　　在敏感性分析中，额外调整抑郁症状、婚姻状况、招募时间和居住地等因素没有使结果发生显著的改变，而基于自然牙齿数量和义齿使用的基线数据进行Cox 回归分析的效应值虽然略小于通过依时 Cox 回归分析的结果，但结论没有显著改变。其他敏感性分析的结果，如排除观察时间<3 年、>12 年，没有牙齿缺失的参与者，在随访中点（3 年）作删失处理等，也未显著改变统计分析的结果。

　　总体而言，5 年和 10 年内预防一例死亡需救治（戴义齿）的老年人数分别为17.3 名和 34.8 名，且需治人数随年龄增长而增加，女性高于男性（表 12-6）。

表12-6　预防1例死亡的需治人数

项目	非义齿使用者 5 年死亡率	非义齿使用者 10 年死亡率	使用义齿的 HR （95% CI）	5 年内预防 1 例死亡的需治人数 （95% CI）	10 年内预防 1 例死亡的需治人数 （95% CI）
65 ~ 79 岁（男性）	19.8%	44.7%	0.64 （0.55, 0.74）	6.4 （4.7, 9.7）	6.6 （5.1, 9.6）
80 ~ 89 岁（男性）	56.1%	85.7%	0.69 （0.62, 0.78）	9.1 （7.2, 12.9）	24.0 （19.1, 33.4）
≥90 岁（男性）	82.4%	97.9%	0.83 （0.75, 0.92）	36.7 （24.6, 79.6）	287.3 （193.7, 617.8）
65 ~ 79 岁（女性）	16.7%	36.7%	0.66 （0.56, 0.78）	7.3 （5, 12.6）	6.8 （5.0, 11.2）
80 ~ 89 岁（女性）	48.9%	81.5%	0.79 （0.70, 0.90）	12.8 （8.5, 27.2）	28.3 （19.4, 58.5）
≥90 岁（女性）	82.1%	97.7%	0.85 （0.79, 0.93）	41.5 （28.3, 82.9）	300 （205.7, 595.5）

12.4　讨　　论

12.4.1　牙齿缺损、义齿使用和认知功能受损关系

本章研究发现牙齿缺损可能增加认知功能受损发生风险，而使用义齿具有显著保护作用。以往一些前瞻性研究曾经检验了牙齿缺损与痴呆发生风险之间的关系（Yamamoto et al.，2012；Paganini-Hill et al.，2012）。一项日本老年人的队列研究显示，牙齿很少且不使用义齿的受试者，全因痴呆症发生率明显高于那些有20 颗牙齿的受试者（Yamamoto et al.，2012）。然而其他一些队列研究未能显示显著的关联（Hansson et al.，2014；Stewart et al.，2015）。这些差异可能是由对牙齿缺失评估（临床口腔检查与自我报告）的差异以及对口腔健康行为等混杂因素控制的不同造成的。

关于牙齿缺失与认知障碍之间的关系存在以下几种可能的机制：首先，研究显示正常咬合的咀嚼刺激会增加脑血流量，从而促进皮质区域的激活提高局部血氧水平（Momose et al.，1997；Onozuka，2002）。因此，牙齿脱落导致咀嚼功能下降可能会对脑功能产生负面影响，从而导致认知障碍。其次，由牙齿脱落导致的咀嚼功能下降可能导致营养状况不佳和营养不足，可进一步影响老年人的认知能力下降（Sheiham et al.，2001；Larrieu et al.，2004）。再次，牙周病引起的慢性炎症可能对认知障碍发展有影响。研究显示与牙周病相关的慢性全身性炎症是成人牙齿脱落的主要原因（Aida et al.，2006；Trovik et al.，2000），可能会加速阿尔茨海默病的发病（Noble et al.，2013；Holmes et al.，2009）。

12.4.2　牙齿缺损、义齿使用和全因死亡关系

本章结果表明，老年人自然牙齿数量与全因死亡间存在曲棍球棒状关联。老年人死亡风险随着自然牙齿数量的增加而减少，而具有 24 颗或更少的牙齿与老年人死亡风险显著相关。提示 25 颗牙齿可能是避免相关死亡风险的最少牙齿数。义齿的使用与老年人全因死亡率的降低相关，义齿的益处在男性中表现得更明显，且随着时间推移而减弱。在老年人牙齿脱落的进程中，戴义齿与死亡

HR 的降低也呈现良好的相关性。敏感性分析的结果表明本章研究的主要结果是稳定可靠的。

本章结果与既往针对老年人群的研究结果一致（Hayasaka et al., 2013）。在一项纳入 21 730 名个体的队列研究中，牙齿数量与老年人死亡率呈负相关（Hayasaka et al., 2013）。与既往研究相比，本章研究既控制了其他潜在的混杂因素（如认知障碍和收入等），又分析了牙齿数量和义齿使用间的交互作用，且调整了暴露随时间的变化，评估了牙齿与老年健康间的非线性关系，对预防老年口腔问题具有一定的参考价值。

既往研究结果表明牙齿数量和死亡率之间的关系可能受年龄、性别等因素的影响。一项针对 7779 名男性的队列研究表明，40 ~ 64 岁人群的牙齿数量与全因死亡率呈显著的负相关，而这种效应在 65 ~ 79 岁人群中并不显著（Ando et al., 2014）；另一项针对 2362 名成年人的队列研究则发现牙齿数量与全因死亡率的关联在 65 岁及以上的成年人中具有显著的统计学意义（Hayasaka et al., 2013）。这种效应上的差异可能与研究亚组的样本量大小有关。本章按年龄进行的亚组分析显示出组间差异，说明不同年龄组牙齿数量和死亡率存在关联。

本章亚组分析的结果表明，义齿使用的保护作用随着年龄的增长而降低。在本章结果中，65 ~ 79 岁的老年人因牙齿脱落而死亡的风险最高。因此，这一年龄段老人戴义齿的保护作用更为突出。按性别进行的亚组分析结果表明，男性使用义齿的效果往往好于女性。

此外，牙齿脱落和人群死亡率之间关联的可能机制可能还涉及营养等因素。老年人牙齿减少可影响其咀嚼功能，进而干扰其营养状况增加死亡风险。这与本章研究中基线特征的分析结果一致，表现为牙齿较少的个体 BMI 较低。而使用义齿既可改善个体的咀嚼能力、咬合力和营养状态，又可以通过预防异物窒息，增强语音，改善面部外观并促进其社会参与，使老年人受益。

12.4.3　优势与局限性

本章研究的优势在于：①我们依托大样本量前瞻性队列研究，评估了老年人最佳牙齿数量与死亡风险的曲线关联，并在控制了时间变化的基础上，评估牙齿数量与义齿使用之间的交互作用。②应用一系列敏感性分析得到了相对可靠稳健的研究结果，且提示义齿使用的保护作用因人群年龄和性别而异。③本章研究较为全面地调整了可能混杂因素，以使其潜在影响降至最低。

本章研究仍有一定局限性。第一，其他未测量或未知因素的残余混杂仍可能存在。第二，本章研究未收集义齿类型、死亡原因、牙齿脱落和义齿使用时间、牙齿护理等情况的信息。第三，本章研究随访时间较短（中位数为 3 年），但是，本章研究中包含的高龄老人死亡率非常高（71.3%）。第四，本章研究依托于老年人群开展，其对最佳牙齿数量的评估可能不适合外推至其他人群。第五，本章研究排除人群（6642 人）的生存状态未知，其可能具有不同的人口学特征，使得研究结果可能在一定程度受到影响。本章研究亚组分析的结果表明年龄和性别对关联有一定的交互作用，但研究人群和存活状态未知的排除者间年龄和性别没有呈现显著的统计学差异（年龄：88.5 岁对比 88.0 岁；男性比例：41.1%对比 40.0%），且排除该人群的敏感性分析结果也未见显著改变，进一步证明了研究结果的稳定性。

12.5　结　　语

本章研究结果表明牙齿缺失与全因死亡相关。老年人的最佳自然牙齿数量应不少于 25 颗。佩戴义齿可能对死亡具有保护作用，其效果随年龄增长而降低，且在男性中比女性更大。同时牙齿缺损可能增加认知功能受损发生风险，而使用义齿具有保护作用。考虑到现阶段人群中牙齿脱落率快速增长而义齿的使用率较低，预防牙齿脱落和使用义齿将具有显著的公共健康效益。

参 考 文 献

Aida J，Ando Y，Akhter R，et al.，2006. Reasons for permanent tooth extractions in Japan. Journal of Epidemiology，16：214-219.

Ando A，Tanno K，Ohsawa M，et al.，2014. Associations of number of teeth with risks for all-cause mortality and cause-specific mortality in middle-aged and elderly men in the northern part of Japan：the Iwate-KENCO study. Community Dentistry and Oral Epidemiology，42：358-365.

Cerutti-Kopplin D，Feine J，Padilha D M，et al.，2016. Tooth loss increases the risk of diminished cognitive function：a systematic review and meta-analysis. JDR Clinical & Translational Research，1（1）：10-19.

Dominy S S，Lynch C，Ermini F，et al.，2019. *Porphyromonas gingivalis* in Alzheimer's disease brains：evidence for disease causation and treatment with small-molecule inhibitors. Science

Advances, 5（1）: eaau3333.

Gerritsen A E, Allen P F, Witter D J, et al., 2010. Tooth loss and oral health-related quality of life: a systematic review and meta-analysis. Health and Quality of Life Outcomes, 8: 126.

Hansson P, Eriksson Sörman D, Bergdahl J, et al., 2014. Dental status is unrelated to risk of dementia: a 20-year prospective study. Journal of the American Geriatrics Society, 62: 979-981.

Hayasaka K, Tomata Y, Aida J, et al., 2013. Tooth loss and mortality in elderly Japanese adults: effect of oral care. Journal of the American Geriatrics Society, 61: 815-820.

Hirotomi T, Yoshihara A, Ogawa H, et al., 2015. Number of teeth and 5-year mortality in an elderly population. Community Dentistry and Oral Epidemiology, 43: 226-231.

Holmes C, Cunningham C, Zotova E, et al., 2009. Systemic inflammation and disease progression in Alzheimer disease. Neurology, 73: 768-774.

Kassebaum N J, Bernabé E, Dahiya M, et al., 2014. Global burden of severe tooth loss: a systematic review and meta-analysis. Journal of Dental Research, 93: 20S-28S.

Larrieu S, Letenneur L, Helmer C, et al., 2004. Nutritional factors and risk of incident dementia in the PAQUID longitudinal cohort. The Journal of Nutrition, Health & Aging, 8: 150-154.

Liljestrand J M, Havulinna A S, Paju S, et al., 2015. Missing teeth predict incident cardiovascular events, diabetes, and death. Journal of Dental Research, 94: 1055-1062.

Marín-Zuluaga D J, Sandvik L, Gil-Montoya J A, et al., 2012. Oral health and mortality risk in the institutionalised elderly. Medicina Oral, Patologia Oral, Cirugia Bucal, 17: E618-E623.

Matsuyama Y, Aida J, Watt R G, et al., 2017. Dental status and compression of life expectancy with disability. Journal of Dental Research, 96: 1006-1013.

Momose T, Nishikawa J, Watanabe T, et al., 1997. Effect of mastication on regional cerebral blood flow in humans examined by positron-emission tomography with ^{15}O-labelled water and magnetic resonance imaging. Archives of Oral Biology, 42（1）: 57-61.

Müller F, Naharro M, Carlsson G E, 2007. What are the prevalence and incidence of tooth loss in the adult and elderly population in Europe? Clinical Oral Implants Research, 18: 2-14.

Noble J M, Scarmeas N, Papapanou P N, 2013. Poor oral health as a chronic, potentially modifiable dementia risk factor: review of the literature. Current Neurology and Neuroscience Reports, 13: 384.

Onozuka M, Fujita M, Watanabe K, et al., 2002. Mapping brain region activity during chewing: a functional magnetic resonance imaging study. Journal of Dental Research, 81: 743-746.

Paganini-Hill A, White S C, Atchison K A, 2011. Dental health behaviors, dentition, and mortality in the elderly: the Leisure World Cohort Study. Journal of Aging Research, 2011: 156061.

Paganini-Hill A, White S C, Atchison K A, 2012. Dentition, dental health habits, and dementia: the Leisure World Cohort Study. Journal of the American Geriatrics Society, 60: 1556-1563.

Peltzer K, Hewlett S, Yawson A E, et al., 2014. Prevalence of loss of all teeth（edentulism）and associated factors in older adults in China, Ghana, India, Mexico, Russia and South Africa. International Journal of Environmental Research and Public Health, 11: 11308-11324.

Polzer I, Schwahn C, Volzke H, et al., 2012. The association of tooth loss with all-cause and circulatory mortality. Is there a benefit of replaced teeth? A systematic review and meta-analysis. Clinical Oral Investigations，16：333-351.

Schwahn C，Polzer I，Haring R，et al.，2013. Missing，unreplaced teeth and risk of all-cause and cardiovascular mortality. International Journal of Cardiology，167（4）：1430-1437.

Sheiham A，Steele J G，Marcenes W，et al.，2001. The relationship among dental status，nutrient intake，and nutritional status in older people. Journal of Dental Research，80：408-413.

Stewart R，Stenman U，Hakeberg M，et al.，2015. Associations between oral health and risk of dementia in a 37-year follow-up study：the prospective population study of women in Gothenburg. Journal of the American Geriatrics Society，63：100-105.

Trovik T A，Klock K S，Haugejorden O，2000. Trends in reasons for tooth extractions in Norway from 1968 to 1998. Acta Odontologica Scandinavica，58：89-96.

Yamamoto T，Kondo K，Hirai H，et al.，2012. Association between self-reported dental health status and onset of dementia：a 4-year prospective cohort study of older Japanese adults from the Aichi Gerontological Evaluation Study（AGES）Project. Psychological Medicine，74：241-248.

Zeng Y，2012. Toward deeper research and better policy for healthy aging—using the unique data of Chinese longitudinal healthy longevity survey. China Economic Journal，5（2/3）：131-149.

第13章 视力与老年健康①

13.1 引　　言

13.1.1 视力不良与老年人功能状态及死亡的关系

视力随着年龄的增长而出现退行性改变，或视力由于其他疾病而受到损害在老年人中均很普遍。视力不良将对老年人个人的身体和心理健康产生显著的负面影响，例如，可能导致老年人跌倒等意外受伤的风险增高，或加速老年人身体机能的衰退；视力不良也可能影响老年人的社交能力，并导致老年人出现抑郁以及其他心理疾病的症状，从而直接或间接地导致老年人生命质量下降及死亡风险升高（Brundle et al.，2015；Ivers et al.，2000；Swenor et al.，2020；Hayman et al.，2007；Noran et al.，2009）。

13.1.2 视力不良与老年人功能状态、死亡关系的研究现状

视力不良是与年龄高度相关的健康问题，全球有 2.85 亿人视力不良，其中将近 65% 的年龄在 50 岁以上（WHO，2012）；而人口增长和老龄化将使更多人面临视力不良的问题，视力不良对老年人认知功能、生活自理能力及死亡风险的影响正日益受到关注。视力改善在防治上述老年病方面的作用受到广泛关注。但由于相关人群研究较少，特别是缺乏基于自然观察的前瞻性队列研究，以至于视力与老年功能状态之间的关系尚不明确。已有研究表明，视力对老年人

---

① 本章作者：蔡淼纯（南方医科大学公共卫生学院流行病学系硕士）；申动（南方医科大学公共卫生学院流行病学系博士）；张希如（南方医科大学公共卫生学院流行病学系博士）。

MMSE、ADL、IADL 均存在影响（Foster et al., 2018；de Kok et al., 2017；Hochberg et al., 2012；Haymes et al., 2002）。在未来几十年中，视力损害的疾病负担将急剧增加。近年来，国内外学者对视力与老年人功能状态关系已经开展了一系列研究，但目前研究结论尚有争议（van der Aa et al., 2015；Verbrugge et al., 1989；Chia et al., 2004）。

13.1.3　研究目的

老年视力健康是推进健康老龄化过程中重要的话题。本章主要利用中国全国高龄老人和中低龄老人有效样本的大型跟踪调查数据，探讨视力健康与中国老年人的认知功能状态以及死亡之间的关系，从而为更好地提高老年人的生命质量以及寿命延长提供决策建议，促进健康老龄化的发展。

13.2　研　究　方　法

13.2.1　研究对象

认知功能与生活自理能力的调查对象来自 CLHLS 队列，其详细的研究设计和具体的抽样方法等参见文献（罗杰斯等，2017；张娟等，2017）。视力与死亡的调查对象来自 HABCS 项目，该项目选择中国 8 个长寿地区作为调查现场，采用不等比例目标随机抽样方法，针对受访的百岁老人，按照就近原则（在相同的村庄或街道，或者在相同的抽样县或城市）随机调查 90～99 岁、80～89 岁、65～79 岁预定年龄和性别的老人各 1 名。总计调查了 5606 名研究对象，其中包括 1385 名百岁老人、1350 名 90～99 岁老人、1294 名 80～89 岁老人以及 1577 名 65～79 岁老人。该研究得到北京大学生物医学伦理委员会（批号：IRB00001052-13074）和杜克大学-新加坡国立大学伦理委员会（批号：12-260E）批准，所有研究对象均签署知情同意书。纳入与排除标准具体如下。①视力与认知功能研究的纳入与排除标准：2011 年和 2012 年的基线调查时共有 9765 名研究对象，其中剔除了 86 名 65 岁以下的老年人，同时剔除了 2567 名无认知功能评分或认知功能受损的研究对象，随后剩下 7112 名调查对象。2014 年随访过程中，死亡或失访的有 2067 名老人，剔除无认知功能评分的有 610 名，剔除无视力信息的有 86 名，最终共纳入 4349 名研究对象。②视力与 ADL 研究的纳入与排除标准：选取 CLHLS 项目 2011 年和 2012 年中的研究作为基线调查，共有 9765 名研究对象，其中剔除了 86 名 65 岁以下的老年人，同时剔除了 2794 名无 ADL 评分或 ADL 受损的研究对象，随后剩下 6885 名调查对象。2014 年随访过程中，死亡或失访的有 1936 名老人，剔除无 ADL 功能评分的有 279 名，剔除无视力信息的有 110 名，最终共纳入 4560 名研究对象。③视力与死亡研究的纳入与排除标准：年龄≥65 岁，在基线调查时进行了视力检测，至少完成一次随访调查，共纳入符合条件的研究对象 1736 名。

13.2.2　研究内容

问卷调查包括：个人基本状况、对现状评价及性格特征、认知能力、生活方式、ADL、IADL、个人背景及家庭状况、生理健康状况。体格检查：身高、体重、WC、血压。实验室检测：生物样本指标包括血常规、尿常规、生化指标、炎性指标、氧化抗氧化指标、微量与宏量元素和营养状况指标。

13.2.3　视力的测量

本章研究以受访老人的视力健康状况为自变量，判断视力健康采用的是简化后的兰氏视力表法（Landolt C），由访问员询问受访老人在 5 米的距离是否能看清视力表 C 形缺口的方向。在基线调查中，由访问员确定受访老人的视力情况为"能看见图形且能分清缺口方向""能看见图形但不能分清缺口方向""看不清""失明"。参考陆杰华和王馨雨（2018）的《影响老年人视力健康的社会、经济及健康因素探究——基于 2014 年全国老年健康影响因素跟踪调查数据》一文的研究划分为 2 组：将"能看见图形且能分清缺口方向"和"能看见图形但不能分清缺口方向"划分为视力良好组，将"看不清"和"失明"划分为视力不良组。因考虑到调查对象均是老年人，不适合采用国际或国内的标准视力测量方法，但该测量方法与标准测量方法类似，均是依据一分视角的原理而制作，且该方法较为简便快捷，适用性更高。

13.2.4　认知功能、ADL 和死亡的测量

认知功能采用国际上使用的 MMSE 测定。量表包含 6 个维度，24 个题目，

总分为 30 分。得分越高，认知功能越好。本章研究中认知功能受损定义为 MMSE 评分<24 分，MMSE 评分≥24 分定义为认知功能正常。

老年人的 ADL 用 Katz 指数测量，其中洗澡、穿衣、如厕、室内走动、控制大小便、进食这 6 项指标中若被访者回答有一项及以上需要他人帮助则视为 ADL 失能，否则视为健康。

在 2014 年和 2017 年的两次随访调查中，确认调查对象的生存结局，对死亡老人家属进行死亡问卷调查，通过与家属、村医或其他医疗卫生机构医务人员进行面对面访谈，收集老人死亡日期和死亡原因等信息。本章研究的终点为全因死亡。对无法联系到本人或老人的家属者则定义为失访。

13.2.5　协变量的定义

本章研究纳入了可能会影响视力与死亡之间真正关联的协变量，分为三类：第一类是社会人口特征变量，包括年龄、性别、婚姻状况、教育程度、居住地等；第二类是生活方式变量，包括是否锻炼身体、吸烟、饮酒；第三类是健康状况变量，是否患有高血压、糖尿病、中心性肥胖等。判断是否患高血压、糖尿病以患者自报为标准；中心性肥胖的判定标准为男性 WC≥85 cm 或女性 WC≥80 cm。上述资料均在 2012 年基线调查中通过问卷收集。本章视力与功能状态关系部分变量的赋值情况见表 13-1，视力与死亡关系部分的变量赋值见表 13-2。

表13-1　视力与功能状态关系部分变量赋值说明

变量名称	赋值说明
视力	0=视力良好，1=视力不良
年龄/岁	0=65～74，1=75～84，2=85～94，3=≥95
性别	0=男性，1=女性
婚姻状况	0=在婚，1=其他
教育程度	0=小学以下，1=小学以上
家庭年收入/元	0=0～39 999，1=40 000～69 999，2=70 000～99 999，3=≥100 000
居住地	0=城市，1=农村
吸烟	0=否，1=是
饮酒	0=否，1=是
锻炼身体	0=否，1=是
中心性肥胖	0=否，1=是
高血压	0=否，1=是
慢性肾脏病	0=否，1=是

变量名称	赋值说明
糖尿病	0=否，1=是
认知功能	认知功能受损=0，认知功能正常=1
ADL功能	ADL受损=0，ADL正常=1

表13-2　视力与死亡关系部分变量赋值说明

变量名称	赋值说明
视力	0=视力良好，1=视力不良
年龄/岁	0=65～79，1=80～89，2=≥90
性别	0=男性，1=女性
婚姻状况	0=在婚，1=其他
教育程度	0=小学以下，1=小学以上
居住地	0=城市，1=农村
吸烟	0=否，1=是
饮酒	0=否，1=是
锻炼身体	0=否，1=是
中心性肥胖	0=否，1=是
高血压	0=否，1=是
糖尿病	0=否，1=是

13.2.6　统计学分析

所有数据均使用 SPSS 24.0 软件进行统计学分析，对有缺失数据的个案在统计检验中做删除处理。分类变量用 n（百分比）表示，组间差异比较采用 χ^2 检验，服从正态分布的连续性变量用 mean ± SD 表示，正态性检验显示，年龄符合正态分布（$P<0.001$）。应用多因素 Logistic 回归模型分析不同视力水平队列人群功能状态的 OR 及 95%CI。死者的生存时间定义为从基线调查到死亡时间；存活或失访者定义为截尾。用 Schoenfeld 残差法进行验证，符合比例风险假设，应用 Cox 比例风险回归模型分析基线不同视力水平队列人群全因死亡率的 HR 及 95%CI，采用逐步向前 LR 法调整年龄、性别、婚姻状况、教育程度、吸烟、饮酒、锻炼身体、中心性肥胖、高血压、糖尿病等协变量对功能状态、死亡的影响，并用亚组分析的方法检验视力对死亡风险的影响是否有性别和年龄差异。以 $P< 0.05$ 为差异有统计学意义，所有的统计检验均为双侧检验，对缺失的数据进行删失处理。

13.3　研　究　结　果

13.3.1　视力不良和认知功能受损

1. 视力不良组与视力良好组基本特征比较

样本中研究对象的平均年龄为（80.5±9.4）岁，其中视力不良组平均年龄为（84.8±9.9）岁，视力良好组平均年龄为（79.7±9.0）岁，样本中女性老年人为 2152 名，占比为 49.5%。视力不良组的平均年龄高于视力良好组。视力不良组与视力良好组的两组比较结果表明，除了家庭年收入、糖尿病、慢性肾脏病以外，其他变量均两组差异有统计学意义（$P<0.05$），详见表 13-3。

表13-3　视力不良组与视力良好组基本特征比较

特征	视力不良（n=730）	视力良好（n=3619）	χ^2 值	P 值
女性	424（58.1%）	1728（47.7%）	26.0	<0.001
年龄组			170.0	<0.001
65 ~ 74 岁	132（18.1%）	1258（34.8%）		
75 ~ 84 岁	233（31.9%）	1343（37.1%）		
85 ~ 94 岁	241（33.0%）	779（21.5%）		
≥95 岁	124（17.0%）	239（6.6%）		
在婚	238（32.6%）	1763（48.7%）	63.5	<0.001
小学教育程度以下	625（85.6%）	2731（75.5%）	35.5	<0.001
家庭年收入			2.5	0.472
0 ~ 39 999 元	462（63.3%）	2215（61.2%）		
40 000 ~ 69 999 元	116（15.9%）	647（17.9%）		
70 000 ~ 99 999 元	76（10.4%）	375（10.4%）		
≥100 000 元	53（7.3%）	299（8.3%）		
吸烟	113（15.5%）	737（20.4%）	9.2	0.002
饮酒	83（11.4%）	669（18.5%）	21.6	<0.001
锻炼身体	153（21.0%）	1267（35.0%）	55.5	<0.001
中心性肥胖	318（43.6%）	1755（48.5%）	5.9	0.015
糖尿病	139（19.0%）	608（16.8%）	0.04	0.849
慢性肾脏病	3（0.4%）	30（0.8%）	1.19	0.275
高血压	256（35.1%）	1005（27.8%）	6.7	0.009

2. 视力不良与认知功能受损的关系

采用多因素 Logistic 回归分析，在调整了年龄、性别、婚姻状况、教育程度、吸烟、饮酒、锻炼身体、中心性肥胖、高血压、视力不良等混杂因素后，老年人群视力与认知功能之间呈现出显著的相关关系（$P<0.001$）。视力不良的老年人发生认知功能受损的风险是视力正常的老年人的 4.21 倍（OR：4.21。95% CI：3.11 ~ 5.69），见表 13-4。

表13-4 认知功能影响因素的多因素Logistic回归分析

影响因素	β	SE	Wald	P 值	OR	95%CI
女性	0.69	0.16	17.93	<0.001	1.99	1.45 ~ 2.73
年龄组						
65 ~ 74 岁	—	—	—	—	1.00	—
75 ~ 84 岁	0.65	0.20	10.30	<0.001	1.92	1.29 ~ 2.87
85 ~ 94 岁	1.48	0.22	46.71	<0.001	4.39	2.87 ~ 6.71
≥95 岁	2.45	0.30	66.92	<0.001	11.63	6.46 ~ 20.92
中心性肥胖						
无	—	—	—	—	1.00	—
有	0.33	0.16	4.34	0.037	1.39	1.02 ~ 1.89
教育程度						
小学以上	—	—	—	—	1.00	—
小学以下	0.75	0.28	7.39	0.007	2.13	1.23 ~ 3.66
锻炼身体						
有	—	—	—	—	1.00	—
无	0.94	0.27	12.66	<0.001	2.57	2.16 ~ 4.50
视力情况						
正常	—	—	—	—	1.00	—
不良	1.44	0.15	87.24	<0.001	4.21	3.11 ~ 5.69

3. 不同性别、年龄的亚组分析

将性别进行分组，比较不同性别的情况下，视力不良与老年人认知功能受损是否有相关关系。由表 13-5 可以看出，女性视力不良组发生认知功能受损的风险高于男性。视力不良的男性老年人发生认知功能受损的风险是视力正常的男性老年人的 3.42 倍，视力不良的女性老年人发生认知功能受损的风险是视力正常的女性老年人的 4.76 倍，差异有统计学意义。而按年龄分组的情况下，随着年龄的增高，视力不良的老年人发生认知功能受损的风险呈现增高趋势，见表 13-5。

表13-5 不同性别老年人认知功能与视力水平的亚组分析

变量	β	SE	Wald	P 值	OR	95%CI
性别						
男性	1.23	0.27	21.10	<0.001	3.42	2.02 ~ 5.77
女性	1.56	0.19	67.18	<0.001	4.76	3.28 ~ 6.91
年龄组						
65 ~ 74 岁	1.12	0.58	3.75	0.053	3.07	0.99 ~ 9.58
75 ~ 84 岁	1.48	0.29	26.91	<0.001	4.39	2.51 ~ 7.67
85 ~ 94 岁	1.53	0.24	39.42	<0.001	4.62	2.86 ~ 7.44
≥95 岁	1.46	0.32	20.52	<0.001	4.32	2.29 ~ 8.13

13.3.2 视力不良和 ADL 失能

1. 视力不良组与视力良好组基本特征比较

在 4560 名研究对象中，男性占比 48.9%。研究对象的平均年龄为（81.1±9.7）岁，ADL 失能组的平均年龄为（87.9±9.6）岁，ADL 正常组的平均年龄为（79.8±9.2）岁。2 年随访期间，740 例老年人发生 ADL 失能，检出率为 16.2%。视力不良组的年龄、女性比例、小学教育程度以下比例高于视力良好组，脑血管疾病、吸烟、饮酒、中心性肥胖、高血压、参加体育锻炼比例低于视力良好组，详细见表 13-6。

表13-6 视力不良组与视力良好组基本特征比较

变量	视力不良组（n=874）	视力良好组（n=3686）	χ^2 值	P 值
女性	535（61.2%）	1796（48.7%）	44.1	<0.001
年龄组			267.4	<0.001
65 ~ 74 岁	135（15.4%）	1263（34.3%）		
75 ~ 84 岁	261（29.9%）	1341（36.4%）		
85 ~ 94 岁	287（32.8%）	805（21.8%）		
≥95 岁	191（21.9%）	277（7.5%）		
在婚	259（29.6%）	1747（47.4%）	90.8	<0.001
小学教育程度以下	810（92.7%）	3161（85.8%）	31.8	<0.001
家庭年收入			10.4	0.016
0 ~ 39 999 元	570（67.6%）	2263（63.1%）		
40 000 ~ 69 999 元	123（14.6%）	649（18.1%）		
70 000 ~ 99 999 元	93（11.0%）	365（10.2%）		
≥100 000 元	57（6.8%）	310（8.6%）		

续表

变量	视力不良组（n=874）	视力良好组（n=3686）	χ^2值	P值
吸烟	131（15.0%）	720（19.5%）	9.6	0.002
饮酒	103（11.8%）	666（18.1%）	20.2	<0.001
锻炼身体	170（19.9%）	1233（34.3%）	65.5	<0.001
中心性肥胖	277（33.3%）	1514（43.2%）	27.4	<0.001
脑血管疾病	105（19.2%）	537（25.6%）	9.7	0.002
糖尿病	146（26.4%）	595（28.6%）	1.0	0.314
慢性肾脏病	3（0.4%）	24（0.7%）	0.9	0.334
高血压	323（50.3%）	1459（57.5%）	10.7	0.001

2. 视力不良与 ADL 失能的关系

如表 13-7 所示，在调整年龄、性别、婚姻状况、教育程度、吸烟、主要慢性病因素等混杂因素后，视力不良的老年人发生 ADL 失能的风险是视力正常的老年人的 2.41 倍（OR：2.41。95%CI：1.86～3.10），见表 13-7。

表13-7　ADL影响因素的多因素Logistic回归分析

影响因素	β	SE	Wald	P值	OR（95%CI）
年龄组					
65～74 岁	—	—	—	—	1.00
75～84 岁	0.78	0.19	16.70	<0.001	2.17（1.50～3.15）
85～94 岁	1.60	0.19	71.22	<0.001	4.90（3.40～7.10）
≥95 岁	2.18	0.21	104.89	<0.001	8.87（5.84～13.4）
脑血管疾病					
无	—	—	—	—	1.00
有	0.73	0.13	29.64	<0.001	2.07（1.59～2.69）
中心性肥胖					
否	—	—	—	—	1.00
是	0.26	0.13	4.00	0.046	1.29（1.01～1.66）
锻炼身体					
有	—	—	—	—	1.00
无	0.67	0.15	19.80	<0.001	1.96（1.46～2.64）
视力情况					
正常	—	—	—	—	1.00
不良	0.88	0.13	45.64	<0.001	2.41（1.86～3.10）

13.3.3　视力不良与死亡风险

1. 基线概况

女性老年人为 981 名，占比 56.5%。大多数老年人的教育程度较低，其中小学教育程度以下的老年人占 47.9%。61.5%的老年人居住在农村。对认知功能的测量结果表明，样本群体中 73.8%的老年人认知功能完好。根据 ADL 测量的老年人生活自理状况结果表明，79.0%的样本 ADL 功能正常（表 13-8）。

表13-8　基线（2012年）变量分布（n=1736）

变量	频数	占比
核心自变量		
视力水平：视力不良=0	399	23.0%
控制变量		
年龄：65 ~ 79 岁=0	531	30.6%
性别：女性=0	981	56.5%
婚姻状况：在婚=0	640	36.9%
教育：小学以下=0	831	47.9%
居住地：农村=0	1068	61.5%
锻炼身体：否=0	1523	87.7%
吸烟：否=0	1469	84.6%
饮酒：否=0	1479	85.2%
高血压	520	30.0%
糖尿病	141	8.1%
认知功能：认知功能受损=0	455	26.2%
ADL：ADL 受损=0	365	21.0%

2. 视力不良组与正常组基本特征比较

视力良好组的平均年龄为（84.0±12.0）岁，视力不良组的平均年龄为（98.0±10.1）岁。5 年随访期间，399 例老年人发生视力不良，检出率为 23.0%。单因素分析结果表明，与视力良好组相比，视力不良组的年龄、性别、婚姻状况、吸烟、饮酒、锻炼身体、中心性肥胖、高血压、糖尿病均有统计学意义，见表 13-9。

表13-9　中国8个长寿地区1337名视力良好老年人与399名视力不良老年人基本特征

特征	视力良好组	视力不良组	P 值
年龄（岁，mean±SD）	84.0 ± 21.0	98.0 ± 10.1	<0.001
65~79 岁	490（36.6%）	41（10.3%）	
80~89 岁	347（26.0%）	68（17.0%）	
≥90 岁	500（37.4%）	290（72.7%）	
性别			<0.001
男	639（47.8%）	116（29.1%）	
女	698（52.2%）	283（70.9%）	
婚姻状况			<0.001
在婚	567（43.2%）	73（18.9%）	
其他	747（56.8%）	314（81.1%）	
教育程度			0.055
小学以下	626（96.5%）	205（99.0%）	
小学以上	23（3.5%）	2（1.0%）	
居住地			0.427
城市	44（5.2%）	11（4.0%）	
农村	804（94.8%）	264（96.0%）	
吸烟	236（18.0%）	31（8.0%）	<0.001
饮酒	225（17.1%）	32（8.2%）	<0.001
锻炼身体	195（15.1%）	18（4.8%）	<0.001
中心性肥胖	557（42.0%）	105（26.9%）	<0.001
高血压	412（42.6%）	108（36.0%）	0.043
糖尿病	118（13.6%）	23（8.1%）	0.014

3. 视力不良与全因死亡的关系

多因素 Cox 比例风险回归模型分析：Schoenfeld 残差法显示 r 为 0.042（P = 0.19），提示满足等比例风险假定，可以采用 Cox 比例风险回归模型分析。在单因素分析中，视力不良组的死亡风险是视力良好组的 2.26 倍（HR = 2.26，95%CI：1.97 ~ 2.59）。在校正年龄、性别、婚姻状况、吸烟、饮酒、锻炼身体、糖尿病、高血压、中心性肥胖后，视力不良依然与高死亡风险相关联（HR = 1.30，95%CI：1.09 ~ 1.55）。具体见表 13-10。

表13-10　视力与死亡风险评估的多因素分析

变量	β	s_χ	Wald χ^2 值	P 值	HR（95%CI）
视力不良	0.26	0.091	8.16	0.004	1.30（1.09～1.55）
年龄组					
65~79 岁					1.00
80~89 岁	1.42	0.16	75.89	<0.001	4.14（3.01～5.71）
≥90 岁	2.19	0.15	216.28	<0.001	8.95（6.68～11.98）
中心性肥胖	0.21	0.096	4.75	0.029	1.23（1.02～1.49）

注：调整变量为年龄、性别、婚姻状况、吸烟、饮酒、锻炼身体、糖尿病、高血压、中心性肥胖

13.4　讨　　论

13.4.1　视力不良与认知功能受损关系

一项针对老年墨西哥裔美国人的队列研究发现，视力障碍与 7 年期间认知功能低下和认知能力下降有关（Reyes-Ortiz et al.，2005），与本章研究结果一致，提示老年人保持良好的视力可能有助于减少认知功能受损的风险。更深入地研究视力对老年健康的影响，对相关的预防医学工作和基础科学研究都有重要意义（Jin and Wong，2008）。视觉和老年认知功能之间的纵向关联表明，保持良好的视力可能是减轻与年龄相关的认知功能减退的重要介入策略。我们的研究结果强调了视力损害的一级预防的重要性，这可以通过预防眼部疾病和治疗可矫正的视力障碍来实现。我们应重视老年人视力健康，结合基本公共卫生服务的老年人健康管理，加强宣教，提高老年人对健康视力的正确认识，及早发现视力不良高危人群及患者，降低老年人认知功能受损的风险。

13.4.2　视力不良与 ADL 失能关系

本章发现视力不良大幅增加了高龄老人 ADL 失能风险，这个结论和同类研究一致（Jin and Wong，2008；Whitson et al.，2007；Reed-Jones et al.，2013）。本章研究在多因素模型中发现引起 ADL 失能的影响因素有明显的不同，其中与 ADL 相关的除了视力不良外，其余的因素均和身体机能直接相关，这可能是因为 ADL

量表指标主要和基本日常活动能力有关。对于视力不良与 ADL 失能的关系，一种可能的解释是视力不良是身体综合机能衰退的早期表现，由于身体机能的持续衰减而最终发生 ADL 失能；也有可能是视力不良增加了老年人意外受伤的风险，由于受伤而发生 ADL 失能。由于 ADL 本身是一个相对模糊的判断指标，有可能老年人已经受到发生 ADL 失能的主要风险因素影响，而视力不良是作为失能的早期症状出现的。这种可能性需要在未来的研究中作进一步的检验。

13.4.3　视力不良与全因死亡关系

本章研究发现，中国长寿地区 65 岁以上老年人在调整年龄、性别、生活方式和患病情况等影响因素之后，视力不良对中国老年人的死亡风险有较大影响，且其死亡风险通常被我们低估了。进一步根据年龄分层后，我们发现视力不良提高死亡风险主要发生在高龄老年人群中（90 岁及以上），而在低龄老年人群中，视力与死亡风险关联并不显著。这一效应可用于解释目前一些研究中的矛盾结果。例如，Blue Mountains（Chia et al.，2004）通过 7 年的随访发现视力不良是老年人死亡的危险因素，但在 4 年后新一轮的随访中，研究者否定了之前的发现，这可能是因为该研究主要针对 75 岁以下老人，而更高龄的老年人纳入不足。在另一项中国台湾地区的队列研究中，研究者发现视力不良也不会增加老年人在 3 年内的死亡风险（Kuang et al.，2015）。在多项中国大陆地区的研究中，研究者发现了不同的结果，这有可能是因为这些研究的受访者更多集中在 65 岁至 85 岁人群，调整了不同的影响因素，从而得到了不稳健的结果（Xu et al.，2009；Foong et al.，2008；Li et al.，2011；张彤，2017）。目前尚没有确切的证据可以解释视力与死亡风险之间的关系（Estevez et al.，2018）。有研究显示，跌倒和意外受伤是高龄老年人死亡的危险因素，而视力不良可能导致这些意外的发生（Kuang et al.，2015；Daien et al.，2014；Thompson et al.，1989）。视力不良也可能是系统性疾病或更严重的衰老引起的血管或者神经问题所导致，因此这部分人群的死亡率更高。此外，有研究认为，视力不良可导致抑郁或认知功能受损，从而导致更高的死亡率，而女性在情绪和活动能力上受到的影响可能更严重，有可能是视力不良对女性死亡有更明显影响的原因（Christ et al.，2008），但是这些结论仍需要更多证据支持。

13.4.4　优势与局限性

相比同类型研究，本章研究进一步补充了亚洲人群证据及高龄老人证据，研究人群来源于一般的老年人群且具有较好的全国代表性，从而减少了潜在的选择偏移，并且在研究设计中就考虑到了年龄、性别等因素的分层问题，并在研究中调整了相对更多潜在的混杂因素，强化了现有的证据。此外，考虑到一般通用视力检测标准不一定完全适用于老年人群，本章研究采用的暴露指标有利于更好地纳入研究对象，从而提高研究的可信度。

但是，本章研究也存在一定的局限性：第一，没有采用标准化的方法对视力水平进行测量，不能在视力不良程度上进一步分析，也不利于数据的合并分析。第二，没有区分退行性和特定眼部疾病，因而不能更好地说明衰老作为一个主要因素在其中发挥的作用。第三，未将视力矫正情况纳入分析，对于视力在机能层面和功能层面的影响不能进一步分析。第四，未将更多疾病和健康因素进行调整，如脑血管疾病、肝脏疾病以及跌倒等，不能就此提出有针对性的预防措施，仍需进一步研究调查不同危险因素的相关性，包括特定眼部疾病与系统疾病之间有无相互作用，以确定视力不良、眼部疾病或疾病过程本身与失智、失能以及死亡率增加是否有因果关联。

13.5　结　　语

综上所述，中国老年人群视力不良提高失智、失能以及死亡风险值；且女性视力不良相关死亡率高于男性。因此妥善预防老年人视力下降，改善老年人，尤其是女性老年人的视力水平，对提高我国老年人生活质量、降低死亡风险有重要意义。

参 考 文 献

陆杰华，王馨雨，2018. 影响老年人视力健康的社会、经济及健康因素探究——基于 2014 年全国老年健康影响因素跟踪调查数据. 人口与发展，24（4）：66-76.

罗杰斯，吕跃斌，殷召雪，等，2017. 中国长寿地区 65 岁及以上老年人生物标志物与日常生活自理能力的关系. 中华预防医学杂志，51（11）：1012-1018.

张娟，吕跃斌，殷召雪，等，2017. 中国长寿地区 65 岁及以上老年人 BMI 与认知功能受损发生风险的关系. 中华预防医学杂志，51（11）：1019-1023.

张彤，2017. 视听觉功能障碍与相关人群总死亡风险关系的 Meta 分析. 青岛：青岛大学.

Brundle C，Waterman H A，Ballinger C，et al.，2015. The causes of falls：views of older people with visual impairment. Health Expectations，18（6）：2021-2031.

Chia E M，Wang J J，Rochtchina E，et al.，2004. Impact of bilateral visual impairment on health-related quality of life：the Blue Mountains Eye Study. Investigative Ophthalmology & Visual Science，45（1）：71-76.

Christ S L，Lee D J，Lam B L，et al.，2008. Assessment of the effect of visual impairment on mortality through multiple health pathways：structural equation modeling. Investigative Ophthalmology & Visual Science，49（8）：3318-3323.

Daien V，Peres K，Villain M，et al.，2014. Visual acuity thresholds associated with activity limitations in the elderly. The Pathologies Oculaires Liées à l'Age study. Acta Ophthalmologica，92：e500-e506.

de Kok D S，Teh R O，Pillai A，et al.，2017. What is the relationship between visual impairment and cognitive function in octogenarians? The New England Journal of Medicine，130（1460）：33-47.

Estevez J，Kaidonis G，Henderson T，et al.，2018. Association of disease-specific causes of visual impairment and 10-year mortality amongst Indigenous Australians：the Central Australian Ocular Health Study. Clinical & Experimental Ophthalmology，46（1）：18-24.

Foong A W P，Fong C W，Wong T Y，et al.，2008. Visual acuity and mortality in a Chinese population：the Tanjong Pagar Study. Ophthalmology，115：802-807.

Foster P J，Chua S Y L，Petzold A，2018. Treating the eyes to help the brain. JAMA Ophthalmology，136（9）：996.

Hayman K J，Kerse N M，La Grow S J，et al.，2007. Depression in older people：visual impairment and subjective ratings of health. Optometry and Vision Science，84（11）：1024-1030.

Haymes S A，Johnston A W，Heyes A D，2002. Relationship between vision impairment and ability to perform activities of daily living. Ophthalmic and Physiological Optics，22（2）：79-91.

Hochberg C，Maul E，Chan E S，et al.，2012. Association of vision loss in glaucoma and age-related macular degeneration with IADL disability. Investigative Ophthalmology & Visual Science，53（6）：3201-3206.

Ivers R Q，Norton R，Cumming R G，et al.，2000. Visual impairment and risk of hip fracture. American Journal of Epidemiology，152（7）：633-639.

Jin Y P，Wong D T，2008. Self-reported visual impairment in elderly Canadians and its impact on healthy living. Canadian Journal of Ophthalmology，43（4）：407-413.

Kuang T M，Tsai S Y，Liu C J L，et al.，2015. The association of visual impairment and 3-year mortality among the elderly in Taiwan：The Shihpai Eye Study. Journal of the Chinese Medical Association，78（3）：177-181.

Li Z，Sun D，Liu P，et al.，2011. Visual impairment and mortality in a rural adult population（the Southern Harbin eye study）. Ophthalmic Epidemiology，18：54e60.

Noran N H，Izzuna M G，Bulgiba A M，et al.，2009. Severity of visual impairment and depression among elderly Malaysians. Asia Pacific Journal of Public Health，21（1）：43-50.

Reed-Jones R J, Solis G R, Lawson K A, et al., 2013. Vision and falls: a multidisciplinary review of the contributions of visual impairment to falls among older adults. Maturitas, 75 (1): 22-28.

Reyes-Ortiz C A, Kuo Y F, DiNuzzo A R, et al., 2005. Near vision impairment predicts cognitive decline: data from the Hispanic Established Populations for Epidemiologic Studies of the Elderly. Journal of the American Geriatrics Society, 53 (4): 681-686.

Swenor B K, Lee M J, Tian J, et al., 2020. Visual impairment and frailty: examining an understudied relationship. Journals of Gerontology Series A-Biological Sciences and Medical Sciences, 75 (3): 596-602.

Thompson J R, Gibson J M, Jagger C, 1989. The association between visual impairment and mortality in elderly people. Age and Ageing, 18: 83-88.

van der Aa H P, van Rens G H, Comijs H C, et al., 2015. Stepped care for depression and anxiety in visually impaired older adults: multicentre randomised controlled trial. BMJ, 351: h6127.

Verbrugge L M, Lepkowski J M, Imanaka Y, 1989. Comorbidity and its impact on disability. Milbank Quarterly, 67 (3/4): 450-484.

Whitson H E, Cousins S W, Burchett B M, et al., 2007. The combined effect of visual impairment and cognitive impairment on disability in older people. Journal of the American Geriatrics Society, 55 (6): 885-891.

Xu L, Wang Y X, Wang J, et al., 2009. Mortality and ocular diseases: the Beijing Eye Study. Ophthalmology, 116: 732-738.

第14章　血常规指标与老年健康[①]

14.1　引　　言

血常规指标包括 RBC、Hb、WBC、PLT 等。这些指标对于机体内许多病理改变都较敏感，可以辅助诊断及判断治疗效果。同时，观察血细胞的数量变化及形态分布，对于疾病预防也有重要意义。

Hb 和 RBC 的检测可以反映个体是否贫血。贫血问题在老年人中非常普遍。2012 年，中国 60 岁及以上老年人的贫血患病率为 12.6%（国家卫生计生委疾病预防控制局，2017）。并有研究发现，长寿地区老人贫血患病情况严重，90～99 岁老人贫血患病率为 46.2%，100 岁及以上老人贫血患病率为 57.1%（翟屹等，2010）。

Hb 水平过低或贫血不仅会增加老年人罹患认知功能下降、痴呆、ADL 失能、抑郁、跌倒伤害的风险，降低老年人的生活质量（Wang et al.，2014；Lucca et al.，2008），也会大大增加老年人的死亡风险（Culleton et al.，2006；den Elzen et al.，2009），导致贫血相关的医疗卫生服务需求和费用急剧增加。由于 Hb 水平随着人体的衰老逐渐下降（Nilsson-Ehle et al.，2000），世界卫生组织基于一般成人研究而制定的贫血标准在老年人中特别是高龄老人中的适用性尚有争议，在老年人中 Hb 低于正常水平经常被视为无临床意义的正常生理变化，或者被视为对机体健康无独立作用的慢性疾病的标志，未能引起足够重视。同时，红细胞、白细胞、Hb 等的数量和形态能否反映老年人功能状态，也缺乏研究。

本章通过分析血常规指标与老年人认知能力、死亡风险和 ADL 的关系，探索贫血等状态对老年健康的影响。

[①] 本章作者：张晓畅（中国疾病预防控制中心慢病和老龄健康管理处助理研究员）；翟屹（首都医科大学附属北京天坛医院研究员）；罗杰斯（中国儿童中心儿童营养与健康研究中心）。

14.2　血常规指标与老年人功能状态

14.2.1　数据来源与研究方法

1. 数据来源

本节研究资料均来源于 CLHLS 项目长寿地区调查数据。该项目覆盖范围包括山东省烟台市莱州市、河南省商丘市夏邑县、湖北省荆门市钟祥市、湖南省怀化市麻阳县、广西壮族自治区桂林市永福县、广东省佛山市三水区、海南省澄迈县、江苏省南通市如东县等 8 个地区。对当地所有 100 岁及以上组老人及在该地区按该组就近配对选取的 40~59 岁、60~79 岁、80~89 岁、90~99 岁人群进行调查。具体的研究设计和抽样方法可以参考文献（施小明等，2010）。

本节利用了 CLHLS 项目长寿地区调查 2009 年、2011 年、2014 年队列数据。通过入户面对面问卷调查收集调查对象的人口学特征（年龄、性别、婚姻状况、教育程度等情况）、生活方式（吸烟、饮酒、休闲活动等）、认知功能、ADL、慢性病患病情况等信息；通过体检测量调查对象的身高、体重、WC 和血压；同时，对所有调查对象采集 5mL 空腹静脉血。采用全自动血液分析仪检测血常规。

2. 研究对象

血常规指标与 ADL 关系的研究部分：以 2011 年调查为基线，纳入 2439 名研究对象，在 2014 年进行随访，剔除不符合纳入标准的研究对象，最终纳入 938 名研究对象。贫血与认知功能关系的研究部分：利用横断面研究数据，选取 2009 年调查中 5 个长寿地区的 90 岁及以上女性老人，共计 383 名研究对象。

3. 自变量

本节的主要自变量包括年龄、性别、婚姻状况、是否经常参与休闲活动、SBP、DBP、BMI、空腹血糖、白蛋白、血尿素氮、肌酐、TG、TC、糖化血清蛋白（glycated serum protein，GSP）、hs-CRP、HDL-C、LDL-C、SOD、MDA、维生素 D_3、维生素 B_{12}（vitamin B_{12}，VB12）、RBC、WBC、Hb、淋巴细胞计数（lymphocyte count，LC）、淋巴细胞百分比（lymphocyte percentage，LP）、血细胞比容（hematocrit，HCT）、平均红细胞体积（erythrocyte mean corpuscular volume，MCV）、平均红细

胞血红蛋白含量（erythrocyte mean corpuscular hemoglobin，MCH）、平均红细胞血红蛋白浓度（erythrocyte mean corpuscular hemoglobin concentration，MCHC）、PLT、平均血小板体积（mean platelet volume，MPV）、血小板体积分布宽度（platelet distribution width，PDW）、血小板压积（plateletcrit，PCT）和尿酸等。

指标定义及标准：①休闲活动，包括户外活动、种花、读书、养宠物、玩扑克、看电视、听广播和参与社会活动，进行以上任何一项活动者，定义为进行休闲活动。在问卷中各种休闲活动选项设置为总是、经常、有时、很少、从不，其中，总是、经常定义为"是"，有时、很少、从不定义为"否"。②婚姻状况，分三类时，包括未婚、离异或丧偶、已婚；分两类时，分为已婚和未婚，其中未婚包括离异、丧偶及单身。③贫血，根据世界卫生组织诊断贫血标准，成年男性 Hb < 130 g/L，成年女性 Hb < 120 g/L。④分析血常规指标与 ADL 关系时，根据各生物标志物中位数，将研究对象等分为高、低水平 2 组，较低水平组包括分隔点。

4. 因变量

本节的主要因变量包括：①ADL，采用国际通用的 ADL 量表，包括 6 个项目，即洗澡、穿衣、进食、室内活动、如厕及控制大小便，如果老人能够独立完成这 6 项，则为 ADL 正常，否则为 ADL 失能。②认知功能，采用国际上通用的 MMSE，测量指标包括定位能力、注意力、计算能力、回忆能力和语言能力等 5 个方面，评分总分为 30 分，MMSE 评分≥24 分定义为认知功能良好，21 ~ 23 分定义为认知功能中等，≤20 分定义为认知功能较差（Deb and Braganza，1999）；在进行非条件 Logistic 回归分析时，将认知功能按二分类变量处理，评分 > 20 分定义为认知功能较好，≤20 分定义为认知功能受损。

5. 协变量

本节涉及的协变量主要包括：年龄、教育程度（分为文盲、小学、初中及以上）、现在是否吸烟、现在是否饮酒、WC 等。

6. 统计学分析

血常规与 ADL 的关系采用 χ^2 检验比较不同基线特征研究对象 ADL 失能情况的差异。血常规指标水平呈非正态分布，以 P50（P25 ~ P75）表示，采用非参数 Mann-Whitney U 检验比较 ADL 正常与失能组间差异。采用多因素 Logistic 回归模型分析影响 ADL 失能的因素，其中年龄和性别强制进入模型，一般人口学特征、生活方式、患病和功能状态、各生物标志物等变量采用向前逐步回归方法筛选进入模型。

比较贫血组和非贫血组人口学特征、血生化指标和认知功能评分等，其中均数比较使用协方差分析；率的比较使用 Cochran-Mantel-Haenszel（CMH）方法。由于认知功能总评分及各分项评分数据不服从正态分布，故使用中位数检验比较两组差异。采用 Spearman 相关分析，筛选与认知功能评分相关的因素，包括年龄、教育程度、婚姻状况、吸烟、饮酒、Hb、WC、SBP、DBP、空腹血糖、TG、TC、HDL-C 和 LDL-C 等，再利用多因素 Logistic 回归分析不同因素对认知功能的影响，控制年龄、教育程度、婚姻状况、吸烟和饮酒，分析中去除患有老年痴呆和脑卒中的患者；回归分析采用逐步回归方法，检验水平 $\alpha = 0.10$，引入变量的临界值 Fa = 1.80，剔除变量的临界值 Fe = 1.80。以 $P < 0.05$ 为差异有统计学意义。

14.2.2 研究对象基本情况

2011~2014 年队列共纳入 938 名研究对象，基线时平均年龄为 82.3 岁，其中最大年龄为 112 岁，最小年龄为 65 岁。女性 479 名，占 51.1%。2011~2014 年共有 100 例发生 ADL 失能，ADL 失能的 2 年累计发病率为 10.7%。基线小于 80 岁的低龄老年人 2 年累计 ADL 失能率为 1.7%。不同年龄、性别、婚姻情况、教育程度、吸烟、锻炼身体、休闲活动、认知功能状况老年人 ADL 失能检出率差异均有统计学意义（$P < 0.05$）（表 14-1）。

表14-1 不同基线特征65岁及以上老人ADL失能检出情况比较

特征		调查人数/人	检出例数/人	检出率/%	χ^2值	P 值
年龄组					105.26	< 0.001
	65~79 岁	420	7	1.7		
	80~89 岁	279	28	10.0		
	90~99 岁	144	37	25.7		
	≥100 岁	95	28	29.5		
性别					11.37	0.001
	男性	459	33	7.2		
	女性	479	67	14.0		
居住地					1.02	0.311
	城市	145	12	8.3		
	农村	793	88	11.1		
婚姻状况					14.75	< 0.001
	已婚	461	31	6.7		
	未婚	477	69	14.5		
教育程度					20.48	< 0.001
	小学以下	415	23	5.5		
	小学及以上	523	77	14.7		

续表

特征	调查人数/人	检出例数/人	检出率/%	χ^2 值	P 值
居住情况				0.06	0.802
独居	225	25	11.1		
非独居	713	75	10.5		
自评经济状况				< 0.01	0.972
一般及良好	815	87	10.7		
较差	123	13	10.6		
现在吸烟				9.17	0.002
是	181	8	4.4		
否	757	92	12.2		
现在饮酒				0.99	0.321
是	175	15	8.6		
否	763	85	11.1		
现在经常锻炼身体				5.14	0.023
是	160	9	5.6		
否	778	91	11.7		
过去经常从事体力劳动				0.25	0.614
是	820	89	10.9		
否	118	11	9.3		
现在经常从事休闲活动				52.04	< 0.001
是	856	72	8.4		
否	82	28	34.1		
脑卒中和其他脑血管疾病				1.25	0.265
是	109	15	13.8		
否	829	85	10.3		
认知功能受损				77.52	< 0.001
是	169	50	29.6		
否	769	50	6.5		
患关节炎				0.25	0.616
是	88	8	9.1		
否	850	92	10.8		
WBC				8.20	0.004
≤5.30×10^9/L	464	63	13.6		
>5.30×10^9/L	474	37	7.8		
LC				8.63	0.003
≤1.60×10^9/L	489	66	13.5		
>1.60×10^9/L	449	34	7.6		
Hb				3.96	0.047
≤128.00g/L	484	61	12.6		
>128.00g/L	454	39	8.6		
合计	938	100	10.7		

资料来源：罗杰斯等（2017）

2009 年调查的 383 名 90 岁及以上女性老人中，90 ~ 99 岁 170 名，100 岁及以上组 213 名；贫血组 141 例，非贫血组 242 名。贫血组和非贫血组老人年龄、教育程度、婚姻状况、吸烟、SBP 等差异无统计学意义，Hb、WC、DBP 等差异有统计学意义（表 14-2）。

表14-2　贫血组与非贫血组研究对象一般情况比较

指标	贫血组（141 例）	非贫血组（242 例）	F/χ^2 值	P 值
年龄/岁 [a]	98.9 ± 4.6	98.3 ± 4.6	1.69[*]	0.19
教育程度				
文盲	137（97.2%）	237（97.9%）		
小学	2（1.4%）	3（1.2%）	0.18	0.92
初中及以上	2（1.4%）	2（0.8%）		
婚姻状况			1.18	0.55
已婚	8（5.7%）	20（8.3%）		
离婚或丧偶	131（92.9%）	221（91.3%）		
未婚	2（1.4%）	1（0.4%）		
吸烟	14（9.9%）	28（11.6%）	0.92	0.34
饮酒	9（6.4%）	32（13.2%）	2.96	0.09
Hb /（g/L）[a]	95.9 ± 10.7	123.1 ± 11.0	258.77[*]	< 0.01
WC/cm[a]	75.2 ± 9.3	75.3 ± 10.0	28.47[*]	< 0.01
SBP/mmHg[a]	142.1 ± 28.0	146.0 ± 26.8	1.19[*]	0.31
DBP/mmHg[a]	79.9 ± 14.8	79.2 ± 15.4	15.23[*]	< 0.01
空腹血糖/（mmol/L）[a]	5.25 ± 1.46	5.39 ± 1.24	2.94[*]	0.05
TG/（mmol/L）[a]	1.21 ± 0.61	1.29 ± 0.70	19.19[*]	< 0.01
TC/（mmol/L）[a]	3.72 ± 1.06	4.19 ± 1.02	10.68[*]	< 0.01
HDL-C/（mmol/L）[a]	1.21 ± 0.32	1.31 ± 0.30	5.44[*]	< 0.01
LDL-C/（mmol/L）[a]	1.99 ± 0.72	2.30 ± 0.82	12.39[*]	< 0.01

a 用 mean ± SD 表示。

*表示 F 统计检验值，其他为 χ^2 值。

资料来源：翟屹等（2011）

14.2.3　主要研究发现

1. 各血常规指标与 ADL 失能的关系

ADL 失能组基线 SBP 高于正常组，而 LC、WBC、RBC、Hb 低于正常组，差异均有统计学意义（$P < 0.05$）（表 14-3）。建立 ADL 失能的多因素 Logistic 回归模型，结果发现 LC 较高者、经常参加休闲活动者 ADL 失能风险较低。年龄较高、SBP 较高、非在婚、认知功能受损者 ADL 失能风险较高（表 14-4）。

表14-3　ADL正常和失能组基线时生物标志物水平比较P50（P25 ~ P75）

生物标志物	正常组（838 例）	失能组（100 例）	U 值	P 值
SBP/mmHg	125.00（140.00 ~ 155.00）	142.75（128.13 ~ 160.00）	36 467.0	0.034
DBP/mmHg	75.00（80.00 ~ 90.00）	80.00（74.25 ~ 90.00）	41 806.5	0.986
BMI/（kg/m^2）	21.40（19.15 ~ 24.02）	20.40（18.17 ~ 23.73）	36 021.5	0.087
WBC/（×10^9/L）	5.30（4.40 ~ 6.42）	4.80（4.00 ~ 5.88）	34 599.0	0.004
LP/%	31.50（25.88 ~ 37.90）	30.30（23.83 ~ 38.10）	39 384.5	0.326
LC/（×10^9/L）	1.60（1.30 ~ 2.10）	1.40（1.10 ~ 1.88）	33 230.0	0.001
RBC/（×10^{12}/L）	4.37（3.95 ~ 4.93）	4.18（3.81 ~ 4.60）	35 989.0	0.021
Hb/（g/L）	128.00（114.00 ~ 141.00）	122.00（111.00 ~ 134.00）	35 233.0	0.009
HCT/%	40.70（36.70 ~ 46.33）	39.85（35.50 ~ 43.68）	38 001.0	0.128
MCV/fL	95.15（91.00 ~ 99.80）	95.00（89.40 ~ 99.18）	40 175.5	0.501
MCH/pg	29.80（25.98 ~ 31.60）	29.80（26.05 ~ 31.85）	41 365.5	0.835
MCHC/（g/L）	318.00（273.00 ~ 335.00）	317.00（282.00 ~ 336.00）	41 360.5	0.833
PLT/（×10^9/L）	195.50（149.00 ~ 252.00）	196.00（163.25 ~ 259.75）	39 102.0	0.275
PDW/fL	15.10（13.80 ~ 16.10）	15.30（14.03 ~ 16.40）	39 297.0	0.309
MPV/fL	9.10（8.30 ~ 10.00）	9.00（8.30 ~ 9.60）	38 192.0	0.147
PCT/%	0.17（0.14 ~ 0.23）	0.18（0.15 ~ 0.23）	40 199.0	0.506

资料来源：罗杰斯等（2017）

表14-4　影响老年人ADL失能的多因素Logistic回归模型分析

因素		β 值	s_x 值	Wald χ^{2}值	P 值	OR（95%CI）值
年龄		0.09	0.02	34.13	<0.001	1.09（1.06 ~ 1.12）
性别						
	女性					1.00
	男性	−0.06	0.27	0.05	0.825	0.94（0.55 ~ 1.61）
婚姻状况						
	未婚					1.00
	已婚	−0.66	0.32	4.39	0.036	0.52（0.28 ~ 0.96）
经常参加休闲活动						
	否					1.00
	是	−0.85	0.32	7.16	0.007	0.43（0.23 ~ 0.80）

续表

因素	β 值	s_x 值	Wald χ^2 值	P 值	OR（95%CI）值
认知功能					
正常					1.00
受损	0.91	0.28	10.75	0.001	2.47（1.44～4.25）
SBP	0.01	0.01	5.83	0.016	1.01（1.00～1.02）
LC					
≤1.60×10⁹/L					1.00
>1.60×10⁹/L	−0.68	0.25	7.50	0.006	0.51（0.31～0.82）

资料来源：罗杰斯等（2017）

2. 贫血对认知功能的影响

非贫血组老人认知功能评分合计中位数为 13 分，贫血组为 7 分。非贫血组老人一般能力、反应能力、注意力及计算能力、回忆、语言理解与自我协调能力评分中位数分别为 3、3.5、0、0 和 3 分，贫血组分别为 1、0、0、0 和 1 分。非贫血组老人认知功能总评分明显高于贫血组老人，非贫血组一般能力、注意力及计算能力、语言理解与自我协调能力等 3 项的评分明显高于贫血组。非贫血组认知功能较差的比例为 72.3%，明显低于贫血组的 84.4%（表 14-5）。

表14-5　贫血组与非贫血组认知功能评分及不同认知能力等级分布

评价项目	贫血组（141 例）	非贫血组（242 例）	χ^2 值	P 值
认知功能评分				
一般能力	2.07 ± 2.18	2.67±2.22	5.45	< 0.05
反应能力	3.14 ± 3.89	4.08 ± 4.17	2.69	0.10
注意力及计算能力	0.89 ± 1.56	1.43 ± 1.98	4.99	< 0.05
回忆	0.63 ± 1.07	0.90 ± 1.25	3.09	0.08
语言理解与自我协调能力	2.29 ± 2.43	3.01 ± 2.55	8.76	< 0.01
合计	9.65 ± 9.32	13.06 ± 10.25	5.59	< 0.05
认知功能等级				
良好	12（8.5%）	48（19.8%）	8.08	
中等	10（7.1%）	19（7.9%）		< 0.05
较差	119（84.4%）	175（72.3%）		

注：括号外数值为人数，括号内数值为构成比。

资料来源：翟屹等（2011）

Spearman 相关分析结果显示，年龄（$r = -0.23$）、Hb（$r = 0.17$）与认知功能评分相关。多因素 Logistic 回归分析结果显示，贫血组发生认知功能受损的风险是非贫血组的 2.016 倍（95%CI：1.185 ~ 3.431）（表 14-6）。

表14-6　不同因素与认知功能的多因素Logistic回归分析结果

因素	β 值	s_x 值	Wald χ^2 值	P 值	r 值	OR 值	95 %CI 值
年龄	0.014	0.027	0.270	0.603	0.035	1.014	0.962 ~ 1.069
教育程度	−0.007	0.536	0.000	0.990	−0.001	0.993	0.348 ~ 2.838
婚姻状况	0.132	0.432	0.094	0.759	0.020	1.142	0.490 ~ 2.660
吸烟	0.177	0.410	0.186	0.666	0.030	1.193	0.534 ~ 2.665
饮酒	0.022	0.391	0.003	0.955	0.004	1.022	0.475 ~ 2.202
贫血	0.701	0.271	6.678	0.010	0.187	2.016	1.185 ~ 3.431

资料来源：翟屹等（2011）

14.2.4　血常规指标与 ADL、认知功能关系的讨论

本节研究提示，血常规指标中 LC 与 ADL 相关，具有较高 LC（ $> 1.60 \times 10^9$/L ）的老年人 ADL 失能风险较低。淋巴细胞对免疫功能具有指示作用。国外研究表明，免疫功能特别是免疫系统 T 淋巴细胞的活性，随着年龄增加而降低（McElhaney et al.，2012；Castelo-Branco and Soveral，2014）。CD4 和 CD8 计数均与增龄性免疫系统改变有关，其中 CD4 计数可作为免疫系统损伤的指标（Crimmins et al.，2008）。老年人群中 CD4 与 CD8 比值恒定提示为健康衰老，而该比值降低则提示免疫系统风险增加（Peres et al.，2003）。老年人免疫功能降低，使其难以应对新感染，并且接种疫苗效果不佳。正常高值的 LC 表明老人可能具有较活跃免疫系统和较强免疫功能，其免疫衰老程度较轻，机体处于较好的生理、功能状态，能较好地保持 ADL，然而目前免疫功能、炎症因子与老龄化带来的生理变化的关联及内在机制仍然存在争议（Castelo-Branco and Soveral，2014）。虽然机制未明，但已有研究表明通过有效清除衰老细胞,可延缓许多与老龄化相关的疾病的发展。这体现了免疫系统发挥的功能之一（Baker et al.，2011）。

贫血是老年人群的一种常见疾病，具有发病较为缓慢、隐匿的特点，常被其他系统疾病症状所掩盖，易被忽视。有研究表明，贫血与老年人 ADL 失能相关（Penninx et al.，2004），会增加其发生跌倒和骨折的风险（Chaves et al.，2005）。此外，贫血可导致大脑局部缺血，造成认知反应能力衰退，从而引起痴呆。国外

研究提示低 Hb 和认知功能下降有关（Denny et al.，2006；Chaves et al.，2006）。本节研究也印证了贫血与认知功能下降存在相关关系。在控制了年龄、教育程度、婚姻状况、吸烟和饮酒后，贫血组高龄女性发生认知功能受损的风险是非贫血组的 2.016 倍。但本节研究是一次横断面调查，尚不能确定贫血与认知功能下降的因果关系，还需要通过追踪调查来验证。

14.3　血常规指标与老年人死亡风险

14.3.1　数据来源与研究方法

1. 数据来源

本节数据来源于 2009 年、2011 年 CLHLS 8 个长寿之乡的调查。调查对象为项目地区所有百岁老人，并根据各百岁老人的编码随机匹配一名 80～89 岁组、90～99 岁组老人，2009 年基线调查共计 929 人。2011 年进行随访调查，确认老人的生存结局，对存活老人再次进行了问卷调查、身体测量和血生化检测；对死亡老人家属进行死亡问卷调查，确认老人死亡时间及相关信息；对无法联系到本人或家属的老人定义为失访。在调查过程中，县级调查员对全部问卷进行审核，对发现问题的问卷进行补充调查。具体的研究设计和抽样方法在其他文献已有详述（施小明等，2010）。

2. 自变量与因变量

本节研究的自变量包括贫血和 Hb。其定义及分类如下：①贫血，按照世界卫生组织诊断贫血的标准，将成年男性 Hb < 130g/L 和成年女性 Hb < 120g/L 定义为贫血。根据患者的 MCV 及 MCHC 对贫血进行形态学分类。大细胞性贫血，MCV > 100fL；正常细胞性贫血，MCV 正常；单纯小细胞性贫血，MCV < 80fL，MCHC ≥ 300g/L；小细胞低色素性贫血，MCV < 80fL，MCHC < 300g/L（Izaks et al.，1999；付蓉等，2002）。②Hb 水平分类，根据老人的 Hb 水平三分位数将其等分为低水平、中等水平、高水平三组，其 Hb 水平分别为 < 114g/L，114～130g/L，≥131g/L；其中男性为 < 121g/L，121～137g/L，≥138g/L；女性为 < 112g/L，112～127g/L，≥128g/L。本节涉及的因变量即结局变量为是否死亡。

3. 协变量

本节涉及的协变量及其判定标准如下。①DDS：根据中国居民膳食平衡宝塔将食物分为五层九大类，即谷薯类、蔬菜类、水果类、畜禽肉类、水产品、蛋类、奶类及奶制品、大豆及坚果类、烹饪用油及盐。DDS 根据每个老人一周内消费的食物种类总数而得出，每消费一类食物得 1 分，最高分为 9 分。DDS≤3 定义为"差"，4≤DDS≤6 定义为"一般"，DDS≥7 定义为"好"。②中心性肥胖：男性 WC≥85cm，女性 WC≥80cm。③高血压：SBP≥140mmHg 和（或）DBP≥90mmHg，或自我报告高血压且正在服药者。④血脂异常：TC≥6.22 mmol/L 为升高，TG≥2.26 mmol/L 为升高，HDL-C < 1.04 mmol/L 为降低；TC 升高，或 TG 升高，或 HDL-C 降低被定义为血脂异常。⑤2 型糖尿病：空腹血糖≥7.0mmol/L，或自我报告糖尿病且正在服药者。⑥认知功能：认知功能测定方法基于国际上通用的 MMSE。MMSE 分界值：文盲组（未受教育）≤17 分；小学组（受教育年限≤6 年）≤20 分；中学及以上组（受教育年限 > 6 年）≤24 分。⑦ADL：包括洗澡、穿衣、进食、室内活动、如厕和控制大小便等 6 项活动，老人如果能够独立完成这 6 项活动，则定义为"能力正常"，否则就定义为"失能"。

4. 统计学分析

应用 t 检验、t'检验或 χ^2 检验比较贫血组和非贫血组间基本情况的差异。对于死亡老人，生存时间定义为从基线调查到死亡的时间；对于存活或失访老人，定义为截尾。采用 Kaplan-Meier 法估计生存率与死亡率，并绘制生存曲线，采用 log-rank 检验比较贫血组与非贫血组的生存率差异。采用单因素和多因素 Cox 比例风险模型比较贫血组老人与非贫血组老人死亡的 HR 和 95%CI，多因素 Cox 比例风险模型的调整变量为年龄、性别、吸烟、饮酒、DDS、认知功能受损、ADL 失能、中心性肥胖、高血压、血脂异常、2 型糖尿病。为探讨不同 Hb 水平对高龄老人死亡风险的影响，将老人按 Hb 水平分为三组，以低 Hb 水平的老人作为参照，分析中等 Hb 水平老人和高 Hb 水平老人的死亡风险。此外，也分析了贫血或不同 Hb 水平对死亡风险的影响是否有性别差异。以 $P < 0.05$ 为差异有统计学意义，所有的统计检验均为双侧检验。

14.3.2　研究对象基本情况

在基线调查中，调查对象年龄分布在 80～110 岁，共 929 名，男性 288 名（31.0%），女性 641 名（69.0%）；其中 80～89 岁、90～99 岁、100 岁及以上老人组各 317 名、275 名和 337 名。贫血组的平均年龄为 95.3 岁，高于非贫血组的 93.0 岁（P < 0.01）。与非贫血组老人相比，贫血组老人的 DDS、血脂异常比例较高，中心性肥胖比例较低，性别、吸烟、饮酒、认知功能受损、ADL 失能、高血压、2 型糖尿病均无统计学差异（表 14-7）。

表14-7　贫血组与非贫血组研究对象基本特征

指标	非贫血组（468 例）	贫血组（461 例）	Wald χ^2 值	P 值
年龄（岁，mean ± SD）	93.0 ± 8.0	95.3 ± 7.7	4.64	< 0.01
性别			0.02	0.88
男性	144（30.8%）	144（31.2%）		
女性	324（69.2%）	317（68.8%）		
吸烟	84（17.9%）	62（13.4%）	3.55	0.06
饮酒	84（17.9%）	63（13.7%）	3.20	0.07
DDS	5.3 ± 1.7	5.7 ± 1.7	3.40	< 0.01
认知功能受损	217（46.4%）	238（51.6%）	1.87	0.11
ADL 失能	100（21.4%）	116（25.2%）	2.57	0.17
中心性肥胖	181（38.7%）	131（28.4%）	10.96	< 0.01
高血压	283（60.5%）	270（58.6%）	0.35	0.55
血脂异常	138（29.5%）	179（38.8%）	9.02	< 0.01
2 型糖尿病	48（10.3%）	40（8.7%）	0.68	0.41

注：括号外数值为对应的人数，括号内数值为构成比。
资料来源：吕跃斌等（2015）

14.3.3　主要研究发现

2011 年对老人进行随访调查时，443 位死亡，413 位存活，73 位失访（失访率为 7.9%）。高龄老人的 3 年死亡率为 49.6%，贫血组为 56.0%，高于非贫血组的 43.3%（P < 0.01）（图 14-1、图 14-2）。贫血老人和非贫血老人的 3 年死亡率均随年龄而上升，80 ~ 89 岁组、90 ~ 99 岁组和 100 岁及以上组贫血老人的死亡率分别为 35.5%、53.3%、71.0%，均高于对应年龄组非贫血老人的死亡率 28.9%、45.2%、60.4%（P < 0.01）（图 14-1）。

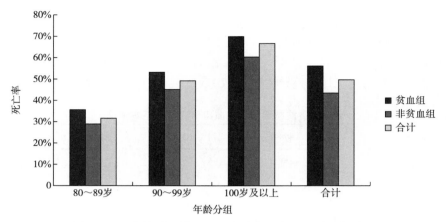

图 14-1　不同年龄组贫血老人与非贫血老人的死亡率对比

资料来源：吕跃斌等（2015）

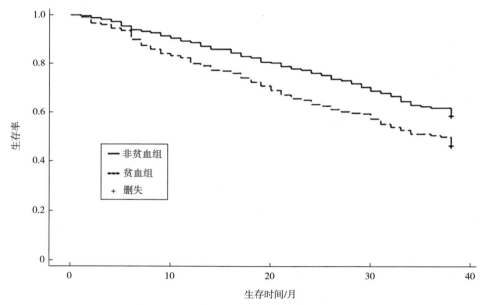

图 14-2　贫血老人与非贫血老人的生存曲线图

资料来源：吕跃斌等（2015）

在 Cox 比例风险模型中，与非贫血组高龄老人相比，贫血组高龄老人的死亡风险增加 46%（HR 为 1.46，95%CI 为 1.21 ~ 1.77），且性别差异不明显（男性，HR 为 1.46，95%CI 为 1.03 ~ 2.01；女性，HR 为 1.47，95%CI 为 1.18 ~ 1.83）。在不同的贫血类型中，四种类型的贫血都会与高龄老人的高死亡风险相关联，其中罹患大细胞性贫血的老人死亡风险最高（HR 为 1.61，95%CI 为 1.12 ~ 2.32）。在不同性别中，影响死亡风险的贫血类型不同。在男性中，与死亡风险相关联的贫血类型为单纯小细胞性贫血（HR 为 1.28，95%CI 为 1.05 ~ 1.56）和小细胞低色素性贫血（HR 为 1.32，95%CI 为 1.05 ~ 1.66）；在女性中，与死亡风险相关联的为大细胞性贫血（HR 为 2.01，95%CI 为 1.28 ~ 3.15）和正常细胞性贫血（HR 为 1.18，95%CI 为 1.04 ~ 1.34）（表 14-8）。

表14-8　高龄老人不同贫血类型对死亡风险的影响

指标	HR（95%CI）		
	男性（$n = 288$）	女性（$n = 641$）	总计（$n = 929$）
调整前			
贫血	1.46（1.03 ~ 2.01）[a]	1.47（1.18 ~ 1.83）[b]	1.46（1.21 ~ 1.77）[b]
大细胞性贫血	1.25（0.67 ~ 2.34）	2.01（1.28 ~ 3.15）[b]	1.61（1.12 ~ 2.32）[a]
正常细胞性贫血	1.15（0.94 ~ 1.40）	1.18（1.04 ~ 1.34）[b]	1.17（1.06 ~ 1.30）[b]
单纯小细胞性贫血	1.28（1.05 ~ 1.56）[a]	1.13（0.96 ~ 1.32）	1.18（1.04 ~ 1.33）[b]
小细胞低色素性贫血	1.32（1.05 ~ 1.66）[a]	1.13（0.99 ~ 1.28）	1.16（1.04 ~ 1.31）[b]
调整后[c]			
贫血	1.31（0.90 ~ 1.89）	1.26（1.00 ~ 1.58）[a]	1.25（1.03 ~ 1.52）[a]
大细胞性贫血	1.08（0.56 ~ 2.10）	2.11（1.33 ~ 3.35）[b]	1.16（1.03 ~ 1.30）[a]
正常细胞性贫血	1.09（0.88 ~ 1.35）	1.09（0.97 ~ 1.24）	1.09（0.98 ~ 1.21）
单纯小细胞性贫血	1.28（1.03 ~ 1.58）[a]	1.07（0.91 ~ 1.26）	1.14（1.01 ~ 1.29）[a]
小细胞低色素性贫血	1.38（1.08 ~ 1.76）[a]	1.14（1.00 ~ 1.30）[a]	1.16（1.04 ~ 1.30）[a]

a $P < 0.05$；b $P < 0.01$；c 调整变量为年龄、性别、吸烟、饮酒、DDS、认知功能受损、ADL 失能、中心性肥胖、高血压、血脂异常、2 型糖尿病。

资料来源：吕跃斌等（2015）

在校正年龄、性别、生活方式、功能状况和患病情况后，贫血依然与高龄老人高死亡风险相关联（HR 为 1.25，95%CI 为 1.03 ~ 1.52）。在四种不同类型的贫血中，除正常细胞性贫血无统计学意义外，其他三种类型贫血与老年人死亡风险相关联。在男性中，贫血对死亡风险的影响无统计学意义，但是对贫血按形态学进行分类后，单纯小细胞性贫血和小细胞低色素性贫血依然与高死亡风险相关联。在女性中，贫血对死亡风险的影响在校正后虽然有一定程度的减弱，但依然有统计学意义，与高死亡风险相关联的贫血类型为大细胞性贫血和小细胞低色素性贫血（表 14-8）。

在单因素 Cox 比例风险模型中，与低 Hb 水平老人相比，Hb 保持在中等水平和高水平的老人死亡风险均较低，HR（95%CI）分别为 0.74（0.59 ~ 0.92）和 0.76（0.68 ~ 0.86）。在调整混杂因素对两者关系的影响后，高 Hb 水平的高龄老人的死亡风险依然较低。在男性中，与低 Hb 水平的老人相比，高 Hb 水平的老人死亡风险较低，但是经校正后无统计学意义。在女性中，与低 Hb 水平的老人相比，中等 Hb 水平和高 Hb 水平的老人在校正混杂因素前后死亡风险均较低(表 14-9)。

表14-9　高龄老人不同Hb水平对其死亡风险的影响

指标	HR (95%CI)		
	男性 (n=288)	女性 (n=641)	总计 (n=929)
调整前			
低 Hb 水平	1.00	1.00	1.00
中等 Hb 水平	0.78 (0.52 ~ 1.18)	0.66 (0.51 ~ 0.86) [b]	0.74 (0.59 ~ 0.92) [b]
高 Hb 水平	0.78 (0.63 ~ 0.97) [a]	0.73 (0.63 ~ 0.83) [b]	0.76 (0.68 ~ 0.86) [b]
调整后 [c]			
低 Hb 水平	1.00	1.00	1.00
中等 Hb 水平	0.85 (0.55 ~ 1.30)	0.71 (0.55 ~ 0.93) [a]	0.82 (0.66 ~ 1.03)
高 Hb 水平	0.80 (0.64 ~ 1.02)	0.79 (0.69 ~ 0.91) [b]	0.87 (0.77 ~ 0.99) [a]

a P < 0.05；b P < 0.01；c 调整变量为年龄、性别、吸烟、饮酒、DDS、认知功能受损、ADL 失能、中心性肥胖、高血压、血脂异常、2 型糖尿病。

资料来源：吕跃斌等（2015）

14.3.4　贫血与死亡关系的讨论

本章研究在以社区为基础的高龄老人中发现，在调整年龄、性别、生活方式、功能状况和患病情况的影响后，贫血或低 Hb 水平与高龄老人较高的 3 年死亡风险相关联，同时不同类型的贫血对死亡风险的影响也不同。美国（Denny et al.，2006）、加拿大（den Elzen et al.，2009）在以社区为基础的年轻老人中也证实贫血或低 Hb 水平是其生存的独立危险因素，同时，这种现象在心衰病人、透析病人、癌症病人、COPD 病人和艾滋病病毒感染者（独立于病毒载量）中也不断得到证实，研究显示贫血或 Hb 水平较低的老人相关疾病的症状较多且死亡风险较高。

贫血与老人高死亡风险相关联可能有两方面原因。一方面，贫血可能会直接增加老人的死亡风险，有研究显示贫血或较低的 Hb 水平状态下，血液载氧量减少，随着贫血程度的加重，进而会引起慢性炎症，肌肉力量下降、虚弱，进一步可能导致死亡风险增加（程中伟等，2012；Tang et al.，2008）。另一方面，贫血可能仅仅是其他危险因素与死亡的中间变量。贫血可能只是经济条件差、潜在慢性疾病、营养不良、血容量不足或其他不利情况的标志物，而这些不利因素会增加高龄老人的死亡风险。尽管本节研究未能对这些不利因素进行具体而全面的评估，但是当调整了生活方式、功能状态和疾病等其他可能的混杂因素之后，贫血和死亡风险的关系并未发生变化。

　　老年人贫血的病因比较复杂，最常见的原因是慢性疾病和营养性贫血。针对不同类型的贫血进行治疗，目前是可行的，特别是营养性贫血。约 1/3 的贫血主要表现为大细胞性贫血（主要原因为叶酸和维生素缺乏）和小细胞性贫血（包括单纯小细胞性贫血和小细胞低色素性贫血，主要原因为缺铁或慢性贫血），并且在对贫血进行形态学分类后显示主要是这两类贫血会增加老年人的死亡风险，这提示对老年人有针对性进行膳食调整或药物治疗，如增加铁、VB_{12}、叶酸的摄入，可能对降低老年人贫血患病率和改善生存有一定意义。

14.4　结　　语

　　综上所述，血常规指标中，LC 较高可使 ADL 失能风险降低；贫血者（Hb 水平较低）认知功能较非贫血者差。贫血的高龄女性发生认知功能受损的风险约是非贫血高龄女性的 2 倍。本章也发现贫血或低 Hb 水平与高龄老人较高的死亡风险相关联。这提示在高龄老人中 Hb 低于正常水平可能并不是人体正常的老化，政府和社会应该重视老年人贫血对认知功能及死亡的影响，妥善地预防和治疗老年人尤其高龄老人贫血，增强老年人免疫功能，可能对提高我国老年人的生活质量、降低死亡风险有着重要的意义。

参 考 文 献

程中伟，朱孔博，方理刚，等，2012. 贫血增加慢性心力衰竭患者死亡率. 中国心血管杂志，17（3）：193-196.

付蓉，邵宗鸿，张吉贤，2002. 贫血的分类与诊断. 中华血液学杂志，23（7）：388-389.

国家卫生计生委疾病预防控制局，2015. 中国居民营养与慢性病状况报告. 北京：人民卫生出版社.

罗杰斯，吕跃斌，殷召雪，等，2017. 中国长寿地区 65 岁及以上老年人生物标志物与日常生活自理能力的关系. 中华预防医学杂志，51（11）：1012-1018.

吕跃斌，殷召雪，罗杰斯，等，2015. 中国长寿地区高龄老年人贫血及其 3 年死亡风险关系的研究.中华流行病学杂志，（7）：682-686.

施小明，殷召雪，钱汉竹，等，2010. 我国长寿地区百岁老人慢性病及有关健康指标研究. 中华预防医学杂志，44（2）：101-107.

翟屹，施小明，钱汉竹，等，2011. 贫血对高龄女性认知功能的影响.中华预防医学杂志，45（9）：802-805.

翟屹，殷召雪，徐建伟，等，2010. 我国长寿地区 80 岁以上老年人贫血患病情况及影响因素. 中华预防医学杂志，44：115-118.

中国老龄科学研究中心课题组，2011. 全国城乡失能老年人状况研究.残疾人研究，（2）：11-16.

Baker D J，Wijshake T，Tchkonia T，et al.，2011. Clearance of p16Ink4a-positive senescent cells delays ageing-associated disorders. Nature，479（7372）：232-236.

Castelo-Branco C，Soveral I，2014. The immune system and aging：a review. Gynecological Endocrinology，30（1）：16-22.

Chaves P H M，Semba R D，Leng S X，et al.，2005. Impact of anemia and cardiovascular disease on frailty status of community-dwelling older women：the Women's Health and Aging Studies I and II. Journals of Gerontology Series-A Biological Sciences and Medical Sciences，60：729-735.

Chaves P H M，Carlson M C，Ferrucci L，et al.，2006. Association between mild anemia and executive function impairment in community-dwelling older women：the Women's Health and Aging Study II. Journal of the American Geriatrics Society，54：1429-1435.

Crimmins E，Vasunilashorn S，Kim J K，et al.，2008. Biomarkers related to aging in human populations. Advances in Clinical Chemistry，46：161-216.

Culleton B F，Manns B J，Zhang J G，et al.，2006. Impact of anemia on hospitalization and mortality in older adults. Blood，107（10）：3841-3846.

Deb S，Braganza J，1999. Comparison of rating scales for the diagnosis of dementia in adults with Down's syndrome. Journal of Intellectual Disability Research，43：400-407.

den Elzen W P J，Willems J M，Westendorp R G J，et al.，2009. Effect of anemia and comorbidity on functional status and mortality in old age：results from the Leiden 85-plus Study. CMAJ，181（3/4）：151-157.

Denny S D，Kuchibhatla M N，Cohen H J，2006. Impact of anemia on mortality，cognition，and function in community-dwelling elderly. The American Journal of Medicine，119：327-334.

Izaks G J，Westendorp R G J，Knook D L，1999. The definition of anemia in older persons. JAMA，281（18）：1714-1717.

Lucca U，Tettamanti M，Mosconi P，et al.，2008. Association of mild anemia with cognitive，functional，mood and quality of life outcomes in the elderly：the "Health and Anemia" study. PLoS One，3（4）：e1920.

McElhaney J E，Zhou X，Talbot H K，et al.，2012. The unmet need in the elderly：how immunosenescence，CMV infection，co-morbidities and frailty are a challenge for the development of more effective influenza vaccines. Vaccine，30（12）：2060-2067.

Nilsson-Ehle H，Jagenburg R，Landahl S，et al.，2000. Blood haemoglobin declines in the elderly：implications for reference intervals fromage 70 to 88. European Journal of Haematology，65（5）：297-305.

Penninx B W J H，Pahor M，Cesari M，et al.，2004. Anemia is associated with disability and decreased physical performance and muscle strength in the elderly. Journal of the American Geriatrics Society, 52: 719-724.

Peres A, Bauer M, da Cruz I B, et al., 2003. Immunophenotyping and T-cell proliferative capacity in a healthy aged population. Biogerontology, 4 (5): 289-296.

Tang W H W, Tong W, Jain A, et al., 2008. Evaluation and long-term prognosis of new-onset, transient, and persistent anemia in ambulatory patients with chronic heart failure. Journal of the American College of Cardiology, 51 (5): 569-576.

Wang S Y, Xue F S, Li R P, et al., 2014. Assessing independent effects of anemia and transfusion on late mortality. The Annals of Thoracic Surgery, 98 (2): 782.

第 15 章　血脂指标与老年健康[①]

15.1　引　　言

　　失能是各个国家老年人的重点健康问题，认知功能受损作为导致失能的原因之一，已成为全球主要的公共卫生问题。有研究表明：在中国有大约 8%的 65 岁及以上的老年人会出现不同程度的认知功能受损，而该比例在美国老年人中达20% ~ 30%（Association，2015；Roberts and Knopman，2013；Rodriguez et al.，2008）。与此同时，世界人口的迅速老龄化将导致认知功能受损人数急剧增加，但目前还没有针对认知功能受损的治疗方法，故采取早期干预措施对预防认知功能受损有着十分重要的意义。

　　血脂是血浆中中性脂肪（TG）和类脂（磷脂、糖脂、固醇、类固醇）的总称，是生命细胞的基础代谢必需物质。一般来说，血脂中的主要成分是 TG 和胆固醇，其中 TG 参与人体内的能量代谢，而胆固醇则主要用于合成细胞膜、类固醇激素和胆汁酸。脂质在大脑中的含量非常高，胆固醇能够为维持神经元细胞的完整性起作用，并可以调节神经元细胞的流动性（Muldoon et al.，2001）。近年来，胆固醇（包括 TC、LDL-C 和 HDL-C）对老年人认知功能受损的影响引起了广泛关注。然而，关于胆固醇水平对认知功能的影响尚未有明确的结论；以往有研究表明，认知功能受损或痴呆的老年人群中的胆固醇水平显著升高，所以降低胆固醇水平可能是预防认知功能受损的有效策略（Helzner et al.，2009；Rantanen et al.，2014；Yaffe et al.，2002）。同时，研究证明茶叶对认知功能的保护作用与其降低胆固醇水平有关（Feng et al.，2015）。除此之外，阿尔茨海默病患者认知功能下降也与胆固醇含量的升高有着密切关系（Helzner et al.，2009）。但其他学者的研究得出了相反的结论，即胆固醇浓度与认知功能受损或痴呆之间没有关联（Yasuno et al.，

---

　　① 本章作者：魏源（吉林大学公共卫生学院硕士，中国疾病预防控制中心环境与健康相关产品安全所）；周锦辉（中国疾病预防控制中心环境与健康相关产品安全所硕士）；吕跃斌（中国疾病预防控制中心环境与健康相关产品安全所助理研究员）；李娟（吉林大学公共卫生学院教授）。

2012；Reitz et al.，2005），甚至得出胆固醇升高使老年人认知功能受损风险降低的结论（Tukiainen et al.，2012；Stewart et al.，2007；Yin et al.，2012；Kuusisto et al.，1997；Piguet et al.，2003；Elias et al.，2005）。

　　因此，本章重点围绕老年人胆固醇水平与认知水平下降、认知功能受损的关系展开讨论，并探讨胆固醇水平对死亡的影响。

15.2　血脂指标与老年人功能状态

15.2.1　低密度脂蛋白胆固醇与老年人功能状态

1. 数据基本情况和研究方法

1）研究对象

本节研究选取了 CLHLS 8 个长寿地区中年龄在 60 岁及以上的对象进行研究（Yin et al.，2012）。

　　在 3163 名研究对象中，根据问卷调查信息排除了 91 名患有认知功能受损、帕金森或脑卒中的研究对象，127 名 BMI 信息有误的研究对象（BMI < 10 或 BMI > 60），为了避免研究对象认知功能受损过于严重而导致无法完成认知测试或问卷调查的情况，本节研究还排除了 654 名 MMSE 评分≤10 分的研究对象，最终纳入了 2291 名符合条件者参与调查。在随访期间，共有 1056 名老人死亡或失访，76名老人的协变量信息不完整，余下的 1159 名老人进行了两次及以上的认知功能测试。其中，2009 年参加认知功能测试的人数为 390，2011 年参加认知功能测试的人数为 1116，2014 年参加认知功能测试的人数为 1072。

2）自变量

夜间 12 小时空腹血浆 TC、LDL-C、HDL-C 和 TG 由首都医科大学临床检验中心使用市售诊断试剂盒（Roche Diagnostic，德国），通过自动生化分析仪（Hitachi 7180，日本）测量。其中 TC 和 TG 浓度均使用标准酶标法（CHOD-PAP 和 GPO-PAP；Roche Diagnostics）进行了测量，HDL-C 采用直接法测量，LDL-C 采用 Friedewald 公式［LDL-C=TC−HDL-C−TG/2.17（mmol/L）］计算。血脂异常判断标准：TC≥6.22 mmol/L 为升高，TG≥2.26 mmol/L 为升高，HDL-C < 1.04 mmol/L 为降低，LDL-C≥4.14 mmol/L 为升高。

3）因变量

通过使用经过验证的 MMSE 进行评估（Zeng and Vaupel，2002），MMSE 评分范围是 0～30 分，分数越高表明认知功能越好。

4）协变量

潜在的协变量包括社会人口统计信息（年龄、性别和受教育程度）、行为生活方式（吸烟状况、酒精摄入和锻炼身体）、抑郁症状、体格检查（BMI 和 WC）、高血压和实验室指标（血浆葡萄糖、C-反应蛋白和尿酸）。在上述数据中，通过问卷调查收集社会人口统计信息、行为和生活方式以及抑郁症状，由训练有素的医务人员测量体重和身高。BMI 计算为体重（kg）除以身高的平方（m^2）。测量 WC 时，在胸腔底部和髂嵴顶部之间的中点处，呼吸到达呼气末时测量，测量值精确至 0.1cm。测量血压时使用水银血压计，并分别测量两次 SBP 和 DBP，采用两次读数的平均值。使用市售诊断试剂盒（Roche Diagnostic，德国），通过自动生化分析仪（Hitachi 7180，日本）标准测定血浆葡萄糖和尿酸以及 C-反应蛋白。

5）统计分析

为了评估血脂水平与认知功能之间的关系，本节研究使用线性混合模型核查了每次评估的平均效应（包括各个时间点和基线处的血脂状态以及血脂状态与时间之间的相互作用），考虑了每个模型中包含的许多潜在混杂因素：模型 1 根据社会人口统计学信息进行了调整；模型 2 根据社会人口信息、行为和生活方式进行了调整；模型 3 根据之前所有提及的协变量进行了调整。吸烟状况分为非吸烟者和吸烟者（0.7～20.4 包/年、20.5～44.4 包/年或 44.5～220 包/年）。酒精摄入量分为非饮酒者和饮酒者（0.4～2.11 两/天、2.12～4.67 两/天或 4.68～67.7 两/天，1 两约等于 50 克）。WC 范围分为 50～73cm、74～80cm、81～88cm 或 89～155cm。血浆葡萄糖水平分为 0.15～3.93mmol/L、3.94～4.68mmol/L、4.69～5.41mmol/L 或 5.42～6.04mmol/L。C-反应蛋白水平分为 <1mg/L、1～2.9mg/L 或 ≥3mg/L。女性尿酸水平分为 <240μmol/L、240～359μmol/L 或 ≥360μmol/L，男性尿酸水平分为 <240μmol/L、240～419μmol/L 或 ≥420μmol/L。锻炼身体、抑郁症状和高血压分为是或否。"血脂状态"反映了血脂状态对基线认知功能的横断面影响，表现为"横断面效应"。"时间"效应的估计反映了认知功能的年度变化，表现为"随时间的变化"。

鉴于年龄（60～79 岁、80～99 岁和 100 岁及以上）和基线性别可能会改变血脂状态与认知能力之间的关系，本节研究评估了这些变量和脂质谱的相互作用，并进行了亚组分析。所有统计分析均使用 SAS 9.4 版本进行。所有的统计均采用双侧检验，检验界值 $\alpha=0.05$。

2. 结果

在最终纳入的 1159 名研究对象中，女性占 48.7%，平均年龄为 79.4 岁（60～112 岁），平均受教育年限为 2 年（0～19 年）。按照四分位数将 TC 水平进行分组（浓度由低到高依次为 Q1、Q2、Q3 和 Q4）后发现，与 TC 浓度较低者相比，TC 浓度较高的研究对象中，年龄、女性占比、高血压占比、BMI、尿酸和 LDL-C 浓度均较高，并且 WC 测量数值较大者所占比例较高（$P < 0.05$）（表 15-1）。其他协变量未观察到差异。

表15-1　基线TC水平的四分位数特征

变量	TC 水平[a]				$P_{趋势}$[b]
	Q1 对应水平	Q2 对应水平	Q3 对应水平	Q4 对应水平	
样本量/名	290	287	293	289	
年龄/岁	78.4（0.64）	79.0（0.63）	80.4（0.64）	80.0（0.64）	0.03
女性占比/%	39.3	37.3	56.7	61.3	< 0.001
受教育程度/年	2.34（0.18）	2.46（0.18）	2.29（0.18）	2.81（0.19）	0.14
吸烟状况/（包/年）	8.59（1.12）	8.87（1.14）	7.59（1.11）	10.98（1.13）	0.25
酒精摄入/（两/天）	0.98（0.47）	1.99（0.48）	1.83（0.47）	1.58（0.48）	0.45
锻炼身体比例/%	21.1	19.5	20.1	23.7	0.84
出现抑郁症状比例/%	7.0	6.9	5.6	6.9	0.23
BMI/（kg/m^2）	21.0（0.22）	21.6（0.22）	21.6（0.22）	22.5（0.22）	< 0.001
WC/cm	80.2（0.63）	79.6（0.64）	81.4（0.63）	83.5（0.63）	< 0.001
高血压占比/%	49.7	55.4	61.4	59.2	0.02
LDL-C/（mmol/L）	1.66（0.03）	2.11（0.03）	2.59（0.03）	3.45（0.03）	< 0.001
血浆葡萄糖/（mmol/L）	5.10（0.13）	4.71（0.13）	4.99（0.13）	4.88（0.13）	0.51
尿酸/（μmol/L）	272.5（4.90）	278.2（4.94）	284.1（4.87）	299.9（4.94）	< 0.001

aQ1 为 0.35～3.46 mmol/L；Q2 为 3.47～4.14 mmol/L；Q3 为 4.15～4.84 mmol/L；Q4 为 4.85～8.79 mmol/L。

b 调整年龄和性别。

注：Q1、Q2、Q3、Q4 分别表示第一四分位数、第二四分位数、第三四分位数和第四四分位数。括号外数值为均值，括号内为标准差。

资料来源：Ma 等（2017）

较高的 TC、LDL-C 浓度与 MMSE 评分随时间的下降有关（表 15-2）。在调整每年认知功能下降率后，比较两个极端四分位数，TC 平均差异为-0.28 分

（95%CI：−0.54 ~ −0.02），LDL-C 平均差异为−0.42 分（95%CI：−0.69 ~ −0.16）。相当于当前研究中观察到的 2.0 年及以上、3.0 年及以上的衰老。然而，本节研究未观察到 HDL-C、TG 浓度与认知功能下降之间存在显著关系（$P > 0.05$）。

表15-2　血脂浓度的四分位数与认知功能评分下降的年均变化值及其95%CI

变量	Q1	Q2	Q3	Q4	每增加 1mmol/L 认知功能下降值	P 值
TC/（mmol/L）	0.35 ~ 3.46	3.47 ~ 4.14	4.15 ~ 4.84	4.85 ~ 8.79		
样本量/名	290	287	293	289		
中位数/（mmol/L）	2.88	3.83	4.45	5.38		
模型 1[a]	0[d]	−0.10 (−0.33 ~ 0.13)	−0.25 (−0.49 ~ −0.01)	−0.26 (−0.52 ~ −0.003)	−0.09 (−0.16 ~ −0.02)	0.009
模型 2[b]	0[d]	−0.10 (−0.33 ~ 0.13)	−0.26 (−0.50 ~ −0.02)	−0.27 (−0.52 ~ −0.01)	−0.09 (−0.16 ~ −0.02)	0.008
模型 3[c]	0[d]	−0.12 (−0.36 ~ 0.12)	−0.28 (−0.52 ~ −0.03)	−0.28 (−0.54 ~ −0.02)	−0.10 (−0.17 ~ −0.03)	0.005
LDL-C/（mmol/L）	0.20 ~ 1.85	1.86 ~ 2.39	2.40 ~ 2.97	2.98 ~ 5.69		
样本量/名	290	287	291	291		
中位数/（mmol/L）	1.51	2.14	2.66	3.44		
模型 1[a]	0[d]	−0.24 (−0.47 ~ −0.02)	−0.18 (−0.43 ~ 0.06)	−0.38 (−0.64 ~ −0.12)	−0.14 (−0.25 ~ −0.03)	0.01
模型 2[b]	0[d]	−0.25 (−0.47 ~ −0.02)	−0.19 (−0.43 ~ 0.06)	−0.40 (−0.66 ~ −0.14)	−0.15 (−0.26 ~ −0.04)	0.008
模型 3[c]	0[d]	−0.26 (−0.48 ~ −0.03)	−0.20 (−0.45 ~ 0.04)	−0.42 (−0.69 ~ −0.16)	−0.16 (−0.27 ~ −0.04)	0.006
HDL-C/（mmol/L）	1.48 ~ 3.18	1.22 ~ 1.47	1.01 ~ 1.21	0.01 ~ 1.00		
样本量/名	293	286	289	291		
中位数/（mmol/L）	0.88	1.12	1.32	1.70		
模型 1[a]	0[d]	0.12 (−0.11 ~ 0.35)	−0.02 (−0.26 ~ 0.22)	−0.04 (−0.30 ~ 0.21)	0.01 (−0.24 ~ 0.27)	0.91
模型 2[b]	0[d]	0.12 (−0.12 ~ 0.35)	−0.03 (−0.29 ~ 0.22)	−0.04 (−0.20 ~ 0.22)	0.02 (−0.23 ~ 0.28)	0.87
模型 3[c]	0[d]	0.10 (−0.14 ~ 0.34)	−0.04 (−0.29 ~ 0.21)	−0.05 (−0.31 ~ 0.21)	0.01 (−0.25 ~ 0.27)	0.93
TG/（mmol/L）	0.13 ~ 0.67	0.68 ~ 0.92	0.93 ~ 1.32	1.33 ~ 8.05		
样本量/名	287	296	287	289		
中位数/（mmol/L）	0.54	0.79	1.09	1.89		
模型 1[a]	0[d]	0.17 (−0.13 ~ 0.46)	0.14 (−0.15 ~ 0.44)	0.16 (−0.13 ~ 0.45)	0.06 (−0.02 ~ 0.14)	0.13
模型 2[b]	0[d]	0.17 (−0.12 ~ 0.47)	0.14 (−0.15 ~ 0.44)	0.16 (−0.12 ~ 0.45)	0.06 (−0.02 ~ 0.14)	0.13

续表

变量	Q1	Q2	Q3	Q4	每增加 1mmol/L 认知功能下降值	P 值
模型 3[c]	0[d]	0.17 (−0.13~0.47)	0.14 (−0.16~0.44)	0.18 (−0.11~0.47)	0.06 (−0.02~0.14)	0.12

a 调整了年龄、性别和受教育程度（文盲，1~6 年，或 >6 年）。

b 在 a 基础上，调整了吸烟状况 [非吸烟者和吸烟者（0.7~20.4 包/年、20.5~44.4 包/年或 44.5~220 包/年）]、酒精摄入 [不饮酒和饮酒者（0.4~2.11 两/天、2.12~4.67 两/天或 4.68~67.7 两/天）]、锻炼身体（是/否）、抑郁症状（是/否）。

c 在 b 基础上调整了 BMI（< 17.5 kg/m²、17.5~22.9 kg/m²、23.0~27.9 kg/m²或≥28.0 kg/m²）、WC（50~73 cm、74~80 cm、81~88 cm 或 89~155 cm）、高血压（是/否）、血浆葡萄糖（0.15~3.93 mmol/L、3.94~4.68 mmol/L、4.69~5.41 mmol/L 或 5.42~6.04 mmol/L）、C-反应蛋白（< 1 mg/L、1~2.9 mg/L 或 3 mg/L）和尿酸（女性，< 240 μmol/L、240~359 μmol/L 或≥360 μmol/L；男性，< 240 μmol/L、240~419 μmol/L 或≥420 μmol/L）。

d 在线性混合效应模型中，模型 1、2 和 3 均以 Q1 为对照组。

资料来源：Ma 等（2017）

本节研究未发现年龄、性别和认知功能下降之间存在显著关系（P > 0.05；图 15-1 和图 15-2）。而在亚组分析中，相对于其他研究对象，100 岁或以上（n=90）的个体中脂质水平和认知功能下降之间的关联似乎更强（图 15-1）。

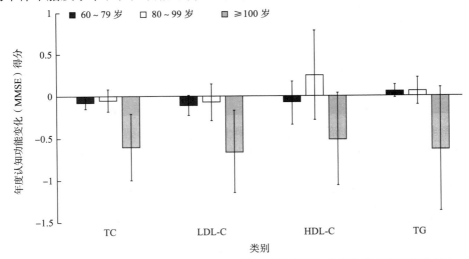

图 15-1 不同类别血脂每上升 1 mmol/L，认知功能得分年均变化值（按年龄分层）

调整年龄、性别、受教育程度（文盲，1~6 年或 >6 年）、吸烟状况 [非吸烟者和吸烟者（0.7~20.4 包/年、20.5~44.4 包/年或 44.5~220 包/年）]、酒精摄入 [不饮酒和饮酒者（0.4~2.11 两/天、2.12~4.67 两/天或 4.68~67.7 两/天）]、锻炼身体（是/否）、抑郁症状（是/否）、BMI（< 17.5 kg/m²、17.5~22.9 kg/m²、23.0~27.9 kg/m²或≥ 28.0 kg/m²）、WC（50~73 cm、74~80 cm、81~88 cm 或 89~155 cm）、高血压（是/否）、血浆葡萄糖（0.15~3.93 mmol/L、3.94~4.68 mmol/L、4.69~5.41 mmol/L、5.42~6.04 mmol/L）、C-反应蛋白（< 1 mg/L、1~2.9 mg/L 或 3 mg/L）和尿酸（女性，< 240 μmol/L、240~359 μmol/L 或≥360 μmol/L；男性，< 240 μmol/L、240~419 μmol/L 或≥420 μmol/L）后交互作用 P 值均大于 0.50，提示血脂与认知功能下降之间的关系不受年龄的影响。

资料来源：Ma 等（2017）

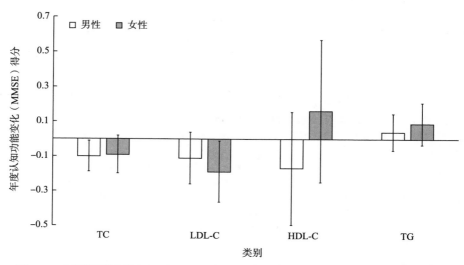

图 15-2　不同类别血脂每上升 1 mmol/L，认知功能得分年均变化值（按性别分层）

调整年龄、性别、受教育程度（文盲，1～6 年或 >6 年）、吸烟状况［非吸烟者和吸烟者（0.7～20.4 包/年、20.5～44.4 包/年或 44.5～220 包/年）］、酒精摄入［不饮酒和饮酒者（0.4～2.11 两/天、2.12～4.67 两/天或 4.68～67.7 两/天）］、锻炼身体（是/否）、抑郁症状（是/否）、BMI（< 17.5 kg/m²、17.5～22.9 kg/m²、23.0～27.9 kg/m² 或 ≥ 28.0 kg/m²）、WC（50～73 cm、74～80 cm、81～88 cm 或 89～155 cm）、高血压（是/否）、血浆葡萄糖（0.15～3.93 mmol/L、3.94～4.68 mmol/L、4.69～5.41 mmol/L、5.42～6.04 mmol/L）、C-反应蛋白（< 1 mg/L、1～2.9 mg/L 或 ≥ 3 mg/L）和尿酸（女性，< 240 μmol/L、240～359 μmol/L 或 ≥ 360 μmol/L；男性，< 240 μmol/L、240～419 μmol/L 或 ≥ 420 μmol/L）后交互作用 P 值均大于 0.50，提示血脂与认知功能下降之间的关系不受性别的影响。

资料来源：Ma 等（2017）

　　本节研究的优势在于纵向的研究设计方式以及百岁老人及时间依赖性协变量的纳入。虽然通过在三个时间点测量的 MMSE 获得了全球认知变化模型随时间变化的规律，但由于未收集到有关载脂蛋白（apolipoprotein E，ApoE）基因型和膳食摄入量的信息以及可能存在一些没有考虑到的混杂因素，本节研究仍缺乏全面的神经及心理学认知功能方面的内容。此外，由于本节研究的研究对象整体上年龄较大且受教育程度低，因此随访死亡率很高。并且癫痫、帕金森病和脑卒中的诊断未通过医疗记录审查得到证实。

15.2.2　甘油三酯与老年人功能状态

1. 数据基本情况和研究方法

1）研究对象

本节研究的数据来源于 CLHLS 7 个长寿地区调查。共计纳入 2035 人，剔除

79 岁及以下的 911 人，关键变量缺失的 194 人，共纳入符合本节研究标准的 80 岁及以上研究对象 930 名（平均年龄为 94.0 岁）。资料缺失的 194 名研究对象和 930 名符合条件的研究对象基线年龄（94.0 岁、95.1 岁）、性别（30.5%、28.5% 为男性）和血清 TG 浓度（1.36 mmol/L、1.36 mmol/L）均无显著差异。

2）自变量

血清 TG 浓度由首都医科大学临床检验中心使用市售诊断试剂盒（Roche Diagnostic，德国），通过自动生化分析仪（Hitachi 7180，日本）进行测定。TG 的变异系数为 68.1%（0.92/1.35）。《中国成人血脂异常防治指南》（2016 年修订版）中将 TG 浓度 ≥2.26 mmol/L 定义为升高。通过四分位数来定义 TG 浓度类别（由低到高依次为 Q1、Q2、Q3 和 Q4），分别为 < 0.84 mmol/L、0.84 mmol/L≤TG < 1.04 mmol/L、1.04≤TG < 1.44 mmol/L 以及 ≥1.44 mmol/L。

3）因变量

采用 MMSE 定义认知功能受损（得分小于 18 分）。根据自我报告中"自我照顾任务"的得分来评价 ADL，包括洗澡、穿衣、进食、室内活动、如厕和控制大小便等 6 项指标。如个体能够独立完成上述所有 6 项任务，则定义为"ADL 正常"，否则定义为"ADL 失能"。采用骨质疏松性骨折（osteoporotic fractures，OF）3 项指数来评定衰弱：①低体重（BMI < 18.5 kg/m^2）；②不使用手臂就不能从椅子上站起来；③机能水平下降，通过询问"在过去的 6 个月里，你的活动因为某个健康问题受到限制了吗？"这个问题，回答"是"则定义为机能水平下降。以上 3 项回答均为否者定义为强健，存在 1～3 项者定义为较衰弱或衰弱（Ensrud et al.，2008）。

4）协变量

在基线水平上，采用问卷、生理学评估和实验室分析来收集社会经济和人口特征、饮食行为、生活方式、认知功能及 ADL、衰弱、人体测量和生物标志物等信息。

5）统计分析

本节研究使用 Logistic 回归模型研究了 TG 与认知功能受损、ADL 失能和衰弱的横断面联系。模型纳入变量包括年龄（岁），性别（男性或女性），婚姻状况（已婚或未婚），受教育程度（0 或 1 年以上正规教育），自答生活质量（高或不高），基本医疗保险（有或无），经常吃水果（是或否），经常吃蔬菜（是或否），经常锻炼（是或否），经常食用肉类（是或否），经常吃鸡蛋（是或否），WC（cm），中心性肥胖（是或否），BMI（kg/m^2），认知功能受损（是或否），ADL 失能（是或否），衰弱（是或否），心脑血管疾病（是或否），LC（$\times 10^9$/L），慢性肾脏病（是或否），糖尿病（是或否），贫血（是或否）和肝胆疾病（是或否）。其中年龄、BMI 和 LC 为连续变量。

使用 SAS 9.13 版本和 R 3.4.0 版本进行统计分析。所有分析均采用双侧检验，检验界值 α=0.05。

2. 结果

研究对象的基线特征见表 15-3。TG 浓度值中第四四分位数（Q4）的认知功能损伤、ADL 失能和衰弱的患病率最低（P 值分别为 < 0.001，< 0.001 和 0.008）。930 名研究对象中，571 人在 5 年随访期间死亡，全因死亡率为 61.4%。

表15-3　按血清TG浓度四分位数计算的930名高龄老人的特征

变量	Q1	Q2	Q3	Q4	P 值
生存状态					
死亡	165（67.3%）	143（63.6%）	150（67.3%）	113（47.7%）	< 0.001
删失	80（32.7%）	82（36.4%）	73（32.7%）	124（52.3%）	
年龄（岁，mean ± SD）	93.7±8.0	95.3±7.2	94.3±7.4	92.8±8.1	0.005
性别					
男性	102（41.6%）	60（26.7%）	54（24.2%）	67（28.3%）	< 0.001
女性	143（58.4%）	165（73.3%）	169（75.8%）	170（71.7%）	
婚姻状况					
已婚	56（22.9%）	28（12.4%）	28（12.6%）	50（21.1%）	0.002
未婚	189（77.1%）	197（87.6%）	195（87.4%）	187（78.9%）	
受教育程度					
文盲	189（77.1%）	190（84.4%）	194（87.0%）	184（77.6%）	0.011
非文盲	56（22.9%）	35（15.6%）	29（13.0%）	53（22.4%）	
自答生活质量高	113（46.1%）	97（43.1%）	94（42.2%）	110（46.4%）	0.631
有基本医疗保险	34（13.9%）	31（13.8%）	24（10.8%）	79（33.3%）	< 0.001
经常锻炼	169（69.0%）	154（68.4%）	164（73.5%）	175（74.8%）	0.399
经常食用肉类	81（33.1%）	67（29.8%）	57（25.6%）	86（36.3%）	0.061
经常吃鸡蛋	83（33.9%）	84（37.3%）	65（29.1%）	49（20.7%）	< 0.001
经常吃水果	34（13.9%）	30（13.3%）	18（8.1%）	16（6.8%）	0.142
经常吃蔬菜	158（64.5%）	131（58.2%）	138（61.9%）	124（52.3%）	0.782
WC（cm，mean ± SD）	76.4±8.9	76.9±9.6	76.6±9.1	77.0±9.1	0.924
中心性肥胖	65（26.5%）	73（32.4%）	68（30.5%）	74（31.2%）	0.526
BMI（kg/m², mean ± SD）	17.4±3.0	17.4±3.3	17.7±3.9	18.0±3.7	0.148
贫血	130（53.1%）	107（47.6%）	109（48.9%）	121（51.1%）	0.647
认知功能受损	112（45.7%）	126（56.0%）	118（52.9%）	88（37.1%）	< 0.001

续表

变量	Q1	Q2	Q3	Q4	P 值
ADL 失能	53（21.6%）	71（31.6%）	52（23.3%）	37（15.6%）	< 0.001
衰弱	200（81.6%）	191（84.9%）	174（78.0%）	172（72.6%）	0.008
糖尿病	22（9.0%）	12（5.3%）	24（10.8%）	31（13.1%）	0.043
肝胆疾病	3（1.2%）	7（3.1%）	4（1.8%）	9（3.8%）	0.249
自答血脂异常	0（0）	0（0）	0（0）	3（1.3%）	< 0.001
心脑血管疾病	22（9.0%）	19（8.4%）	20（9.0%）	23（9.7%）	0.973
LC（×10^9/L，mean ± SD）	1.43±0.55	1.66±0.9	1.62±0.85	1.74±0.62	< 0.001
慢性肾脏病	110（44.9%）	101（44.9%）	116（52.0%）	115（48.5%）	0.784

资料来源：Lv 等（2019）

在 5 年的随访中，我们发现认知功能下降率为 29.2%（178/610），ADL 下降率为 44.6%（393/881），衰弱加重率为 13.5%（122/905）。TG 每增加 1 mmol/L，认知功能下降、ADL 下降、衰弱加重的风险约降低 20%，未调整 HR（95%CI）分别为 0.85（0.73 ~ 0.98）、0.71（0.62 ~ 0.82）和 0.85（0.70 ~ 1.02）；完全调整后的 HR（95%CI）分别为 0.81（0.66 ~ 0.98）、0.81（0.69 ~ 0.94）和 0.83（0.68 ~ 1.01）（图 15-3）。

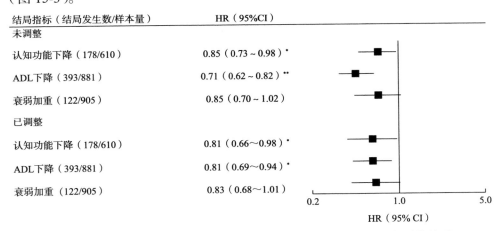

图 15-3　TG 每升高 1 mmol/L 与认知功能下降、ADL 下降、衰弱加重的关系

*P < 0.05；**P < 0.01。

对年龄、性别、受教育程度、婚姻状况、自答生活质量、经常锻炼、中心性肥胖、BMI、认知功能受损（在功能受损的分析中未调整）、ADL 失能（在 ADL 失能分析中未调整）、衰弱（在衰弱加重的分析中未调整）、心脑血管疾病、LC 和慢性肾脏病进行调整。

资料来源：Lv 等（2019）

15.3　血脂指标与老年人死亡风险

15.3.1　低密度脂蛋白胆固醇与老年人死亡风险

1. 数据基本情况和研究方法

1）研究对象

本节研究使用了 CLHLS 8 个长寿地区数据。共纳入 2009 年基线调查高龄老年人 935 名，其中 80～89 岁 319 名，90～99 岁 276 名，100 岁及以上者 340 名。随访调查于 2011 年开始。

2）自变量

LDL-C 水平异常增高定义为浓度 ≥ 3.37 mmol/L，HDL-C 水平异常下降定义为浓度 < 1.04 mmol/L。采用不同的 LDL-C 水平切点来定义更高的 LDL-C 水平，包括 LDL-C ≥ 3.12 mmol/L 和 LDL-C ≥ 2.85 mmol/L。估算 eGFR 每 1.73 m^2 小于 60 mL/min 和（或）有白蛋白尿用来评价是否患有慢性肾脏病；对于中国人，eGFR 的计算采用在肾脏病饮食改良（modification of diet in renal disease，MDRD）中修正的饮食方程：eGFR=175×（血清肌酐）$^{-1.234}$×年龄$^{-0.179}$×0.79（如果是女性）。

3）因变量

基线调查自 2009 年 6 月开始，随访至 2012 年 8 月。通过随访确定研究对象的生存状态，研究对象的死亡日期在其家庭成员或乡村医生处获得。死亡数据未收集到的可能原因包括：①调查领域未被中国的死亡监测系统覆盖；②死亡前报告的情况不能明确死因及慢性病的患病情况；③部分老年人是在家中自然死去而不是在医院，因此无法进行死因评估。无法联系者标记为"失访"状态。

4）协变量

基线评估包括问卷调查、体格检查和实验室测试。问卷中所有问题均由研究对象本人回答，本人不能完成者由其家人代答。并收集社会经济和人口统计学特征资料、饮食行为、生活方式、疾病、ADL 等信息，进行 SBP、DBP、WC 及视力测量。禁食 12 小时后，于早晨取静脉血 5mL，尿液 15mL，采用苦味酸法测定血清肌酐，化学试剂试纸条（Siemens Diagnostics，美国）测定白蛋白，通过自动生化分析仪（Hitachi 7180，日本）测定空腹血糖、Hb、LDL-C 和 HDL-C。

采用 MMSE 定义认知功能受损（得分：0～17 分）。根据自我报告中"自我照顾任务"的得分来评价 ADL，包括洗澡、穿衣、进食、室内活动、如厕和控制大小便等 6 项指标。如个体能够独立完成上述所有 6 项任务，则定义为"ADL 正常"，否则被定义为"ADL 失能"。

SBP≥140 mmHg 和（或）DBP≥90 mmHg，和（或）正在接受抗高血压治疗时定义为高血压。男性 WC≥85cm 或女性 WC≥80cm 定义为中心性肥胖。空腹血糖≥7.0 mmol/L 或报告当前有糖尿病相关用药情况定义为 2 型糖尿病。男性 Hb < 130 g/L 或女性 Hb < 120 g/L 定义为贫血。

5）统计分析

本节研究在描述受试者死亡、生存与失访的特征时，对于连续变量采用了 t 检验，而对于分类变量采用了 χ^2 检验。采用寿命表法计算每 100 人年死亡率，并根据失访的影响进行部分调整。

生存时间为从基线调查日期到研究对象死亡日期，幸存或失访者死亡时间定义为 38 个月。采用 Kaplan-Meier 乘积极限法估计生存率，并与对数秩检验进行比较。采用 Schoenfeld 残差法进行等比例风险假定检验；获得相关系数为 0.04，P 值为 0.35，满足等比例风险假定。利用 Cox 比例风险模型估算 LDL-C 浓度和调整后的 HR 值。模型 1 根据性别、年龄、婚姻状况对 HR 进行了调整。模型 2 进一步纳入了目前吸烟、目前饮酒和有饮茶习惯变量。模型 3 进一步增加了中心性肥胖、认知功能受损、ADL 失能和失明。模型 4 中纳入贫血、高血压、2 型糖尿病、慢性肾脏病和 HDL-C。

为了确定 LDL-C 与死亡率之间的关系是否稳定，本节研究使用不同的 LDL-C 浓度作为切点，对模型进行了研究。同时，为探讨性别差异以及低 LDL-C 浓度是否为导致死亡率增加的急性疾病发生的原因，对研究数据按性别进行了进一步分层分析，并排除了第一次死亡年的随访。为明确失访者对结果的影响，本节研究分别定义删失时间为基线（0 个月）、随访评估（38 个月）以及随访中点（19 个月）处进行敏感性分析。

使用 SAS 9.13 版本进行统计分析。所有的统计均采用双侧检验，检验界值 $\alpha=0.05$。

2. 结果

2009 年基线调查共纳入 935 名高龄老人。纳入者平均年龄为 94.2 岁，其中 69% 为女性。失访率约为 8%（73/935）。随访成功 862 例，死亡 447 例。比较存活者、死亡者、失访者的特征，可以看出死亡者的平均基线年龄明显高于存活者，而死亡患者的 Hb、DBP 和 LDL-C 的平均基线值均低于存活者。与死亡人群对比，存活研究对象的中心性肥胖率较高，而认知功能受损、ADL 失能、失明、贫血和慢性肾脏病的患病率较低。除慢性肾脏病外，存活者与失访者之间的协变量均无显著差异（表 15-4）。

表15-4　935名高龄老人3年以上的随访数据特征

特征	死亡	存活	P 值[a]	失访	P 值[b]
总体	447（47.8%）	415（44.4%）		73（7.8%）	
性别					
男性	129（28.9%）	137（33.0%）	0.19	24（32.9%）	0.98
女性	318（71.1%）	278（67.0%）		49（67.1%）	
年龄/年[c]	96.8 ± 7.3	91.7 ± 7.6	0.01	94.4 ± 7.9	0.98
婚姻情况					
已婚	49（11.0%）	99（23.9%）	0.01	16（21.9%）	0.72
未婚	398（89.0%）	316（76.1%）		57（78.1%）	
目前吸烟	66（14.8%）	65（15.7%）	0.71	15（20.5%）	0.30
目前饮酒	71（15.9%）	69（16.6%）	0.77	7（9.6%）	0.13
有饮茶习惯	93（20.8%）	100（24.1%）	0.25	16（21.9%）	0.69
中心性肥胖	124（27.7%）	162（39.0%）	0.01	26（35.6%）	0.58
认知功能受损	274（61.3%）	147（35.4%）	0.01	31（42.5%）	0.52
ADL 失能	146（32.7%）	56（13.5%）	0.01	23（31.5%）	0.20
失明	72（16.1%）	40（9.6%）	0.01	5（6.8%）	0.45
Hb/（g/L）	119.5 ± 28.4	126.2 ± 22.4	0.01	125.3 ± 19.5	0.74
贫血	251（56.2%）	178（42.9%）	0.01	37（50.7%）	0.22
SBP/mmHg[c]	140.3 ± 26.1	143.3 ± 25.7	0.09	139.6 ± 26.1	0.27
DBP/mmHg[c]	77.0 ± 14.9	79.3 ± 14.7	0.03	79.4 ± 14.7	0.95
高血压	258（57.7%）	260（62.7%）	0.14	38（52.1%）	0.09
空腹血糖/（mmol/L）[c]	5.38 ± 1.19	5.34 ± 1.61	0.74	5.55 ± 1.35	0.30
糖尿病	38（8.5%）	40（9.6%）	0.56	11（15.1%）	0.16
慢性肾脏病	235（52.6%）	160（38.6%）	0.01	28（38.4%）	0.01
HDL-C/（mmol/L）[c]	1.23 ± 0.32	1.20 ± 0.32	0.19	1.22 ± 0.29	0.61
HDL-C 异常	119（26.6%）	123（29.6%）	0.32	16（21.9%）	0.18
LDL-C 水平/（mmol/L）	2.00 ± 0.74	2.10 ± 0.79	0.04	2.15 ± 0.88	0.67
LDL-C 异常增高	19（4.3%）	28（6.7%）	0.10	6（8.2%）	0.65

a 死亡组与生存组相比。

b 失访组与生存组进行比较。

c 连续变量数据用 mean ± SD 表示。

注：HDL-C 水平异常下降定义为 < 1.04 mmol/L；LDL-C 水平异常增高定义为 ≥ 3.37 mmol/L。

资料来源：Lv 等（2015）

研究对象的 LDL-C 平均水平为 2.06 mmol/L，男性为 1.87 mmol/L，女性为 2.14 mmol/L。LDL-C 异常增高（≥3.37 mmol/L）的患病率为 5.7%，男性为 3.4%，女性为 6.6%。死亡组 LDL-C 水平（2.00mmol/L）低于存活组（2.10mmol/L）（P=0.04）。（表 15-4）。

所有受试者在 3 年内的全因死亡率每 100 人年为 21.4，男性为 19.6，女性为 22.3。80~89 岁老人每 100 人年为 12.1，90~99 岁老人每 100 人年为 20.9，100 岁及以上老人每 100 人年为 33.1（图 15-4）。

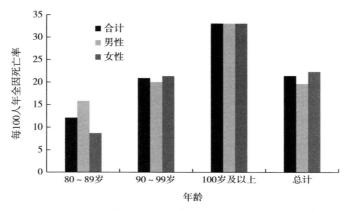

图 15-4 按性别划分的中国高龄老人群 3 年全因死亡率

资料来源：Lv 等（2015）

未校正模型中，LDL-C 浓度异常增高（≥3.37 mmol/L）导致死亡的未调整 HR（95%CI）为 0.65（0.41~1.03）。经过人口统计学变量调整后（模型 1），LDL-C 水平异常增高人群的死亡率比 LDL-C 水平较低的人群下降 40% [HR（95%CI）：0.60（0.38~0.96）]。在进一步调整其他变量后，两者之间的负相关仍具有统计学意义（表 15-5）。图 15-5 为不同 LDL-C 水平的高龄老人生存曲线。

表15-5 Cox比例风险模型用于预测935名中国高龄老人3年全因死亡率

变量	赋值	HR（95%CI）				
		未校正模型	模型 1	模型 2	模型 3	最终模型
LDL-C 异常增高	0=低, 1=异常增高	0.65 （0.41~1.03）	0.60 （0.38~0.96）*	0.60 （0.38~0.96）*	0.64 （0.40~1.00）*	0.60 （0.37~0.95）*
性别	0=男性，1=女性	—	1.32 （1.05~1.65）*	1.32 （1.03~1.67）*	1.36 （1.06~1.74）*	1.40 （1.09~1.79）**
年龄	0=80~89 岁， 1=90~99 岁， 2=100 岁及以上	—	1.69 （1.49~1.91）**	1.69 （1.49~1.91）**	1.42 （1.24~1.63）**	1.38 （1.20~1.60）**
婚姻状况	0=已婚，1=未婚	—	1.62 （1.17~2.25）**	1.62 （1.17~2.25）**	1.50 （1.08~2.08）*	1.49 （1.07~2.08）*
目前吸烟	0=否，1=是	—	—	1.04 （0.78~1.38）	1.07 （0.80~1.43）	1.09 （0.81~1.46）
目前饮酒	0=否，1=是	—	—	1.02 （0.78~1.33）	1.05 （0.81~1.37）	1.08 （0.83~1.40）

续表

变量	赋值	HR（95%CI）				
		未校正模型	模型 1	模型 2	模型 3	最终模型
有饮茶习惯	0=否，1=是	—	—	0.91 （0.72～1.15）	0.93 （0.73～1.17）	0.85 （0.67～1.09）
中心性肥胖	0=否，1=是	—	—	—	0.65 （0.53～0.80）**	0.64 （0.52～0.79）**
认知功能受损	0=否，1=是	—	—	—	1.50 （1.21～1.86）**	1.58 （1.27～1.96）**
ADL 失能	0=否，1=是	—	—	—	1.56 （1.25～1.95）**	1.57 （1.26～1.97）**
失明	0=否，1=是	—	—	—	1.38 （1.06～1.78）*	1.42 （1.09～1.83）**
贫血	0=否，1=是	—	—	—	—	1.13 （0.93～1.34）
高血压	0=否，1=是	—	—	—	—	0.94 （0.78～1.14）
糖尿病	0=否，1=是	—	—	—	—	0.87 （0.62～1.22）
慢性肾脏病	0=否，1=是	—	—	—	—	1.55 （1.28～1.89）**
HDL-C 异常	0=正常，1=异常	—	—	—	—	1.09 （0.88～1.36）

*$P < 0.05$，**$P < 0.01$。

注：HDL-C 水平异常下降定义为 < 1.04 mmol/L；LDL-C 水平异常增高定义为 ≥3.37 mmol/L。

资料来源：Lv 等（2015）

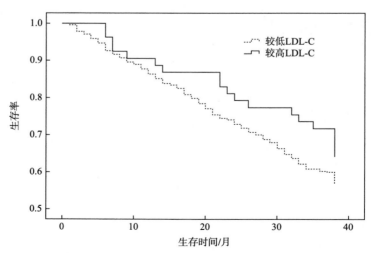

图 15-5　以基线 LDL-C 水平分层的高龄老年人生存曲线

资料来源：Lv 等（2015）

当 LDL-C 作为连续变量、删失时间定义为 38 个月时，LDL-C 每增加 1mmol/L，所有研究对象死亡风险相对降低 19% [HR（95%CI）：0.81（0.71～0.92）]，男性死亡风险降低 29% [HR（95%CI）：0.71（0.53～0.96）]，女性死亡风险降低 20% [HR（95%CI）：0.80（0.69～0.93）]。定义删失时间为 19 个月或删除所有失访者后，LDL-C 水平升高与死亡风险的相关性仍然存在（表 15-6）。排除第一年死亡的研究对象后，在不同切点分组中 LDL-C 水平较高的研究对象的死亡风险均显著低于 LDL-C 水平较低的研究对象，LDL-C 每增加 1 mmol/L 与死亡风险之间的关联仍显著存在（表 15-7）。

表15-6　LDL-C水平与死亡率关系的敏感性分析

切点	删失处理	HR（95%CI）（依据最终模型调整）		
		男性	女性	总体
LDL-C≥3.37 mmol/L（130 mg/dL）	删失时间为 38 个月	0.41（0.12～1.34）	0.59（0.35～0.98）*	0.60（0.37～0.958）*
	删失时间为 19 个月	0.40（0.12～1.31）	0.63（0.38～1.0）	0.62（0.39～0.99）*
	删除全部失访对象	0.40（0.12～1.32）	0.66（0.40～1.11）	0.64（0.40～1.03）
LDL-C≥3.12 mmol/L（120 mg/dL）	删失时间为 38 个月	0.43（0.15～1.21）	0.57（0.38～0.85）**	0.59（0.41～0.85）**
	删失时间为 19 个月	0.41（0.15～1.17）	0.57（0.38～0.85）**	0.59（0.41～0.85）**
	删除全部失访对象	0.41（0.15～1.16）	0.58（0.39～0.87）**	0.59（0.41～0.86）**
LDL-C≥2.85 mmol/L（110 mg/dL）	删失时间为 38 个月	0.67（0.35～1.29）	0.69（0.51～0.94）*	0.72（0.55～0.95）*
	删失时间为 19 个月	0.69（0.36～1.34）	0.67（0.50～0.92）*	0.71（0.54～0.94）*
	删除全部失访对象	0.71（0.37～1.38）	0.68（0.50～0.92）*	0.72（0.54～0.94）*
每增加 1mmol/L LDL-C 的变化情况下降值	删失时间为 38 个月	0.71（0.53～0.96）*	0.80（0.69～0.93）**	0.81（0.71～0.92）**
	删失时间为 19 个月	0.73（0.54～0.98）*	0.80（0.69～0.93）**	0.82（0.71～0.93）**
	删除全部失访对象	0.74（0.56～0.99）*	0.81（0.69～0.94）**	0.82（0.72～0.94）*

*$P<0.05$，**$P<0.01$。

注：调整了性别、年龄、婚姻状况、吸烟、饮酒、饮茶、中心性肥胖、认知功能受损、ADL 失能、失明、慢性肾脏病、贫血、高血压、2 型糖尿病、HDL-C 异常。

资料来源：Lv 等（2015）

表15-7　排除第一年死亡对象后LDL-C升高与死亡风险的关系

切点	HR（95%CI）（依据最终模型调整）		
	男性	女性	总体
LDL-C≥3.37 mmol/L （130 mg/dL）	0.41 （0.10～1.77）	0.59 （0.32～1.07）	0.59 （0.34～1.02）
LDL-C≥3.12 mmol/L （120 mg/dL）	0.48 （0.15～1.58）	0.61 （0.39～0.95）*	0.64 （0.43～0.97）*
LDL-C≥2.85 mmol/L （110 mg/dL）	0.71 （0.33～1.51）	0.63 （0.44～0.91）*	0.69 （0.50～0.95）*
每增加 1mmol/L LDL-C 的 变化情况下降值	0.73 （0.51～1.03）	0.82 （0.69～0.98）*	0.83 （0.71～0.96）*

*$P < 0.05$。

注：调整了性别、年龄、婚姻状况、吸烟、饮酒、饮茶、中心性肥胖、认知功能受损、ADL 失能、失明、慢性肾脏病、贫血、高血压、2 型糖尿病、HDL-C 异常。

资料来源：Lv 等（2015）

15.3.2　甘油三酯与老年人死亡风险

1. 数据基本情况和研究方法

1）研究对象

本节研究的数据来源于 CLHLS 7 个长寿地区调查。共计纳入 2035 人，剔除 79 岁及以下的 911 人，关键变量缺失的 194 人，共纳入符合本节研究标准的 80 岁及以上研究对象 930 名（平均年龄为 94.0 岁）。资料缺失的 194 名研究对象和 930 名符合条件的研究对象基线年龄（94.0 岁、95.1 岁）、性别（30.5%、28.5%为男性）和血清 TG 浓度（1.36 mmol/L、1.36 mmol/L）均无显著差异。

2）自变量

血清 TG 浓度由首都医科大学临床检验中心使用市售诊断试剂盒（Roche Diagnostic，德国），通过自动生化分析仪（Hitachi 7180，日本）进行测定。TG 的变异系数为 68.1%（0.92/1.35）。《中国成人血脂异常防治指南》（2016 年修订版）中将 TG 浓度≥2.26 mmol/L 定义为升高。通过四分位数来定义 TG 浓度类别（由低到高依次为 Q1、Q2、Q3 和 Q4），分别为 < 0.84 mmol/L、0.84 mmol/L≤TG < 1.04 mmol/L、1.04≤TG < 1.44 mmol/L 以及≥1.44 mmol/L。

3）因变量

于 2011 年和 2014 年的随访调查中确定了生存状态，包括受试者是否死亡、死亡日期以及是否失访。死亡日期由研究对象的近亲或村医确定。研究对象的生存时间定义为从基线访问日期到死亡日期。无法联系到的研究对象被列为"失访者"。2011 年失访者删失时间定义为 3 年；2014 年的幸存者或失访者删失时间定义为 5 年。但由于没有收集有关死亡原因的数据，尤其是在家中而非医院死亡的研究对象，所以无法评估研究对象各种可能的慢性疾病的死因。

4）协变量

在基线水平上，采用问卷、生理学评估和实验室分析来收集社会经济和人口特征、饮食行为、生活方式、认知功能、ADL 功能、衰弱、人体测量和生物标志物等信息。

5）统计分析

首先，构建未调整的 Kaplan-Meier 曲线，并使用对数秩检验比较生存概率。应用惩罚样条 Cox 模型的惩罚样条拟合 AIC 中生存数据的 Cox 比例风险模型来探究 TG 与死亡率之间是否存在线性关系。在 AIC 的基础上，TG 与死亡率之间呈线性相关（$P < 0.001$）。采用逐步 Cox 比例风险模型来识别死亡率的独立危险因素和混杂因素。模型纳入变量包括年龄（年）、性别（男性或女性）、受教育程度（0 或 1 年以上正规教育）、婚姻状况（已婚或未婚）、自答生活质量（高或不高）、基本医疗保险（有或无）、经常食用肉类（是或否）、经常吃鸡蛋（是或否）、经常吃水果（是或否）、经常吃蔬菜（是或否）、经常锻炼（是或否）、WC（cm）、中心性肥胖（是或否）、BMI（kg/m^2）、认知功能受损（是或否）、ADL 失能（是或否）、衰弱（是或否）、心脑血管疾病（是或否）、LC（$\times 10^9/L$）、慢性肾脏病（是或否）、糖尿病（是或否）、贫血（是或否）和肝胆疾病（是或否）。其中年龄、BMI 和 LC 为连续变量。通过调整风险因子单变量和多变量 Cox 比例风险模型，来估算不同 TG 浓度的 HR 值和 95%CI。为了研究 TG 和死亡率之间的关联是否稳定，使用 Logistic 模型和 Cox 模型对连续变量 TG（以 1mmol/L 为增量）进行分析。由于死亡的影响，可能无法观察到部分认知功能受损、ADL 下降和衰弱加重事件的发生，所以我们构建了竞争风险模型以更准确地评估 TG 与死亡率的关联。

为了评估这一悖论是否因反向因果关系、生存偏倚、选择偏倚、混杂因素、敏感性分析等因素所曲解，我们进行了如下分析：①排除随访第一年死亡的研究对象；②评估认知功能受损、ADL 失能、衰弱、心脑血管疾病、慢性肾脏病和并发症与 TG 的相互作用对死亡风险的影响；③确定研究对象没有慢性疾病（心脑血管疾病、慢性肾脏病和呼吸系统疾病等），以尽量减少疾病相关的 TG 下降；④根据认知功能受损、ADL 失能、衰弱、心脑血管疾病和慢性肾脏病的状况进行了亚组分析和分层分析；⑤对不同营养状况的研究对象进行了分层分析，如 BMI（$\geqslant 18.5\ kg/m^2$ 或 $< 18.5\ kg/m^2$）、贫血（是或否）和中心性肥胖（是或否）。

使用 SAS 9.13 版本和 R 3.4.0 版本进行统计分析。所有分析均采用双侧检验，

检验界值 α=0.05。

2. 结果

　　研究对象的基线特征见表 15-3。TG 升高（36.6%）研究对象的死亡率低于
TG 非升高者（67.1%）（$P < 0.001$）；在研究对象中，Q4 死亡率（49.7%）与其他
四分位数（68.9%、65.6% 和 71.2%）相比，高 TG 浓度与死亡率的降低相关（趋
势检验 $P < 0.001$）。在调整潜在混杂因素后，TG 每升高 1 mmol/L，死亡率降低
21%[HR（95%CI）：0.79（0.69 ~ 0.89）]（图 15-6）。根据《中国成人血脂异常防
治指南》（2016 年修订版）的分类，TG 未升高（< 2.26 mmol/L）是死亡的独立预
测因素 [HR（95%CI）：1.72（1.22 ~ 2.44）]。TG 位于 Q1 和 Q3 的研究对象死亡
的可能性是 Q4 的 1.5 倍；HR（95%CI）分别为 1.55（1.21 ~ 1.99）和 1.53（1.20 ~
1.96）（P=0.023）（图 15-6）。

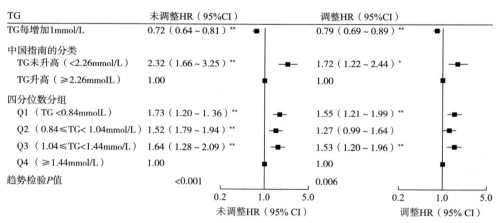

TG	未调整HR（95%CI）	调整HR（95%CI）
TG每增加1mmol/L	0.72（0.64 ~ 0.81）**	0.79（0.69 ~ 0.89）**
中国指南的分类		
TG未升高（<2.26mmol/L）	2.32（1.66 ~ 3.25）**	1.72（1.22 ~ 2.44）*
TG升高（≥2.26mmoIL）	1.00	1.00
四分位数分组		
Q1（TG <0.84mmolL）	1.73（1.20 ~ 1.36）**	1.55（1.21 ~ 1.99）**
Q2（0.84≤TG< 1.04mmol/L）	1.52（1.79 ~ 1.94）**	1.27（0.99 ~ 1.64）
Q3（1.04≤TG<1.44mmo/L）	1.64（1.28 ~ 2.09）**	1.53（1.20 ~ 1.96）**
Q4（≥1.44mmol/L）	1.00	1.00
趋势检验P值	<0.001	0.006

图 15-6　不同 TG 分组与 5 年全因死亡风险之间的关系

　　*$P < 0.05$；**$P < 0.01$。

　　调整年龄、性别、受教育程度、婚姻状况、自答生活质量、经常锻炼、中心性肥胖、BMI、认知功能受损、
ADL 失能、衰弱、心脑血管疾病、LC 和慢性肾脏病。

　　资料来源：Lv 等（2019）

　　当进行敏感性分析时，未发现 TG 与认知功能受损、ADL 失能、衰弱、慢性
肾脏病、并发症、BMI、贫血和中心性肥胖之间存在交互作用；TG 与心脑血管疾
病存在交互作用（P=0.047）；在不同认知功能受损、ADL 失能、衰弱、心脑血管疾
病、慢性肾脏病、并发症、营养状况如 BMI、贫血、中心性肥胖状态人群中，
TG 浓度与死亡风险均存在负相关关系（图 15-7）。

亚组	样本量	死亡数	HR（95%CI）	交互作用 P 值	
认知功能受损				0.591	
有	444	346	0.79（0.66～0.95）**		
无	486	225	0.79（0.67～0.93）**		
ADL 失能				0.708	
有	213	176	0.73（0.53～1.01）		
无	717	395	0.80（0.68～0.92）**		
衰弱				0.804	
否	193	70	0.79（0.59～1.05）		
是	737	501	0.81（0.70～0.93）**		
心脑血管疾病				0.047	
有	84	52	0.57（0.33～0.97）*		
无	846	519	0.80（0.69～0.91）**		
慢性肾脏病				0.289	
有	433	286	0.83（0.71～0.96）*		
无	497	285	0.71（0.57～0.89）**		
并发症				0.941	
有	412	230	0.78（0.58～0.99）*		
无	518	341	0.79（0.67～0.91）**		
BMI				0.918	
<18.5 kg/m²	330	152	0.81（0.69～0.94）**		
≥18.5 kg/m²	600	419	0.79（0.63～0.98）*		
贫血				0.699	
是	467	305	0.77（0.66～0.90）**		
否	463	266	0.82（0.67～1.00）*		
中心性肥胖				0.838	
是	280	156	0.74（0.57～0.96）*		
否	650	415	0.80（0.69～0.92）**		

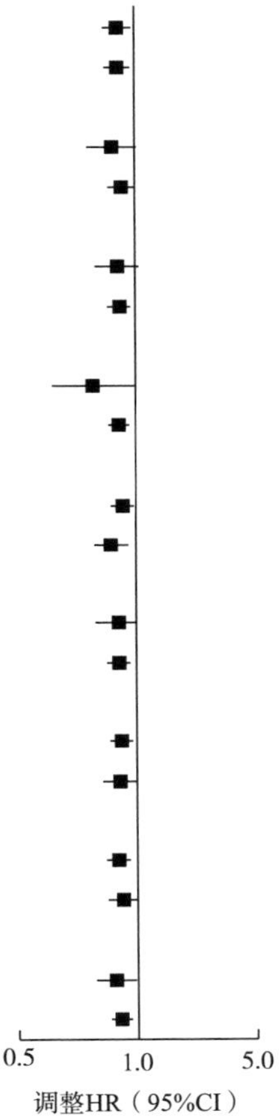

0.5　　　　1.0　　　　5.0

调整HR（95%CI）

图 15-7　不同 TG 浓度的 5 年全因死亡风险

*P < 0.05；**P < 0.01。

调整年龄、性别、受教育程度、婚姻状况、自答生活质量、经常锻炼、中心性肥胖、BMI、认知功能受损、ADL 失能、衰弱、心脑血管疾病、LC 和慢性肾脏病。

资料来源：Lv 等（2019）

15.4　结　　语

在本章研究中通过队列为"高龄老人血浆 LDL-C 水平越高，存活率越高"这一观点提供了流行病学证据，但高 LDL-C 水平在老年人中的临床效应仍需要进一步调查研究。另外，本章研究观察到高 TC 和 LDL-C 浓度升高能够加剧高龄老年人认知功能下降风险，此效应在百岁老人中更强。有必要进一步综合 ApoE 数据、通过更大的样本量和全面的神经心理学功能测定数据以测定和评估特定的认知效应，从而进一步证实本章研究结果。

而在以社区为基础的高龄人群中，较高的血清 TG 浓度与认知功能下降、ADL下降、衰弱加重和死亡的发生率降低均相关，这表明 TG 是一个可靠的生理年龄生物标志物和独立的长寿预测因子。同时也表明重新审视从普通人群研究中产生的"TG 越低越好"的概念是否适用于高龄人群，这具有重要的临床意义。

参 考 文 献

Alzheimer's Association，2015. 2015 Alzheimer's disease facts and figures. Alzheimers Dement，11（3）：332-384.

Elias P K，Elias M F，D'Agostino R B，et al.，2005. Serum cholesterol and cognitive performance in the Framingham Heart Study. Psychosomatic Medicine，67：24-30.

Ensrud K E，Ewing S K，Taylor B C，et al.，2008. Comparison of 2 frailty indexes for prediction of falls，disability，fractures，and death in older women. Archives of Internal Medicine，168：382-389.

Feng L，Chong M S，Lim W S，et al.，2015. Tea for alzheimer prevention.The Journal of Prevention of Alzheimer's Disease，2：136-141.

Helzner E P，Luchsinger J A，Scarmeas N，et al.，2009. Contribution of vascular risk factors to the progression in Alzheimer disease. Archives of Neurology，66：343-348.

Kuusisto J，Koivisto K，Mykkänen L，et al.，1997. Association between features of the insulin resistance syndrome and Alzheimer's disease independently of apolipoprotein E4 phenotype：cross sectional population based study. BMJ，315（7115）：1045-1049.

Lv Y B，Mao C，Gao X，et al.，2019. Triglycerides paradox among the oldest old："the lower the better?". Journal of the American Geriatrics Society，67（4）：741-748.

Lv Y B，Yin Z X，Chei C L，et al.，2015. Low-density lipoprotein cholesterol was inversely associated with 3-year all-cause mortality among Chinese oldest old：data from the Chinese Longitudinal Healthy Longevity Survey. Atherosclerosis，239：137-142.

Ma C R，Yin Z X，Zhu P F，et al.，2017. Blood cholesterol in late-life and cognitive decline：a longitudinal study of the Chinese elderly. Molecular Neurodegeneration，12（1）：24.

Muldoon M F，Flory J D，Ryan C M，2001. Serum cholesterol, the brain, and cognitive functioning// Waldstein S R，Elias M F. Neuropsychology of Cardiovascular Disease. New York：Psychology Press：37-59.

Piguet O, Grayson D A, Creasey H, et al., 2003. Vascular risk factors, cognition and dementia incidence over 6 years in the Sydney Older Persons Study. Neuroepidemiology, 22: 165-171.

Rantanen K K, Strandberg A Y, Pitkälä K, et al., 2014. Cholesterol in midlife increases the risk of Alzheimer's disease during an up to 43-year follow-up. European Geriatric Medicine, 5 (6): 390-393.

Reitz C, Luchsinger J, Tang M X, et al., 2005. Impact of plasma lipids and time on memory performance in healthy elderly without dementia. Neurology, 64: 1378-1383.

Roberts R, Knopman D S, 2013. Classification and epidemiology of MCI. Clinics in Geriatric Medicine, 29 (4): 753-772.

Rodriguez J L, Ferri C P, Acosta D, et al., 2008. Prevalence of dementia in Latin America, India, and China: a population-based cross-sectional survey. The Lancet, 372 (9637): 464-474.

Stewart R, White L R, Xue Q L, et al., 2007. Twenty-six-year change in total cholesterol levels and incident dementia: the Honolulu-Asia Aging Study. Archives of Neurology, 64: 103-107.

Tukiainen T, Jylänki P, Mäkinen V P, et al., 2012. Mild cognitive impairment associates with concurrent decreases in serum cholesterol and cholesterol-related lipoprotein subclasses. The Journal of Nutrition, Health & Aging, 16: 631-635.

Yaffe K, Barrett-Connor E, Lin F, et al., 2002. Serum lipoprotein levels, statin use, and cognitive function in older women. Archives of Neurology, 59: 378-384.

Yasuno F, Tanimukai S, Sasaki M, et al., 2012. Association between cognitive function and plasma lipids of the elderly after controlling for apolipoprotein E genotype. The American Journal of Geriatric Psychiatry, 20: 574-583.

Yin Z X, Shi X M, Kraus V B, et al., 2012. High normal plasma triglycerides are associated with preserved cognitive function in Chinese oldest-old. Age and Ageing, 41 (5): 600-606.

Zeng Y, Vaupel J W, 2002. Functional capacity and self-evaluation of health and life of oldest old in China. Journal of Social Issues, 58 (4): 733-748.

第16章 炎症指标与老年健康[①]

16.1 引　　言

　　轻度炎症在老年人中较为常见，而随着年龄的增长，在高龄老人中全身炎症更为普遍（Nakajima et al.，2009）。hs-CRP 是一种急性期蛋白，同时也是一种非常敏感的全身炎症标志物，有易检测、受干扰性小、灵敏度高、费用低等特点。已有研究表明，hs-CRP 升高会增加冠心病（Arima et al.，2008）、高血压（Sesso et al.，2003）、2 型糖尿病、代谢综合征（Pitsavos et al.，2007；Laaksonen et al.，2004）、抑郁症状和认知功能下降（Hamer et al.，2009；Komulainen et al.，2007）的风险。在老年男性中，高 hs-CRP 是心血管疾病死亡与非心血管疾病死亡的独立预测因子（Clarke et al.，2008）。基于医院的研究显示老年人的 hs-CRP 水平与死亡风险密切相关（于彤彤等，2015；Takata et al.，2010）。已有研究证明 CRP 水平仅是中年人、65 岁左右人群和 75 岁左右人群全因死亡的危险因素（Kim et al.，2012；Rudolf et al.，2017；Störk et al.，2006），然而在 80 岁和 85 岁左右人群中这种相关性减弱（Strandberg and Tilvis，2000）。此外，关于高龄老人 hs-CRP 水平的预测价值研究较少，因此，CRP 升高对 80 岁及以上高龄老人死亡风险的预测价值仍需进一步评估。

　　我国人口老龄化和高龄化态势日趋严重，老年人尤其是高龄老人失能比例高的问题也尤为突显。ADL 失能是指由于健康问题而难以开展日常生活中各个领域的活动，可能造成老年人无法独立生活，增加家庭或社会等的照料负担。调查显示，随年龄增长，老年人 ADL 失能率也急剧增高；而探索老年人失能和慢性疾病的危险因素能够为改善老年人健康状况、慢性病的早期发展提供依据。目前在我国已开展相关研究探索了脑卒中等患者 hs-CRP 与 ADL 失能之间的关联，但在老

　　① 本章作者：石婉荧（中国疾病预防控制中心环境与健康相关产品安全所博士）；张宇杰（南方医科大学公共卫生学院流行病学系博士后）；魏源（吉林大学公共卫生学院硕士，中国疾病预防控制中心环境与健康相关产品安全所）。

年人中两者之间的关联研究仍较为缺乏，在高龄老人中相关研究也相对不足。

为更好地阐释炎症与老年健康的关系，本章基于 CLHLS 数据，分别对 hs-CRP 水平与老年人 ADL 失能及全因死亡风险关系的主要结果进行了描述和解释。

16.2　超敏 C 反应蛋白与老年人功能状态

16.2.1　研究方法

1. 研究对象

研究对象为 2011 年在我国 8 个长寿之乡开展 CLHLS 的老年人，参与调查的研究对象为 ≥65 岁老年人，共计 2352 名。研究地区包括山东省烟台市莱州市、河南省商丘市夏邑县、湖北省荆门市钟祥市、湖南省怀化市麻阳县、广东省佛山市三水区、广西壮族自治区桂林市永福县、海南省澄迈县和江苏省南通市如东县。

2. 自变量

本节研究自变量主要包括年龄、性别、婚姻状况、受教育程度、民族、吸烟、饮酒、中心性肥胖、身体活动、休闲活动、脑卒中和其他脑血管疾病、TG 水平、hs-CRP 水平等。其中主要指标定义方法如下。①吸烟：按照当前情况将吸烟状态分为吸烟（≥1 支/天）、不吸烟。饮酒：按照当前情况将饮酒状态分为饮酒、不饮酒。②中心性肥胖：男性 WC ≥85 cm，女性 WC ≥80 cm。③身体活动：指经常有目地进行健身活动、锻炼身体（不包括做家务和农活）。④休闲活动：户外活动、种花、读书、养宠物、玩扑克、看电视、听广播和参与社会活动。进行以上任一活动者定义为有休闲活动；在问卷中各种休闲活动选项设置为总是、经常、有时、很少、从不，其中，总是、经常定义为"是"，有时、很少、从不定义为"否"。⑤过去体力劳动：定义为过去进行以体力活动为主的劳动。⑥受教育程度：受教育程度在小学以下者定义为文盲。⑦婚姻状况：离异、丧偶及单身定义为未婚。⑧ hs-CRP 升高：hs-CRP > 3 mg/L。⑨肥胖：BMI ≥28 kg/m²。⑩高血压：SBP ≥140 mmHg 或 DBP ≥90 mmHg。⑪血脂异常：TC ≥6.22 mmol/L 为升高，TG ≥2.26 mmol/L 为升高，HDL-C < 1.04 mmol/L 为降低，LDL-C ≥4.14 mmol/L 为升高。⑫高血糖：空腹血糖 ≥7.0 mmol/L。

3. 因变量

评估老年人是否可完成洗澡、穿衣、室内活动、如厕、进食、控制大小便等反映生活自理能力的项目，如果老人能够独立完成以上 6 项，则定义为 ADL 正常，否则定义为 ADL 失能。

4. 统计分析

在排除了 ADL 测试结果或血样检测结果缺失者后，共计纳入 2227 名研究对象开展数据分析，以探索 hs-CRP 含量与 ADL 失能之间的关联。采用多因素 Logistic 回归模型分析 hs-CRP 与 ADL 失能的关系以及影响 ADL 失能的因素，模型纳入了一般人口学特征、生活方式、血压、血脂、生物标志物等因素，其中年龄作为连续变量引入模型。

16.2.2　主要研究结果

2227 名调查对象中，女性 1000 名（44.9%），男性 1227 名（55.1%）；65～79 岁组 715 名（32.1%），80～89 岁组 553 名（24.8%），90～99 岁组 479 名（21.5%），≥100 岁组 480 名（21.6%）。ADL 正常者 1674 名（75.2%），ADL 失能者 553 名（24.8%），其中 ADL 失能者中男性较多，性别分布差异有统计学意义（表 16-1）。

表16-1　不同特征老年人ADL失能情况比较

特征	ADL 失能	χ^2值	P 值
性别		70.78	< 0.001
男性	390（31.8%）		
女性	163（16.3%）		
年龄组		392.14	< 0.001
65～79 岁	46（2.1%）		
80～89 岁	87（3.9%）		
90～99 岁	161（7.2%）		
≥100 岁	259（11.6%）		
受教育程度		83.33	< 0.001
非文盲	125（14.4%）		
文盲	428（31.5%）		
民族		4.74	0.030
少数民族	29（18.7%）		
汉族	504（26.7%）		

续表

特征		ADL 失能	χ^2 值	P 值
婚姻状况			150.32	< 0.001
	已婚	80（9.4%）		
	未婚	427（32.3%）		
吸烟			36.35	< 0.001
	否	464（25.7%）		
	是	40（11.0%）		
饮酒			11.42	0.001
	否	451（24.5%）		
	是	52（15.9%）		
身体活动			31.35	< 0.001
	否	460（25.7%）		
	是	37（11.4%）		
休闲活动			288.91	< 0.001
	否	307（50.1%）		
	是	246（15.2%）		
过去体力劳动			0.99	0.320
	否	53（26.1%）		
	是	429（23.0%）		
中心性肥胖			6.44	0.011
	否	369（26.6%）		
	是	184（21.9%）		
肥胖			0.27	0.607
	否	518（24.7%）		
	是	35（26.7%）		
TC 升高			1.69	0.194
	否	531（24.6%）		
	是	22（31.4%）		
TG 升高			4.97	0.026
	否	541（25.2%）		
	是	12（14.5%）		
LDL-C 升高			0.57	0.450
	否	530（24.7%）		
	是	23（28.4%）		
HDL-C 升高			1.72	0.190
	否	397（24.1%）		
	是	156（26.9%）		

续表

特征	ADL 失能	χ^2 值	P 值
高血糖		0.13	0.723
否	470（24.7%）		
是	83（25.6%）		
高血压		0.24	0.622
否	266（25.3%）		
是	287（24.4%）		
脑卒中和其他脑血管疾病		0.24	0.622
否	478（23.3%）		
是	287（24.4%）		
患心脏病		0.50	0.480
否	508（24.6%）		
是	45（27.1%）		
患慢性病		0.75	0.385
否	511（25.1%）		
是	42（22.2%）		

资料来源：罗杰斯等（2016）

研究结果显示，与低龄老人相比，高龄老人 hs-CRP 水平对 ADL 的影响更大，90～99 岁、≥100 岁组的老人 ADL 失能组 hs-CRP 升高率较正常组高。总体来看，在 65～99 岁，随着年龄增大，hs-CRP 升高率增大。≥100 岁组的老人中 hs-CRP 升高率与 90～99 岁组相比反而降低（表 16-2）。

表16-2　不同年龄组调查对象ADL正常组与失能组间hs-CRP升高率的比较

年龄	ADL 正常组		ADL 失能组		χ^2 值	P 值
	升高人数	升高率	升高人数	升高率		
65～79 岁	70	10.5%	7	15.2%	1.01	0.314
80～89 岁	60	12.9%	15	17.2%	1.09	0.275
90～99 岁	55	17.3%	43	26.7%	5.82	0.016
≥100 岁	29	13.1%	60	18.5%	7.97	0.005
合计	214	12.8%	125	22.6%	31.06	< 0.001

资料来源：罗杰斯等（2016）

多因素 Logistic 分析结果显示，hs-CRP 升高的老年人 ADL 失能风险较高，与 hs-CRP 不升高者相比，hs-CRP 升高者 ADL 失能 OR（95%CI）为 1.42（1.04～1.94）（表 16-3）。

表16-3 影响ADL失能的多因素条件Logistic回归模型分析结果

变量	β 值	Wald χ^2 值	P 值	OR（95%CI）值
年龄 [a]	0.08	103.07	< 0.001	1.08（1.07～1.10）
hs-CRP 水平				
不升高				1.00
升高	0.35	4.74	0.029	1.42（1.04～1.94）
性别				
女				1.00
男	−0.14	0.72	0.396	0.87（0.63～1.20）
婚姻状况				
已婚				1.00
未婚	0.13	0.49	0.486	1.14（0.79～1.62）
受教育程度				
非文盲				1.00
文盲	−0.31	3.03	0.082	0.73（0.52～1.04）
民族				
少数民族				1.00
汉族	0.63	6.00	0.014	1.87（1.13～3.08）
吸烟				
否				1.00
是	−0.25	1.21	0.272	0.78（0.50～1.22）
饮酒				
否				1.00
是	0.14	0.47	0.491	1.15（0.77～1.72）
TG 水平				
不升高				1.00
升高	−0.54	1.45	0.229	0.59（0.24～1.40）
中心性肥胖				
否				1.00
是	−0.03	0.04	0.839	0.97（0.74～1.27）
身体活动				
否				1.00
是	−0.16	0.59	0.443	0.85（0.57～1.28）
休闲活动				
否				1.00
是	−1.24	82.60	< 0.001	0.29（0.22～0.38）
脑卒中和其他脑血管疾病				
否				1.00
是	1.04	24.81	< 0.001	2.81（1.87～4.23）

a 年龄作为连续变量引入模型。

资料来源：罗杰斯等（2016）

通过对中国长寿地区老年人 hs-CRP 水平与 ADL 关系的分析发现，老年人 ADL 的影响因素与国内外研究基本相同，即年龄、性别、民族、婚姻状况、体力活动、吸烟、脑卒中和其他脑血管疾病等是重要影响因素。hs-CRP 升高的老年人 ADL 失能风险较高。> 90 岁高龄老人 hs-CRP 升高率在 ADL 正常组与失能组间存在差异，说明高龄老人相比低年龄阶段的老年人，hs-CRP 的水平对 ADL 的影响更大。本节研究发现 hs-CRP 升高的老年人 ADL 失能风险较高，且随着年龄增大，hs-CRP 对 ADL 的影响增大。检测 hs-CRP 可识别老年人慢性病相关风险，也可提示老年人 ADL 失能风险，对评估、维持和提升老年人 ADL 及生活质量具有指导意义。

16.3　炎症指标与老年人死亡风险

16.3.1　血浆白蛋白、hs-CRP 与老年人 5 年死亡风险

1. 研究方法

1）研究对象

本节研究纳入 CLHLS 在山东省烟台市莱州市、河南省商丘市夏邑县、湖北省荆门市钟祥市、湖南省怀化市麻阳县、广东省佛山市三水区、广西壮族自治区桂林市永福县、海南省澄迈县和江苏省南通市如东县等 8 个中国长寿之乡的调查人群。2011 年和 2014 年分别进行了两次基线调查，2011 年基线调查对象分别于 2014 年和 2017 年进行了两次随访，2014 年基线调查对象于 2017 年进行了随访，最终共计将 3118 名血浆白蛋白、hs-CRP 和 BMI 数据完整的 65 岁及以上调查对象纳入研究。

2）自变量

采用溴甲酚绿法和免疫比浊法分别测定血浆白蛋白以及血浆的 hs-CRP 的水平。根据血浆白蛋白的水平将调查对象分为 2 组，即白蛋白正常组（血浆白蛋白 ≥ 35 g/L）和低白蛋白血症组（血浆白蛋白 < 35 g/L）。将 hs-CRP > 3 mg/L 定义为升高，≤ 3 mg/L 定义为正常。根据血浆白蛋白水平和 hs-CRP 情况将调查对象分为 4 组，即白蛋白正常且 hs-CRP 正常、低白蛋白血症且 hs-CRP 正常、白蛋白正常且 hs-CRP 升高和低白蛋白血症且 hs-CRP 升高。

3）协变量

本节研究通过基本健康问卷调查收集了调查对象的一般信息，包括年龄、性别、婚姻状况、受教育程度、吸烟状况、饮酒状况、BMI 等。相关疾病定义如下：①高血压，DBP $\geqslant 140$ mmHg 和（或）SBP $\geqslant 90$ mmHg，或自报已诊断高血压；②糖尿病，空腹血糖 $\geqslant 7.0$ mmol/L，或自报已诊断糖尿病；③慢性肾脏病，eGFR < 60 mL/（min·1.73m²）和（或）存在蛋白尿；④认知功能受损，基于国际上通用的 MMSE 量表，将 MMSE 评分小于 18 分定义为认知功能受损。

4）因变量

随访过程中确认调查对象的生存结局，对死亡对象家属进行死亡问卷调查，确认对象死亡时间及相关信息。死亡定义为全因死亡（含意外死亡）。对无法联系到本人或家属的对象定义为失访。对于死亡对象，生存时间定义为从基线调查时间到死亡时间差；对于存活或失访对象，定义为截尾。

5）统计分析

采用 χ^2 或 F 检验比较 4 组人群基本情况的差异。调整年龄、性别、婚姻状况、受教育程度、吸烟状况、饮酒状况、BMI，以及高血压、糖尿病、慢性肾脏病、认知功能受损等混杂因素后，采用 Cox 比例风险回归模型分析血浆白蛋白、hs-CRP 与 5 年全因死亡风险的关系。

2. 主要研究结果

4 组调查对象的基本调查情况以及各情况的差异是否有统计学意义如表 16-4 所示，3118 名调查对象的平均年龄为（86.6 ± 11.6）岁，其中 2011 年基线纳入的 2160 名调查对象的年龄为（86.0 ± 12.2）岁，男性 982 名（45.5%）；2014 年基线纳入的 958 名调查对象的年龄为（87.8 ± 10.1）岁，男性 410 名（42.8%）（表 16-4）。

表16-4　4组调查对象的基本情况比较

项目	低白蛋白血症且 hs-CRP 升高组（n=121 名）	低白蛋白血症且 hs-CRP 正常组（n=195 名）	白蛋白正常且 hs-CRP 升高组（n=590 名）	白蛋白正常且 hs-CRP 正常组（n=2212 名）	合计（n=3118 名）	χ^2/F 值	P 值
年龄（岁，mean ± SD）	92.1 ± 10.4	93.1 ± 10.4	87.3 ± 11.6	85.5 ± 11.5	86.6 ± 11.6	101.38	< 0.001
BMI（kg/m²，mean ± SD）	18.7 ± 4.7	19.2 ± 4.7	20.9 ± 4.9	21.0 ± 4.4	20.8 ± 4.6	43.19	< 0.001
性别						6.89	0.075
男性	52（43.0%）	73（37.4%）	283（48.0%）	984（44.5%）	1392（44.6%）		
女性	69（57.0%）	122（62.6%）	307（52.0%）	1228（55.5%）	1726（55.4%）		

续表

项目	低白蛋白血症且hs-CRP升高组（n=121名）	低白蛋白血症且hs-CRP正常组（n=195名）	白蛋白正常且hs-CRP升高组（n=590名）	白蛋白正常且hs-CRP正常组（n=2212名）	合计（n=3118名）	χ^2/F 值	P 值
受教育程度						12.99	0.043
未接受教育	86（71.1%）	129（66.2%）	393（66.6%）	1417（64.1%）	2025（64.9%）		
小学	32（26.4%）	58（29.7%）	149（25.3%）	595（26.9%）	834（26.7）		
初中及以上	3（2.5%）	8（4.1%）	48（8.1%）	200（9.0%）	259（8.3）		
婚姻状况						38.24	<0.001
有配偶	25（20.7%）	42（21.5%）	211（35.8%）	864（39.1%）	1142（36.6%）		
无配偶	96（79.3%）	153（78.5%）	379（64.2%）	1348（60.9%）	1976（63.4）		
吸烟状况						4.27	0.640
现在吸烟	14（11.6%）	28（14.4%）	94（15.9%）	349（15.8%）	485（15.6%）		
过去吸烟	7（5.8%）	14（7.2%）	54（9.2%）	189（8.5%）	264（8.5%）		
从不吸烟	100（82.6%）	153（78.5%）	442（74.9%）	1674（75.7%）	2369（76.0%）		
饮酒状况						17.72	0.007
现在饮酒	10（8.3%）	22（11.3%）	71（12.0%）	338（15.3%）	441（14.1%）		
过去饮酒	4（3.3%）	17（8.7%）	44（7.5%）	114（5.2%）	179（5.7%）		
从不饮酒	107（88.4%）	156（80.0%）	475（80.5%）	1760（79.6%）	2498（80.1%）		
高血压						20.28	<0.001
否	70（57.9%）	110（56.4%）	280（47.5%）	968（43.8%）	1428（45.8%）		
是	51（42.1%）	85（43.6%）	310（52.5%）	1244（56.2%）	1690（54.2%）		
糖尿病						16.18	0.001
否	107（88.4%）	178（91.3%）	518（87.8%）	2051（92.7%）	2854（91.5%）		
是	14（11.6%）	17（8.7%）	72（12.2%）	161（7.3%）	264（8.5%）		
慢性肾脏病						27.93	<0.001
否	74（61.2%）	124（63.6%）	356（60.3%）	1565（70.8%）	2119（68.0%）		
是	47（38.8%）	71（36.4%）	234（39.7%）	647（29.2%）	999（32.0%）		
认知功能受损						93.24	<0.001
否	63（52.1%）	109（55.9%）	443（75.1%）	1751（79.2%）	2366（75.9%）		
是	58（47.9%）	86（44.1%）	147（24.9%）	461（20.8%）	752（24.1%）		
合计	121（3.9%）	195（6.3%）	590（18.9%）	2212（70.9%）	3118（100%）		

资料来源：罗杰斯等（2016）

在校正混杂因素后,与白蛋白正常者相比,低白蛋白血症者死亡风险升高(HR 为 1.18,95%CI 为 1.01 ~ 1.38);与 hs-CRP 正常者相比,hs-CRP 升高者死亡风险升高(HR 为 1.18,95%CI 为 1.04 ~ 1.35)。不同白蛋白水平组和不同 hs-CRP 水平组死亡率差异均有统计学意义($P < 0.001$)(表 16-5)。

表16-5　白蛋白与hs-CRP水平对死亡结局的影响

分组	调查人数/人	死亡例数/人	每 100 人年死亡率	HR（95%CI）值 [a]
白蛋白水平				
白蛋白正常	2802	1036	11.14	1.00
低白蛋白血症	316	176	21.08	1.18（1.01 ~ 1.38）
hs-CRP 水平				
hs-CRP 正常	2407	897	11.14	1.00
hs-CRP 升高	711	315	15.13	1.18（1.04 ~ 1.35）

a 调整了年龄、性别、婚姻状况、受教育程度、吸烟状况、饮酒状况、BMI,以及高血压、糖尿病、慢性肾脏病、认知功能受损情况。

资料来源:吕跃斌等(2019)

与白蛋白正常且 hs-CRP 正常组相比,白蛋白正常且 hs-CRP 升高、低白蛋白血症且 hs-CRP 正常、低白蛋白血症且 hs-CRP 升高者死亡风险升高,在校正混杂因素后 HR(95%CI)值分别为 1.16(1.01 ~ 1.34)、1.11(0.91 ~ 1.37)和 1.43(1.11 ~ 1.83)(表 16-6)。

表16-6　白蛋白合并hs-CRP对死亡结局的影响

分组	调查人数/人	死亡例数/人	每 100 人年死亡率	HR（95% CI）值 [a]
白蛋白正常且 hs-CRP 正常	2212	790	10.53	1.00
白蛋白正常且 hs-CRP 升高	590	246	13.72	1.16（1.01 ~ 1.34）
低白蛋白血症且 hs-CRP 正常	195	107	19.61	1.11（0.91 ~ 1.37）
低白蛋白血症且 hs-CRP 升高	121	69	23.84	1.43（1.11 ~ 1.83）

a 调整了年龄、性别、婚姻状况、受教育程度、吸烟状况、饮酒状况、BMI,以及高血压、糖尿病、慢性肾脏病、认知功能受损情况。

资料来源:吕跃斌等(2019)

研究结果表明,在我国 8 个长寿地区老年人中低白蛋白血症、hs-CRP 升高患病率较高;低白蛋白血症、hs-CRP 升高均增加老人死亡风险,低白蛋白血症合并 hs-CRP 升高将大幅度增加老人死亡风险,高于两者的单独作用。

低白蛋白血症导致老年人死亡风险升高的原因可能包括以下几点:白蛋白水平下降导致抗体合成的各种酶减少,机体免疫力下降;低白蛋白血症被认为是慢性营养不良-炎症反应综合征的标志(叶梁和陈志强,2013);低白蛋白血症通过感染和营养不良进而增加老年人死亡风险(Siddique et al.,2017)。本节研究将低白蛋白血症与 hs-CRP 升高结合应用于我国老人全因死亡风险的分析,结果显示低白蛋白血症合并 hs-CRP 升高所致老年人死亡风险远高于两者的单独作用，且该作用仅在高龄老人中具有统计学意义。但本节研究具有一定的局限性：hs-CRP 仅仅在基线测量了一次，可能对研究对象会有错分偏倚；未收集血管紧张素系统抑制剂、他汀类药物和噻唑烷二酮等药物的信息，也可能会引起错分偏倚；死亡信息来自研究对象家属或村医，可能存在信息偏倚。

16.3.2　hs-CRP、认知功能对死亡风险的联合作用

1. 研究方法

1）研究对象

选取 2011 年第六次 CLHLS 中的 8 个长寿地区作为研究区域。基线调查共纳入 1535 名 80 岁及以上的调查对象，其中 80～89 岁者 555 名、90～99 岁者 461 名、≥100 岁者 519 名。剔除 29 例 hs-CRP 值缺失的受试者和 59 例认知功能缺失者，最终纳入 1447 名高龄老人。分别于 2014 年和 2017 年进行了两次随访。

2）自变量

采用全自动生化分析仪测定血浆 hs-CRP 水平，其最低检测浓度为 0.11 mg/L。使用四分位数和以截断点为 3.0 mg/L 的二分类变量定义 hs-CRP 水平并纳入本节研究关联分析，其中二分类变量还应用于联合作用分析。基于 MMSE 测定认知功能受损，并基于不同教育水平对认知功能进行划分。未受教育且评分＜18 分或至少受过 1 年教育且评分＜24 分定义为认知功能受损，高于该截断点则被定义为认知功能正常。

3）协变量

协变量还包括社会人口特征（年龄、性别、受教育程度和婚姻状况），行为和生活方式（当前吸烟、当前饮酒、定期锻炼和药物治疗），自报慢性病史（高血压、糖尿病、心脏病、脑卒中和其他脑血管疾病、呼吸系统疾病和癌症），体格检查指标（BMI、WC）。没有接受过任何教育定义为"未受教育"，接受过正规教育 1 年及以上定义为"受教育"。婚姻状况分为"已婚"和"未婚"。男性 WC≥85cm，女性 WC≥80cm 定义为中心性肥胖。

4）因变量

以正式死亡证明或通过咨询近亲及当地乡村医生确定调查对象的死亡状态。以从基线访谈日起至死亡日期（死亡者）或随访当天日期（存活者）的间隔来计算生存时间（以月为单位），无法联系到本人或家属定义为失访。

5）统计分析

根据调查当年中国人口年龄、性别和城乡居住分布构建了调查权重。为观察

hs-CRP 和认知功能对死亡率的联合作用，本节研究将 hs-CRP 和认知功能分为二元变量并创建四级联合变量 hs-CRP/认知变量，其具体分组如下：第一组，hs-CRP≤3.0 mg/L 且认知功能正常；第二组，hs-CRP > 3.0 mg/L 且认知功能正常；第三组，hs-CRP≤3.0 mg/L 且认知功能受损；第四组，hs-CRP > 3.0 mg/L 且认知功能受损。

研究人群的特征以 mean±SD 或四级联合变量的百分比表示。采用 Kaplan-Meier 分析比较生存曲线，采用 log-rank 检验评价差异的显著性。本节研究分析了调整和未调整认知功能受损时 hs-CRP 水平与死亡之间的关联，并且分析了调整和未调整 hs-CRP 时认知功能受损与死亡之间的关联，并分析了两者与死亡的联合关联。通过构建 hs-CRP 与认知的交互项检验 hs-CRP 水平（或认知功能）与死亡风险的关系是否被认知功能（或 hs-CRP 水平）所改变。

本节研究采用两种 Cox 比例风险模型计算全因死亡风险。模型 1 调整了年龄和性别；模型 2 额外调整了受教育程度、当前饮酒、当前吸烟、婚姻状况、定期锻炼、药物治疗、BMI、中心性肥胖、高血压、糖尿病、心脏病、脑卒中和其他脑血管疾病、呼吸系统疾病和癌症的自我报告病史等。联合作用分析以模型 2 为基础并删除了受教育程度。通过亚组分析来探讨不同年龄、性别中的差异。

2. 研究结果

随访期间共有 826 名调查者死亡，287 名失访，334 名存活。hs-CRP 中位数为 1.07 mg/L，9.5%（n=137）的调查对象 hs-CRP 水平高于 10 mg/L。MMSE 得分中位数为 23.0，认知功能障碍者占 37.2%（男性 28.2%，女性 42.1%）。

表 16-7 显示了总体及认知功能与 hs-CRP 水平 4 组联合分布组中调查对象的基线特征。1447 名参与者的平均年龄 ± 标准差为（84.7 ± 0.2）岁，其中 58.7% 为女性。hs-CRP 较高（> 3.0 mg/L）和认知能力较差的受试者年龄较大、规律运动、吸烟、饮酒和已婚者比例较低（趋势性检验 P 值均 < 0.05）。图 16-1 显示 4 组调查对象 Kaplan-Meier 生存曲线分离较早，且分离持续 5 年（log-rank 检验趋势 < 0.01），1 ～ 4 组调查对象的中位生存时间分别为 55.66 个月、48.03 个月、25.63 个月和 17.37 个月。

表16-7　认知功能与hs-CRP联合分组中调查对象的基线特征

变量	合计 （n=1447）	第一组 （n=689）	第二组 （n=220）	第三组 （n=389）	第四组 （n=149）	趋势性检验 P 值
年龄（岁，mean ± SD）	84.7 ± 0.2	84.3 ± 0.2	83.9 ± 0.3	86.9 ± 0.7	86.5 ± 0.8	< 0.001
女性	849（58.7%）	417（58.2%）	115（52.5%）	277（72.2%）	90（54.7%）	0.369
接受至少 1 年教育	326（30.8%）	175（31.4%）	54（35.2%）	71（22.1%）	26（29.6%）	0.385
已婚	297（37.9%）	195（41.5%）	55（44.5%）	31（15.5%）	16（23.3%）	< 0.001
规律运动	182（16.1%）	119（19.3%）	27（14.5%）	28（8.4%）	8（1.6%）	< 0.001
现在吸烟	151（11.8%）	83（14.0%）	28（9.1%）	28（6.9%）	12（6.6%）	0.014

续表

变量	合计 （n=1447）	第一组 （n=689）	第二组 （n=220）	第三组 （n=389）	第四组 （n=149）	趋势性检 验 P 值
现在饮酒	169（13.0%）	97（15.5%）	23（9.5%）	35（8.3%）	14（6.4%）	0.014
BMI（kg/m², mean ± SD）	21.4 ± 0.3	21.3 ± 0.3	20.7 ± 0.5	23.2 ± 2.0	21.4 ± 0.8	0.424
中心性肥胖	465（39.8%）	243（40.0%）	74（41.6%）	120（38.4%）	28（34.6%）	0.716
药物治疗	1311（94.2%）	643（94.0%）	201（96.0%）	342（91.9%）	125（94.7%）	0.855

注：连续性变量以均值 ± 标准差表示，分类变量以频数（百分比）表示；其中频数基于样本数（未加权）计算，均值（标准差）和百分比基于加权人口估计值计算。

资料来源：Chen 等（2019）

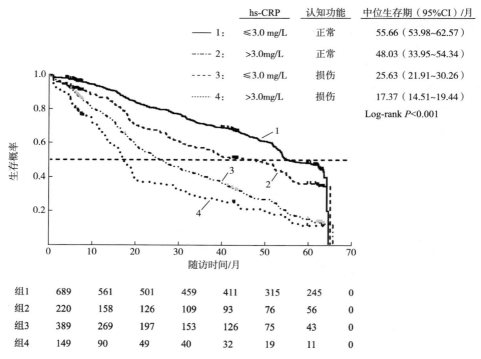

图 16-1 认知功能与 hs-CRP 联合分组划分的中国老年人 Kaplan-Meier 生存曲线

资料来源：Chen 等（2019）

表 16-8、表 16-9 显示了 hs-CRP 水平、认知功能与全因死亡的关系。调整年龄和性别后（模型 1），hs-CRP 水平升高与死亡率升高具有统计学关联，调整认知功能后效应值略有下降（P < 0.05），与 hs-CRP 最低四分位组相比，hs-CRP 最高四分位组的死亡风险增加了 102%。在调整多因素（模型 2）并考虑认知功能的影响后，hs-CRP 水平与死亡率之间的关系更明显。以 > 3.0 mg/L 分层也获得了相似结果。在调整多因素（模型 2）并考虑基线 hs-CRP 水平差异后，较差的认知功能与较高的死亡风险相关。

表16-8 hs-CRP水平和认知功能与全因死亡风险的关系（调整认知功能）

分类	模型 1	模型 1+认知功能	模型 2	模型 2+认知功能*
以 > 3.0 mg/L 分层				
低水平 hs-CRP（≤3.0 mg/L）	1.00	1.00	1.00	1.00
高水平 hs-CRP（> 3.0 mg/L）	1.75（1.30 ~ 2.37）	1.67（1.19 ~ 2.34）	1.76（1.30 ~ 2.37）	1.64（1.17 ~ 2.30）
hs-CRP 水平四分位数				
Q1（<0.41 mg/L）	1.00	1.00	1.00	1.00
Q2（0.41 ~ 1.05 mg/L）	1.32（0.87 ~ 2.01）	1.36（0.87 ~ 2.12）	1.49（0.95 ~ 2.35）	1.47（0.94 ~ 2.30）
Q3（1.06 ~ 3.05 mg/L）	1.24（0.82 ~ 1.89）	1.14（0.71 ~ 1.83）	1.40（0.89 ~ 2.19）	1.19（0.73 ~ 1.92）
Q4（≥3.06 mg/L）	2.20（1.45 ~ 3.32）	2.02（1.25 ~ 3.26）	2.39（1.53 ~ 3.73）	2.10（1.30 ~ 3.39）
趋势性检验 P 值	< 0.001	0.009	< 0.001	0.008

表16-9 hs-CRP水平和认知功能与全因死亡风险的关系（调整hs-CRP）

分类	模型 1	模型 1+hs-CRP	模型 2*	模型 2+hs-CRP
认知功能正常	1.00	1.00	1.00	1.00
认知功能受损	2.72（1.90 ~ 3.91）	2.29（1.63 ~ 3.21）	2.73（1.91 ~ 3.91）	2.30（1.64 ~ 3.21）

注：模型 1 调整了年龄和性别；模型 2 额外调整了受教育程度、当前饮酒、当前吸烟、婚姻状况、定期锻炼、药物治疗、BMI、中心性肥胖、高血压、糖尿病、心脏病、脑卒中和其他脑血管疾病、呼吸系统疾病和癌症的自我报告病史等。

资料来源：Chen 等（2019）

联合分析结果显示（表 16-10），hs-CRP 水平和认知功能对死亡风险的影响具有交互作用。与 hs-CRP≤3.0 mg/L 和认知功能正常组相比，hs-CRP > 3.0 mg/L 和认知功能正常组的死亡风险增加 70%，HR 值为 1.70（95%CI：1.13 ~ 2.56）。在认知功能受损者中，高 hs-CRP（> 3.0 mg/L）者与低 hs-CRP（≤3.0 mg/L）者相比，其死亡风险仅增加 49%。

表16-10 hs-CRP水平和认知功能与全因死亡风险的联合作用关系

分组	死亡例数	模型 1	模型 2[a]
第一组：hs-CRP≤3.0 mg/L，认知功能正常	312	1.00	1.00
第二组：hs-CRP > 3.0 mg/L，认知功能正常	117	1.80（1.24 ~ 2.61）**	1.70（1.13 ~ 2.56）*
第三组：hs-CRP≤3.0 mg/L，认知功能受损	286	2.79（1.82 ~ 4.28）**	2.39（1.61 ~ 3.55）**
第四组：hs-CRP > 3.0 mg/L，认知功能受损	111	4.61（3.16 ~ 6.72）**	3.56（2.35 ~ 5.38）**

a 交互作用 P 值 < 0.01。

*$P < 0.05$，**$P < 0.01$。

注：模型 1 调整了年龄和性别；模型 2 额外调整了受教育程度、当前饮酒、当前吸烟、婚姻状况、定期锻炼、药物治疗、BMI、中心性肥胖、高血压、糖尿病、心脏病、脑卒中和其他脑血管疾病、呼吸系统疾病和癌症的自我报告病史等。

资料来源：Chen 等（2019）

亚组分析结果显示（图 16-2），与女性和≥90 岁组老年人相比，男性和 80 ~ 89 岁组高 hs-CRP 和认知功能损伤所致的死亡风险更高（$P_{交互} < 0.01$）。

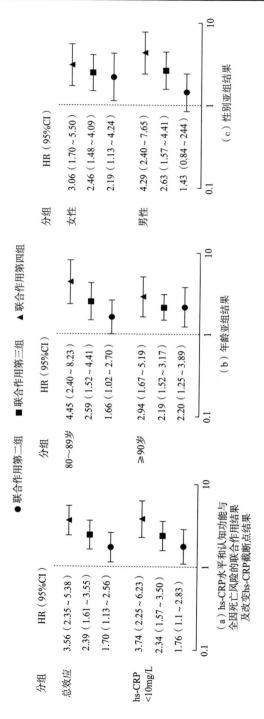

● 联合作用第二组　■ 联合作用第三组　▲ 联合作用第四组

分组	HR（95%CI）
女性	3.06（1.70～5.50）
	2.46（1.48～4.09）
	2.19（1.13～4.24）
男性	4.29（2.40～7.65）
	2.63（1.57～4.41）
	1.43（0.84～244）

（c）性别亚组结果

分组	HR（95%CI）
80～89岁	4.45（2.40～8.23）
	2.59（1.52～4.41）
	1.66（1.02～2.70）
≥90岁	2.94（1.67～5.19）
	2.19（1.52～3.17）
	2.20（1.25～3.89）

（b）年龄亚组结果

分组	HR（95%CI）
总效应	3.56（2.35～5.38）
	2.39（1.61～3.55）
	1.70（1.13～2.56）
hs-CRP <10mg/L	3.74（2.25～6.23）
	2.34（1.57～3.50）
	1.76（1.1～2.83）

（a）hs-CRP水平和认知功能与
全因死亡风险的联合作用结果
及改变hs-CRP截断点结果

图 16-2　认知功能与 hs-CRP 联合分组划分的中国老年人 Kaplan-Meier 生存曲线

所有模型均调整年龄、性别、受教育程度、当前饮酒、当前吸烟、婚姻状况、定期锻炼、药物治疗、BMI、中心性肥胖、高血压、糖尿病、心脏病、脑卒中和其他脑血管疾病、呼吸系统疾病和癌症。

资料来源：Chen 等（2019）

本节研究 hs-CRP、认知功能和全因死亡风险的关联结论与已有研究一致，提示高浓度 hs-CRP 及认知功能受损可作为高龄老人的死亡危险因素。对于 hs-CRP 水平和认知功能对老年人死亡风险的相加或合并效应有以下几种解释。首先，认知功能障碍者经济负担更重，可能造成其难以有效管理自身健康及接受治疗。长寿老人中认知能力下降的人更有可能有经济困难，因此不能管理自己的健康（Basta et al.，2008；Choi et al.，2018）。其次，有研究显示 CRP 水平升高与认知功能下降相关（Yaffe et al.，2003），表明炎症可能是导致认知功能受损的机制之一，在这种情况下，同时具有高浓度 hs-CRP 和认知功能受损的调查对象，可能比具有两者之一特征的调查对象炎症水平更高，从而导致更高的死亡风险。

本节研究有以下几个局限性。首先，本节研究仅以 hs-CRP 表示炎症水平，回归稀释偏倚可能导致效应估计值的降低，从而低估了 hs-CRP 与死亡之间的关系（Emberson et al.，2004）；其次，本节研究缺少具体死因数据，因此无法比较 hs-CRP 和认知功能的联合作用在心血管及非心血管疾病中的差异。

16.4　结　　语

hs-CRP 是多种慢性疾病及死亡的良好预测因子，同时，hs-CRP 在冠心病、脑卒中、外周血管病、COPD、哮喘、肿瘤等疾病诊断和预测中的应用越来越广泛，而这些慢性疾病均与老年人健康质量和身体机能息息相关。现有研究发现，hs-CRP 升高的老年人 ADL 失能风险较高，且随着年龄增大，其对 ADL 的影响也越来越大。在全因死亡方面，hs-CRP 升高与认知功能或血浆白蛋白具有一定的联合作用，共同影响着老年人的生存情况。综上，hs-CRP 的升高不仅提示相关慢性病、死亡及老年人功能丧失的高风险，对评估、维持和提升老年人健康状况与生活质量具有指导意义。hs-CRP 与老年人功能、疾病和生物指标的关联及其预测能力探索需要进一步通过纵向研究进行验证，从而为老年人慢性疾病和功能损伤的早期发现和治疗提供依据。

参 考 文 献

罗杰斯，殷召雪，吕跃斌，等，2016. 中国长寿地区老年人超敏 C 反应蛋白与日常生活活动能力的关系. 中华预防医学杂志，50（7）：605-610.

吕跃斌，周锦辉，段俊，等，2019. 中国长寿地区 65 岁及以上人群血浆白蛋白及超敏 C 反应蛋白与 5 年全因死亡风险的研究. 中华预防医学杂志，53（6）：590-596.

叶梁，陈志强，2013. 贫血及低蛋白血症对心衰患者预后的影响. 中国老年学杂志，33（24）：6260-6261.

于彤彤，宋娇磊，刘双双，等，2015. 基于倾向性评分匹配法探讨血清白蛋白对心力衰竭患者院内死亡的影响. 中华内科杂志，54（11）：959-964.

Arima H，Kubo M，Yonemoto K，et al.，2008. High-sensitivity C-reactive protein and coronary heart disease in a general population of Japanese：the Hisayama study. Arteriosclerosis，Thrombosis，and Vascular Biology，28（7）：1385-1391.

Basta N E，Matthews F E，Chatfield M D，et al.，2008. Community-level socio-economic status and cognitive and functional impairment in the older population. European Journal of Public Health，18（1）：48-54.

Chen C，Liu Y C，Cao Z J，et al.，2019. Combined associations of hs-CRP and cognitive function with all-cause mortality among oldest-old adults in Chinese longevity areas：a prospective cohort study. Immunity & Ageing，16：30.

Choi H，Schoeni R F，Martin L G，et al.，2018. Trends in the prevalence and disparity in cognitive limitations of Americans 55-69 years old. The Journals of Gerontology：Series B，73（suppl_1）：S29-S37.

Clarke R，Emberson J R，Breeze E，et al.，2008. Biomarkers of inflammation predict both vascular and non-vascular mortality in older men. European Heart Journal，29（6）：800-809.

Emberson J R，Whincup P H，Morris R W，et al.，2004. Extent of regression dilution for established and novel coronary risk factors：results from the British Regional Heart Study. European Journal of Cardiovascular Prevention & Rehabilitation，11（2）：125-134.

Hamer M，Molloy G J，de Oliveira C，et al.，2009. Leisure time physical activity，risk of depressive symptoms，and inflammatory mediators：the English Longitudinal Study of Ageing. Psychoneuroendocrinology，34（7）：1050-1055.

Kim K I，Oh S W，Ahn S，et al.，2012. CRP level and HDL cholesterol concentration jointly predict mortality in a Korean population. The American Journal of Medicine，125（8）：787-795.

Komulainen P，Lakka T A，Kivipelto M，et al.，2007. Serum high sensitivity C-reactive protein and cognitive function in elderly women. Age and Ageing，36（4）：443-448.

Laaksonen D E，Niskanen L，Nyyssönen K，et al.，2004. C-reactive protein and the development of the metabolic syndrome and diabetes in middle-aged men. Diabetologia，47（8）：1403-1410.

Nakajima K，Yamaoka H，Morita K，et al.，2009. Elderly people with low body weight may have subtle low-grade inflammation. Obesity，17（4）：803-808.

Pitsavos C，Tampourlou M，Panagiotakos D B，et al.，2007. Association between low-grade systemic inflammation and type 2 diabetes mellitus among men and women from the ATTICA study. The Review of Diabetic Studies，4（2）：98-104.

Rudolf H，Wall N，Klaassen-Mielke R，et al.，2017. Interactions between C-reactive protein and traditional risk factors in predicting mortality of older adults. Vasa, 46（2）: 127-133.

Sesso H D, Buring J E, Rifai N, et al., 2003. C-reactive protein and the risk of developing hypertension. JAMA, 290（22）: 2945-2951.

Siddique N, O'Donoghue M, Casey M C, et al., 2017. Malnutrition in the elderly and its effects on bone health—a review. Clinical Nutrition ESPEN, 21: 31-39.

Störk S, Feelders R A, van den Beld A W, et al., 2006. Prediction of mortality risk in the elderly. The American Journal of Medicine, 119（6）: 519-525.

Strandberg T E, Tilvis R S, 2000. C-reactive protein, cardiovascular risk factors, and mortality in a prospective study in the elderly. Arteriosclerosis, Thrombosis, and Vascular Biology, 20（4）: 1057-1060.

Takata Y, Ansai T, Soh I, et al., 2010. Serum albumin levels as an independent predictor of 4-year mortality in a community-dwelling 80-year-old population. Aging Clinical and Experimental Research, 22（1）: 31-35.

Yaffe K, Lindquist K, Penninx B W, et al., 2003. Inflammatory markers and cognition in well-functioning African-American and white elders. Neurology, 61（1）: 76-80.

第17章　氧化应激与老年健康[①]

17.1　引　　言

17.1.1　老年人功能状态和死亡风险的现状

随着年龄的增长，老年人机体细胞和组织中氧化损伤的累积会导致衰老（Gil del Valle，2011），从而使各个器官出现进行性衰退。其中认知功能受损是神经退行性疾病中表现最为明显且对生活影响最大的因素之一，是检验老年人身心健康和生活质量的一个重要方面（王鲁宁，2009）。

认知功能包括感知觉、注意力、记忆力和思维言语等方面的内容，是人类重要的心理过程，是个体适应环境不可缺少的基本能力，是大脑皮质高级神经活动的重要内容，是人类重要的心理过程，是个体适应环境不可缺少的基本能力。认知功能受损泛指多种原因导致的不同程度的认知功能损害，从轻度认知功能损害到痴呆，是衰老的重要表现之一（王鲁宁，2009）。研究表明，在诸多因素中，对老年人身体健康影响最大的是老年人的认知能力：老年人如果认知功能缺损严重，日常生活自理和照料便无法实现，这不仅对老年人本人，而且对家庭和社会都会产生重大影响（Jia et al.，2018）。

17.1.2　血浆 SOD 和 MDA 与老年人功能状态及死亡的关系

人在衰老过程中，其体内氧化与抗氧化作用失衡所致的严重的氧化应激会产生过量的活性氧（reactive oxygen species，ROS），如超氧化物、羟自由基和过氧

① 本章作者：杨海莲（南方医科大学公共卫生学院流行病学硕士）；杨佩（南方医科大学公共卫生学院流行病学硕士）；李富荣（南方医科大学公共卫生学院流行病学博士）。

化氢，这可能会导致神经元细胞线粒体蛋白的表达或活性降低及氧化基因受损。另外，氧化应激还可能导致脂质过氧化失控，从而通过损伤 DNA 导致细胞损伤，并直接抑制蛋白质（Nakai et al.，2000；Spiteller，2007），使疾病和死亡的风险增加（Harman，2003；Wickens，2001）。

其中，SOD 是人体复杂的抗氧化防御网络中第一道防线中的抗氧化剂，也是最强的抗氧化剂（Ighodaro and Akinloye，2018），它可催化超氧自由基生成过氧化氢。随后，过氧化氢被包括谷胱甘肽过氧化物酶或过氧化氢酶在内的其他抗氧化剂酶转化为水和氧，从而减少氧化损伤，降低衰老相关疾病的易感性。而 MDA 则是稳定的脂质过氧化反应的终产物，可作为脂质过氧化累积的间接检测指标，它们在抗氧化剂的整个防御策略中发挥着不可或缺的作用，都被认为是氧化应激的生物学标志。

17.1.3　血浆 SOD 和 MDA 与老年人功能状态、死亡关系的研究现状

一项大型的 Meta 分析发现，有关阿尔茨海默病患者的大脑氧化前变化的证据并不多（Zabel et al.，2018）。而且，大脑中的氧化标记物的水平并不一定反映外周循环中的氧化标记物水平。另一项 Meta 分析的证据显示，阿尔茨海默病和轻度认知功能受损患者的外周血氧化还原发生了变化（Schrag et al.，2013）。然而，以往的研究很少使用基于较大样本的前瞻性研究设计。此外，关于社区老年人 SOD 活性和认知功能下降的信息也很缺乏。

同样，尽管体外数据和动物模型研究表明 SOD 和 MDA 可能与衰老有关，但有关它们与死亡率之间关系的流行病学证据仍然很少。研究社区老年人血液 SOD 活性、MDA 水平与全因死亡率关系的流行病学研究仍然缺乏。

17.1.4　研究目的

本章探讨血浆中认知功能下降的生物标志物 SOD、MDA 和老年人认知功能受损及死亡风险的关系，有助于更好地理解神经退行性疾病的发病机制和死亡相关危险因素，并确定高危人群，提高老年人健康生活质量。

17.2　研　究　方　法

17.2.1　研究对象

本章共涉及两个研究，研究一探讨了 SOD 活性与老年人功能状态的关系，研究二探讨了 SOD、MDA 与老年人死亡风险的关系。

研究对象均来自 CLHLS 中的 8 个长寿地区。

研究一纳入了包括 2011 年基线调查的 2423 名≥60 岁研究对象的基线数据和 2014 年随访调查（平均随访时间为 2.0 年）的数据。其中 2163 名老人记录有基线的 SOD 活性水平和 MMSE 评分。此外还排除了基线数据中潜在混杂变量缺失的 492 名研究对象。在剩下的 1671 名参与者中，在随访期间有 275 人死亡，273 人失访，119 人没有 2014 年的 MMSE 分数。排除后最终样本量为 1004 人。

研究二纳入了第六次 CLHLS 随访中所有年龄≥65 岁的 2224 名老年人，并在基线进行了血浆 SOD 活性和（或）MDA 检测，其中有 361 人失访。

所有研究均经过北京大学生物医学伦理委员会批准，并获得所有研究对象（或其代理人）的书面知情同意。

17.2.2　研究内容

（1）问卷调查：包括个人基本状况、对现状评价及性格特征、认知能力、生活方式、ADL、IADL、个人背景及家庭状况、生理健康状况。

（2）体格检查：包括身高、体重、WC、血压。

（3）实验室检测：生物样本指标包括血常规、尿常规、生化指标、炎性指标、氧化抗氧化指标、微量与宏量元素和营养状况指标。

17.2.3　血浆 SOD 和 MDA 的测量

医护人员使用含有肝素抗凝剂的采血管从老年人身上采集了约 5mL 静脉血样本。样本以−80℃的温度运往北京，并统一采用羟胺法测定 SOD 活性（Yong et al., 2008），用硫代巴比妥酸法测定 MDA（Draper et al., 1993），用临床化学分析仪（Hitachi 7180，日本）对血脂、空腹血糖、hs-CRP、尿酸等血液生化指标进行分析测定。

17.2.4　认知功能和死亡的测量

认知功能评估采用中文版 MMSE 测定，MMSE 包含评估定向、计算、语言和回忆四个领域。MMSE 得分范围在 0 ～ 30 分，得分越高说明认知能力越强。如果答案正确，每项得分 1 分；如果答案不正确，得 0 分。根据之前的研究，"不能回答"被认为是一个不正确的答案。与之前的研究一样，将认知能力下降定义为 MMSE 得分降低 3 分（Llewellyn et al., 2010；Matchar et al., 2016）。

在 CLHLS 的第七次（2014 年）和第八次（2017 年）随访中，研究人员核实了纳入对象的存活状态。死亡日期由研究对象家属或当地医生记录并确认。研究对象的生存时间被定义为从 2011 年调查之日起至死亡之日的时间差，而那些无法找到或联系上的人将被视为"失访"。

17.2.5　协变量的定义

根据文献综述，研究选择了可能歪曲血液 SOD 活性、MDA 和功能状态、死亡风险之间关系的协变量，具体如下。①人口特征数据：年龄、性别、受教育年限、基线 MMSE 得分、抑郁症状自我评估。②行为生活方式：饮酒（是或否），休闲活动（是或否），新鲜水果、蔬菜和肉类摄入情况，吸烟情况（目前吸烟、以前吸烟和从未吸烟），每天吸烟的数量和持续时间。对吸烟者的烟草接触量进行定量（1 包年表示 1 年间 20 支/天），分为从不吸烟、0 ～ 29 包年、≥30 包年（Lv et al., 2018）。③常规体格和实验室检查：BMI、血压（mmHg）和 WC（cm），空腹血糖（＜7 mmol/L 或≥7 mmol/L）（Chinese Diabetes Society, 2010）、TC（＜6.2 mmol/L 或≥6.2 mmol/L）（Joint Committee for Developing Chinese Guidelines on Prevention and Treatment of Dyslipidemia in Adults, 2016），TG（＜2.3 mmol/L 或≥2.3 mmol/L）（Joint Committee for Developing Chinese Guidelines on Prevention and Treatment of Dyslipidemia in Adults, 2016）、25（OH）D_3（nmol/L）、hs-CRP（mg/L）、维生素 B_{12}（pmol/L）。④自报病史（糖尿病、心脏病、脑血管疾病、支气管炎、肺气肿、哮喘和肺炎）。

其中抑郁症状用两个自我评估问题判定：①在过去 12 个月中，你是否感到悲伤、忧郁或抑郁 2 周或更长时间？②在过去的 12 个月中，你是否对一些事情失去了兴趣，如爱好、工作或通常能给你带来快乐的活动？至少有一个肯定答案的研究对象被认为有抑郁症的症状。高血糖定义为≥7.0 mmol/L（Matchar et al.，2016；Yin et al.，2012）。高血压定义为 SBP≥140mmHg 和（或）DBP≥90mmHg。中心性肥胖定义为男性 WC≥85cm，女性 WC≥80cm（Zhou，2002）。

所有协变量信息来源于基线的结构化问卷调查和生化检测中收集的数据（Ahmed et al.，2012）。

17.2.6 统计学分析

研究一中分类变量以计数和百分比表示，连续型变量以中位数和上下四分位数表示。进行 K-W 检验（Kruskal-Wallis test）或 χ^2 检验比较各组间的基线特征。采用 χ^2 自动交互检测（Chi-square automatic interaction detector，CHAID），确定合适的 SOD 活性切点分别为 46.68IU/mL、61.41IU/mL 和 67.28 IU/mL，根据自变量和因变量之间的关系将数据细分为具有统计学意义的同质子集。按上述分割点将研究对象分成四组，并在未调整和调整后的 Logistic 回归模型中计算 OR 和 95% CI。然而，本章的研究人群中认知能力下降的发生率相对较高，因此 OR 和 RR（relative risk，相对危险度）之间的差异可能不容忽视。故使用稳健方差估计的泊松回归，计算出 RR 和 95% CI（Zou，2004），避免 OR 值被夸大和误读（Knol et al.，2012）。并用 Hosmer Lemeshow 检验来评估 Logistic 回归的拟合优度，采用 Pearson χ^2 检验泊松模型，其中 $P > 0.05$ 为模型拟合良好，在未调整和调整后的 Logistic 回归之间进行参数估计比较。最后，使用受限三次样条来确定 SOD 活性的剂量-反应关系。

对基线无认知障碍的研究对象也进行了多变量修正泊松回归。对缺失值使用链式方程进行多重插补（White et al.，2011），对于所有估算的协变量，观测值和估算值的分布没有显著差异。对于每一个有缺失数据的协变量，将所有其他的协变量都包含在内计算缺失值。并将基线 RBC（10^{12}/L）和 WBC（10^9/L）作为预测因子，提高预测能力（White et al.，2011）。所有回归分析都在每个输入的数据集中进行，结果按照 Rubin 的规则合并（Rubin，2008）。此外，因为有 275 名研究对象死亡，119 名研究对象没有进行 MMSE 测试，273 名研究对象在随访中失访，所以对每个极端情况进行了多元修正泊松回归。首先，假设所有死亡、没有进行 MMSE 测试或在随访中失访的研究对象都出现了认知功能受损并进行分析，然后假设所有研究对象都没有出现认知功能受损再进行分析。

除 CHAID 模型采用 SPSS 24.0 进行统计分析外，其余均采用 SAS 9.3 进行统计分析。双侧 P 值小于 0.05 为差异有统计学意义。

　　研究二根据 SOD 活性和 MDA 水平的五分位数分组来描述纳入研究对象的基线特征。用 Kaplan-Meier 生存曲线评估各 SOD 活性和 MDA 水平五分位数组的全因死亡风险。用对数秩检验检验死亡分布的均匀性。用 Cox 比例风险回归模型以 SOD 和 MDA 水平最低的五分位数组作为参照组来评估其他 SOD 和 MDA 水平的其他五分位数组的 HR 和 95% CI。同时评估了每增加 10 IU/mL SOD 和每增加 5 μmol/L MDA 时死亡的 HR。通过绘制随时间变化的累积危险函数的对数并检验并行性，验证 Cox 比例风险回归模型的假设。初步分析显示，性别在 SOD 活性与死亡风险之间存在显著的交互作用（P-交互 = 0.008），因此分别分析了女性和男性的 SOD 活性。

　　采用多变量 Cox 比例风险回归模型对已知的和潜在的死亡风险因素进行调整。进行了亚组分析，分析观察每增加 10 IU/mL SOD 和每增加 5 μmol/L MDA 时死亡风险的变化。并在 Cox 比例风险回归模型中加入交互项来检验交互作用是否存在。但由于每个五分位数组的研究对象和死亡人数都太少，无法提供精确的效应估计，因此没有对 SOD 和 MDA 五分位数组与死亡风险之间的关系进行亚组分析。并进行了多项敏感性分析来检验主要结果的稳健性。

　　使用 Stata version 12.0 完成分析。双侧 P 值小于 0.05 为差异有统计学意义。

17.3　研　究　结　果

17.3.1　血浆超氧化物歧化酶和认知功能受损

1. 认知功能受损与认知功能正常组基本特征比较

　　研究一中纳入的对象与排除的对象（$n = 1419$）相比，男性更多（占比分别为 47.6% 和 42.6%，$P < 0.05$），更年轻（中位年龄分别为 81 岁和 91 岁，$P < 0.05$），基线 MMSE 得分更高（中位得分分别为 29 和 26，$P < 0.05$）。根据 SOD 活性划分的亚组比较研究对象的基线特征（表 17-1），研究对象年龄的中位数为 81 岁（71 ～ 91 岁），其中女性占 52.4%。与 SOD 活性较低的研究对象（第一组和第二组）相比，SOD 活性较高的研究对象（第三组和第四组）往往是 MMSE 基线得分平均较低、受教育年限较短的老年女性。

表17-1　研究对象的基线特征[a]

基本特征	所有研究对象	血浆 SOD 活性分组[b]				P 值[c]
		1 ($n=99$)	2 ($n=604$)	3 ($n=201$)	4 ($n=100$)	
年龄[岁，M（Q1~Q3）]	81 （71~91）	76 （70~84）	80 （71~89）	85 （75~98）	83 （76~92）	<0.001
女性	526 （52.4%）	41 （41.4%）	291 （48.2%）	134 （66.7%）	60 （60.0%）	<0.001
受教育年限[年，M（Q1~Q3）]	0 （0~4）	2 （0~5）	0 （0~5）	0 （0~3）	0 （0~3）	<0.001
高血压	562 （56.0%）	62 （62.6%）	327 （54.1%）	115 （57.2%）	58 （58.0%）	0.408
糖尿病	61 （6.1%）	10 （10.1%）	38 （6.3%）	9 （4.5%）	4 （4.0%）	0.211
中心性肥胖	441 （43.9%）	47 （47.5%）	274 （45.4%）	85 （42.3%）	35 （35.0%）	0.215
抑郁症状	78 （7.8%）	9 （9.1%）	53 （8.8%）	9 （4.5%）	7 （7.0%）	0.239
吸烟情况						
从不	739 （73.6%）	68 （68.7%）	436 （72.2%）	160 （79.6%）	75 （75.0%）	0.117
0~29 包年	110 （11.0%）	14 （14.1%）	68 （11.3%）	20 （10.0%）	8 （8.0%）	
≥30 包年	155 （15.4%）	17 （17.2%）	100 （16.5%）	21 （10.4%）	17 （17.0%）	
饮酒情况	172 （17.1%）	18 （18.2%）	117 （19.4%）	22 （11.0%）	15 （15.0%）	0.067
休闲活动	166 （16.5%）	13 （13.1%）	113 （18.7%）	27 （13.4%）	13 （13.0%）	0.157
维生素 B12[pmol/L，M（Q1~Q3）]	354 （250~503）	330 （248~466）	350 （248~503）	379 （259~545）	373 （245~531）	0.465
MDA[μmol/L，M（Q1~Q3）]	4.9 （3.9~5.9）	4.9 （3.8~5.9）	5.0 （4.0~6.0）	4.7 （3.7~5.8）	4.9 （3.8~5.7）	0.208
hs-CRP[mg/L，M（Q1~Q3）]	0.8 （0.4~1.9）	0.7 （0.4~1.6）	0.8 （0.4~2.2）	0.7 （0.3~1.8）	0.6 （0.3~1.4）	0.020
25（OH）D3 [nmol/L，M（Q1~Q3）]	40.5 （29.4~54.2）	36.7 （28.9~51.9）	40.3 （29.5~52.8）	43.3 （29.5~57.6）	41.6 （29.2~56.5）	0.254
TC[mmol/L，M（Q1~Q3）]	4.3 （3.7~5.0）	4.4 （3.7~4.9）	4.2 （3.6~4.9）	4.4 （3.8~5.0）	4.5 （3.9~5.1）	0.054
基线 MMSE 得分 [分，M（Q1~Q3）]	29 （26~29）	29 （27~30）	29 （26~29）	28 （25~29）	28 （23~29）	0.005

a 对于连续变量，数据以中间四分位数范围表示，对于分类变量，数据以构成比表示。

b 分组 1、2、3、4 分别为 SOD 活性≤46.68IU/mL、46.69~61.41IU/mL、61.42~67.28IU/mL、>67.28IU/mL。

c Kruskal-Wallis 检验或 t 或 χ^2 检验。

资料来源：Sun 等（2019）

2. 血浆 SOD 与认知功能受损的关系

在随访中，有 300 名（29.9%）研究对象的认知功能受损。这些参与者分别占最低到最高 SOD 活性组的 13.1%、28.0%、43.8% 和 30.0%。在单变量和多变量 Logistic 回归模型中，SOD 活性与认知功能下降的风险呈显著的负相关。将所有病例均纳入报告的回归模型，进一步经修正泊松回归验证后显示相关性较弱，但仍然有统计学意义。血浆 SOD 活性与认知功能下降的 RR 和 95% CI 见表 17-2。相较于 SOD 活性最低的第一四分位组（≤52.02 IU/mL），活性最高的第四四分位组（>62.39 IU/mL）研究对象的认知功能下降的 RR（95% CI）为 1.32（1.00~1.74）。

表17-2　SOD活性与认知功能下降的关系

SOD 活性	认知功能下降 n（百分比）	未经调整的修正泊松回归		经调整的修正泊松回归[c]	
		RR（95% CI）	P 值	RR（95% CI）	P 值
四分位数[a]					
≤52.02IU/mL	55（22.0%）	1.00		1.00	
52.03~ 57.50IU/mL	63（24.9%）	1.13（0.82~1.55）	0.443	1.05（0.78~1.41）	0.759
57.51~ 62.39IU/mL	84（33.5%）	1.52（1.14~2.04）	0.005	1.17（0.89~1.53）	0.272
>62.39IU/mL	98（39.2%）	1.78（1.35~2.36）	<0.001	1.32（1.00~1.74）	0.051
截断值[b]					
≤46.68IU/mL	13（13.1%）	0.47（0.28~0.79）	0.004	0.56（0.34~0.92）	0.022
46.69~ 61.41IU/mL	169（28.0%）	1.00		1.00	
61.42~ 67.28IU/mL	88（43.8%）	1.56（1.28~1.92）	<0.001	1.26（1.03~1.54）	0.025
>67.28IU/mL	30（30.0%）	1.06（0.77~1.48）	0.675	0.96（0.70~1.31）	0.788

a 调整模型的皮尔森 χ^2 检验 $P=0.692$。

b 调整模型的皮尔森 χ^2 检验 $P=0.693$。

c 经调整的修正泊松回归：调整年龄、性别、受教育年限、基线 MMSE 得分，高血压，中心性肥胖、糖尿病、抑郁症状，TC（mmol/L），MDA（μmol/L），hs-CRP（mg/L），维生素 B_{12}（pmol/L），25（OH）D_3（nmol/L），吸烟情况（从不，0~29 包年，≥30 包年），饮酒情况，休闲活动。

资料来源：Sun 等（2019）

当使用 CHAID 分析确定的切点对 SOD 活性进行分类时，也观察到类似的趋势。与 SOD 活性第三高的组（46.69~61.41 IU/mL）相比，SOD 活性最低的组（≤46.68 IU/mL）认知功能下降的 RR（95% CI）为 0.56（0.34~0.92），SOD

活性第二高的组（61.42~67.28 IU/mL）认知功能下降的 RR（95% CI）为 1.26（1.03~1.54）。然而，SOD 活性第二高的组与最高的组（> 67.28 IU/mL）无显著相关（RR 为 0.96，95% CI 为 0.70~1.31，$P = 0.788$）。在使用限制性三次样条进行分析时，观察到 SOD 活性与认知功能下降风险之间呈非线性关系（图 17-1），与表 17-2 所示的结果一致，每个 OR 的参考值是参照组的中点（即 54.04 IU/mL）。实线表示估计的比值比，阴影面积表示 95% CI。随着 SOD 活性值的增加，风险急剧上升，直到达到 64 IU/mL 后，SOD 活性继续增加，认知功能下降的风险趋于稳定。

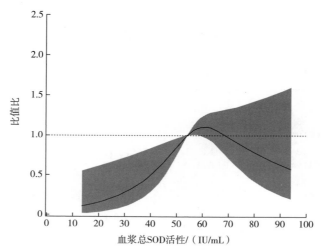

图 17-1　SOD 活性与认知功能下降的关系

资料来源：Sun 等（2019）

17.3.2　血浆 SOD、MDA 和死亡

1. 血浆 SOD 和 MDA 组与正常组基本特征比较

研究二中研究对象年龄的中位数为 86 岁（76~98 岁）。共有 997 人（44.8%）为男性，385 人（17.3%）居住在市区。纳入研究对象的 SOD 平均活性为 57.4 IU/mL，男性（56.18 IU/mL）低于女性（58.5 IU/mL）（P < 0.001）。SOD 活性与年龄呈正相关，最低五分位数为 83 岁，最高五分位数为 90 岁（表 17-3）。MDA 水平的平均值为 5.35μmol/L（SD 为 2.89μmol/L），男女之间差异无统计学意义（$P = 0.24$），与年龄无显著差异（$P = 0.09$）（表 17-4）。

表17-3　以SOD的五分位数划分的研究对象的基本特征

项目	Q1 ≤50.86IU/mL	Q2 50.87~55.53IU/mL	Q3 55.54~59.41IU/mL	Q4 59.42~63.52IU/mL	Q5 ≥63.53IU/mL
研究对象	445	443	446	445	444
年龄［岁，M（P20~ P80）］	83 （73~94）	84 （73~96）	87 （76~97.3）	88 （78~100）	90 （80~100）
女性	204 （45.8%）	227 （51.2%）	227 （50.9%）	267 （60.0%）	302 （68.0%）
居住地					
城市	124 （27.9%）	82 （18.5%）	50 （11.2%）	60 （13.5%）	69 （15.5%）
农村	321 （72.1%）	361 （81.5%）	396 （88.8%）	385 （86.5%）	375 （84.5%）
受教育年限					
0 年	251 （57.0%）	243 （55.2%）	281 （63.4%）	299 （68.1%）	322 （73.2%）
≥1 年	189 （43.0%）	197 （44.8%）	162 （36.6%）	140 （31.9%）	118 （26.8%）
吸烟情况					
现在吸烟	73 （17.7%）	87 （20.0%）	87 （19.8%）	61 （13.8%）	54 （12.4%）
现在没吸烟	340 （82.3%）	348 （80.0%）	352 （80.2%）	382 （86.2%）	382 （87.6%）
饮酒情况					
现在饮酒	68 （16.3%）	83 （19.1%）	71 （16.2%）	64 （14.5%）	40 （9.1%）
现在未饮酒	349 （83.7%）	352 （80.9%）	367 （83.8%）	377 （85.5%）	398 （90.9%）
经常摄入蔬菜	191 （46.0%）	199 （45.9%）	220 （50.5%）	196 （44.3%）	180 （41.0%）
经常摄入水果	147 （35.3%）	175 （40.0%）	135 （30.8%）	157 （35.4%）	138 （31.2%）
经常摄入肉类	305 （73.5%）	302 （69.1%）	301 （69.0%）	284 （64.0%）	300 （67.9%）
经常体育锻炼	55 （13.7%）	75 （17.7%）	68 （16.0%）	74 （17.1%）	52 （12.1%）
ADL 失能	337 （83.2%）	328 （77.2%）	338 （79.9%）	330 （76.7%）	342 （80.1%）
BMI（kg/m^2，mean ±SD）	21.9±4.2	21.7±4.1	21.1±4.1	21.0±4.2	20.6±4.9
高血压	166 （40.2%）	193 （45.0%）	207 （48.7%）	201 （46.6%）	165 （39.7%）
血糖（mmol/L， mean±SD）	234.8±39.6	238.6±54.8	236.1±36.5	237.9±35.1	242.6±46.6

续表

项目	Q1 ≤50.86IU/mL	Q2 50.87～55.53IU/mL	Q3 55.54～59.41IU/mL	Q4 59.42～63.52IU/mL	Q5 ≥63.53IU/mL
TC（mmol/L，mean ± SD）	4.2 ± 1.0	4.3 ± 1.0	4.2 ± 1.0	4.3 ± 1.0	4.4 ± 1.0
TG（mmol/L，mean ± SD）	1.2 ± 0.9	1.0 ± 0.6	0.9 ± 0.5	1.0 ± 0.6	0.9 ± 0.5

资料来源：Mao 等（2019）

表17-4　以MDA的五分位数划分的研究对象的基本特征

项目	Q1 ≤3.56μmol/L	Q2 3.57～4.39μmol/L	Q3 4.40～5.13μmol/L	Q4 5.14～6.20μmol/L	Q5 ≥6.21μmol/L
研究对象	442	446	447	446	442
年龄［岁，M（P20～P80）]	90 （79～100）	87 （77～97）	86 （76～96）	84 （74～96）	86 （74～100）
女性	253 （57.2%）	235 （52.7%）	243 （54.4%）	253 （56.7%）	242 （54.8%）
居住地					
城市	82 （18.6%）	103 （23.1%）	97 （21.7%）	66 （14.8%）	37 （8.4%）
农村	360 （81.4%）	343 （76.9%）	350 （78.3%）	380 （85.2%）	405 （91.6%）
受教育年限					
0 年	302 （69.1%）	270 （61.1%）	257 （57.8%）	255 （57.6%）	311 （71.5%）
≥1 年	135 （30.9%）	172 （38.9%）	188 （42.2%）	188 （42.4%）	124 （28.5%）
吸烟情况					
现在吸烟	69 （16.2%）	81 （19.1%）	71 （16.4%）	79 （17.9%）	63 （14.4%）
现在没吸烟	358 （83.8%）	344 （80.9%）	363 （83.6%）	363 （82.1%）	375 （85.6%）
饮酒情况					
现在饮酒	52 （12.1%）	65 （15.3%）	74 （17.1%）	80 （18.1%）	56 （12.7%）
现在未饮酒	379 （87.9%）	359 （84.7%）	359 （82.9%）	361 （81.9%）	384 （87.3%）
经常摄入蔬菜	193 （44.8%）	211 （49.8%）	214 （49.3%）	230 （52.8%）	139 （31.5%）
经常摄入水果	128 （29.6%）	139 （32.6%）	174 （39.9%）	181 （41.0%）	130 （29.4%）
经常摄入肉类	264 （61.1%）	289 （68.2%）	302 （69.3%）	285 （64.6%）	353 （80.0%）
经常体育锻炼	60 （14.2%）	67 （16.2%）	70 （16.5%）	74 （17.3%）	53 （12.4%）

续表

项目	Q1 ≤3.56μmol/L	Q2 3.57～4.39μmol/L	Q3 4.40～5.13μmol/L	Q4 5.14～6.20μmol/L	Q5 ≥6.21μmol/L
ADL 失能	336 （80.0%）	345 （82.5%）	329 （76.7%）	337 （80.6%）	329 （77.4%）
BMI（kg/m², mean±SD）	20.3±4.3	21.27±4.1	21.3±4.1	21.7±4.9	21.7±4.2
高血压	190 （44.6%）	178 （42.7%）	177 （42.1%）	188 （43.9%）	198 （46.8%）
血糖（mmol/L，mean±SD）	235.7±40.1	238.7±43.1	240.3±48.3	240.1±47.4	235.3±35.4
TC（mmol/L，mean±SD）	4.0±0.9	4.2±1.0	4.3±1.0	4.4±1.0	4.5±1.0
TG（mmol/L，mean±SD）	0.9±0.5	0.9±0.6	1.0±0.7	1.1±0.7	1.0±0.7

资料来源：Mao 等（2019）

2. 血浆 SOD、MDA 与全因死亡的关系

在 6 年的随访中，共有 856 例死亡被记录（女性 537 例，男性 319 例），占研究对象总数的 46.2%。log-rank 检验显示，不同 SOD 水平的死亡风险在女性（$P=0.51$）和男性（$P=0.45$）中的差异均无统计学意义。

SOD 活性与男性和女性死亡风险之间的关系如表 17-5 所示。对于女性，未经调整的模型中，以第一五分位数组作为参照组，第五五分位数的全因死亡风险差异无统计学意义，HR（95% CI）为 0.79（0.61～1.03）。在调整了潜在的混杂因素后，估计的效应增加了。SOD 活性越高，老年女性死亡风险越低（$P_{趋势}<0.001$）。与完全调整模型中第一五分位数相比，第二至第五五分位数组死亡风险的 HR（95% CI）分别为 0.73（0.53～1.02）、0.52（0.38～0.72）、0.53（0.39～0.73）和 0.48（0.35～0.66）。评估 SOD 活性每增加 10 IU/mL 的死亡风险，得到调整后的 HR（95% CI）为 0.82（0.74～0.92）。然而，将 SOD 活性划分五分位数或作为连续变量进行分析，SOD 活性与男性死亡风险之间的差异没有显著相关。

表17-5　SOD活性与男性和女性全因死亡风险的关系

项目	HR（95% CI）		
	未调整模型	基本模型 [a]	完全调整模型 [b]
女性			
研究对象/人	1034	1034	822
死亡例数/人	537	537	407
人年数/人年	3521.9	3521.9	2925.3

续表

项目	HR（95% CI）		
	未调整模型	基本模型 [a]	完全调整模型 [b]
SOD 每增加 10 IU/mL 的死亡风险	0.96 （0.88～1.05）	0.84 （0.77～0.92）***	0.82 （0.74～0.92）**
五分位风险			
Q1	1.00	1.00	1.00
Q2	0.93 （0.70～1.22）	0.81 （0.61～1.07）	0.73 （0.53～1.02）
Q3	0.90 （0.68～1.19）	0.61 （0.46～0.81）**	0.52 （0.38～0.72）***
Q4	0.87 （0.66～1.13）	0.60 （0.45～0.79）***	0.53 （0.39～0.73）***
Q5	0.79 （0.61～1.03）	0.54 （0.41～0.71）***	0.48 （0.35～0.66）***
$P_{-趋势}$	0.07	< 0.001	< 0.001
男性			
研究对象/人	818	818	683
死亡例数/人	319	319	249
人年/人年	3160.9	3160.9	2715.9
SOD 每增加 10 IU/mL 的死亡风险	1.05 （0.94～1.17）	0.97 （0.86～1.08）	0.99 （0.86～1.14）
五分位风险			
Q1	1.00	1.00	1.00
Q2	1.25 （0.90～1.72）	1.17 （0.84～1.61）	1.13 （0.77～1.68）
Q3	1.24 （0.89～1.71）	1.16 （0.84～1.61）	1.11 （0.75～1.66）
Q4	1.02 （0.71～1.46）	0.74 （0.52～1.06）	0.74 （0.48～1.14）
Q5	1.30 （0.90～1.86）	1.10 （0.77～1.58）	1.14 （0.74～1.76）
$P_{-趋势}$	0.40	0.90	0.64

** $P < 0.01$；*** $P < 0.001$。

a 基本模型：按年龄（连续性变量）、居住地（城市或农村）调整。

b 完全调整模型：受教育年限（0 年或≥1 年），经常摄入蔬菜（是或否），经常摄入水果（是或否），经常摄入肉类（是或否），经常体育锻炼（是或否），吸烟（现在吸烟者或现在没吸烟），饮酒（现在饮酒或现在未饮酒）、高血压（是或否，由基线血压证实）、BMI（连续性变量）、空腹血糖（< 7mmol/L 或≥7mmol/L）、TC（< 6.2 mmol/L 或≥6.2 mmol/L）、TG（< 2.3 mmol/L 或≥2.3 mmol/L）。

资料来源：Mao 等（2019）

对数秩检验显示五分位数组之间差异没有统计学意义。Cox 回归分析显示 MDA 每增加 5μmol/L 其死亡风险差异没有统计学意义。在基本模型中，第三五分位数组的全因死亡风险明显低于第一五分位数组，HR（95% CI）为 1.27（1.03 ~ 1.56），但在调整了其他潜在混杂因素后，这一差异无统计学意义。

3. 不同性别、年龄的亚组分析

SOD 活性与死亡风险之间的亚组分析显示，性别之间存在显著的相互作用效应（P < 0.001）。因此，对女性和男性分别进行 SOD 活性与死亡风险的亚组分析，发现年龄、居住地、吸烟情况、饮酒情况、经常摄入蔬菜、经常摄入水果和 BMI 在 SOD 活性和死亡风险之间没有显著的交互作用。图 17-2 所示为女性 SOD 活性的亚组分析。本章男性 SOD 活性和所有研究对象 MDA 的亚组分析显示上述因素之间没有显著交互作用。

亚组	HR[95% CI]	HR[95% CI]	P-交互
整体结果	0.84[0.77,0.92]		
年龄			
65 ~ 89岁	0.92[0.76,1.11]		0.361
≥90岁	0.82[0.73,0.91]		
居住地			
城市	0.89[0.71,1.12]		0.531
农村	0.83[0.75,0.92]		
经常摄入蔬菜			
是	0.83[0.71,0.97]		0.590
否	0.84[0.74,0.94]		
经常摄入水果			
是	0.86[0.75,0.99]		0.607
否	0.81[0.71,0.93]		
吸烟情况			
现在吸烟	0.61[0.39,0.94]		0.381
现在未吸烟	0.85[0.77,0.93]		
饮酒情况			
现在饮酒	0.91[0.53,1.55]		0.529
现在未饮酒	0.84[0.76,0.92]		
BMI			
<18.5kg/m²	0.76[0.66,0.89]		0.973
≥18.5kg/m²和<24kg/m²	0.90[0.77,1.04]		
≥24kg/m²	0.80[0.58,1.09]		

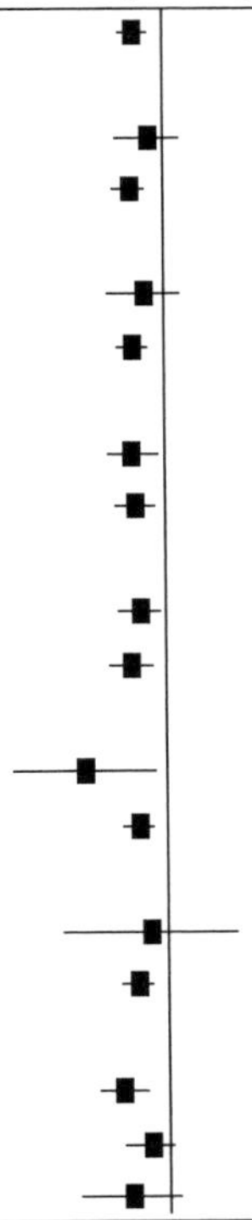

图 17-2　女性 SOD 与全因死亡风险的亚组分析

资料来源：Mao 等（2019）

17.4　讨　　论

17.4.1　血浆 SOD、MDA 与认知功能受损关系

本章研究发现血浆 SOD 活性与认知功能下降风险呈非线性关系；在较低值时，随着 SOD 活性的增加，风险增加，但在较高值时，风险趋于稳定。本研究结果与在法国老年人中进行的一项研究发现较高的 Cu/Zn-SOD 活性与认知能力下降有关相一致（Berr et al.，2004）。Zhang 等研究发现，精神分裂症患者（$n=923$）血浆锰超氧化物歧化酶（Mn-SOD）活性升高与认知功能障碍之间存在相关性（$n=566$），这可能是由于数据属于横断面数据以及样本量较小的缘故（转引自 Wu et al.，2014）。此外，他们发现精神分裂症患者认知功能障碍与血浆 Mn-SOD 活性之间的关系依赖于 Mn-SOD Ala-9Val 多态性，这需要进一步的研究来验证。相反，也有证据支持较高的 SOD 活性和更好的认知能力之间的联系。一项社区的老年人（$n=189$）的横断面研究（Sánchez-Rodríguez et al.，2006）报告了 SOD 活性与 MMSE 评分之间存在正相关，但不显著。

老年人血浆 SOD 活性增加与认知能力下降的高风险相关，可能存在以下机制：动物实验显示，过表达 SOD 的转基因小鼠已成为研究 SOD 与脑功能关系的良好工具，其 SOD 活性比野生型小鼠高出数倍（Maragos et al.，2000；Thiels et al.，2000）。Cu/Zn-SOD 的过度表达通过过氧化氢的过量产生而使突变小鼠的认知功能受损。过量的过氧化氢进一步改变了氧化还原环境，让 N-甲基-D-天冬氨酸受体（N-methyl-D-aspartate receptor，NMDAR）功能下降（Lee et al.，2014）。而氧化还原介导的 NMDAR 功能下降与衰老相关认知功能下降有关（Guidi et al.，2015；Kumar and Foster，2013）。值得注意的是，尽管增加 SOD 活性可以减少氧化损伤，Lee 等（2012）发现氧化还原敏感信号的改变对年龄相关性记忆衰退的影响比氧化损伤的程度更显著。另外，在唐氏综合征患者中，有研究表明，阿尔茨海默病的症状，如痴呆，可能是由 21 号染色体异常引起的 SOD 的过度表达所致（Perluigi and Butterfield，2011；Zana et al.，2007）。

17.4.2　血浆 SOD、MDA 与全因死亡关系

本章的结果表明女性的 SOD 平均活性高于男性，且 SOD 活性与死亡风险之间存在性别差异：女性的血浆 SOD 活性与全因死亡率之间存在剂量-反应关系，而男性则不存在。且年龄、居住地、吸烟情况、饮酒情况、经常摄入蔬菜、经常摄入水果和 BMI 不太可能改变这种关联。另外，研究没有发现 MDA 水平与死亡率之间存在显著相关性。

在人类中，SOD 活性与寿命的关系尚不清楚，有观察性研究表明，高 SOD 活性与降低癌症死亡率有关（Ito et al.，2002；Pham et al.，2009）。但在 507 名年龄 ≥40 岁、随访 18 年的日本人群的研究中发现，血浆 SOD 活性与全因死亡率之间无显著相关性（Ito et al.，2002），这可能是由于样本量小和死亡率低（12.6%）。但在基因层面，SOD 活性与死亡率之间的负相关关系与以往的研究一致。在一项 1650 名丹麦老年人（92～93 岁）的队列研究中，具有 MnSOD rs4880 C 等位基因的个体，与高 SOD2 酶活性、低死亡率相关（Flekac et al.，2008；Soerensen et al.，2009）。

SOD 活性对寿命的影响存在性别差异。在果蝇模型中，相较于雄性果蝇，更高的 SOD 活性更有可能延长雌性果蝇的寿命，而喂食外源性抗氧化剂只能延长雌性果蝇的寿命。但其机制目前尚不清楚，可能的解释包括：代谢率的差异可能导致男性和女性氧化损伤的程度不同（Arciero et al.，1993）；性别之间的内分泌差异可能导致男性和女性对氧化应激的敏感性不同（Kautzky，2012）；SOD 基因与性染色体的相互作用所致（Lessel et al.，2017）。

17.4.3　优势与局限性

本章所述研究是对中国老年人进行以社区为基础的前瞻性队列研究，发现了中国老年人血浆 SOD 活性与认知功能下降风险呈非线性关系；而 SOD 活性与死亡率之间存在性别差异：女性的血浆 SOD 活性与全因死亡率之间存在剂量-反应关系，而男性则不存在。

研究一主要存在以下局限性：首先，数据的缺失会导致效能损失，这可能影响研究结果的可靠性。此外，SOD 活性高的研究对象数量较少，可能无法提供足够的统计效能来检测相关的显著性。研究对象为来自中国长寿地区的社区高龄老年人，这可能会对认知功能下降的发生率产生一定的偏倚，研究结果推广到更年轻的人群可能需要慎重。其次，CLHLS 数据集不包含有关 ApoE 多态性的信息，

这可能是一个混淆因素。不过，Berr 等（2004）的研究表明 SOD 活性与认知能力下降之间的关系无论 ApoE 形态如何结果都是相似的。因此，ApoE 多态性对我们的研究结果影响不大。

对于研究二，其是大样本量的一项前瞻性队列研究，对已知和潜在的危险因素进行了调整，对潜在的相互作用进行了检验，并得出了稳健的敏感性分析结果。但其局限性在于：第一，由于氧化应激是一个动态过程，本次研究采用单次测得的 SOD 活性试验作为暴露量，可能无法呈现单个研究对象的 SOD 整体活性水平。然而，由于本次研究是一项基于人群的观察性研究，我们主要关注人群平均 SOD 水平。这种方法通常用于评估 SOD 活性与其他终点（包括认知功能下降、糖尿病、高血压和癌症死亡率）之间的关系。未来的研究可能会考虑重复测量 SOD 活性，以尽量减少 SOD 水平动态变化带来的潜在影响，尽管这种偏差很难完全控制。第二，尽管已调整了已知的和潜在的混杂因素，但其他未测量或未知因素的残留混杂仍然可能会影响研究结果。第三，在 CLHLS 中没有收集死因，故不能进行额外的死因别分析。第四，共有 369 名参与者（16.6%）失访。但失访比例在各组间基本平衡，失访者与未失访者的主要特征无显著差异，潜在影响较小。第五，仅探讨了基线 SOD 活性和 MDA 水平，未调整这些标志物随时间的潜在变化。

17.5　结　　语

综上所述，本章通过 CLHLS 研究发现，在中国老年人中，高 SOD 活性与认知功能下降的高风险相关，但研究对象 SOD 活性达到一个高值后其认知功能下降的风险趋于稳定。未来的前瞻性研究应该在更广泛的老年人群中检验 SOD 活性与认知能力之间的非线性关系，并确定这种关系是否取决于某些基因型。此外，由于 SOD 与过氧化氢酶和谷胱甘肽通路协同工作，因此有必要充分研究这些抗氧化酶与认知功能之间的关系，以便更准确地推断其潜在机制，识别更可靠的生物标志物。本章同时发现中国高龄老人的血浆 SOD 活性水平与死亡的关联存在性别差异，较高的基线血浆 SOD 活性水平与老年女性整体较低的死亡风险有关，但与男性无关，提示 SOD 活性可能是预测老年女性死亡风险的一种生物标志物。

参 考 文 献

王鲁宁，2009. 老年人轻度认知功能障碍的研究进展. 中华保健医学杂志，11（4）：251-253.

Ahmed O M，Ahmed R G，El-Gareib A W，et al.，2012. Effects of experimentally induced maternal hypothyroidism and hyperthyroidism on the development of rat offspring：II—the developmental pattern of neurons in relation to oxidative stress and antioxidant defense system. International Journal of Developmental Neuroscience，30（6）：517-537.

Arciero P J，Goran M I，Poehlman E T，1993. Resting metabolic rate is lower in women than in men. Journal of Applied Physiology，75：2514-2520.

Bassuk S S，Rifai N，Ridker P M，2004. High-sensitivity C-reactive protein：clinical importance. Current Problems in Cardiology，29（8）：439-493.

Berr C，Richard M J，Gourlet V，et al.，2004. Enzymatic antioxidant balance and cognitive decline in aging—the EVA study. European Journal of Epidemiology，19（2）：133-138.

Chinese Diabetes Society，2010. China guideline for type 2 diabetes（2013）. Clinical Journal of Diabetes，22：865-868.

Draper H H，Squires E J，Mahmoodi H，et al.，1993. A comparative evaluation of thiobarbituric acid methods for the determination of malondialdehyde in biological materials. Free Radical Biology and Medicine，15（4）：353-363.

Flekac M，Skrha J，Hilgertova J，et al.，2008. Gene polymorphisms of superoxide dismutases and catalase in diabetes mellitus. BMC Medical Genetics，9：30.

Gil del Valle L，2011. Oxidative stress in aging：theoretical outcomes and clinical evidences in humans. Biomedicine & Aging Pathology，1（1）：1-7.

Guidi M，Kumar A，Foster T C，2015. Impaired attention and synaptic senescence of the prefrontal cortex involves redox regulation of NMDA receptors. The Journal of Neuroscience，35（9）：3966-3977.

Harman D，2003. The free radical theory of aging. Antioxidants & Redox Signaling，5（5）：557-561.

Hosmer D W，Lemeshow S，2000. Applied Logistic Regression. Hoboken：John Wiley & Sons，Inc.

Ighodaro O M，Akinloye O A，2018. First line defence antioxidants-superoxide dismutase（SOD），catalase（CAT）and glutathione peroxidase（GPX）：their fundamental role in the entire antioxidant defence grid. Alexandria Journal of Medicine，54：287-293.

Ito Y，Suzuki K，Sasaki R，et al.，2002. Mortality rates from cancer or all causes and SOD activity level and Zn/Cu ratio in peripheral blood：population-based follow-up study. Journal of Epidemiology，12：14-21.

Jia J，Wei C，Chen S，et al.，2018. The cost of Alzheimer's disease in China and re-estimation of costs worldwide. Alzheimer's & Dementia，14（4）：483-491.

Joint Committee for Developing Chinese Guidelines on Prevention and Treatment of Dyslipidemia in Adults, 2016. Chinese guidelines on prevention and treatment of dyslipidemia in adults（2016）. Chinese Circulation Journal, 31: 937-953.

Katzman R, Zhang M Y, Ouang Ya Q, et al., 1988. A Chinese version of the mini-mental state examination: Impact of illiteracy in a Shanghai dementia survey. Journal of Clinical Epidemiology, 41（10）: 971-978.

Kautzky W A, 2012. Sex and gender differences in endocrinology//Oertelt-Prigione S, Regitz-Zagrosek V. Sex and Gender Aspects in Clinical Medicine. London: Springer: 125-149.

Knol M J, Le Cessie S, Algra A, et al., 2012. Overestimation of risk ratios by odds ratios in trials and cohort studies: alternatives to logistic regression. Canadian Medical Association Journal, 184（8）: 895-899.

Kumar A, Foster T C, 2013. Linking redox regulation of NMDAR synaptic function to cognitive decline during aging. The Journal of Neuroscience, 33（40）: 15710-15715.

Lee W H, Kumar A, Rani A, et al., 2012. Influence of viral vector-mediated delivery of superoxide dismutase and catalase to the hippocampus on spatial learning and memory during aging. Antioxidants & Redox Signaling, 16（4）: 339-350.

Lee W H, Kumar A, Rani A, et al., 2014. Role of antioxidant enzymes in redox regulation of N-methyl-D-aspartate receptor function and memory in middle-aged rats. Neurobiology of Aging, 35（6）: 1459-1468.

Lessel C E, Parkes T L, Dickinson J, et al., 2017. Sex and genetic background influence superoxide dismutase（cSOD）-related phenotypic variation in drosophila melanogaster. G3, 7: 2651-2664.

Llewellyn D J, Lang I A, Langa K M, et al., 2010. Vitamin D and risk of cognitive decline in elderly persons. Archives of Internal Medicine, 170（13）: 1135-1141.

Lv Y B, Gao X, Yin Z X, et al., 2018. Revisiting the association of blood pressure with mortality in oldest old people in China: community based, longitudinal prospective study. BMJ, 361: k2158.

Mao C, Yuan J Q, Lv Y B, et al., 2019. Associations between superoxide dismutase, malondialdehyde and all-cause mortality in older adults: a community-based cohort study. BMC Geriatrics, 19（1）: 104.

Maragos W F, Jakel R, Chesnut D, et al., 2000. Methamphetamine toxicity is attenuated in mice that overexpress human manganese superoxide dismutase. Brain Research, 878（1/2）: 218-222.

Matchar D B, Chei C L, Yin Z X, et al., 2016. Vitamin D levels and the risk of cognitive decline in Chinese elderly people: the Chinese longitudinal healthy longevity survey. The Journals of Gerontology, Series A: Biological Sciences and Medical Sciences, 71（10）: 1363-1368.

Nakai A, Oya A, Kobe H, et al., 2000. Changes in maternal lipid peroxidation levels and antioxidant enzymatic activities before and after delivery. Journal of Nippon Medical School, 67: 434-439.

Perluigi M, Butterfield D A, 2011. The identification of protein biomarkers for oxidative stress in Down syndrome. Expert Review of Proteomics, 8（4）: 427-429.

Pham T M, Fujino Y, Ando M, et al., 2009. Relationship between serum levels of superoxide dismutase activity and subsequent risk of lung cancer mortality: findings from a nested case-control study within the Japan Collaborative Cohort Study. Asian Pacific Journal of Cancer Prevention，10：75-79.

Pregibon D，1981. Logistic regression diagnostics. The Annals of Statistics，9（4）：705-724.

Rubin D B，2008. Multiple Imputation for Nonresponse in Surveys. Hoboken：John Wiley & Sons，Inc.

Sánchez-Rodríguez M A，Santiago E，Arronte-Rosales A，et al.，2006. Relationship between oxidative stress and cognitive impairment in the elderly of rural vs. urban communities. Life Sciences，78（15）：1682-1687.

Schrag M，Mueller C，Zabel M，et al.，2013. Oxidative stress in blood in Alzheimer's disease and mild cognitive impairment：a meta-analysis. Neurobiology of Disease，59：100-110.

Soerensen M，Christensen K，Stevnsner T，et al.，2009. The Mn-superoxide dismutase single nucleotide polymorphism rs4880 and the glutathione peroxidase 1 single nucleotide polymorphism rs1050450 are associated with aging and longevity in the oldest old. Mechanisms of Ageing and Development，130：308-314.

Spiteller G，2007. The important role of lipid peroxidation processes in aging and age dependent diseases. Molecular Biotechnology，37：5-12.

Sun D，Sun X，Xu Y，et al.，2019. Superoxide dismutase activity and risk of cognitive decline in older adults：findings from the Chinese Longitudinal Healthy Longevity Survey. Experimental Gerontology，118：72-77.

Thiels E，Urban N N，Gonzalez-Burgos G R，et al.，2000. Impairment of long-term potentiation and associative memory in mice that overexpress extracellular superoxide dismutase. Journal of Neuroscience，20（20）：7631-7639.

White I R，Royston P，Wood A M，2011. Multiple imputation using chained equations：issues and guidance for practice. Statistics in Medicine，30（4）：377-399.

Wickens A P，2001. Ageing and the free radical theory. Respiration Physiology，128（3）：379-391.

Wu J Q，Chen D C，Tan Y L，et al.，2014. Cognition impairment in schizophrenia patients with tardive dyskinesia：association with plasma superoxide dismutase activity. Schizophrenia Research，152（1）：210-216.

Yin Z X，Shi X M，Kraus V B，et al.，2012. High normal plasma triglycerides are associated with preserved cognitive function in Chinese oldest-old. Age and Ageing，41（5）：600-606.

Yin Z X，Shi X M，Xu J W，et al.，2010. Level and effect factors of superoxide dismutase and malondialchehyche of the old people aged 90 and over in longevity regions，China. Zhonghua Yu Fang Yi Xue Za Zhi，44（2）：123-127.

Yong Z，Hao Ru T，Ya L，2008. Variation in antioxidant enzyme activities of two strawberry cultivars with short-term low temperature stress. World Journal of Agricultural Sciences，4：458-468.

Zabel M，Nackenoff A，Kirsch W M，et al.，2018. Markers of oxidative damage to lipids，nucleic acids and proteins and antioxidant enzymes activities in Alzheimer's disease brain：a meta-analysis in human pathological specimens. Free Radical Biology and Medicine，115：351-360.

Zana M，Janka Z，Kálmán J，2007. Oxidative stress：a bridge between Down's syndrome and Alzheimer's disease. Neurobiology of Aging，28（5）：648-676.

Zhao H W, Yin Z X, 2012. Association of cognitive function with superoxide dismutase and malondialdehyde in the oldest old. Chinese Journal of Health Laboratory Technology, 22: 1940-1944.

Zhou B F, 2002. Predictive values of body mass index and waist circumference for risk factors of certain related diseases in Chinese adults—study on optimal cut-off points of body mass index and waist circumference in Chinese adults. Biomedical and Environmental Sciences, 15 (1): 83-96.

Zou G, 2004. A modified poisson regression approach to prospective studies with binary data. American Journal of Epidemiology, 159 (7): 702-706.

第18章 维生素 D 与老年健康①

18.1 引 言

18.1.1 老年人功能状态和死亡风险的现状

失智症是影响人类健康的第四大健康杀手，严重影响了老年人的生活质量，在给社会和家庭带来了沉重压力和负担的同时，也占用了大量卫生资源（周东升等，2015）。该病在出现明显的记忆、语言、思维等多种障碍前，一般要经历认知功能受损期。认知功能受损是介于正常衰老与痴呆之间的认知功能缺损状态，以记忆力减退为突出表现，通过早期筛查诊断，尽早采取针对性干预措施，能够延缓失智症的发生。我国老年人基数大，由衰老引发的认知功能受损乃至失智不容忽视，其治疗、康复、生活护理等，已逐渐成为社会性的问题，急需政府和全社会的关注及支持（陈玉明等，2015）。

高龄老人死亡发生情况在国外已有多篇研究报道，近几十年西方国家高龄老人死亡率呈现下降趋势。然而在中国，相关的报道数量不足，且年龄段较为宽泛，大多局限于 60 岁及以上老年人群，且样本量少。中国老龄科学研究中心与社会科学文献出版社共同发布的《老龄蓝皮书》报告显示，中国 60 岁以上老年人的死亡中，过半归因于饮食风险和高血压。中国老年人口众多，了解老年人死亡风险的现况，有助于进一步了解人口老龄化所带来的负面影响，有助于对症治疗，有的放矢地使用社会医疗资源。

---

① 本章作者：李富荣（南方医科大学公共卫生学院流行病学系博士）；程欣（南方医科大学公共卫生学院流行病学系硕士）；吴娴波（南方医科大学公共卫生学院流行病学系教授）。

18.1.2　维生素 D 与老年人功能状态及死亡的关系

维生素 D 是一种多功能的脂溶性维生素，也被看作是一种作用于钙、磷代谢的激素前体，对骨骼和骨骼外器官均有广泛的生理作用，可作用于肠道、肾脏、骨骼和肌肉等传统靶器官并起到促进肠道吸收钙、减少肾脏排泄钙、促进骨骼生长和减少骨破坏等作用。在一些非传统靶器官上，如血液淋巴系统中的巨噬细胞和淋巴细胞，泌尿生殖系统中的乳腺、前列腺、子宫和卵巢，神经系统（Buell and Dawson-Hughes，2008；Kalueff et al.，2004）、脑组织，以及内分泌系统中的甲状旁腺、胰腺等处也有维生素 D 受体的分布。

世界上有平均 14% 的人口体内维生素 D 含量缺乏，维生素 D 缺乏在老年人中普遍存在，可增加老年人脑卒中、骨折、死亡及发生糖尿病、高血压等慢性疾病的风险。此外，越来越多的证据表明，维生素 D 具有神经保护功能，能够改善促炎细胞引起的认知功能受损，对预防老年人认知水平下降具有潜在的重要作用（陆燕和黄高忠，2011）。

18.1.3　维生素 D 与老年人功能状态、死亡关系的研究现状

近几年关于维生素 D 在维持人体健康上作用的研究不断见诸报端。研究指出，维生素 D 具有神经保护作用，可以控制诱发认知功能受损的促炎细胞因子，参与神经递质乙酰胆碱的合成（马利和周晓辉，2014）。近年来国外开始研究老年人维生素 D 缺乏与认知功能受损的关系，大部分研究提出了两者存在相关关系的结论，更有研究提出两者存在因果关系。

此外，临床试验也指出，在本身缺乏维生素 D 的人群中，补充维生素 D 可以改善肌肉力量及平衡能力，从而减少跌倒的发生（罗恋梅，2007）。维生素 D 不仅对预防老年人骨质疏松及骨折有明显益处，而且可能降低癌症、感染、自身免疫性疾病、心血管系统及神经系统疾病的发病率，从而降低死亡风险。

18.1.4　研究目的

虽然大量横断面研究发现，老年人维生素 D 水平与认知水平之间存在着正相关关系（Breitling et al.，2012；Dickens et al.，2011），但由于纬度、季节和种族/民族（如皮肤色素沉着程度）的不同，不同人群的维生素 D 水平存在很大差异（Tsiaras and Weinstock，2011）。以往针对亚洲老年人群维生素 D 与认知功能关

系的研究相对较少。因此，本章主要阐述我国老年人群低维生素 D 水平与认知功能下降、认知功能受损和死亡风险的关系。

18.2　研　究　方　法

18.2.1　研究对象

调查的对象来自 HABCS。该项目选择中国 8 个长寿地区作为调查对象，并在每次调查中采集、检测了血、尿生物样本。该研究均经过北京大学生物医学伦理委员会批准，并获得所有研究对象（或其代理人）的书面知情同意。维生素 D 和认知功能受损部分（研究一、研究二）在 2012 年纳入 2378 位 60 岁及以上老人，并于 2014 年对 2012 年调查的对象进行了随访调查[平均随访时间为（2.0±0.2）年]，最终纳入研究对象 1202 名。排除标准包括：①基线未检测维生素 D 水平（n=134）、胆固醇水平（n=4）和认知功能（n=211）；②研究对象的基线 MMSE 评分<18 分（n=296）；③研究对象自我报告痴呆（n=9）；④2014 年随访时已经死亡（n=216）或失访（n=281）的调查对象；⑤2014 年随访时未回答认知功能部分问题的对象（n=25）。维生素 D 和全因死亡风险部分（研究三）纳入研究对象 1891 名。

18.2.2　研究内容

1. 问卷调查

问卷调查内容包括个人基本状况、对现状评价及性格特征、认知功能、生活方式、ADL、IADL、个人背景及家庭状况、生理健康状况。

2. 体格检查

体格检查内容包括身高、体重、WC、血压。

3. 实验室检测

实验室检测内容包括生化指标、微量与宏量元素和营养状况指标。

18.2.3　维生素 D 的测量

取空腹静脉血于肝素抗凝真空管中，20℃，2500r/min 离心 10min。分离血浆
−20℃冷冻，用冰袋运送至首都医科大学临床检验中心，然后−80℃保存直至检测。
血浆 25（OH）D$_3$ 由英国 IDS 公司采用酶联免疫分析法测定，组间和组内变异系
数分别＜10% 和＜8%。

采用苦味酸法测定血浆肌酐。使用市售诊断试剂盒（Roche Diagnostic，德国），
通过自动生化分析仪（Hitachi 7180，日本）检测血脂、空腹血糖、hs-CRP 和白蛋
白。所有实验室分析均由首都医科大学临床检验中心进行。

18.2.4　认知功能和死亡的测量

认知功能采用国际上使用的 MMSE 测定（Folstein et al.，1978）。量表包含 6
个维度，24 个项目，总分为 30 分。得分越高，认知功能越好。MMSE 评分与上
次调查相比下降 3 分以上定义为认知功能下降，而 MMSE 评分＜18 分定义为认
知功能受损（Huang et al.，2009；Li et al.，2009）。

通过死者家属或当地医生给出的时间判断死亡日期。参与者的生存期以抽血
日期到死亡日期计算。对于存活患者，生存时间按最近一次随访日期计算。无法
找到或联系的人被定义为"失访"。

18.2.5　协变量的定义

采用入户访问的方法，通过系统性的问卷收集调查者的社会人口统计学信息
（年龄、受教育程度和性别）、生活方式（吸烟、饮酒、体育锻炼和饮食习惯）和
患病信息。通过询问参与者"你吃新鲜水果吗？"和"你吃新鲜蔬菜吗？"来计
算水果和蔬菜摄入量。使用以下问题估计体育锻炼水平："目前，你是否定期为了
身体健康而进行体育活动，包括散步、跑步、打球、气功或其他运动？"BMI 计
算公式为体重（kg）除以身高的平方（m^2）。如果受试者自述接受过至少 1 年的
正规教育，则教育程度归类为"有接受教育"，如果少于 1 年，则归为"未接受教
育"。根据骨质疏松性骨折研究指数判断衰弱情况。是否有抑郁症状通过两个问题
判断：在过去的 12 个月里，是否在 2 周或更长时间内感到悲伤、忧郁或抑郁？过
去的 12 个月里，是否对一些事情失去了兴趣，比如你的爱好、工作，或者通常能
给你带来快乐的活动？如果其中任何一个问题的回答是肯定的，就被判断有抑郁

症状。

由经过培训的至少有 3 年工作经验的内科医生测量基线血压并抽血，SBP 和 DBP 连续测量 2 次并计算平均值。采用全自动生化分析仪和商用诊断试剂盒测量空腹血糖和血浆肌酐。采用肾病改良方程测定 eGFR。

18.2.6　统计学分析

非正态分布数据使用中位数和四分位数间距描述，正态分布数据用均值和标准差描述，分类数据用频率和百分数描述。正态分布资料两组之间均数比较采用独立样本 t 检验，多组之间均数比较使用方差分析，偏态分布变量使用 Kruskal-Wallis 检验。计数资料两组间比较采用 χ^2 检验。

研究一、研究二将参与者体内的维生素 D 水平按照高低分成了四组（其中第一四分位组维生素 D 含量最低，第四四分位组含量最高）。通过一般线性模型来检验每个 25（OH）D_3 四分位数随 MMSE 得分变化后的情况。调整可能相关的协变量后，采用 Logistic 回归模型估计认知功能受损与血浆 25（OH）D_3 四分位数间的关系。调整的因素包括年龄、性别、受教育程度（0 或 ≥1 年），中心性肥胖（是或否），基线 MMSE 得分，高血压（是或否），糖尿病（是或否），eGFR、TC（mmol/L），当前吸烟状况（是或否），当前饮酒状况（是或否），采血季节（3～5 月，6～8 月和 9～11 月）（Littlejohns et al.，2014）、ADL（至少一种失能）、抑郁（是，否，或无法回答/没有回应），以及居住地（城市或农村）（Littlejohns et al.，2014）。

研究三将血浆维生素 D 浓度按年龄调整后的四分位数（年龄别四分位数）划分为 AQ1 至 AQ4 四组。鉴于血浆 25（OH）D_3 浓度可能受季节变化影响，将血浆 25（OH）D_3 浓度按季节调整后的四分位数（季节别四分位数）划分为 SQ1 至 SQ4 四组。针对年龄别四分位数的血浆 25（OH）D_3 浓度生成 Kaplan-Meier 曲线，并使用对数秩检验来比较组间差异。构建了三种 Cox 比例风险回归模型，以最低年龄别四分位数范围作为参考组，以 95%CI 估计全因死亡率的 HR。将 25（OH）D_3 各年龄别四分位数的中值作为连续型变量进行线性趋势检验。通过在模型中添加乘积项来探讨血浆 25（OH）D_3 对全因死亡率可能存在的交互作用影响，并通过敏感性分析对主要结果的稳健性进行测试。

所有统计检验均为双侧检验，以 $P < 0.05$ 判定为差异有统计学意义。使用 SAS 9.3、R3.1.1 及 Stata 13.0 进行统计分析。

18.3　研 究 结 果

18.3.1　维生素 D 和认知功能受损

1. 认知功能受损与认知功能正常组的比较

研究一纳入的参与者，平均年龄为（89.8 ± 13.0）岁，受教育年限为（1.5 ± 2.7）年，女性参与者占 64.7%，与没有检测血浆 25（OH）D$_3$ 和 MMSE 评分的研究对象相比，纳入本章研究的研究对象年龄更高，受教育年限［平均受教育年限为（2.0±3.2）年］更少，女性占比（53.3%）更高（$P < 0.001$）。

表 18-1 比较了认知功能正常和认知功能受损的受试者特征。认知功能受损的易感人群女性占比更高。认知功能受损者的平均 25（OH）D$_3$、受教育年限、BMI、eGFR、TG 和 TC 水平显著低于认知功能正常受试者。认知功能正常的参与者中，吸烟、饮酒和参与户外活动的行为更为常见。认知功能受损的受试者中一项或多项 ADL 失能的情况多于认知功能正常的受试者。

表18-1　认知功能受损与正常组的比较

变量	总样本量（$n = 2004$）	认知功能正常者（$n = 1639$）	认知功能受损者（$n = 365$）[a]
血浆维生素 D 含量（mmol/L, mean±SD）	43.1±19.6	45.6±19.6	31.9±15.3***
年龄（岁，mean±SD）	84.9±12.7	82.1±12.0	97.3±7.0***
女性人口	53.3%	47.7%	78.4%***
受教育年限（年，mean±SD）	2.0±3.2	2.4±3.4	0.4±1.4***
BMI（kg/m^2，mean±SD）	21.3±4.4	21.6±4.4	19.9±4.1***
SBP（mmHg，mean±SD）	139.6±23.1	139.7±22.8	138.9±24.6
DBP（mmHg，mean±SD）	80.5±12.1	80.6±11.7	80.3±13.7
eGFR［mL/（min · 1.73 m^2），mean±SD］	78.2±25.1	78.9±25.0	75.4±25.5*
TG（mmol/L，mean±SD）	1.00±0.65	1.03±0.68	0.89±0.45***
TC（mmol/L，mean±SD）	4.32±0.99	4.35±0.98	4.15±1.01**
空腹血糖（mmol/L，mean±SD）	4.64±2.13	4.62±2.18	4.69±1.89
当前吸烟者	17.7%	20.3%	6.0%***
当前饮酒者	16.0%	17.9%	7.4%***
至少一种日常活动受限者	17.2%	9.4%	52.1%***

续表

变量	总样本量 （n = 2004）	认知功能正常者 （n = 1639）	认知功能受损者 （n = 365）[a]
参与室外活动者	54.8%	61.3%	25.8%[***]
抑郁者	7.0%	7.1%	6.9%

a 代表 MMSE 得分 <18 分。

* $P < 0.05$；** $P < 0.01$；*** $P < 0.001$。

注：采用 t 检验和 χ^2 检验比较各组间差异。

资料来源：Chei 等（2014）

研究二研究对象的基本特征如表 18-2 所示。血浆 25（OH）D_3 水平较低的研究对象年龄较大，女性研究对象更多，受教育程度更低，中心性肥胖现象及高血压症状更为普遍。25（OH）D_3 水平较高的人群吸烟和饮酒习惯更为常见。平均 MMSE 评分明显较低，且 25（OH）D_3 水平也较低者的平均 eGFR 水平明显较高。与 25（OH）D_3 水平高的研究对象相比，25（OH）D_3 水平低的研究对象至少有一种 ADL 失能的可能性更高。

表18-2　受试者血浆25（OH）D_3水平的四分位数的基线特征

变量特征	总样本 （n=1202）	Q1（高） （n=300）	Q2 （n=301）	Q3 （n=301）	Q4（低） （n=300）	P
血浆 25（OH）D_3（nmol/L，mean±SD）	45.1±19.1	70.7±17.2	48.9±3.7	36.6±5.1	24.3±5.1	<0.001
年龄（岁，mean±SD）	80.3±11.3	77.9±10.7	79.2±10.4	80.5±10.9	83.5±12.2	<0.001
女性人口	47.1%	31.0%	44.9%	49.8%	62.7%	<0.001
接受教育≥1 年人数	47.9%	59.0%	49.5%	47.7%	35.5%	<0.001
WC（cm，mean±SD）	81.4±11.0	80.7±12.3	81.3±9.7	82.8±11.4	80.9±10.6	0.100
中心性肥胖	44.4%	34.7%	43.2%	50.8%	46.0%	<0.001
抽血季节						<0.001
3～5 月	24.8%	16.0%	18.6%	25.9%	38.7%	
6～8 月	70.0%	69.0%	76.7%	73.4%	60.7%	
9～11 月	5.2%	15.0%	4.7%	0.7%	0.8%	
高血压	62.8%	56.0%	60.8%	68.4%	66.0%	0.010
糖尿病	7.2%	5.3%	9.0%	7.0%	7.7%	0.380
eGFR［mL/（min·1.73 m^2），mean±SD］	80.9±24.3	78.0±22.8	81.4±23.6	80.5±24.5	83.5±25.8	0.050
TC（mmol/L，mean±SD）	4.37±0.95	4.38±0.87	4.39±0.92	4.37±1.04	4.34±0.98	0.900
当前吸烟者	21.7%	29.9%	25%	17.8%	14.1%	<0.001
当前饮酒者	18.7%	27.5%	20.4%	16.7%	13.4%	<0.001
MMSE（分，mean±SD）	27.9±2.8	28.5±2.3	28.3±2.4	27.8±2.7	26.9±3.4	<0.001

变量特征	总样本 （n=1202）	Q1（高） （n=300）	Q2 （n=301）	Q3 （n=301）	Q4（低） （n=300）	P
至少一种日常生活自理能力 失能	6.3%	3.7%	3.1%	5.2%	13.2%	<0.001
抑郁者	6.2%	4.3%	5.3%	4.3%	11.0%	0.010
居住农村	82.4%	88.0%	83.1%	77.1%	81.3%	0.010

注：定量资料以 mean ± SD 表示，频率以百分比表示。Q1 ~ Q4 分别表示 P0 ~ P25，P25 ~ P50，P50 ~ P75，P75 ~ P100。

资料来源：Matchar 等（2016）

与基线调查的平均 MMSE 得分相比，在第四四分位数组随访调查的平均 MMSE 得分下降最多（-3.05），随后依次为第三四分位数组（-2.73）、第二四分位数组（-2.37），第一四分位数组下降最少（-1.44），见图 18-1。

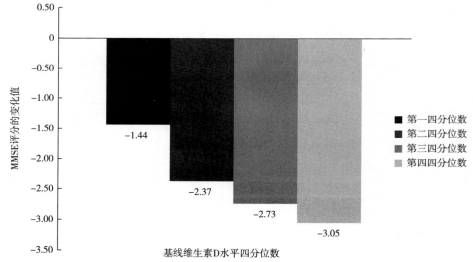

图 18-1 按照维生素 D₃ 水平四分位数分组调整后的 MMSE 评分平均变化

资料来源：Matchar 等（2016）

2. 维生素 D 与认知功能受损的关系

表 18-3 显示了研究一 Logistic 回归的 OR 值和 95% CI。血浆维生素 D 水平与认知功能受损呈负相关。在对独立协变量进行调整后，这种关系依然具有统计学意义。经多变量调整后，维生素 D 第四四分位水平相比第一四分位水平出现认知功能受损的 OR（95% CI）为 2.15（1.05 ~ 4.41），血浆维生素 D 每减少 1 个标准差，OR（95% CI）为 1.32（1.00 ~ 1.74）。血浆 25（OH）D₃ 水平与认知功能受损之间的关联在男性和女性之间（P-交互=0.74）以及 60 ~ 79 岁和 80 岁及以上的参与

者之间没有显著差异（$P_{\text{-交互}}$=0.52）。

表18-3　血浆维生素D水平与认知功能受损之间的关系以及相关特征比较

变量	Q1（高）	Q2	Q3	Q4（低）	$P_{\text{-趋势}}$	血浆维生素 D 降低一个标准差
血浆维生素 D 浓度[nmol/L, M（P25~P75）]	66.8 （57.0~208.7）	49.3 （43.0~57.0）	37.1 （31.6~43.0）	24.1 （5.7~31.6）		
认知功能受损者	27	39	75	224		
认知功能完好者	409	410	410	410		
未调整 OR（95% CI）	1.00	1.44 （0.87~2.40）	2.78 （1.75~4.40）***	8.32 （5.45~12.7）***	<0.001	2.79 （2.36~3.30）***
调整后 OR（95% CI）[a]	1.00	1.21 （0.55~2.66）	1.22 （0.57~2.62）	2.15 （1.05~4.41）*	0.05	1.32 （1.00~1.74）*

a 调整过年龄、性别、受教育程度、BMI、SBP 及 DBP、eGFR、血糖、TG、TC、吸烟习惯、饮酒习惯、户外活动水平、ADL 失能、抑郁症以及调查地点后得到的结果。

* $P < 0.05$；*** $P < 0.001$。

资料来源：Chei 等（2014）

表 18-4 显示了研究二基线维生素 D 的各四分位数组认知水平下降的 OR 值及 95%CI 和基线 25（OH）D_3 水平低于平均值 1 个标准差的范围。随访 2 年后发现，25（OH）D_3 水平较低的研究对象与水平较高的研究对象相比，MMSE 得分降低≥3 分的风险更高。对于第二、第三和第四四分位数组，认知水平下降的 OR（95% CI）分别为 2.02（1.24~3.28）、2.07（1.26~3.41）和 1.83（1.10~3.05）。对于认知功能下降，与 25（OH）D_3 水平的 1 个标准差递减相关的 OR（95% CI）为 1.35（1.10~1.66）。

表18-4　认知功能完整的受试者在基线时，血浆维生素D水平的四分位数与认知功能下降和认知功能受损的关系

变量	Q1（高） （n=300）	Q2 （n=301）	Q3 （n=301）	Q4（低） （n=300）	P	血浆维生素 D 降低一个标准差
血浆维生素 D 浓度[nmol/L, M（P25~P75）]	66.4 （56.2~208.7）	48.9 （42.4~56.1）	36.6 （31.5~42.4）	25.1 （6.5~31.5）		
认知水平下降者	41	72	77	96		
未调整 OR（95% CI）	1.00	1.99 （1.30~3.03）**	2.17 （1.43~3.30）***	2.97 （1.98~4.48）***	<0.001	2.60 （1.36~1.88）
调整后 OR（95% CI）	1.00	2.02 （1.24~3.28）**	2.07 （1.26~3.41）**	1.83 （1.10~3.05）*	0.021	1.35 （1.10~1.66）
认知功能受损者	13	23	35	62		

续表

变量	Q1（高） （n=300）	Q2 （n=301）	Q3 （n=301）	Q4（低） （n=300）	P	血浆维生素 D 降低一个标准差
未调整 OR（95% CI）	1.00	1.83 （0.91~3.68）	2.91 （1.50~5.61）**	5.75 （3.09~10.7）***	<0.001	2.17 （1.69~2.79）
调整后 OR（95% CI）	1.00	1.77 （0.81~3.86）	2.41 （1.12~5.19）*	2.89 （1.36~6.14）**	0.004	1.59 （1.17~2.17）

* P<0.05；** P<0.01；*** P<0.001。

注：调整过年龄、性别、受教育程度、MMSE 基线评分、中心性肥胖、高血压、糖尿病、eGFR、TC、吸烟、饮酒、季节、ADL 失能、抑郁症及居住地后得到的结果。

资料来源：Matchar 等（2016）

随着基线维生素 D 水平降低，发生认知功能受损的概率增加；在调整年龄、性别、受教育程度、MMSE 基线评分、抑郁症、ADL 失能以及其他潜在混杂因素后，这种关系仍具有统计学意义（表 18-4）。第三、第四四分位数组 25（OH）D_3 水平与第一四分位数组相比，从基线 MMSE 得分≥18 分过渡到<18 分有统计学意义，OR（95%CI）分别为 2.41（1.12~5.19）和 2.89（1.36~6.14）。对于认知功能受损，与 25（OH）D_3 水平的 1 个标准差递减相关的 OR（95%CI）为 1.59（1.17~2.17）。维生素 D 水平与认知功能受损发生率之间的关联在男性和女性之间没有差别（$P = 0.96$），在 60~79 岁年龄组和≥80 岁年龄组之间没有差别（$P = 0.64$）。

在多变量调整的样条平滑图中，当维生素 D 水平高于 50 nmol/L 的阈值时，认知水平下降的风险降低。认知功能受损的风险随着 25（OH）D_3 水平的降低而升高，但未观察到阈值效应（图 18-2）。

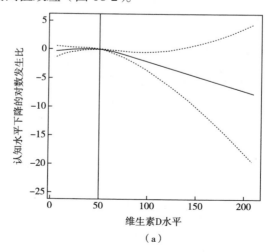

（a）

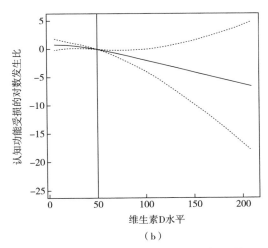

图 18-2　血浆不同 25（OH）D$_3$ 水平认知功能下降和受损的对数发生比

资料来源：Matchar 等（2016）

18.3.2　维生素 D 和死亡

1. 维生素 D 组与正常组基本特征比较

血浆 25（OH）D$_3$ 浓度按年龄调整的四分位数（年龄别四分位数）划分为 AQ1 至 AQ4 四等位，基线特征如表 18-5 所示。血浆 25（OH）D$_3$ 浓度的中位数为 34.4 nmol/L（P25 ~ P75：25.0 ~ 48.0 nmol/L），大约有 38.6% 的参与者存在维生素 D 缺乏（< 30 nmol/L），24.9% 严重缺乏（< 25 nmol/L）。与血浆 25（OH）D$_3$ 浓度较高者相比，血浆 25（OH）D$_3$ 浓度较低者往往是女性及非吸烟者；同时，蔬菜摄入量更少，水果和肉类摄入量更多，缺乏体育锻炼；衰弱、MMSE 评分较低，血浆白蛋白和肌酐的浓度较低。与 2014 年和 2017 年中接受随访的参与者相比，失访的个体衰弱比例更高，主要集中在城市，更缺乏体育锻炼，蔬菜和水果摄入量更低；血浆 25（OH）D$_3$ 和肌酐浓度更高，但白蛋白和 TC 较低。

表18-5　年龄≥80岁的中国老年人血浆25（OH）D$_3$浓度的四分位基线特征

基线特征	AQ1 3.26 ~ 29.2 nmol/L	AQ2 21.1 ~ 39.8 nmol/L	AQ3 29.3 ~ 53.3 nmol/L	AQ4 41.5 ~ 90.7 nmol/L	P 值
参与者人数	547	547	545	546	
年龄[岁，M（P25 ~ P75）]	94（86 ~ 100）	93（87 ~ 100）	93（86 ~ 100）	93（86 ~ 100）	0.86
女性	412（75.3%）	385（70.4%）	338（62.0%）	278（50.9%）	<0.01
抽血季节					<0.01

续表

基线特征	AQ1 3.26 ~ 29.2 nmol/L	AQ2 21.1 ~ 39.8 nmol/L	AQ3 29.3 ~ 53.3 nmol/L	AQ4 41.5 ~ 90.7 nmol/L	P 值
3 ~ 5 月	277（50.6%）	193（35.3%）	153（28.1%）	125（22.9%）	
6 ~ 8 月	269（49.2%）	352（64.5%）	381（69.9%）	344（63.2%）	
9 ~ 11 月	1（0.2%）	1（0.2%）	11（2.0%）	75（13.8%）	
居住城市	74（13.7%）	81（14.9%）	70（13.0%）	55（10.2%）	0.12
接受教育≥1 年	87（16.1%）	111（20.4%）	123（22.9%）	144（26.6）	<0.01
当前吸烟人数	41（7.8%）	53（10.0%）	47（8.8%）	72（13.4%）	0.04
当前饮酒人数	49（9.3%）	56（10.5%）	72（13.5%）	72（13.5%）	0.07
蔬菜摄入情况					<0.01
常吃	291（55.2%）	339（64.0%）	335（62.4%）	259（48.1%）	
不常吃	236（44.8%）	191（36.0%）	202（37.6%）	280（51.9%）	
水果摄入情况					<0.01
常吃	221（41.9%）	220（41.2%）	182（33.8%）	166（30.6%）	
不常吃	306（58.1%）	314（58.8%）	357（66.2%）	376（69.4%）	
肉类摄入情况					<0.01
常吃	292（57.3%）	284（54.3%）	256（48.6%）	247（46.5%）	
不常吃	218（42.7%）	239（45.7%）	271（51.4%）	284（53.5%）	
仍坚持锻炼人数	50（9.7%）	54（10.4%）	72（13.4%）	82（15.6%）	0.01
衰弱情况					<0.01
强健	133（27.5%）	175（35.1%）	168（33.5%）	183（36.9%）	
衰弱前期	134（27.7%）	158（31.7%）	181（36.1%）	200（40.3%）	
衰弱	216（44.7%）	165（33.1%）	153（30.5%）	113（22.8%）	
SBP[mmHg, M（P25 ~ P75）]	140（125 ~ 160）	142（125 ~ 160）	140（128 ~ 160）	140（128 ~ 160）	0.85
MMSE 评分[分, M（P25 ~ P75）]	20.0（7.0 ~ 25.0）	22.0（12.0 ~ 26.0）	24.0（15.0 ~ 28.0）	25.0（19.0 ~ 28.0）	<0.01
BMI[kg/m², M（P25 ~ P75）]	20.0（17.6 ~ 22.5）	20.0（17.9 ~ 22.8）	20.0（17.8 ~ 23.1）	20.1（18.0 ~ 22.4）	0.79
血糖浓度[mmol/L, M（P25 ~ P75）]	4.70（4.10 ~ 5.55）	4.69（4.06 ~ 5.47）	4.70（4.01 ~ 5.40）	4.65（3.83 ~ 5.41）	0.38
TC[mmol/L, M（P25 ~ P75）]	4.34（3.64 ~ 5.09）	4.33（3.63 ~ 5.05）	4.31（3.61 ~ 5.02）	4.27（3.77 ~ 4.90）	0.88
TG[mmol/L, M（P25 ~ P75）]	0.85（0.64 ~ 1.18）	0.86（0.63 ~ 1.20）	0.88（0.65 ~ 1.30）	0.85（0.64 ~ 1.14）	0.09
白蛋白[mmol/L, M（P25 ~ P75）]	39.3（36.0 ~ 42.5）	40.2（37.0 ~ 43.7）	40.6（37.3 ~ 43.6）	40.5（37.6 ~ 43.1）	<0.01

续表

基线特征	AQ1 3.26 ~ 29.2 nmol/L	AQ2 21.1 ~ 39.8 nmol/L	AQ3 29.3 ~ 53.3 nmol/L	AQ4 41.5 ~ 90.7 nmol/L	P 值
hs-CRP[mmol/L，M（P25 ~ P75）]	1.24（0.49 ~ 3.35）	1.00（0.44 ~ 2.73）	1.03（0.44 ~ 2.68）	1.23（0.47 ~ 2.72）	0.07
肌酐[μmol/L，M（P25 ~ P75）]	71.0（61.1 ~ 87.0）	76.9（64.0 ~ 93.2）	79.0（67.0 ~ 93.4）	84.3（68.0 ~ 101.8）	<0.01

注：①连续变量表示为中值和 P25 ~ P75；分类变量用频率（百分比）表示。②不同年龄组（80 ~ 89 岁、90 ~ 99 岁、100 岁及以上）对应的四分位数组合得到年龄别四分位数范围。因此，每个四分位数由所有年龄组的相应四分位数组成，故存在重叠现象。③根据骨质疏松性骨折研究指数判断衰弱，包括 3 条判断标准：低体重（BMI <18.5 kg / m²）；不使用手臂的情况下无法从椅子上坐起；精力减退，问题包括"在过去 6 个月里，活动是否由于健康问题受限？"。虚弱状态被定义为强健（0 分），衰弱前期（1 分），或衰弱（2 或 3 分）（Ensrud et al.，2008）。

资料来源：Mao 等（2019）

2. 维生素 D 与全因死亡的关系

针对年龄别四分位数的血浆 25（OH）D_3 浓度绘制 Kaplan-Meier 生存曲线，并使用 log-rank 检验来比较组间差异（图 18-3）。

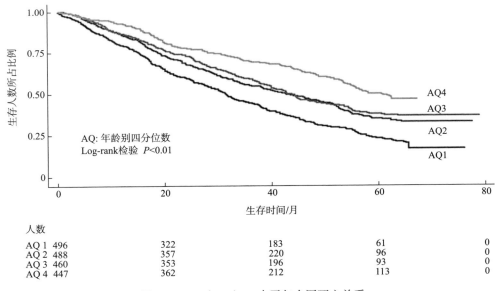

人数					
AQ 1	496	322	183	61	0
AQ 2	488	357	220	96	0
AQ 3	460	353	196	93	0
AQ 4	447	362	212	113	0

图 18-3　25（OH）D_3 水平与全因死亡关系

资料来源：Mao 等（2019）

在随访的 5466 人年中共有 1100 人死亡。全因死亡风险随着血浆 25（OH）D_3 浓度的增加而降低（$P < 0.01$），与第一四分位数（表 18-6）相比，第二、第三和第四四分位数调整后的 HR（95% CI）分别为 0.72（0.57 ~ 0.90）、0.73（0.58 ~ 0.93）和 0.61（0.47 ~ 0.81）。评估血浆 25（OH）D_3 浓度每增加 10 nmol/L 的死亡风险，

调整后的 HR（95% CI）为 0.89（0.84～0.95）。关于季节别四分位数，第二、第三和第四四分位数相较第一四分位数全因死亡率的 HR（95% CI）分别为 0.69（0.56～0.87）、0.74（0.58～0.94）和 0.58（0.44～0.76）。

表18-6　年龄≥80岁中国成年人血浆25（OH）D₃浓度与全因死亡率的关系

模型	全因死亡率按年龄别四分位数[HR（95%CI）]计算的风险			
	AQ1[n=547（25.03%）]	AQ2[n=547（25.03%）]	AQ3[n=545（24.94%）]	AQ4[n=546（24.99%）]
模型 1	1.00	0.66（0.55～0.80）	0.65（0.54～0.80）	0.45（0.36～0.57）
模型 2	1.00	0.72（0.58～0.90）	0.71（0.56～0.89）	0.55（0.42～0.72）
模型 3	1.00	0.72（0.57～0.90）	0.73（0.58～0.93）	0.61（0.47～0.81）
模型	全因死亡率的季节特异性四分位数风险[HR（95%CI）]			
	SQ1[n=550（25.17%）]	SQ2[n=548（25.08%）]	SQ3[n=542（24.81%）]	SQ4[n=545（24.94%）]
模型 1	1.00	0.66（0.55～0.79）	0.70（0.58～0.86）	0.42（0.34～0.53）
模型 2	1.00	0.69（0.56～0.85）	0.74（0.59～0.93）	0.51（0.39～0.66）
模型 3	1.00	0.69（0.56～0.87）	0.74（0.58～0.94）	0.58（0.44～0.76）

注：模型 1，根据年龄、抽血季节、纬度和性别进行调整。模型 2，进一步调整酒精摄入量、BMI、受教育程度、水果摄入量、蔬菜摄入量、肉类摄入量、体育锻炼、居住地、SBP、吸烟情况。模型 3，进一步调整白蛋白、胆固醇、肌酐、hs-CRP、血糖、TG。

资料来源：Mao 等（2019）

使用美国医学会和国际骨质疏松基金会工作组与全因死亡率相关的推荐值后，与原始结果一致（表 18-7）。换言之，根据美国医学会的建议，与维生素 D 缺乏（<30 nmol/L）相比，维生素 D 充足（≥50 nmol/L）与生存时间相关，HR（95% CI）为 0.67（0.51～0.88）。同样，使用来自国际骨质疏松基金会工作组的推荐临界值，与严重缺乏维生素 D（<25 nmol/L）相比，维生素 D 充足（≥75 nmol/L）与更长的生存时间相关，HR（95% CI）为 0.42（0.19～0.93）。

表18-7　年龄≥80岁的中国成年人血浆25（OH）D₃浓度与临床不同截断值全因死亡率的关系

模型	风险按国际骨质疏松基金会工作组临界值计算			
	<25nmol/L（严重缺乏）[n=543（24.85%）]	25～<50nmol/L（缺乏）[n=1154（52.81%）]	50～<75nmol/L（不充足）[n=431（19.73%）]	≥75nmol/L（充足）[n=57（2.61%）]
模型 1	1.00	0.67（0.57～0.78）	0.43（0.34～0.55）	0.23（0.11～0.51）
模型 2	1.00	0.74（0.61～0.89）	0.55（0.42～0.73）	0.32（0.14～0.69）
模型 3	1.00	0.73（0.60～0.89）	0.63（0.47～0.83）	0.42（0.19～0.93）

模型	风险按美国医学会临界值计算			
	<30nmol/L（缺乏）[n=843（38.58%）]	30～<50nmol/L（不充足）[n=854（39.08%）]	≥50nmol/L（充足）[n=488（22.33%）]	—
模型 1	1.00	0.71（0.60～0.84）	0.45（0.36～0.57）	—
模型 2	1.00	0.79（0.65～0.95）	0.57（0.44～0.75）	—
模型 3	1.00	0.79（0.65～0.97）	0.67（0.51～0.88）	—

注：模型 1，根据年龄、抽血季节、纬度和性别进行调整。模型 2，进一步调整酒精摄入量、BMI、受教育程度、水果摄入量、蔬菜摄入量、肉类摄入量、体育锻炼、居住地、SBP、吸烟情况。模型 3，进一步调整白蛋白、胆固醇、肌酐、hs-CRP、血糖、TG。

资料来源：Mao 等（2019）

3. 不同性别、年龄的亚组分析

亚组分析未发现不同年龄组、BMI、认知功能水平、衰弱状态、性别、体育锻炼或抽血季节存在统计学差异的证据（P-交互＞0.1）。

18.4　讨　　论

18.4.1　维生素 D 与认知功能受损关系

本章研究与之前其他队列研究的发现一致,即维生素 D 水平与认知功能相关。尽管缺乏干预研究的确凿结果，但这项研究和其他流行病学研究强调了更深入调查维生素 D 补充剂对认知衰退影响的重要性。为此需要充分了解维生素 D 与认知功能之间的联系，以便我们能够确定一种有效的干预措施，来降低人口老龄化加剧引发的人群高认知功能受损占比。

另外，本章研究发现高龄老人维生素 D 水平降低和认知水平下降的关系与低龄老人一致。这与纽卡斯尔针对 85 岁以上老人的前瞻性研究结论不一致，该研究未能证明基线维生素 D 水平与高龄老人发生认知功能受损之间存在统计学关联。这可能归因于种族差异、我国研究人群的 25（OH）D_3 水平更低，以及使用了不同的认知评估模式（纽卡斯尔针对 85 岁以上老人的研究使用的是标准化的 MMSE 量表，分值≤25 分就判断为认知功能受损）。与以往研究的另一个不同之处在于，本章研究未发现维生素 D 与认知功能受损间的联系存在性别特异性。

由于研究中 78%的人没有回答问卷中有关教育的问题，或受教育时间少于 3

年，所以本次分析中 MMSE 得分低于 18 分的对象没有根据受教育水平进行调整。平均受教育年限为 2 年，说明普遍缺乏教育。敏感性分析显示，即使在 MMSE 分数根据教育水平进行调整后，OR 值和 95% CI 也没有显著差异。患有认知功能受损、ADL 失能、抑郁症和年龄较大的人，由于住在养老院或常待在室内，可能会限制接受光照的时间，导致维生素 D 水平降低，但即使调整了这些潜在的混杂因素，OR 值为 2.15 仍具有统计学意义，说明本章研究发现的维生素 D 与认知功能受损之间关系较为稳定。

18.4.2　维生素 D 与全因死亡关系

本章研究与既往 25（OH）D_3 浓度与老年人死亡率之间关系的队列研究结果基本一致，血浆中 25（OH）D_3 浓度越高，全因死亡的风险就越低。这些关联在各亚组中也大体一致。经过敏感性分析后发现，额外调整种族或慢性病对结果没有影响；排除基线调查后 2 年内死亡的参与者和报告服用维生素补充剂的参与者，结果并没有实质性的改变；此外，使用不同临床定义值发现的关联也都相似。本章研究还提示，血浆 25（OH）D_3 浓度在 25 ~ 30 nmol/L 就可能增加中国老年人群的死亡风险，而不是国际标准参照值（50 nmol/L）。

18.4.3　优势与局限性

本章所述为目前亚洲最大的同时包括男性和女性的相关研究，研究的人群不仅包括普通老人还包括高龄老人，根据研究结果可全面了解维生素 D 对各年龄段的老年人认知功能及死亡的影响。

本章内容尚存在一定的局限性。第一，维生素 D 在夏季测量，这很可能导致高估维生素 D 水平。第二，由于老年人本身基础疾病较多，体质较弱，研究结果容易受到反向因果关联的影响。第三，由于缺乏数据，无法开展死因别研究。第四，由于没有测量血清钙和甲状旁腺激素浓度，无法确定血浆 25（OH）D_3 浓度与死亡率之间的关系是否部分由血清钙或继发性甲状旁腺功能亢进介导或混淆。第五，参与者来自 8 个长寿地区，其结论不一定适用于其他地区。

通过设计补充维生素 D 制剂的随机对照试验，在一定程度上平衡混杂因素，有利于从更高等级的循证医学证据角度证实维生素 D 的有益作用。然而，目前关于补充维生素 D 和死亡率关系的随机对照试验显示出相互矛盾的结果，但这些试验中的受试者大多年龄在 80 岁以下，目前尚未见以高龄老人为研究对象，维生素

D 作为干预手段，死亡为终点事件的随机对照试验。

18.5　结　　语

维生素 D 因其在骨骼健康和疾病中的作用而广为人知（Holick，2007）。近年来，越来越多的证据表明维生素 D 同样具有广泛的"非骨骼效应"（Feldman et al.，2014；Wang et al.，2012）。

本章研究发现，在中国老年人群中，低维生素 D 水平与认知功能受损风险相关。这与其他队列研究的发现一致。由于反向因果关联的存在，我们不能确定补充维生素 D 是否会改善老年人的认知功能，降低老年人全因和特因死亡风险。然而，考虑到我国人口老龄化的现状，本章研究所提供的信息对老年人的治疗和护理工作策略的制定具有重要的现实意义。

参 考 文 献

陈玉明，刘寒，冯辉，等，2015. 上海中心城区社区老人认知功能损害情况调查. 中国康复医学杂志，30（4）：391-392.

陆燕，黄高忠，2011. 维生素 D 与老年认知功能障碍相关性的研究进展. 中华临床医师杂志（电子版），5（19）：5725-5728.

罗恋梅，2007. 维生素 D 与跌倒. 医学综述，（23）：1817-1819.

马利，周晓辉，2014. 老年人维生素 D 缺乏与认知功能障碍关系的研究进展. 中国全科医学，17（10）：1197-1200.

周东升，杨红英，陈中鸣，等，2015. 失智老人"四位一体"防治康复模式的探讨. 医院管理论坛，32（2）：39-40.

Breitling L P，Perna L，Müller H，et al.，2012. Vitamin D and cognitive functioning in the elderly population in Germany. Experimental Gerontology，47（1）：122-127.

Buell J S，Dawson-Hughes B，2008. Vitamin D and neurocognitive dysfunction：preventing "D" ecline? Molecular Aspects of Medicine，29（6）：415-422.

Chei C L，Raman P，Yin Z X，et al.，2014. Vitamin D levels and cognition in elderly adults in China. Journal of the American Geriatrics Society，62（11）：2125-2129.

Dickens A P，Lang I A，Langa K M，et al.，2011. Vitamin D，cognitive dysfunction and dementia in older adults. CNS Drugs，25（8）：629-639.

Ensrud K，Ewing S，Taylor B，et al.，2008. Comparison of 2 frailty indexes for prediction of falls，disability，fractures，and death in older women. Archives of Internal Medicine，168（4）：382-389.

Feldman D，Krishnan A V，Swami S，et al.，2014. The role of vitamin D in reducing cancer risk and progression. Nature Reviews Cancer，14（5）：342-357.

Folstein M F，Folstein S E，Mchugh P R，1978. A practical method for grading the cognitive state of patients for the clinician. Journal of Psychiatric Research，12（3）：189-198.

Holick M F，2007. Vitamin D deficiency. The New English Journal of Medicine，357（3）：266-281.

Huang C Q，Dong B R，Wu H M，et al.，2009. Association of cognitive impairment with serum lipid/lipoprotein among Chinese nonagenarians and centenarians. Dementia and Geriatric Cognitive Disorders，27（2）：111-116.

Kalueff A V，Eremin K O，Tuohimaa P，2004. Mechanisms of neuroprotective action of vitamin D_3. Biochemistry（Moscow），69（7）：738-741.

Levey A S，Bosch J P，Lewis J B，et al.，1999. A more accurate method to estimate glomerular filtration rate from serum creatinine：a new prediction equation. Annals of Internal Medicine，130（6）：461-470.

Li L W，Zhang J，Liang J，2009. Health among the oldest-old in China：which living arrangements make a difference? Social Science & Medicine，68（2）：220-227.

Littlejohns T J，Henley W E，Lang I A，et al.，2014. Vitamin D and the risk of dementia and Alzheimer disease. Neurology，83（10）：920-928.

Mao C，Li F R，Yin Z X，et al.，2019. Plasma 25-hydroxyvitamin D concentrations are inversely associated with all-cause mortality among a prospective cohort of Chinese adults aged ≥80 years. The Journal of Nutrition，149（6）：1056-1064.

Matchar D B，Chei C L，Yin Z X，et al.，2016. Vitamin D levels and the risk of cognitive decline in Chinese elderly people：the Chinese longitudinal healthy longevity survey. Journals of Gerontology. Series A：Biological Sciences & Medical Sciences，71（10）：1363-1368.

Tsiaras W G，Weinstock M A，2011. Factors influencing vitamin D status. Acta Dermato-Venereologica，91（2）：115-124.

Wang Y，Zhu J，DeLuca H F，2012. Where is the vitamin D receptor? Archives of Biochemistry and Biophysics，523（1）：123-133.

Yin Z X，Shi X M，Kraus V B，et al.，2012. High normal plasma triglycerides are associated with preserved cognitive function in Chinese oldest-old. Age and Ageing，41（5）：600-606.

第19章　血浆白蛋白与老年健康①

19.1　引　言

19.1.1　老年人功能状态和死亡风险的现状

随着社会的进步、经济的发展，人类的平均寿命已经大大延长，人口老龄化是每个社会不可避免的历史演变过程，目前老年人口在全世界呈迅速上升的趋势，虽然人均寿命期望值的延长是社会进步的体现，但老年人群中慢性病的高发，严重地影响了老年人的生活质量（陈霞飞，2004）。

在老年人中，饮食和营养因素是导致健康差异的许多因素中的重要因素之一，其中蛋白质的营养状况与老年人的免疫功能有着直接关系，而免疫系统与中枢神经系统之间存在密切的交流，某些免疫失衡的病理状态可能会导致中枢神经系统功能失常，出现认知功能受损（李光磊等，2017）。老年人群认知功能受损的影响因素很多，其中血液生物标志物是一类非常重要的因素，如血浆白蛋白、血糖、血脂等（Yin et al.，2012）。

19.1.2　血浆白蛋白与老年人功能状态及死亡的关系

血浆白蛋白水平与痴呆和认知功能受损的关系近年来逐渐受到关注。有研究认为β-淀粉样蛋白沉积是阿尔茨海默病和认知功能受损发生发展的重要因素，而血浆白蛋白是人体非常重要的抗氧化剂，参与机体抗氧化系统（Sitar et al.，2013），其可与β-淀粉样蛋白结合，是清除β-淀粉样蛋白的重要调节因素（Algamal et al.，

① 本章作者：张宇杰（南方医科大学公共卫生学院流行病学系博士后）；杨海莲（南方医科大学公共卫生学院流行病学系硕士）；李富荣（南方医科大学公共卫生学院流行病学系博士）；黄清湄（南方医科大学公共卫生学院流行病学系硕士）。

2013）。并且，血浆白蛋白还是人类血浆中最丰富的蛋白，具有重要的生物活性，也可以在一定程度上反映机体的营养状况（Chien et al., 2017）。hs-CRP 是重要的炎症标记物之一，已被多个前瞻性研究证实为心血管疾病的独立危险因素（Ridker et al., 2018）。研究表明，hs-CRP 与血浆白蛋白可结合起来反映全身炎症反应及营养状况，可作为预测评估疾病发生发展的特异性指标（Cordemans et al., 2012）。而以医院为基础的研究也表明，老年人血浆白蛋白水平和 hs-CRP 均与死亡风险密切相关（于彤彤等，2015；Takata et al., 2010；张冬等，2006）。

19.1.3 血浆白蛋白与老年人功能状态、死亡关系的研究现状

有关于血浆白蛋白在维持人体健康上作用的研究近几年不断见诸报端。研究指出，血浆白蛋白具有神经保护作用，可以控制诱发认知障碍的促炎细胞因子，参与神经递质乙酰胆碱的合成（马利和周晓辉，2014）。国外新近开始研究老年人血浆白蛋白缺乏与认知功能受损的关系，大部分研究提出了两者存在相关关系的结论，更有研究提出两者存在因果关系。

此外，血浆白蛋白不仅对老年人骨折预后有明显益处，而且可能降低癌症、感染、自身免疫性疾病、心血管系统及神经系统疾病的发病率，从而降低死亡风险率。

19.1.4 研究目的

为更好地阐释血浆白蛋白水平与老年人功能状况和死亡的关系，本章基于 CLHLS 数据，分别对血浆白蛋白水平与高龄老人认知功能受损以及 5 年全因死亡风险关系的主要结果进行了描述并解释。

19.2 研 究 方 法

19.2.1 研究对象

本章共涉及两个研究，研究一讨论老年人体内血浆白蛋白水平与认知功能受

损的关系，研究二讨论老年人体内血浆白蛋白水平与全因死亡的关系。

研究一调查对象源自 CLHLS 中 2012 年在我国长寿地区开展的老年健康生物医学研究，包括山东省烟台市莱州市、江苏省南通市如东县、河南省商丘市夏邑县、湖北省荆门市钟祥市、湖南省怀化市麻阳县、广东省佛山市三水区、广西壮族自治区桂林市永福县及海南省澄迈县共 8 个长寿地区的所有≥65 岁老年人 2354人。排除未测定血浆白蛋白者 121 人，认知功能评分缺失者 193 人及受教育程度数据缺失者 23 人，最终纳入本研究为 2017 人。

研究二数据来自 CLHLS 中 65 岁及以上调查对象 2012 年和 2014 年的基线调查数据，和 2012 年基线调查对象的 2014 年、2017 年的两次随访数据，2014 年基线调查对象的 2017 年的随访数据，最终共计 3118 名血浆白蛋白、hs-CRP 和 BMI数据完整的老年人被纳入。

所有研究均经过北京大学生物医学伦理委员会和杜克大学-新加坡国立大学伦理委员会批准，所有调查对象均由本人或家属签署知情同意书。

19.2.2　研究内容

1. 问卷调查

问卷调查内容包括个人基本状况、对现状评价及性格特征、认知能力、生活方式、ADL、IADL、个人背景及家庭状况、生理健康状况。

2. 体格检查

体格检查内容包括身高、体重、WC、血压。

3. 实验室检测

生物样本指标包括血常规、尿常规、生化指标、炎性指标、氧化抗氧化指标、微量与宏量元素和营养状况指标。

19.2.3　血浆白蛋白的测量

采集调查对象空腹静脉血 5 mL，将离心分离出的血浆于−20℃低温保存运送至首都医科大学临床检验中心，对所有样品集中统一检测。利用商业诊断试剂盒（Roche Diagnostic，德国），在自动生化仪（Hitachi 7180，日本）上分别采用免疫比浊法、甘油磷酸氧化酶−过氧化物酶法、胆固醇氧化酶法、葡萄糖氧化酶法、苦味酸比色法、脲酶紫外速率法和溴甲酚绿法测定血浆白蛋白、TC、TG、空腹血糖、血肌酐、血尿素氮及 hs-CRP。此外还在研究现场利用全血样本分析调查对象的 Hb 水平（殷召雪等，2016；白雪梅等，2016）。

19.2.4　认知功能和死亡的测量

认知功能采用国际上使用的 MMSE 测定，该量表可测定定位、识别、计算能力、记忆能力及语言能力（Folstein et al.，1975），总分 30 分，得分越高认知功能越好。研究一的认知功能判定采用基于教育程度的认知受损的评定标准（Cui et al.，2011），即未受过教育者认知功能受损标准为 MMSE < 18 分，接受教育 1～6 年者认知功能受损标准为 MMSE < 20 分，接受教育≥6 年者为 MMSE < 24 分，否则定义为认知正常。通过量表测定研究对象的心理韧性（Yin et al.，2014），得分越高其心理韧性越好，本章研究将≥16 分者定义为心理韧性好。

研究二的认知功能判定基于国际上通用的 MMSE 量表，MMSE 评分小于 18 分定义为认知功能受损。

在随访过程中确认调查对象的生存结局，对死亡对象家属进行死亡问卷调查，确认调查对象死亡时间及相关信息，死亡为全因死亡（含意外死亡）。对无法联系到本人或家属的对象定义为失访。对于死亡对象，生存时间定义为从基线调查时间到死亡时间差；对于存活或失访对象，定义为截尾（施小明等，2016；吕跃斌等，2017）。

19.2.5　协变量的定义

采用结构化问卷入户访谈收集调查对象一般人口学特征（年龄、性别、教育背景、婚姻状况等）、健康状况（吸烟情况、饮酒情况、日常生活活动和心理韧性水平，以及医生诊断的自我报告的疾病，如糖尿病、脑卒中、高血压、慢性肾脏病、认知功能受损等患病情况）（Zeng，2012；吕跃斌等，2015）。体格检查项目包括测量 WC、血压及计算 BMI。

其中，高血压：SBP≥140mmHg 和（或）DBP≥90mmHg，或者报告已诊断为高血压（中国老年医学学会高血压分会等，2019）。糖尿病：空腹血糖≥7.0mmol/L，或报告已诊断为糖尿病（中华医学会糖尿病学分会和国家基层糖尿病防治管理办公室，2018；Chei et al.，2015；殷召雪等，2012）。慢性肾脏病：判定标准为 eGFR < 60 mL/（min·1.73m^2）和（或）存在蛋白尿（全国 eGFR 课题协作组，2006）。

通过量表测定研究对象的心理韧性（Yin et al.，2014），得分越高其心理韧性越好，本章研究将≥16 分者定义为心理韧性好。通过问题"您现在吸烟吗？"来判定研究对象当前吸烟状况；通过问题"您现在常喝酒吗？"判定研究对象的饮酒状况（Yin et al.，2014）。BMI≥28kg/m² 定义为肥胖（王醴湘等，2015）。将 eGFR <60mL/（min·1.73m²）定义为肾功能受损（Darsie et al.，2014）。

19.2.6　统计学分析

研究一按照认知功能评估分为认知正常组和认知功能受损组。按照白蛋白水平的四分位数将研究对象分为最低、较低、较高和最高 4 组。通过 t 检验（针对连续变量）或 χ^2 检验（针对分类变量）比较两组基本状况。利用广义线性模型分析两组比较差异有统计学意义的变量。分析不同白蛋白水平的研究对象 MMSE 评分及其趋势。利用多因素 Logistic 回归模型，以认知功能受损为因变量，调整进入广义线性模型的变量，采用后退法，将混杂变量 TG 和 TC 保留在模型中，分析血浆白蛋白水平与认知功能受损的关系。将白蛋白水平按分类变量（最低、较低、较高和最高）设置哑变量后纳入模型分析。采用 SAS 9.2 软件分析数据，以 $P <0.05$ 为差异有统计学意义。

研究二根据血浆白蛋白水平的不同，将调查对象分成白蛋白正常组（血浆白蛋白≥35g/L）和低白蛋白血症组（血浆白蛋白 <35g/L）（王胜军等，2011）。hs-CRP >3mg/L 判定为 hs-CRP 升高，≤3mg/L 为 hs-CRP 正常（张晓慧等，2011）。另外，根据低蛋白血症和 hs-CRP 升高情况将调查对象分为白蛋白正常（血浆白蛋白≥35g/L）且 hs-CRP 正常（ <3mg/L）、低白蛋白血症（血浆白蛋白 <35g/L）且 hs-CRP 正常（ <3mg/L）、白蛋白正常（血浆白蛋白≥35g/L）且 hs-CRP 升高（≥3mg/L）、低白蛋白血症（血浆白蛋白 <35g/L）且 hs-CRP 升高 4 组。调查对象年龄、BMI 符合正态分布，以 $\bar{x} \pm s$ 表示，采用方差分析比较 4 组间差异；采用 χ^2 检验比较 4 组分类资料的差异。调整年龄、性别、婚姻状况、受教育程度、吸烟情况、饮酒情况、BMI，以及高血压、糖尿病、慢性肾脏病、认知功能受损等混杂因素后，采用 Cox 比例风险回归模型分析白蛋白、hs-CRP 与 5 年全因死亡风险的关系。同时，删除在随访过程中收集到的 28 例意外死亡信息，探索是否对研究结果产生影响。按年龄（65～79 岁和≥80 岁）和平均 BMI 水平（20.8kg/m²）进行分组，分析不同亚组低白蛋白血症合并 hs-CRP 升高与死亡风险的关系。双侧检验，检验界值 $\alpha = 0.05$。

19.3　研　究　结　果

19.3.1　血浆白蛋白和认知功能受损

1. 认知功能受损与认知功能正常组基本特征比较

如表 19-1 所示，与认知正常组研究者的基本特征相比，认知功能受损组年龄更大，女性比例大，在婚状态比例低；身体锻炼和心理韧性水平较高者的比例较低，脑卒中的自我报告率高；TG 和 TC 水平低，肾功能受损者比例较高，白蛋白水平较低，白蛋白水平最低者所占的比例也较高。

表19-1　研究对象基本特征

特征	总体（n=2017）	认知功能受损		χ^2/t 值	P 值
		否（n=1665）	是（n=352）		
年龄（岁，mean ± SD）	85.58±12.02	83.28±11.45	96.49±8.04	−25.77	< 0.001
女性	1075（53.3%）	816（49.0%）	259（73.6%）	70.47	< 0.001
受教育年限				98.39	< 0.001
文盲	1237（61.3%）	939（56.4%）	298（84.7%）		
1~6 年	583（28.9%）	546（32.8%）	37（10.5%）		
>6 年	197（9.8%）	180（10.8%）	17（4.8%）		
汉族	1824（90.4%）	1509（92.1%）	315（92.9%）	0.24	0.620
在婚	847（42.0%）	802（48.2%）	45（12.8%）	149.35	< 0.001
吸烟	351（17.4%）	325（19.5%）	26（7.4%）	29.76	< 0.001
饮酒	314（15.6%）	286（17.2%）	28（8.0%）	18.80	< 0.001
身体锻炼	330（16.4%）	300（18.0%）	30（8.5%）	19.14	< 0.001

续表

特征	总体 （ *n*=2017 ）	认知功能受损		χ^2/t 值	P 值
		否（ *n*=1665 ）	是（ *n*=352 ）		
心理韧性水平高	946 （ 46.9% ）	867 （ 52.1% ）	79 （ 22.4% ）	102.43	＜0.001
肥胖	111 （ 5.5% ）	95 （ 5.7% ）	16 （ 4.6% ）	0.75	0.386
脑卒中	149 （ 7.4% ）	111 （ 6.7% ）	38 （ 10.8% ）	7.24	0.007
高血压	1082 （ 53.6% ）	896 （ 53.8% ）	186 （ 52.8% ）	0.11	0.740
糖尿病	171 （ 8.5% ）	142 （ 8.5% ）	29 （ 8.2% ）	0.03	0.859
TG（ mmol/L，mean ± SD ）	1.00±0.65	1.02±0.68	0.89±0.52	4.06	＜0.001
TC（ mmol/L，mean ± SD ）	4.29±0.98	4.33±0.97	4.10+0.98	4.08	＜0.001
肾功能受损	676 （ 33.5% ）	520 （ 31.2% ）	156 （ 44.3% ）	22.33	＜0.001
白蛋白（ g/L，mean ± SD ）	40.19±4.94	40.72±4.69	37.69±5.30	9.91	＜0.001
白蛋白水平四分位数分类				102.68	＜0.001
最低（ ＜37.1 g/L ）	499 （ 24.7% ）	346 （ 20.8% ）	153 （ 43.5% ）		
较低（ 37.1～40.2 g/L ）	500 （ 24.8% ）	405 （ 24.3% ）	95 （ 27.0% ）		
较高（ 40.3～43.5 g/L ）	502 （ 24.9% ）	438 （ 26.3% ）	64 （ 18.2% ）		
最高（ ＞43.5 g/L ）	516 （ 25.6% ）	476 （ 28.6% ）	40 （ 11.4% ）		

注：括号外数据为人数，括号内数据为构成比。
资料来源：殷召雪等（2016）

2. 血浆白蛋白与认知功能受损的关系

采用广义线性模型分析显示，调整相关变量后，随着白蛋白水平的升高，MMSE 评分从最低组的 23.22 分升至最高组的 25.07 分，且呈线性升高趋势（ P＜0.001 ）。与白蛋白水平最低组相比，其他各组的 MMSE 评分较高（ P＜0.01 ）。

通过 Logistic 回归模型分析，与白蛋白最低四分位数水平组相比，调整人口学特征变量及行为生活方式和健康状况等协变量，白蛋白水平较低组、较高组和最高组的认知功能受损风险均较低，差异有统计学意义（ P≤0.01 ），OR（ 95%CI ）值分别为 0.64（ 0.45～0.91 ）、0.60（ 0.40～0.89 ）和 0.43（ 0.27～0.69 ），并具有线性趋势（$P_{趋势}$＜0.01），见表19-2。

表19-2　血浆白蛋白与认知功能受损的Logistic回归分析

变量	β 值	$S_{\bar{x}}$	Wald χ^2 值	P 值	OR（95%CI）
年龄	0.10	0.01	133.16	0.001	1.10（1.09～1.12）
婚姻状况（不在婚=对照）	−0.28	0.10	7.60	0.006	0.57（0.39～0.85）
心理韧性（低水平=对照）	−0.47	0.08	36.49	＜0.001	0.39（0.28～0.53）
脑卒中（无脑卒中=对照）	0.37	0.12	9.35	0.002	2.10（1.31～3.38）
TG	−0.05	0.14	0.11	0.74	0.95（0.72～1.26）
TC	−0.03	0.08	0.12	0.73	0.97（0.83～1.14）
白蛋白水平四分位数分类（最低=对照）					
较低	−0.45	0.18	6.17	0.01	0.64（0.45～0.91）
较高	−0.52	0.21	6.34	0.01	0.60（0.40～0.89）
最高	−0.83	0.24	12.30	＜0.001	0.43（0.27～0.69）
$P_{趋势}$				0.001	

注：调整变量包括年龄、性别、受教育年限、婚姻状况、吸烟情况、饮酒情况、身体锻炼、心理韧性、脑卒中、糖尿病、TG、TC、肾功能受损。

资料来源：殷召雪等（2016）

19.3.2　血浆白蛋白和死亡

1. 血浆白蛋白组与正常组基本特征比较

3118 名调查对象平均年龄为（86.6±11.6）岁，其中 2012 年基线纳入的 2160 名调查对象的平均年龄为（86.0±12.2）岁，男性 982 名（45.5%）；2014 年基线纳入的 958 名调查对象的平均年龄为（87.8±10.1）岁，男性 410 名（42.8%）。4 组调查对象婚姻状况、饮酒情况、BMI 分布，以及是否患高血压、糖尿病、慢性肾脏病和认知功能受损差异有统计学意义，见表 19-3。

表19-3　4组调查对象的基本情况比较

项目	低白蛋白血症且 hs-CRP 升高组（121 名）	低白蛋白血症且 hs-CRP 正常组（195 名）	白蛋白正常且 hs-CRP 升高组（590 名）	白蛋白正常且 hs-CRP 正常组（2212 名）	合计（3118 名）	χ^2/F 值	P 值
年龄（岁，mean ± SD）	92.1±10.4	93.1±10.4	87.3±11.6	85.5±11.5	86.6±11.6	101.38	< 0.001
BMI（kg/m², mean ± SD）	18.7±4.7	19.2±4.7	20.9±4.9	21.0±4.4	20.8±4.6	43.19	< 0.001
性别						6.89	0.075
男性	52（43.0%）	73（37.4%）	283（48.0%）	984（44.5%）	1392（44.6%）		
女性	69（57.0%）	122（62.6%）	307（52.0%）	1228（55.5%）	1726（55.4%）		
受教育程度						12.99	0.043
未接受教育	86（71.1%）	129（66.2%）	393（66.6%）	1417（64.1%）	2025（64.9%）		
小学	32（26.4%）	58（29.7%）	149（25.3%）	595（26.9%）	834（26.7%）		
初中及以上	3（2.5%）	8（4.1%）	48（8.1%）	200（9.0%）	259（8.3%）		
婚姻状况						38.24	< 0.001
有配偶	25（20.7%）	42（21.5%）	211（35.8%）	864（39.1%）	1142（36.6%）		
无配偶	96（79.3%）	153（78.5%）	379（64.2%）	1348（60.9%）	1976（63.4%）		
吸烟情况						4.27	0.640
现在吸烟	14（11.6%）	28（14.4%）	94（15.9%）	349（15.8%）	485（15.6%）		
过去吸烟	7（5.8%）	14（7.2%）	54（9.2%）	189（8.5%）	264（8.5%）		
从不吸烟	100（82.6%）	153（78.5%）	442（74.9%）	1674（75.7%）	2369（76.0%）		
饮酒情况						17.72	0.007
现在饮酒	10（8.3%）	22（11.3%）	71（12.0%）	338（15.3%）	441（14.1%）		
过去饮酒	4（3.3%）	17（8.7%）	44（7.5%）	114（5.2%）	179（5.7%）		
从不饮酒	107（88.4%）	156（80.0%）	475（80.5%）	1760（79.6%）	2498（80.1%）		
高血压						20.28	< 0.001
否	70（57.9%）	110（56.4%）	280（47.5%）	968（43.8%）	1428（45.8%）		

续表

项目	低白蛋白血症且 hs-CRP 升高组（121 名）	低白蛋白血症且 hs-CRP 正常组（195 名）	白蛋白正常且 hs-CRP 升高组（590 名）	白蛋白正常且 hs-CRP 正常组（2212 名）	合计（3118 名）	χ^2/F 值	P 值
是	51（42.1%）	85（43.6%）	310（52.5%）	1244（56.2%）	1690（54.2%）		
糖尿病						16.18	0.001
否	107（88.4%）	178（91.3%）	518（87.8%）	2051（92.7%）	2854（91.5%）		
是	14（11.6%）	17（8.7%）	72（12.2%）	161（7.3%）	264（8.5%）		
慢性肾脏病						27.93	< 0.001
否	74（61.2%）	124（63.6%）	356（60.3%）	1565（70.8%）	2119（68.0%）		
是	47（38.8%）	71（36.4%）	234（39.7%）	647（29.2%）	999（32.0%）		
认知功能受损						93.24	< 0.001
否	63（52.1%）	109（55.9%）	443（75.1%）	1751（79.2%）	2366（75.9%）		
是	58（47.9%）	86（44.1%）	147（24.9%）	461（20.8%）	752（24.1%）		

注：白蛋白正常：血浆白蛋白≥35g/L。低白蛋白血症：血浆白蛋白 < 35g/L。hs-CRP 正常：hs-CRP < 3.0mg/L。hs-CRP 升高：hs-CRP≥3.0mg/L。高血压：SBP≥140mmHg 和（或）DBP≥90mmHg。糖尿病：空腹血糖≥7.0mmol/L，或报告已诊断为糖尿病。慢性肾脏病：判定标准为 eGFR < 60mL/（min·1.73m²）和（或）存在蛋白尿。认知功能受损：基于国际上通用的简易精神状况检查法量表，评分小于 18 分定义为认知功能受损。

资料来源：吕跃斌等（2019）

2. 血浆白蛋白与全因死亡的关系

3118 名调查对象中，316 例（10.1%）患有低白蛋白血症，711 名（22.8%）hs-CRP 升高。经过 10 132 人年的随访，1212 例调查对象死亡。在调整混杂因素后，与白蛋白正常组相比，低白蛋白血症者风险升高，HR（95%CI）值为 1.18（1.01～1.38）；与 hs-CRP 正常组相比，hs-CRP 升高者死亡风险升高，HR（95%CI）值为 1.18（1.04～1.35）。不同白蛋白水平组和不同 hs-CRP 水平组死亡率差异均有统计学意义（P < 0.001），见表 19-4。

表19-4　中国长寿地区65岁及以上人群白蛋白与hs-CRP水平对死亡结局的影响（3118名）

分组	调查人数	死亡例数	每 100 人年死亡率	HR（95%CI）[a]
白蛋白水平				
白蛋白水平正常	2802	1036	11.14	1.00

续表

分组	调查人数	死亡例数	每 100 人年死亡率	HR（95%CI）[a]
低白蛋白血症	316	176	21.08	1.18（1.01 ~ 1.38）
hs-CRP 水平				
hs-CRP 正常	2407	897	11.14	1.00
hs-CRP 升高	711	315	15.13	1.18（1.04 ~ 1.35）

a 调整了年龄、性别、婚姻状况、受教育程度、吸烟情况、饮酒情况、BMI，以及患高血压、糖尿病、慢性肾脏病、认知功能受损情况。

资料来源：吕跃斌等（2019）

与白蛋白正常且 hs-CRP 正常组相比，低白蛋白血症且 hs-CRP 正常、白蛋白正常且 hs-CRP 升高、低白蛋白血症且 hs-CRP 升高者死亡风险升高，在调整混杂因素后，HR（95%CI）值分别为 1.11（0.91 ~ 1.37）、1.16（1.01 ~ 1.34）和 1.43（1.11 ~ 1.83），见表 19-5。

表19-5　中国长寿地区65岁及以上人群白蛋白合并hs-CRP对死亡结局的影响（3118名）

分组	调查人数	死亡例数	每 100 人年死亡率	HR（95%CI）[a]
白蛋白正常且 hs-CRP 正常	2212	790	10.53	1.00
白蛋白正常且 hs-CRP 升高	590	246	13.72	1.16（1.01 ~ 1.34）
低白蛋白血症且 hs-CRP 正常	195	107	19.61	1.11（0.91 ~ 1.37）
低白蛋白血症且 hs-CRP 升高	121	69	23.84	1.43（1.11 ~ 1.83）

a 调整了年龄、性别、婚姻状况、受教育程度、吸烟情况、饮酒情况、BMI，以及患高血压、糖尿病、慢性肾脏病、认知功能受损情况。

资料来源：吕跃斌等（2019）

65 ~ 79 岁组调查对象中，与白蛋白正常且 hs-CRP 正常组相比，低白蛋白血症且 hs-CRP 正常、白蛋白正常且 hs-CRP 升高、低白蛋白血症且 hs-CRP 升高者死亡风险升高，HR（95%CI）值分别为 2.00（0.86 ~ 4.64）、1.14（0.66 ~ 1.94）和 2.19（0.67 ~ 7.13），而 80 岁及以上组调查对象中，对应的 HR（95%CI）值分别为 1.08（0.87 ~ 1.33）、1.14（0.98 ~ 1.32）和 1.39（1.07 ~ 1.79），见表 19-6。

表19-6　中国长寿地区65岁及以上不同年龄组人群白蛋白与hs-CRP对死亡结局的影响（3118名）

项目	调查人数	死亡例数	每 100 人年死亡率	HR（95%CI）[a]
65 ~ 79 岁低龄老人（925 名）				
白蛋白正常且 hs-CRP 正常	726	69	2.27	1.00

项目	调查人数	死亡例数	每100人年死亡率	HR（95%CI）[a]
白蛋白正常且 hs-CRP 升高	157	17	2.80	1.14（0.66～1.94）
低白蛋白血症且 hs-CRP 正常	28	6	5.60	2.00（0.86～4.64）
低白蛋白血症且 hs-CRP 升高	14	3	5.80	2.19（0.67～7.13）
80 岁以上高龄老人（2193 名）				
白蛋白正常且 hs-CRP 正常	1486	721	16.13	1.00
白蛋白正常且 hs-CRP 升高	433	229	19.32	1.14（0.98～1.32）
低白蛋白血症且 hs-CRP 正常	167	101	23.14	1.08（0.87～1.33）
低白蛋白血症且 hs-CRP 升高	107	66	27.75	1.39（1.07～1.79）

a 调整了年龄、性别、婚姻状况、受教育程度、吸烟情况、饮酒情况、BMI，以及患高血压、糖尿病、慢性肾脏病、认知功能受损情况。

资料来源：吕跃斌等（2019）

BMI < 20.8kg/m² 组调查对象中，与白蛋白正常且 hs-CRP 正常组相比，低白蛋白血症且 hs-CRP 升高者死亡风险升高，HR（95%CI）值为 1.59（1.19～2.12），而 BMI≥20.8kg/m² 组调查对象中，对应的 HR（95%CI）值为 0.98（0.60～1.62），见表 19-7。

表19-7　中国长寿地区不同BMI水平白蛋白与hs-CRP对死亡结局的影响

项目	调查人数	死亡例数	每100人年死亡率	HR（95%CI）[a]
BMI < 20.8kg/m²（1611 名）				
白蛋白正常且 hs-CRP 正常	1093	487	14.09	1.00
白蛋白正常且 hs-CRP 升高	305	149	17.62	1.15（0.95～1.38）
低白蛋白血症且 hs-CRP 正常	130	76	22.00	1.04（0.81～1.33）
低白蛋白血症且 hs-CRP 升高	83	52	28.84	1.59（1.19～2.12）
BMI≥20.8kg/m²（1506 名）				
白蛋白正常且 hs-CRP 正常	1119	303	7.49	1.00
白蛋白正常且 hs-CRP 升高	285	97	10.24	1.11（0.87～1.40）
低白蛋白血症且 hs-CRP 正常	65	31	15.49	1.33（0.91～1.95）
低白蛋白血症且 hs-CRP 升高	37	17	15.58	0.98（0.60～1.62）

a 调整了年龄、性别、婚姻状况、受教育程度、吸烟情况、饮酒情况、BMI，以及患高血压、糖尿病、慢性肾脏病、认知功能受损情况。

资料来源：吕跃斌等（2019）

删除 28 例意外死亡信息后，上述研究结果保持稳定，与白蛋白正常且 hs-CRP 正常组相比，低白蛋白血症且 hs-CRP 正常、白蛋白正常且 hs-CRP 升高、低白蛋白血症且 hs-CRP 升高者死亡风险的 HR（95%CI）值分别为 1.17（1.01 ~ 1.35）、1.13（0.92 ~ 1.38）和 1.43（1.11 ~ 1.83）。

19.4 讨 论

19.4.1 血浆白蛋白与认知功能受损关系

相关分析发现，白蛋白与 Hb 水平显著正相关（$r=0.21$，$P < 0.0001$），与 hs-CRP 呈显著负相关（$r=-0.13$，$P < 0.0001$）。

研究表明，老年人血浆白蛋白水平与 MMSE 评分之间呈现正向线性趋势，并与认知功能受损风险反向相关，亦呈线性趋势。研究结果与其他横断面研究报道一致（Kim et al.，2006；陈晋文等，2013；Llewellyn et al.，2010；Dik et al.，2005）。研究结果表明老年人认知功能受损与较低的白蛋白水平相关。此外，相关病例对照研究也显示，老年痴呆患者体内血浆白蛋白水平较低（Ng et al.，2008）；近年的队列研究也提示较低的血浆白蛋白水平与认知功能受损发生风险显著相关（Taniguchi et al.，2014）。

殷召雪等（2016）研究发现，白蛋白水平与 Hb 水平呈正相关（$P < 0.0001$），与 hs-CRP 呈显著负相关（$P < 0.0001$）。而 hs-CRP 参与机体慢性炎症反应机制，且是认知功能受损和痴呆发生的重要因素（Eikelenboom et al.，2012；Wichmann et al.，2014）。但也有不同观点（Dik et al.，2005），如有研究在排除认知功能受损者后，白蛋白水平与 MMSE 之间的关系不再显著，其中原因仍需进一步研究。

19.4.2 血浆白蛋白与全因死亡关系

本章在以社区为基础的老人研究中发现 hs-CRP 升高与 5 年全因死亡风险密切相关。前期研究将机体炎症反应和营养状况相结合，使用 hs-CRP 与白蛋白的比值分析白蛋白与 hs-CRP 的共同作用（Antunovic et al.，2017）。本章研究将低白蛋白血症与 hs-CRP 升高结合应用于我国老人全因死亡风险的分析，结果显示仅低白蛋白血症或 hs-CRP 升高均可使老人 5 年全因死亡风险升高 18%，而低白蛋白血症合并 hs-CRP 升高可使老人 5 年全因死亡风险升高 43%。随着年龄的增加，人群 hs-CRP 水平及阳性率逐渐增高，白蛋白水平下降（Li et al., 2017；Hwang et al., 2015），低白蛋白血症合并 hs-CRP 升高对低龄老人死亡风险影响无统计学意义，在高龄老人中对死亡风险的影响更为显著。BMI 为最常用的评价老人营养状况的指标，与白蛋白和 hs-CRP 水平均密切相关（Rapp-Kesek et al., 2004），本章研究发现低白蛋白血症合并 hs-CRP 升高对死亡风险的作用在低 BMI 水平（ $< 20.8 \mathrm{kg/m}^2$ ）的老人中更显著，在高 BMI 水平（ $\geqslant 20.8 \mathrm{kg/m}^2$ ）老人中无统计学意义。

19.4.3　优势与局限性

本章研究的人群不仅包括普通老人还包括高龄老人，根据研究结果可全面了解血浆白蛋白对各年龄段的老年人认知能力及死亡的影响，为血浆白蛋白与认知功能关系的补充人群流行病学研究提供依据。本章研究存在一定的局限性：研究一为横断面研究，无法确定白蛋白水平与认知功能两者之间的因果关系；此外研究中尽管已调整了多个指标，但某些可能影响认知功能的遗传因素未能纳入模型分析。另外，研究二中 hs-CRP 仅仅在基线测量了一次，可能对研究对象产生错分偏倚；同时，未收集血管紧张素系统抑制剂、他汀类药物和口服降糖药等药物的信息，也可能会引起错分偏倚；死亡信息来自研究对象家属或村医，可能存在信息偏倚。

19.5　结　　语

关于白蛋白与老年人功能状态和死亡风险的关系，本章发现老年人血浆白蛋白水平与 MMSE 评分之间呈现正向线性相关趋势，并与认知功能受损风险反向相关，亦呈线性趋势。

究其原因，认为可能有以下几个可能的解释。首先，血浆白蛋白是清除 β-淀粉样蛋白的重要调节因素（Stanyon and Viles, 2012），而后者又是老年痴呆发生发展的关键因素（Stevens et al., 1979）。血浆白蛋白可与血浆中 90%~95% 的 β-淀粉样蛋白结合，由于脑脊液中白蛋白水平较低（Gabay and Kushner, 1999；Mackic et al., 1998），如血浆白蛋白浓度降低，减少与 β-淀粉样蛋白结合，导致血液中 β-淀粉样蛋白水平升高，进而导致脑脊液中 β-淀粉样蛋白水平升高，而且血浆白蛋白水平降低还会引起淀粉样蛋白纤维的生成增多（Stanyon and Viles，2012），从而导致认知障碍的发生风险增加。其次，白蛋白还是一种重要的抗氧化剂，其特有的化学结构使白蛋白能够清除自由基，氧化自身从而保护细胞膜、DNA 等重要的细胞结构（Algamal et al.，2013），降低氧化应激水平，从而保护认知功能（Revel et al.，2015）。此外白蛋白水平还可能是影响认知功能的间接指标，如可反映机体营养状况和慢性炎症水平（Dik et al.，2005；Gabay and Kushner，1999）。

　　本章研究还发现低白蛋白血症、hs-CRP 升高均可增加老人死亡风险，低白蛋白血症合并 hs-CRP 升高将大幅度增加老人死亡风险。

　　低白蛋白血症是一种常见的临床综合征，与患者的全身营养状况、物质代谢等密切相关（王康琪等，2016；蔡世荣等，2009）。但其引起老年人死亡风险升高的原因尚不清楚，可能存在以下原因：白蛋白水平下降导致抗体合成的各种酶减少，机体免疫力下降，感染机会增加；白蛋白半衰期为 14～20d，低白蛋白血症被认为是慢性营养不良-炎症反应综合征的标志（叶梁和陈志强，2013）；低白蛋白血症通过感染和营养不良进而增加老年人死亡风险（Siddique et al.，2017；Carriere et al.，2008）。在中老年人中补充外源性白蛋白对于纠正低白蛋白血症或改善临床结果并无益处（蔡世荣等，2009），老人通过增加膳食蛋白质摄入提升血浆白蛋白，可能改善营养不良、降低死亡风险（杨勤兵等，2007）。加之目前我国人口老龄化的形势严峻，在高龄老人中低白蛋白血症多见，本章研究发现的我国高龄老人的血浆白蛋白相关研究证据对老年人的饮食和营养管理具有重要的实际意义。

参 考 文 献

白雪梅，于培红，殷召雪，等，2016. 中国 8 个长寿地区 40 岁以上人群血清 SOD，MDA 和 hsCRP 水平与高血压、糖尿病的相关研究. 现代检验医学杂志，31（1）：12-16.

蔡世荣，罗凝香，袁锡裕，等，2009. 补充白蛋白在胃肠术后早期低白蛋白血症中的作用：前瞻性随机对照研究. 中华外科杂志，47（10）：744-747.

陈晋文，陈大伟，杜文津，等，2013. 血清白蛋白水平与老年人认知功能的关系.中国老年学杂志，33（14）：3487-3488.

陈霞飞，2004. 老年营养与健康. 老年医学与保健，10（2）：65-66.

李光磊，郝济伟，李怡然，等，2017. 免疫对神经行为学的影响及机制的最新进展. 生理科学进展，48（3）：216-220.

吕跃斌，殷召雪，罗杰斯，等，2015. 中国长寿地区高龄老年人贫血及其 3 年死亡风险关系的研究. 中华流行病学杂志, 36（7）: 682-686.

吕跃斌, 张娟, 罗杰斯, 等, 2017. 中国长寿地区 80 岁及以上高龄老年人生存结局影响因素的队列研究. 中华预防医学杂志, 51（11）: 1028-1032.

吕跃斌, 周锦辉, 殷俊, 2019. 中国长寿地区 65 岁及以上人群血浆白蛋白及超敏 C 反应蛋白与 5 年全因死亡风险的研究. 中华预防医学杂志, 53（6）: 590-596.

马利, 周晓辉, 2014. 老年人维生素 D 缺乏与认知功能障碍关系的研究进展. 中国全科医学, 17（10）: 1197-1200.

全国 eGFR 课题协作组, 2006. MDRD 方程在我国慢性肾脏病患者中的改良和评估. 中华肾脏病杂志, 22（10）589-595.

施小明, 吕跃斌, 殷召雪, 等, 2016. 中国长寿地区 80 岁以上高龄老人血脂比值与死亡风险的关联研究. 中华预防医学杂志, 50（7）: 594-599.

王康琪, 吴小燕, 高原, 2016. 低白蛋白血症对老年急性重症脑梗死患者神经功能及短期预后的影响. 中国老年学杂志, 36（23）: 5854-5856.

王醴湘, 吕筠, 郭彧, 等, 2015. 中国慢性病前瞻性研究: 10 个项目地区成年人超重/肥胖现况分析. 中华流行病学杂志, 36（11）: 1190-1194.

王胜军, 孙霓, 孙晓佳, 等, 2011. 老年重症患者低蛋白血症的相关临床指标分析. 中国老年学杂志, 31（21）: 4135-4137.

杨勤兵, 张凌, 穆立芹, 等, 2007. 维持性血液透析患者营养评定及营养不良膳食危险因素分析. 中国临床营养杂志, 15（6）359-363.

叶梁, 陈志强, 2013. 贫血及低蛋白血症对心衰患者预后的影响. 中国老年学杂志, 33（24）: 6260-6261.

殷召雪, 施小明, 徐建伟, 等, 2012. 高龄老人高敏 C 反应蛋白与糖尿病的关系. 中国糖尿病杂志, 20（5）: 332-335.

殷召雪, 王静雷, 吕跃斌, 等, 2016. 中国 8 个长寿地区 65 岁及以上老年人群血浆白蛋白水平与认知功能关系的研究. 中华流行病学杂志, 37（10）: 1323-1326.

于彤彤, 宋娇磊, 刘双双, 等, 2015. 基于倾向性评分匹配法探讨血清白蛋白对心力衰竭患者院内死亡的影响. 中华内科杂志, 54（11）: 959-964.

张冬, 陈香美, 魏日胞, 等, 2006. 维持性血液透析患者超敏 C-反应蛋白水平与心脑血管事件发生及死亡危险度的相关研究. 实用诊断与治疗杂志, 20（5）: 313-315.

张晓慧, 李光韬, 张卓莉, 2011. C 反应蛋白与超敏 C 反应蛋白的检测及其临床意义. 中华临床免疫和变态反应杂志, 5（1）: 74-79.

中国老年医学学会高血压分会, 国家老年疾病临床医学研究中心, 中国老年心血管病防治联盟, 2019. 中国老年高血压管理指南 2019. 中华老年多器官疾病杂志, 18（2）: 81-106.

中华医学会糖尿病学分会, 国家基层糖尿病防治管理办公室, 2018. 国家基层糖尿病防治管理指南（2018）. 中华内科杂志, 57（12）: 885-893.

Algamal M, Milojevic J, Jafari N, et al., 2013. Mapping the interactions between the Alzheimer's Aβ-peptide and human serum albumin beyond domain resolution. Biophysical Journal, 105（7）: 1700-1709.

Antunovic T, Stefanovic A, Barhanovic N G, et al., 2017. Prooxidant-antioxidant balance, hsTnI and hsCRP: mortality prediction in haemodialysis patients, two-year follow-up. Renal Failure, 39 (1): 491-499.

Carriere I, Dupuy A M, Lacroux A, et al., 2008. Biomarkers of inflammation and malnutrition associated with early death in healthy elderly people. Journal of the American Geriatrics Society, 56 (5): 840-846.

Chei C L, Raman P, Ching C K, et al., 2015. Prevalence and risk factors of atrial fibrillation in Chinese elderly: results from the chinese longitudinal healthy longevity survey. Chinese Medical Journal, 128 (18): 2426-2432.

Chien S C, Chen C Y, Leu H B, et al., 2017. Association of low serum albumin concentration and adverse cardiovascular events in stable coronary heart disease. International Journal of Cardiology, 241: 1-5.

Cordemans C, De Laet I, van Regenmortel N, et al., 2012. Fluid management in critically ill patients: the role of extravascular lung water, abdominal hypertension, capillary leak, and fluid balance. Annals of Intensive Care, 2 (Suppl 1 Diagnosis and management of intra-abdominal hyperten): S1.

Cui G H, Yao Y H, Xu R F, et al., 2011. Cognitive impairment using education-based cutoff points for CMMSE scores in elderly Chinese people of agricultural and rural Shanghai China. Acta Neurologica Scandinavica, 124 (6): 361-367.

Darsie B, Shlipak M G, Sarnak M J, et al., 2014. Kidney function and cognitive health in older adults: the Cardiovascular Health Study. American Journal of Epidemiology, 180 (1): 68-75.

Dik M G, Jonker C, Hack C E, et al., 2005. Serum inflammatory proteins and cognitive decline in older persons. Neurology, 64 (8): 1371-1377.

Eikelenboom P, Hoozemans J J, Veerhuis R, et al., 2012. Whether, when and how chronic inflammation increases the risk of developing late-onset Alzheimer's disease. Alzheimer's Research & Therapy, 4 (3): 15.

Folstein M F, Folstein S E, McHugh P R, 1975. "Mini-mental state": a practical method for grading the cognitive state of patients for the clinician. Journal of Psychiatric Research, 12(3): 189-198.

Gabay C, Kushner I, 1999. Acute-phase proteins and other systemic responses to inflammation. The New England Journal of Medicine, 340 (6): 448-454.

Hwang J C, Jiang M Y, Lu Y H, et al., 2015. Precedent fluctuation of serum hs-CRP to albumin ratios and mortality risk of clinically stable hemodialysis patients. PLoS One, 10 (3): e0120266.

Kim T S, Pae C U, Yoon S J, et al., 2006. Decreased plasma antioxidants in patients with Alzheimer's disease. International Journal of Geriatric Psychiatry, 21 (4): 344-348.

Li Y, Zhong X, Cheng G, et al., 2017. Hs-CRP and all-cause, cardiovascular, and cancer mortality risk: a meta-analysis. Atherosclerosis, 259: 75-82.

Llewellyn D J, Langa K M, Friedland R P, et al., 2010. Serum albumin concentration and cognitive impairment. Current Alzheimer Research, 7 (1): 91-96.

Mackic J B, Weiss M H, Miao W, et al., 1998. Cerebrovascular accumulation and increased blood-brain barrier permeability to circulating Alzheimer's amyloid beta peptide in aged squirrel monkey with cerebral amyloid angiopathy. Journal of Neurochemistry, 70 (1): 210-215.

Ng T P, Feng L, Niti M, et al., 2008. Albumin, haemoglobin, BMI and cognitive performance in older adults. Age and Ageing, 37（4）: 423-429.

Rapp-Kesek D, Ståhle E, Karlsson T, 2004. Body mass index and albumin in the preoperative evaluation of cardiac surgery patients. Clinical Nutrition, 23（6）: 1398-1404.

Revel F, Gilbert T, Roche S, et al., 2015. Influence of oxidative stress biomarkers on cognitive decline. Journal of Alzheimer's Disease, 45（2）: 553-560.

Ridker P M, MacFadyen J G, Everett B M, et al., 2018. Relationship of C-reactive protein reduction to cardiovascular event reduction following treatment with canakinumab: a secondary analysis from the CANTOS randomised controlled trial. The Lancet, 391（10118）: 319-328.

Siddique N, O'Donoghue M, Casey M C, et al., 2017. Malnutrition in the elderly and its effects on bone health-A review. Clinical Nutrition ESPEN, 21: 31-39.

Sitar M E, Aydin S, Cakatay U, 2013. Human serum albumin and its relation with oxidative stress. Clinical Laboratory, 59（9/10）: 945-952.

Stanyon H F, Viles J H, 2012. Human serum albumin can regulate amyloid-β peptide fiber growth in the brain interstitium: implications for Alzheimer disease. Journal of Biological Chemistry, 287（33）: 28163-28168.

Stevens R W, Elmendorf D, Gourlay M, et al., 1979. Application of fluoroimmunoassay to cerebrospinal fluid immunoglobulin G and albumin. Journal of Clinical Microbiology, 10（3）: 346-350.

Takata Y, Ansai T, Soh I, et al., 2010. Serum albumin levels as an independent predictor of 4-year mortality in a community-dwelling 80-year-old population. Aging Clinical and Experimental Research, 22（1）: 31-35.

Taniguchi Y, Shinkai S, Nishi M, et al., 2014. Nutritional biomarkers and subsequent cognitive decline among community-dwelling older Japanese: a prospective study. The Journals of Gerontology, Series A: Biological Sciences and Medical Sciences, 69（10）: 1276-1283.

Wichmann M A, Cruickshanks K J, Carlsson C M, et al., 2014. Long-term systemic inflammation and cognitive impairment in a population-based cohort. Journal of the American Geriatrics Society, 62（9）: 1683-1691.

Yin Z X, Shi X M, Kraus V B, et al., 2012. High normal plasma triglycerides are associated with preserved cognitive function in Chinese oldest-old. Age and Ageing, 41（5）: 600-606.

Yin Z X, Shi X M, Kraus V B, et al., 2014. Gender-dependent association of body mass index and waist circumference with disability in the Chinese oldest old. Obesity, 22（8）: 1918-1925.

Zeng Y, 2012. Toward deeper research and better policy for healthy aging—using the unique data of Chinese longitudinal healthy longevity survey. China Economic Journal, 5（2/3）: 131-149.

第 20 章　肾小球滤过率与老年健康①

20.1　引　　言

20.1.1　老年人功能状态和死亡风险的现状

我国人口老龄化情况严峻,老年人认知功能受损问题突出。截至 2018 年末,我国 60 岁及以上老年人口已达 2.5 亿,占全国人口的 17.9%(国家统计局,2019)。由于人们预期寿命的增加以及生育率的下降,我国人口老龄化的程度仍在不断加深。按照目前趋势,我国在 2030 年将成为全球人口老龄化程度最高的国家(国家统计局,2016)。人口老龄化虽然反映公共卫生服务和社会经济发展的成就,但其带来的社会和经济负担却极具挑战性。认知功能受损一般指由多种原因造成的不同程度的认知功能损害,包括轻度认知功能受损到痴呆(主要指阿尔茨海默病)(王鲁宁,2009)。认知功能受损是老龄化中表现最为明显的衰老过程之一,其伴随的执行能力、认知加工速度、语言理解表达与学习能力的下降和丧失均对生活质量造成极大影响。因此,认知功能状况被认为是反映老年人身心健康和生活质量的一个重要方面(王鲁宁,2009)。据统计,2015 年全球共约有 4600 万老人罹患痴呆,预计至 2030 年将增长到 7500 万,这些患者主要集中在发展中国家。我国老年人认知功能受损防控形势严峻,截至 2009 年,我国 65 岁及以上老年人痴呆患病率为 5.1%,而轻度认知功能受损的患病率则达到了 20.8%(Jia et al.,2014a,2014b)。老年痴呆对社会和家庭带来沉重的经济负担,据报道在 2015 年我国痴呆患者所致的社会经济负担总额将高达 1700 亿美元(Jia et al.,2018)。

　　国外已有多个研究报道了近几十年西方国家高龄老人死亡率呈下降趋势,

① 本章作者:陈清(南方医科大学公共卫生学院流行病学系硕士);李志浩(南方医科大学公共卫生学院流行病学博士);钟文芳(南方医科大学公共卫生学院流行病学系硕士)。

如丹麦的一项研究报道称 1998～2010 年丹麦高龄老人的死亡率呈下降趋势（Christensen et al.，2013）。然而在中国，仅有一项研究报道过中国高龄老人的死亡率趋势（Zeng et al.，2017），其他大多数研究局限于 60 岁及以上老年人群及其特异病因的死亡率，且样本量小、代表性不足。对高龄老人的支持已成为公众及政府决策部门关注的焦点，了解我国高龄老人死亡率的变化趋势，评价死亡率变化的潜在影响因素，对老年人群疾病预防控制和行为干预策略的制定具有重要意义。

20.1.2　慢性肾脏病与老年人功能状态及死亡的关系

慢性肾脏病（chronic kidney disease，CKD）是由多种原因导致的肾脏结构和功能不可逆性改变（Webster et al.，2017）。CKD 在世界范围内广泛存在，对老年人的影响尤为突出，目前已成为一个严重的公共卫生问题（Webster et al.，2017；Eckardt et al.，2013；王蓓丽等，2014），是危害老年人健康的常见慢性疾病之一。2012 年，我国 CKD 患者近 1.2 亿，患病率达 10.8%，60 岁及以上老年人群患病率高达 19.25%（Zhang et al.，2012）。CKD 独立于其他传统危险因素，不仅会增加老年人群的死亡风险及心血管疾病的发病风险，还可能进一步发展为肾衰竭，严重影响老年人的生活质量（Cheng et al.，2008；Stevens et al.，2008，2010）。

20.1.3　慢性肾脏病与老年人功能状态、死亡关系的研究现状

CKD 早期阶段一般无症状，通常发生并发症时才在医院被检测到，eGFR 作为评估肾脏总体功能的重要指标（Webster et al.，2017；袁丹和陈海平，2013），可客观反映肾脏是否受到损害。国外已有研究报道，eGFR 水平的下降与不同人群的全因死亡率相关（Canales et al.，2016；Conley et al.，2012；Roderick et al.，2009），也与认知功能受损的发病风险升高有关（Menkes et al.，2010）。在中国，大多数研究的对象为特定疾病患者，如糖尿病、高血压患者等（Fung et al.，2017；Park et al.，2015），只有少数研究关注过中国一般人群 eGFR 水平与死亡风险的关系（Wen et al.，2008；Wu et al.，2018），而在中国老年人群的研究中，eGFR 与认知功能受损以及全因死亡风险的关系鲜有报道。

20.1.4　研究目的

根据对国内外文献检索发现，关于 eGFR 与老年健康已发表的研究成果可能存在以下方面的局限。首先，极少有我国全国范围、具有代表性的跟踪调查收集包含老年人各种信息的相关数据。现有大多数报道仅使用一个或少数几个大城市的社区与个人数据。其次，大多数的报道人群为特定疾病患者，鲜有针对一般人群的研究。因此，本章研究利用 HABCS 的数据，以年龄≥65 岁的老年人群为研究对象，探讨 eGFR 水平与中国老年人认知功能受损发病风险及死亡风险的关联。

20.2　研　究　方　法

20.2.1　研究对象

本章研究对象来自 2012 年 CLHLS 中的 8 个长寿地区数据（包括山东省烟台市莱州市、河南省商丘市夏邑县、湖北省荆门市钟祥市、湖南省怀化市麻阳县、广东省佛山市三水区、广西壮族自治区桂林市永福县、海南省澄迈县以及江苏省南通市如东县，占 2014 年中国老年学学会所确定我国长寿地区的 3/4），基线调查期间招募了 2439 名参与者，并于 2014 年和 2017 年进行了随访调查，详细资料参见文献（Zeng，2012）。该研究得到北京大学生物医学伦理委员会（批号：IRB00001052-13074）和杜克大学−新加坡国立大学伦理委员会（批号：12-260E）批准，所有研究对象均签署知情同意书。本章的纳入标准如下。

1. 肾小球滤过率与老年人认知功能关系研究的纳入标准

标准如下：①年龄≥65 岁；②在基线调查时进行了血肌酐检测；③基线时认知功能正常；④至少完成一次随访调查。eGFR 与老年人认知功能关系研究共纳入 65 岁及以上老人 1064 人。

2. 肾小球滤过率与老年人死亡风险关系研究的纳入标准

标准如下：①年龄≥65 岁；②在基线调查时进行了血肌酐检测；③至少完成一次随访调查。eGFR 与老年人死亡风险关系研究共纳入 1802 名 65 岁及以上老人。

20.2.2　研究内容

1. 问卷调查

问卷调查内容包括个人基本状况、对现状评价及性格情绪特征、认知能力、生活方式、ADL、IADL、个人背景及家庭状况、生理健康状况。

2. 体格检查

体格检查内容包括身高、体重、WC、血压。

20.2.3　肾小球滤过率的计算和分组

1. 肾小球滤过率的计算

使用改良的 4 变量 CKD-EPI（chronic kidney disease epidemiology collaboration，慢性肾脏病流行病学合作研究）公式（调整系数为 1.1）计算 eGFR（Teo et al.，2011）。

男性：

Scr≤0.9：$eGFR=141\times(Scr/0.9)^{-0.411}\times0.993^{年龄}\times1.1$。

Scr > 0.9：$eGFR=141\times(Scr/0.9)^{-1.209}\times0.993^{年龄}\times1.1$。

女性：

Scr≤0.7：$eGFR=141\times(Scr/0.7)^{-0.329}\times0.993^{年龄}\times1.1\times1.018$。

Scr > 0.7：$eGFR=141\times(Scr/0.7)^{-1.209}\times0.993^{年龄}\times1.1\times1.018$。

eGFR 单位：$mL/(min\cdot1.73\ m^2)$。Scr 单位：mg/dL。

2. 肾小球滤过率的分组

本章的研究中，eGFR 与认知功能部分分组采用 eGFR 水平四分位数法分组（< 25%为 Q1，25% ~ 50%为 Q2，51% ~ 75%为 Q3，> 75%为 Q4）。eGFR 与死亡风险部分依据美国国家肾脏基金会（National Kidney Foundation，NKF）的 2012 年改善全球肾脏病预后组织（Kidney Disease：Improving Global Outcomes，KDIGO）肾病评估与管理临床实践指南（Stevens et al.，2013）以及我国开滦（Wu et al.，2018）的一项 eGFR 水平与全因死亡的队列研究，将老年人 eGFR 水平划分为 4 组：肾功能中-重度损伤组 [< 45.00 mL/（min·1.73 m²）]、肾功能轻-中度损伤组 [45.00 ~ 59.99 mL/（min·1.73 m²）]、肾功能轻度损伤组 [60.00 ~ 89.99 mL/（min·1.73 m²）]、肾功能正常组 [≥90.00 mL/（min·1.73 m²）]。

20.2.4　认知功能受损和死亡的判定

1. 认知功能受损的判定

认知功能使用 MMSE 测定，MMSE 由美国学者 Flostein 等于 1975 年开发，包含了定向能力、即时回忆、注意力/计算能力、延缓回忆、命名、复述、理解力（口头与文字）、书写与空间结构能力等，总分 30 分，为目前国内外使用最为广泛的认知功能障碍筛查量表（Tombaugh and McIntyre，1992）。国内目前主要采用的汉化版为上海市精神卫生中心张明园教授修订的版本。本章研究中，将 MMSE ≥18 分定义为"认知功能正常"，否则为"认知功能受损"。

2. 死亡的判定

在 2014 年和 2017 年的随访调查中，确认调查对象的生存结局，对死亡老人家属进行死亡问卷调查，确认老人死亡时间（死亡时间由参与者家属或当地医生记录并确认），死亡为全因死亡（含意外死亡）。无法联系到本人或家属的老人定义为失访。在基线调查和随访调查过程中，实行严格的质量控制。

20.2.5　协变量的定义

根据文献报道，本章研究选择了可能会混淆 eGFR 与认知功能受损及死亡风险之间关联的协变量。从结构化问卷中收集协变量信息，包括一般人口学特征（年龄、性别、受教育程度以及居住情况）、生活行为方式（吸烟、饮酒、锻炼以及蔬菜水果摄入）、身体测量与功能状态（BMI、ADL）以及自报慢性病（高血压、糖尿病、心脏病和脑血管疾病）患病情况等。

1. BMI 分组

BMI < 18.5 kg/m^2 为低体重，18.5～23.9 kg/m^2 为正常体重，≥24.0 kg/m^2 为超重。

2. ADL

ADL 包括洗澡、穿衣、进食、室内活动、如厕和控制大小便 6 项活动，如能独立完成上述 6 项，则定义为"ADL 正常"，如有一项及以上不能完成定义为"ADL 失能"（Katz et al.，1963）。

3. 变量赋值情况

是否患慢性病以调查对象自报为标准。变量的赋值情况见表 20-1。

表20-1　变量赋值说明

变量名称	赋值说明
性别	0=男性，1=女性
受教育程度	0=未接受正规教育，1=小学及以上
居住地	0=城市，1=农村
吸烟	0=从不吸烟，1=当前吸烟，2=曾经吸烟
饮酒	0=从不饮酒，1=当前饮酒，2=曾经饮酒
锻炼	0=从不锻炼，1=当前锻炼，2=曾经锻炼
ADL 失能	0=否，1=是
高血压	0=否，1=是
糖尿病	0=否，1=是
心脏病	0=否，1=是
脑血管疾病	0=否，1=是

20.2.6　统计学分析

在 eGFR 与认知功能关系的研究中，根据 eGFR 水平的四分位数分组归纳研究对象的基线特征，应用方差分析或 χ^2 检验比较 eGFR 各分组基线特征的差异；采用单因素和多因素 Cox 比例风险回归模型评估 eGFR 各分组（以 Q1 组为参照组）的 HR 及其 95% CI，多因素模型的调整的协变量包括年龄、性别、BMI、ADL、居住情况、受教育程度、吸烟、饮酒、锻炼、蔬菜摄入、水果摄入，以及高血压、糖尿病、心脏病和脑血管疾病的患病情况。

在 eGFR 与死亡风险关系的研究中，按照 eGFR 分组归纳研究对象的基线特征，应用方差分析或 χ^2 检验比较 eGFR 各分组基线特征的差异。采用 Kaplan-Meier 法估计 eGFR 四个分组水平下的生存率与全因死亡率，并绘制生存曲线，且使用 log-rank 检验法比较各分组的生存率差异。采用单因素和多因素 Cox 比例风险回归模型评估 eGFR 各分组[以肾功能正常组为参照，即 eGFR≥90.00 mL/(min·1.73 m^2)为参照]的 HR 及其 95% CI，多因素模型的调整的协变量包括年龄、性别、BMI、认知功能、ADL、居住情况、受教育程度、吸烟、饮酒、锻炼、蔬菜摄入、水果摄入，以及高血压、糖尿病、心脏病和脑血管疾病的患病情况。为进一步探讨影响 eGFR 水平与死亡风险关系的相关因素，我们对主要分层变量进行了分层分析，其交互作用采用似然比检验。

所有数据均使用 R 3.5.0 软件进行分析。所有的统计检验均以双侧 $P < 0.05$ 为差异有统计学意义。

20.3　研　究　结　果

20.3.1　肾小球滤过率和认知功能受损

1. 基线特征

在最终纳入的 1064 名老年人中，男性有 537 人（50.5%），女性有 527 人（49.5%）。老年人群整体 eGFR 的平均值为 75.98 mL/（min·1.73 m²），Q1 组的老年人认知功能受损率最高（23.7%），而 Q4 组的老年人认知功能受损率最低（5.6%）。各组间的性别、年龄、BMI、ADL 失能、受教育程度、居住情况、吸烟、饮酒、蔬菜摄入以及高血压患病情况在统计学上有显著意义（均 $P < 0.05$），而各组间的锻炼、心脏病、糖尿病以及脑血管疾病患病情况在统计学上无显著意义（均 $P > 0.05$）（表 20-2）。

表20-2　研究对象基线特征

变量	Q1 （＜64.27mL/ （min·1.73 m²））	Q2 （64.27～77.34mL/ （min·1.73 m²））	Q3 （77.35～89.24mL/ （min·1.73 m²））	Q4 （＞89.24mL/ （min·1.73 m²））	F/χ²值	P 值
例数	266	266	266	266		
年龄（岁，mean ± SD）	88.35±10.59	84.09±10.34	80.20±9.79	72.98±6.64	126.335	＜0.001
性别					131.692	＜0.001
男性	100（37.6%）	98（36.8%）	126（47.4%）	213（80.1%）		
女性	166（62.4%）	168（63.2%）	140（52.6%）	53（19.9%）		
ADL 失能	23（8.6%）	24（9.0%）	22（8.3%）	7（2.6%）	10.996	0.012
BMI					43.549	＜0.001
＜18.5 kg/m²	82（30.8%）	55（20.7%）	41（15.4%）	27（10.2%）		
18.5～23.9 kg/m²	133（50.0%）	154（57.9%）	162（62.9%）	158（59.4%）		
≥24.0 kg/m²	51（19.2%）	57（21.4%）	63（23.7%）	81（30.5%）		
受教育程度					63.880	＜0.001
0 年	176（66.2%）	176（66.2%）	143（53.8%）	97（36.5%）		
≥1 年	90（33.8%）	90（33.8%）	123（46.2%）	169（63.5%）		

续表

变量	Q1 （＜64.27mL/ （min·1.73 m²））	Q2 （64.27～77.34mL/ （min·1.73 m²））	Q3 （77.35～89.24mL/ （min·1.73 m²））	Q4 （＞89.24mL/ （min·1.73 m²））	F/χ^2 值	P 值
与家人同住	189（71.1%）	203（76.3%）	207（77.8%）	223（83.8%）	12.550	0.006
吸烟					39.734	＜0.001
从不吸烟	204（76.7%）	198（74.4%）	183（68.8%）	164（61.7%）		
当前吸烟	43（16.2%）	37（13.9%）	54（20.3%）	87（32.7%）		
曾经吸烟	19（7.1%）	31（11.7%）	29（10.9%）	15（5.6%）		
饮酒					38.172	＜0.001
从不饮酒	217（81.6%）	218（82.0%）	197（74.1%）	178（66.9%）		
当前饮酒	31（11.7%）	31（11.7%）	46（17.3%）	76（28.6%）		
曾经饮酒	18（6.8%）	17（6.4%）	23（8.6%）	12（4.5%）		
锻炼					7.329	0.292
从不锻炼	209（78.6%）	220（82.7%）	219（82.3%）	223（83.8%）		
当前锻炼	47（17.7%）	43（16.2%）	40（15.0%）	40（15.0%）		
曾经锻炼	10（3.8%）	3（1.1%）	7（2.6%）	3（1.1%）		
蔬菜摄入					29.929	＜0.001
几乎每天	145（54.5%）	136（51.1%）	149（56.0%）	109（41.0%）		
经常	79（29.7%）	103（38.7%）	98（36.8%）	130（48.9%）		
偶尔	30（11.3%）	20（7.5%）	14（5.3%）	19（7.1%）		
很少或从不	12（4.5%）	7（2.6%）	5（1.9%）	8（3.0%）		
水果摄入					13.492	0.142
几乎每天	20（7.5%）	22（8.3%）	32（12.0%）	22（8.3%）		
经常	64（24.1%）	72（27.1%）	77（28.9%）	86（32.3%）		
偶尔	104（39.1%）	111（41.7%）	100（37.6%）	105（39.5%）		
很少或从不	78（29.3%）	61（22.9%）	57（21.4%）	53（19.9%）		
高血压	96（36.1%）	77（28.9%）	69（25.9%）	67（25.2%）	9.573	0.023
心脏病	21（7.9%）	21（7.9%）	23（8.6%）	18（6.8%）	0.666	0.881
糖尿病	6（2.3%）	5（1.9%）	7（2.6%）	10（3.8%）	2.054	0.561
脑血管疾病	24（9.0%）	24（9.0%）	13（4.9%）	14（5.3%）	6.355	0.096

注：除特殊说明，括号外数据为例数，括号内数据为构成比

2. 肾小球滤过率与认知功能受损的关系

在 Cox 比例风险回归分析最终模型（模型 4，调整了相关变量年龄、性别、BMI、ADL、受教育程度、居住情况、吸烟、饮酒、锻炼、水果摄入、蔬菜摄入，以及高血压、糖尿病、心脏病及脑血管疾病患病情况）结果显示，eGFR 水平与老年人认知功能受损的发病风险无关联［每升高 1mL/（min·1.73 m²）老年人发生

认知功能受损 HR 为 0.99，95% CI 为 0.98 ~ 1.00，P=0.052］。Q2 组（HR 为 0.86，95%CI 为 0.56 ~ 1.32）、Q3 组（HR 为 0.62，95%CI 为 0.37 ~ 1.02）、Q4 组（HR 为 0.49，95%CI 为 0.23 ~ 1.05）老年人发生认知功能受损的风险与 Q1 组相比无统计学差异（表 20-3）。

表20-3　老年人不同eGFR水平对认知功能受损的影响

变量	模型 1		模型 2		模型 3		模型 4	
	HR（95% CI）	P 值	HR（95% CI）	P 值	HR（95% CI）	P 值	HR（95% CI）	P 值
连续变量								
eGFR 每升高 1mL/（min·1.73 m²）	0.97（0.97 ~ 0.98）	< 0.001	0.99（0.98 ~ 1.00）	0.052	0.99（0.98 ~ 1.00）	0.110	0.99（0.98 ~ 1.00）	0.052
分类变量								
Q1（< 64.27mL/（min·1.73 m²））	1.00		1.00		1.00		1.00	
Q2（64.27 ~ 77.34mL/（min·1.73 m²））	0.77（0.53 ~ 1.13）	0.183	0.86（0.58 ~ 1.28）	0.461	0.92（0.61 ~ 1.40）	0.708	0.86（0.56 ~ 1.32）	0.495
Q3（77.35 ~ 89.24mL/（min·1.73 m²））	0.43（0.28 ~ 0.68）	< 0.001	0.70（0.44 ~ 1.13）	0.141	0.71（0.44 ~ 1.17）	0.178	0.62（0.37 ~ 1.02）	0.059
Q4（> 89.24mL/（min·1.73 m²））	0.16（0.08 ~ 0.29）	< 0.001	0.52（0.25 ~ 1.09）	0.083	0.54（0.26 ~ 1.14）	0.107	0.49（0.23 ~ 1.05）	0.067

注：模型 1，未调整变量；模型 2，调整了年龄、性别、BMI、ADL、受教育程度、居住情况；模型 3，在模型 2 的基础上进一步调整了吸烟、饮酒、锻炼、水果摄入、蔬菜摄入；模型 4，在模型 3 的基础上进一步调整了高血压、糖尿病、心脏病以及脑血管疾病患病情况

20.3.2　肾小球滤过率和死亡风险

1. 基线特征

在最终纳入的 1802 名老年人中，男性有 800 人（44.4%），女性有 1002 人（55.6%）。老年人群整体 eGFR 的范围为 9.77 ~ 127.21 mL/（min·1.73 m²）；eGFR 平均值为 73.47 mL/（min·1.73 m²），老年男性的 eGFR 水平显著高于女性［男性 79.67 mL/（min·1.73 m²），女性 68.52 mL/（min·1.73 m²）；$P <$ 0.001］；各组间的性别、年龄、BMI、认知功能受损、ADL 失能、受教育程度、吸烟、饮酒、蔬菜摄入、水果摄入以及糖尿病患病情况在统计学上有显著意义（均 $P <$ 0.05），而各组间的锻炼、居住情况、高血压、心脏病以及脑血管疾病患病情况在统计学上

无显著意义（均 $P > 0.05$）（表20-4）。

表20-4　研究对象基线特征

变量	< 45.00mL/ （min·1.73 m²）	45.00 ~ 59.99mL/ （min·1.73 m²）	60.00 ~ 89.99mL/ （min·1.73 m²）	≥90.00mL/ （min·1.73 m²）	F/χ^2 值	P 值
例数	144（8.0%）	267（14.8%）	1052（58.4%）	339（18.8%）		
年龄（岁，mean±SD）	94.5±8.9	92.1±10.0	87.1±11.6	75.0±9.2	180.197	< 0.001
性别					211.582	< 0.001
男性	39（27.1%）	82（30.7%）	412（39.2%）	267（78.8%）		
女性	105（72.9%）	185（69.3%）	640（60.8%）	72（21.2%）		
BMI					63.011	< 0.001
< 18.5 kg/m²	46（31.9%）	90（33.7%）	259（24.6%）	33（9.7%）		
18.5 ~ 23.9 kg/m²	75（52.1%）	135（50.6%）	581（55.2%）	208（61.4%）		
≥24.0 kg/m²	23（16.0%）	42（15.7%）	212（20.2%）	98（28.9%）		
认知功能受损	52（36.1%）	70（26.2%）	245（23.3%）	27（8.0%）	59.657	< 0.001
ADL 失能	43（29.9%）	63（23.6%）	236（22.4%）	26（7.7%）	46.092	< 0.001
受教育程度					113.451	< 0.001
0 年	116（80.6%）	196（73.4%）	705（67.0%）	137（40.4%）		
≥1 年	28（19.4%）	71（26.6%）	347（33.0%）	202（59.6%）		
与家人同住	113（78.5%）	207（77.5%）	818（77.8%）	280（82.6%）	3.850	0.278
吸烟					74.831	< 0.001
从不吸烟	118（81.9%）	221（82.8%）	822（78.1%）	208（61.4%）		
当前吸烟	20（13.9%）	31（11.6%）	136（12.9%）	105（31.0%）		
曾经吸烟	6（4.2%）	15（5.6%）	94（8.9%）	26（7.7%）		
饮酒					48.453	< 0.001
从不饮酒	117（81.3%）	225（84.3%）	849（80.7%）	229（67.6%）		
当前饮酒	19（13.2%）	24（9.0%）	141（13.4%）	92（27.1%）		
曾经饮酒	8（5.6%）	18（6.7%）	62（5.9%）	18（5.3%）		
锻炼					6.758	0.344
从不锻炼	121（84.0%）	229（85.8%）	884（84.0%）	282（83.2%）		
当前锻炼	18（12.5%）	31（11.6%）	140（13.3%）	54（15.9%）		
曾经锻炼	5（3.5%）	7（2.6%）	28（2.7%）	3（0.9%）		
蔬菜摄入					25.500	0.002
几乎每天	81（56.3%）	149（55.8%）	504（47.9%）	141（41.6%）		
经常	43（29.9%）	80（30.0%）	418（39.7%）	160（47.2%）		
偶尔	14（9.7%）	25（9.4%）	97（9.2%）	28（8.3%）		
很少或从不	6（4.2%）	13（4.9%）	33（3.1%）	10（2.9%）		
水果摄入					22.649	0.007
几乎每天	12（8.3%）	16（6.0%）	96（9.1%）	28（8.3%）		
经常	28（19.4%）	68（25.5%）	282（26.8%）	108（31.9%）		
偶尔	56（38.9%）	102（38.2%）	435（41.3%）	137（40.4%）		
很少或从不	48（33.3%）	81（30.3%）	239（22.7%）	66（19.5%）		

续表

变量	< 45.00mL/ (min · 1.73 m²)	45.00 ~ 59.99mL/ (min · 1.73 m²)	60.00 ~ 89.99mL/ (min · 1.73 m²)	≥90.00mL/ (min · 1.73 m²)	F/χ^2值	P 值
高血压	43（29.9%）	74（27.7%）	259（24.6%）	80（23.6%）	3.186	0.364
心脏病	14（9.7%）	17（6.4%）	85（8.1%）	22（6.5%）	2.416	0.491
糖尿病	3（2.1%）	5（1.9%）	14（1.3%）	13（3.8%）	8.462	0.037
脑血管疾病	16（11.1%）	20（7.5%）	92（8.7%）	19（5.6%）	5.269	0.153

注：除特殊说明，括号外数据为例数，括号内数据为构成比。

资料来源：陈清等（2020）

2. 肾小球滤过率与死亡风险的关系

经 6 年随访共计死亡 852 人。不同 eGFR 水平的生存曲线分析显示，肾功能中-重度损伤组的老年人全因死亡率最高（68.1%），而肾功能正常组的老年人全因死亡率最低（23.9%）（log-rank 检验 $\chi^2=128.908$，$P < 0.001$）（图 20-1）。

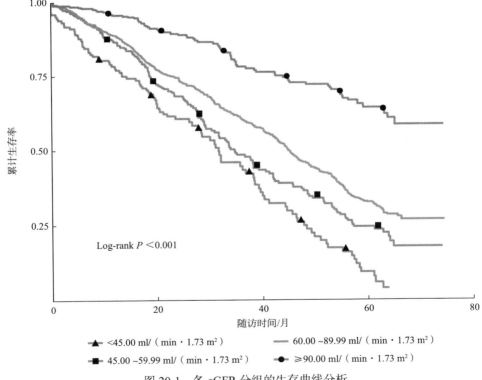

图 20-1　各 eGFR 分组的生存曲线分析

资料来源：陈清等（2020）

最终模型（模型 4）结果显示，eGFR 水平与老年人全因死亡风险呈负相关［每

升高 1 mL/（min·1.73 m²）老年人死亡风险 HR 为 0.99，95% CI 为 0.99~1.00，
$P < 0.001$］；相较于肾功能正常组，肾功能中-重度损伤组和肾功能轻度损伤组老
年人全因死亡风险分别增加了 69%（HR 为 1.69，95%CI 为 1.22~2.33）和 35%
（HR 为 1.35，95%CI 为 1.05~1.74）；而肾功能中-重度损伤组（HR 为 1.31，95%CI
为 0.98~1.76）中，eGFR 与全因死亡间未发现显著关联（表 20-5）。趋势检验显
示随 eGFR 水平的降低，全因死亡率呈逐渐上升趋势（$P < 0.001$）。

表20-5　老年人不同eGFR水平对全因死亡风险的影响

变量	模型 1		模型 2		模型 3		模型 4	
	HR（95% CI）	P 值	HR（95% CI）	P 值	HR（95% CI）	P 值	HR（95% CI）	P 值
连续变量								
eGFR 每升高 1mL/（min·1.73 m²）	0.98（0.98~0.98）	< 0.001	0.99（0.99~1.00）	< 0.001	0.99（0.99~1.00）	0.001	0.99（0.99~1.00）	0.001
分类变量								
< 45.00mL/（min·1.73 m²）	4.72（3.51~6.34）	< 0.001	1.73（1.26~2.38）	0.001	1.68（1.22~2.31）	0.002	1.69（1.22~2.33）	0.001
45.00~59.99mL/（min·1.73 m²）	3.36（2.57~4.40）	< 0.001	1.38（1.03~1.84）	0.030	1.31（0.98~1.76）	0.068	1.31（0.98~1.76）	0.070
60.00~89.99mL/（min·1.73 m²）	2.60（2.05~3.28）	< 0.001	1.37（1.07~1.77）	0.013	1.34（1.04~1.72）	0.025	1.35（1.05~1.74）	0.020
≥90.00mL/（min·1.73 m²）	1.00		1.00		1.00		1.00	
趋势检验		< 0.001		< 0.001		< 0.001		< 0.001

注：模型 1，未调整变量；模型 2，调整了年龄、性别、BMI、认知功能、ADL、受教育程度、居住情况；模型 3，在模型 2 的基础上进一步调整了吸烟、饮酒、锻炼、水果摄入、蔬菜摄入；模型 4，在模型 3 的基础上进一步调整了高血压、糖尿病、心脏病以及脑血管疾病患病情况。

资料来源：陈清等（2020）

3. 分层分析与敏感性分析

调整上述所有相关变量后，对主要分层变量，包括性别（男性、女性）、年龄组（< 80 岁、≥80 岁）、BMI 分组（< 18.5 kg/m²、18.5~23.9 kg/m²、≥24.0 kg/m²）、ADL（正常、失能）、吸烟（从不吸烟、现在吸烟、曾经吸烟）、饮酒（从不饮酒、现在饮酒、曾经饮酒）进行分层分析发现，各分层变量和 eGFR 水平对老年人全因死亡风险的影响无交互作用（均 $P > 0.05$）（表 20-6）。进行敏感性分析，包括校正生化指标血脂、空腹血糖、TG 和 hs-CRP，以及排除随访 2 年内死亡的参与者后，结果没有发生显著改变。

表20-6　每升高1 mL/（min·1.73 m²）与全因死亡风险的分层分析（$\bar{x}\pm s$）

变量	总人数	eGFR / [mL/（min·1.73 m²）]	HR（95%CI）[a]	$P_{交互}$
性别				0.259
男性	800	79.67±18.92	0.92（0.85～0.98）	
女性	1002	68.52±16.76	0.95（0.90～1.00）	
年龄				0.205
<80 岁	594	85.00±16.25	0.97（0.83～1.12）	
≥80 岁	1208	67.79±16.98	0.94（0.90～0.98）	
BMI				0.877
<18.5kg/m²	428	67.74±17.76	0.93（0.86～1.01）	
18.5～23.9kg/m²	999	74.45±18.22	0.95（0.90～1.01）	
≥24.0kg/m²	375	77.37±19.05	0.90（0.80～1.01）	
ADL 失能				0.286
正常	1434	74.66±18.62	0.93（0.88～0.99）	
失能	368	68.83±17.77	0.95（0.89～1.02）	
吸烟				0.110
从不吸烟	1369	71.92±18.09	0.94（0.90～0.98）	
现在吸烟	292	79.48±20.35	0.90（0.77～1.04）	
曾经吸烟	141	76.08±16.81	0.94（0.75～1.17）	
饮酒				0.138
从不饮酒	1420	72.28±18.17	0.93（0.89～0.97）	
现在饮酒	276	79.72±19.34	0.98（0.86～1.13）	
曾经饮酒	106	73.11±19.09	0.94（0.76～1.18）	

a 调整变量：年龄、性别、BMI、认知功能、ADL、受教育程度、居住情况、吸烟、饮酒、锻炼、水果摄入、蔬菜摄入，以及高血压、糖尿病、心脏病和脑血管疾病患病情况。

资料来源：陈清等（2020）

20.4　讨　论

20.4.1　肾小球滤过率与认知功能受损关系

此前有研究报道，肾功能受损与认知能力衰退速度加快及发病风险增加有关（Menkes et al.，2010），但一项在老年男性中的研究则并未发现肾功能的下降与认知功能受损间存在关联（Slinin et al.，2008）。肾功能下降与老年人认知功能受损间存在关联的原因可能为，首先，老年人体内 eGFR 降低时往往伴随着血管硬化（Mukai et al.，2018），而血管硬化将导致认知功能受损的发病风险显著升高（Rabkin，2018）；其次，肾功能下降的老年人体内尿毒素的大量积累可以直接作用于体内多个器官（Shi et al.，2018），导致血液中积聚大量甲状旁腺激素，从而导致认知功能受损的发病风险升高（Dobolyi et al.，2010；Lourida et al.，2015）；最后，肾功能下降的老人体内血液中铝的积累也会增加认知功能受损的发病风险（Adlard and Bush，2018）。但本章研究基于 HABCS 项目的数据，在调整了调查对象一般人口学特征、生活行为方式、身体测量与功能状态以及慢性病患病情况后，并未发现体内 eGFR 水平与中国长寿地区老年人群认知功能受损的发病风险相关联，其主要原因可能是样本量不足，导致无法得出具有统计学差异的结果。

20.4.2　肾小球滤过率与死亡风险关系

本章研究发现，长寿地区老年人群全因死亡风险随着 eGFR 水平的下降而升高。在调整了调查对象一般人口学特征、生活行为方式、身体测量与功能状态以及慢性病患病情况后，低水平 eGFR 仍与长寿地区老年人群高死亡风险相关联。此前，基于不同年龄段人群的研究也证实 eGFR 水平的降低是全因死亡率的危险因素（Warnock et al.，2017；Chen et al.，2015；Iff et al.，2014）。例如，在南欧（Salvador-González et al.，2018）和日本（Nagai et al.，2016）的长期队列随访研究中发现，一般人群的全因死亡风险会随着 eGFR 水平的降低而升高。而在一项针对中国北方一般人群（Wu et al.，2018）的队列研究中还发现，相比肾功能正常组，肾功能中-重度损伤组的老年人群全因死亡的 HR 为 1.51（95% CI：1.30 ~ 1.74），与本章的研究相似（HR =1.69，95% CI：1.22 ~ 2.33）。此外，在中国台湾地区的一项研究（Cheng et al.，2008）也表明，当 eGFR 水平降低时，全因死亡风险升高。同时，在糖尿病、脑卒中、心血管疾病患者人群中也显示 eGFR 水平降低者死亡风险升高（Fung et al.，2017；Wan et al.，2017；Park et al.，2015）。本章研究在一般人群的基础上重新探讨了中国长寿地区老年人群 eGFR 水平与死亡风险的关系，并发现 eGFR 水平的下降是老年人全因死亡率升高的危险因素。

KDIGO 肾病评估与管理临床实践指南指出衰老、蛋白尿、高血压、高血糖、脂质代谢异常、心血管疾病史是 CKD 发展的危险因素，可影响人体内 eGFR 水平（Stevens et al.，2013；Kramer，2010），诱发肾脏损伤，从而增加死亡风险。同时，有研究发现 eGFR 的降低也会加快高血压、贫血、心肌营养不良、蛋白尿等的发生发展（Go et al.，2004；Mok et al.，2017），进而导致老年人群的死亡风险升高；eGFR 的下降还是多种脑卒中的危险因素，当 eGFR 急剧下降时，急性脑卒中也将显著增加老年人群的死亡风险（Lee et al., 2010; Zheng et al., 2012; Tsagalis et al., 2009）。本章研究结果表明，eGFR 水平下降可能会增加老年人的死亡风险，由于研究对象的样本量不够大，肾功能轻-中度损伤组老年人 eGFR 水平对全因死亡风险的影响无明显差异（$P=0.070$），但趋势检验显示随着 eGFR 水平的降低，全因死亡率呈逐渐上升趋势（$P < 0.001$）。此外，肾脏疾病和其他心血管疾病的治疗情况可能会影响 eGFR 与全因死亡风险的关系，但遗憾的是本章研究没有收集到老年人 CKD 治疗相关情况的信息。

20.4.3　优势与局限性

本章研究的优势在于利用大样本量的同时使用 Cox 比例风险回归模型调整了多种混杂因素来探讨 eGFR 与认知功能受损、全因死亡风险之间的关系。但是，本章研究存在一定的局限性。首先，无法直接测量调查对象的 GFR 水平，缺乏肾脏损伤的生物标志物，即微量和大量白蛋白尿以及胱抑素 C，故无法对各种 eGFR 方程进行综合比较以评估 eGFR 对老年人群认知功能受损发病风险、全因死亡风险的影响；其次，未对死因分类以探讨 eGFR 与非意外总死亡及不同死因别死亡风险间的关系；最后，研究对象为长寿地区的老年人群，且年龄段在 80 岁及以上的老人数量远多于 80 岁以下的老人，对低龄老人的代表性较局限，研究结果的外推尚待验证。

20.5　结　　语

综上所述，在我国长寿地区老年人群中，eGFR 水平的下降与认知功能受损的发病风险无关，但与死亡风险相关联，提示老年人群 eGFR 低于正常水平可能并非人体正常的老化。因此，随着我国人口老龄化、高龄化的形势日益严峻，在开展高血压、糖尿病等慢病管理的同时，也应提高对老年人 CKD 的关注。由于 CKD 的发病率和死亡率密切相关，早期诊断是非常重要的，应在 CKD 的高危人群中开展 eGFR 评估（Levey et al., 2015）。故通过监测老年人的肾功能，妥善照料和治疗低 eGFR 水平的老年人，对降低由 eGFR 水平下降导致的高死亡风险，提高我国老人生活质量以及实现健康老龄化有着重要意义。

参 考 文 献

陈清，赵峰，黄清湄，等，2020. 中国 8 个长寿地区 65 岁及以上老年人肾小球滤过率对全因死亡风险的影响. 中华流行病学杂志，41（1）：36-41.

国家统计局，2016. 2015 年全国 1%人口抽样调查主要数据公报. http://www.stats.gov.cn/tjsj/zxfb/201604/t20160420_1346151.html[2016-04-20].

国家统计局，2019. 李希如：人口总量平稳增长　城镇化水平稳步提高. http://www.stats.gov.cn/tjsj/sjjd/201901/t20190123_1646380.html[2019-01-23].

王蓓丽，郭玮，潘柏申，2014. 估算肾小球滤过率在慢性肾脏疾病诊疗中的研究现状. 中华检验医学杂志，37（12）：899-902.

王鲁宁，2009. 老年人轻度认知功能障碍的研究进展. 中华保健医学杂志，11（4）：251-253.

袁丹，陈海平，2013. 肾小球滤过率水平对老年患者死亡情况的影响. 中国老年学杂志，33（3）：544-545.

Adlard P A，Bush A I，2018. Metals and Alzheimer's Disease：how far have we come in the clinic? Journal of Alzheimer's Disease，62（3）：1369-1379.

Bugnicourt J M，Godefroy O，Chillon J M，et al.，2013. Cognitive disorders and dementia in CKD：the neglected kidney-brain axis. Journal of the American Society of Nephrology，24（3）：353-363.

Canales M T，Blackwell T，Ishani A，et al.，2016. Estimated GFR and mortality in older men：are all eGFR formulae equal. American Journal of Nephrology，43（5）：325-333.

Cao X，Xie X，Xu G，et al.，2014. Cross-sectional study on high-normal blood pressure and chronic kidney disease in occupational physical examination population in Changsha. Zhong Nan Da Xue Xue Bao Yi Xue Ban，39（6）：582-590.

Chen Y T，Shih C J，Ou S M，et al.，2015. Periodontal disease and risks of kidney function decline and mortality in older people：a community-based cohort study. American Journal of Kidney Diseases：the Official Journal of the National Kidney Foundation，66（2）：223-230.

Cheng T Y D，Wen S F，Astor B C，et al.，2008. Mortality risks for all causes and cardiovascular diseases and reduced GFR in a middle-aged working population in Taiwan. American Journal of Kidney Diseases：the Official Journal of the National Kidney Foundation，52（6）：1051-1060.

Christensen K，Thinggaard M，Oksuzyan A，et al.，2013. Physical and cognitive functioning of people older than 90 years：a comparison of two Danish cohorts born 10 years apart. The Lancet，382（9903）：1507-1513.

Conley J，Tonelli M，Quan H，et al.，2012. Association between GFR，proteinuria，and adverse outcomes among White，Chinese，and South Asian individuals in Canada. American Journal of Kidney Diseases：the Official Journal of the National Kidney Foundation，59（3）：390-399.

Dobolyi A, Palkovits M, Usdin T B, 2010. The TIP39-PTH2 receptor system: unique peptidergic cell groups in the brainstem and their interactions with central regulatory mechanisms. Progress in Neurobiology, 90 (1): 29-59.

Eckardt K U, Coresh J, Devuyst O, et al., 2013. Evolving importance of kidney disease: from subspecialty to global health burden. The Lancet, 382 (9887): 158-169.

Fung C S, Wan E Y, Chan A K, et al., 2017. Association of estimated glomerular filtration rate and urine albumin-to-creatinine ratio with incidence of cardiovascular diseases and mortality in Chinese patients with type 2 diabetes mellitus-a population-based retrospective cohort study. BMC Nephrology, 18 (1): 47.

Garofalo C, Borrelli S, Pacilio M, et al., 2016. Hypertension and prehypertension and prediction of development of decreased estimated GFR in the general population: a meta-analysis of cohort studies. American Journal of Kidney Diseases: the Official Journal of the National Kidney Foundation, 67 (1): 89-97.

Go A S, Chertow G M, Fan D, et al., 2004. Chronic kidney disease and the risks of death, cardiovascular events, and hospitalization. The New England Journal of Medicine, 351 (13): 1296-1305.

Iff S, Wong G, Webster A C, et al., 2014. Relative energy balance, CKD, and risk of cardiovascular and all-cause mortality. American Journal of Kidney Diseases: the Official Journal of the National Kidney Foundation, 63 (3): 437-445.

Jia J, Wang F, Wei C, et al., 2014a. The prevalence of dementia in urban and rural areas of China. Alzheimer's & Dementia, 10 (1): 1-9.

Jia J, Wei C, Chen S, et al., 2018. The cost of Alzheimer's disease in China and re-estimation of costs worldwide. Alzheimer's & Dementia, 14 (4): 483-491.

Jia J, Zhou A, Wei C, et al., 2014b. The prevalence of mild cognitive impairment and its etiological subtypes in elderly Chinese. Alzheimer's & Dementia, 10 (4): 439-447.

Katz S, Ford A B, Moskowitz R W, et al., 1963. The index of ADL: a standardized measure of biological and psychosocial function. The Journal of the American Medical Association, 185: 914-919.

Khatri M, Nickolas T, Moon Y P, et al., 2009. CKD associates with cognitive decline. Journal of the American Society of Nephrology, 20 (11): 2427-2432.

Kramer H, 2010. The National Kidney Foundation's kidney Disease Outcomes Quality Initiative (KDOQI) grant initiative: moving clinical practice forward. American Journal of Kidney Diseases: the Official Journal of the National Kidney Foundation, 55 (3): 411-414.

Kurella T M, Yaffe K, Hsu C Y, et al., 2016. Cognitive impairment and progression of CKD. American Journal of Kidney Diseases: the Official Journal of the National Kidney Foundation, 68 (1): 77-83.

Lee M, Saver J L, Chang K H, et al., 2010. Low glomerular filtration rate and risk of stroke: meta-analysis. BMJ, 341: c4249.

Levey A S, Becker C, Inker L A, 2015. Glomerular filtration rate and albuminuria for detection and staging of acute and chronic kidney disease in adults: a systematic review. JAMA, 313（8）: 837-846.

Lourida I, Thompson-Coon J, Dickens C M, et al., 2015. Parathyroid hormone, cognitive function and dementia: a systematic review. PLoS One, 10（5）: e0127574.

Menkes D L, Buchman A S, Shah R J, et al., 2010. Kidney function is associated with the rate of cognitive decline in the elderly. Neurology, 74（20）: 1656.

Mok Y, Matsushita K, Ballew S H, et al., 2017. Kidney function, proteinuria, and cancer incidence: the Korean heart study. American Journal of Kidney Diseases: the Official Journal of the National Kidney Foundation, 70（4）: 512-521.

Mukai H, Svedberg O, Lindholm B, et al., 2019. Skin autofluorescence, arterial stiffness and Framingham risk score as predictors of clinical outcome in chronic kidney disease patients: a cohort study. Nephrology Dialysis Transplantation, 34（3）: 442-448.

Nagai K, Sairenchi T, Irie F, et al., 2016. Relationship between estimated glomerular filtration rate and cardiovascular mortality in a Japanese cohort with long-term follow-up. PLoS One, 11（6）: e156792.

Park M, Yoon E, Lim Y H, et al., 2015. Renal hyperfiltration as a novel marker of all-cause mortality. Journal of the American Society Nephrology, 26（6）: 1426-1433.

Prince M J, 2015. World Alzheimer Report 2015: the global impact of dementia: an analysis of prevalence, incidence, cost and trends. Alzheimer's Disease International. https://www.alz.co.uk/research/WorldAlzheimerReport2015.pdf[2015-08-15].

Rabkin S W, 2018. Is it time to utilize measurement of arterial stiffness to identify and reduce the risk of cognitive impairment? Journal of Clinical Hypertension, 20（1）: 31-32.

Roderick P J, Atkins R J, Smeeth L, et al., 2009. CKD and mortality risk in older people: a community-based population study in the United Kingdom. American Journal of Kidney Diseases: the Official Journal of the National Kidney Foundation, 53（6）: 950-960.

Salvador-González B, Gil-Terrón N, Cerain-Herrero M J, et al., 2018. Estimated glomerular filtration rate, cardiovascular events and mortality across age groups among individuals older than 60 years in southern Europe. Revista Española de Cardiología（English Edition）, 71（6）: 450-457.

Shi Y, Liu Z, Shen Y, et al., 2018. A novel perspective linkage between kidney function and Alzheimer's disease. Frontiers in Cellular Neuroscience, 12: 384.

Slinin Y, Paudel M L, Ishani A, et al., 2008. Kidney function and cognitive performance and decline in older men. Journal of the American Geriatrics Society, 56（11）: 2082-2088.

Stevens L A, Coresh J, Levey A S, 2008. CKD in the elderly--old questions and new challenges: World Kidney Day 2008. American Journal of Kidney Diseases: the Official Journal of the National Kidney Foundation, 51（3）: 353-357.

Stevens L A, Li S, Wang C, et al., 2010. Prevalence of CKD and comorbid illness in elderly patients in the United States: results from the Kidney Early Evaluation Program（KEEP）. American Journal of Kidney Diseases: the Official Journal of the National Kidney Foundation, 55（3 Suppl 2）: S23-S33.

Stevens P E, Levin A, Kidney Disease: Improving Global Outcomes Chronic Kidney Disease Guideline Development Work Group Members, 2013. Evaluation and management of chronic kidney disease: synopsis of the kidney disease: improving global outcomes 2012 clinical practice guideline. Annals of Internal Medicine, 158 (11): 825-830.

Teo B W, Xu H, Wang D H, et al., 2011. GFR estimating equations in a multiethnic Asian population. American Journal of Kidney Diseases: the Official Journal of the National Kidney Foundation, 58 (1): 56-63.

Tombaugh T N, McIntyre N J, 1992. The mini-mental state examination: a comprehensive review. Journal of the American Geriatrics Society, 40 (9): 922-935.

Tsagalis G, Akrivos T, Alevizaki M, et al., 2009. Renal dysfunction in acute stroke: an independent predictor of long-term all combined vascular events and overall mortality. Nephrology, Dialysis, Transplantation, 24 (1): 194-200.

Wan E Y, Fong D Y, Fung C S, et al., 2017. Prediction of five-year all-cause mortality in Chinese patients with type 2 diabetes mellitus—a population-based retrospective cohort study. Journal of Diabetes and Its Complications, 31 (6): 939-944.

Warnock D G, Delanaye P, Glassock R J, 2017. Risks for all-cause mortality: stratified by age, estimated glomerular filtration rate and albuminuria. Nephron, 136 (4): 292-297.

Webster A C, Nagler E V, Morton R L, et al., 2017. Chronic kidney disease. The Lancet, 389 (10075): 1238-1252.

Wen C P, Cheng T Y D, Tsai M K, et al., 2008. All-cause mortality attributable to chronic kidney disease: a prospective cohort study based on 462 293 adults in Taiwan. The Lancet, 371 (9631): 2173-2182.

Wu J, Jia J, Li Z, et al., 2018. Association of estimated glomerular filtration rate and proteinuria with all-cause mortality in community-based population in China: a result from Kailuan Study. Scientific Reports, 8 (1): 2157.

Zeng Y, 2012. Toward deeper research and better policy for healthy aging—using the unique data of Chinese longitudinal healthy longevity survey. China Economic Journal, 5 (2/3): 131-149.

Zeng Y, Feng Q, Hesketh T, et al., 2017. Survival, disabilities in activities of daily living, and physical and cognitive functioning among the oldest-old in China: a cohort study. The Lancet, 389 (10079): 1619-1629.

Zhang L, Wang F, Wang L, et al., 2012. Prevalence of chronic kidney disease in China: a cross-sectional survey. The Lancet, 379 (9818): 815-822.

Zheng L, Sun Z, Zhang X, et al., 2012. The association between glomerular filtration rate and stroke in hypertensive patients in rural areas of China. Journal of Hypertension, 30 (5): 901-907.

第 21 章　膳食与老年健康[①]

21.1　引　　言

21.1.1　老年人功能状态和死亡风险的现状

随着人口老龄化的迅速到来,老年人认知功能受损防控形势严峻(Fichter et al.,2009)。如何识别老年人群功能受损以及疾病死亡一直是科学家关心的重点。目前的研究发现,西方人群的特殊饮食习惯与认知功能受损和死亡有关。然而由于各国的饮食习惯存在较大差异,西方国家的研究成果可能不适用于东方人群,因此补充非西方国家的研究证据十分迫切,膳食多样性(dietary diversity)是其中一个值得关注的因素。

21.1.2　膳食与老年人认知功能状态及死亡的关系

膳食多样性通过不同食物组消耗的数量和结构进行定义(Krebs-Smith et al.,1987),已被公认为是高质量饮食的一个关键因素,并在膳食指南中推荐使用。虽然有一些研究探讨了饮食或饮食模式与认知功能的关系,但老年人膳食多样性与认知功能的关系的直接研究很少(Otsuka et al.,2017),尤其是在中国老年人群中;与此同时,也有研究指出膳食多样性对降低中年人及低龄老年人的死亡风险具有积极作用(Jankovic et al.,2014),但在高龄老人中膳食多样性与死亡的关系还有待进一步验证。

[①] 本章作者:吴娴波(南方医科大学公共卫生学院流行病学系教授);陈沛良(南方医科大学公共卫生学院流行病学系硕士)。

21.1.3　膳食与老年人功能状态、死亡关系的研究现状

中国是目前世界上老年人口最多的国家。关于中国老年人的认知功能的研究也不断有发表（Yao et al.，2009）。尽管如此，很少有研究关注饮食习惯与认知功能之间的关系（Lee et al.，2010；Wang et al.，2010）。现有研究的局限性在于大多数研究是横断面设计，无法确定时序性。此外，回忆偏倚对所观察到的联系也有着一定影响。

21.1.4　研究目的

综上，目前的研究主要集中在横断面，而前瞻性研究的结果可为膳食与死亡、认知功能的关联提供进一步的证据。同时，由于教育与认知功能密切相关（Gallancher et al.，1999），因此在中国老年人群中研究饮食与认知的关联时，教育水平是一个重要的考虑因素。基于上述背景资料，本章研究以 CLHLS 人群为研究人群，探讨膳食多样性与中国老年人认知功能受损的关系，通过对中国老年人的前瞻性研究数据，研究选定的饮食项目摄入与认知功能之间的关系，同时验证膳食多样性与高龄老人死亡的关系。

21.2　研　究　方　法

21.2.1　研究对象

研究对象来自 CLHLS 65 岁及以上人群，于 1998 年、2000 年、2002 年、2005 年、2009 年、2011～2012 年和 2014 年纳入并接受随访，覆盖了中国 31 个省区市的 22 个市。CLHLS 是中国第一个关于健康老龄化影响因素的全国性纵向调查；收集了大量的纵向访谈数据，其中包括高龄老人（≥80 岁）和低龄老人（65～79 岁）。对于每位百岁老人，调查其附近预先确定性别的九旬老年人（90～99 岁）、八旬（80～89 岁）老年人和低龄老年人（65～79 岁）。为使每个年龄组的女性和男性均衡可比，待研究对象通过随机分配百岁老人的代码编号预先确定性别。该研究由北京大学生物医学伦理委员会批准，并获得所有研究对象或其代理人的书

面知情同意书。

其中，膳食多样性与认知功能关系研究部分纳入 CLHLS 第六轮数据，在参与 2011～2012 年横断面评估的 9765 人中，有 1194 人由于缺失主要变量被剔除。因此，分析样本包括 8571 人，其中 2984 人年龄为 65～79 岁（低龄老年组），5587 人年龄为 80 岁及以上（高龄老年组）。高龄老人膳食多样性与死亡的关系研究部分在 1998 年至 2014 年招募的 43 487 名研究对象中进行，28 790 名（66.2%）年龄较大的老年人符合纳入标准：80 岁及以上、成功随访一次或多次，提供饮食信息；排除研究对象 9131 名（21.0%），包括 3565 名（8.2%）79 岁及以下的研究对象、5019 名（11.5%）只有基线信息且在第一次随访中失访的研究对象、547 名（1.3%）没有提供饮食信息的研究对象。文盲老人中蔬菜、豆类摄入与认知功能的关系研究部分使用 CLHLS 第三轮（2002 年）和第四轮（2005 年）的数据。剔除回答不完全的个体后，2002 年的总体样本量为 15 789 例，其中文盲 9625 例（60.96%）。在 9625 名文盲老人中，剔除基线 MMSE 得分低于 18 分的 2094 名（21.76%）；620 名（6.44%）研究对象因基线诊断为脑血管疾病或神经或精神疾病而被排除。因此，2002 年的研究纳入了 6911 名（71.80%）认知功能正常的文盲研究对象。在 2002 年至 2005 年的调查中，1220 名（17.65%）死亡或迁离该地区的研究对象失去随访，最终纳入 5691 名基线认知功能正常并在 2005 年调查时完成 MMSE 评估的老年文盲研究对象。

21.2.2　研究内容

1. 问卷调查

问卷调查内容包括个人基本状况、对现状评价及性格特征、认知能力、生活方式、ADL、IADL、个人背景及家庭状况、生理健康状况。

2. 体格检查

体格检查内容包括身高、体重、WC、血压等。

21.2.3　膳食多样性评估

在 CLHLS 中，所有研究对象被要求报告各种食物组的摄入频率，饮食变量包括粮食/谷类、水果、蔬菜、豆类、鱼类、肉类（猪肉、牛肉、羊肉和家禽肉）、鸡蛋和糖等 8 类食品，这 8 类食物的类型依据中国居民平衡膳食宝塔确定。由于谷物和油是中国人日常饮食中必不可少的食物，DDS 体系的构建不包括这两种食物（McNaughton et al.，2012），本章研究中将更有目的地构建膳食多样性。在面对面访谈中，DDS 由受过训练的专业人员根据与 9 类食品相关的食品频率问卷进行评估：肉类、鱼类和海鲜、鸡蛋、豆类、水果、腌制蔬菜、茶叶、大蒜、新鲜蔬菜。每个食物组的摄入频率分为 5 类，即"几乎每天""每周至少一次""每月至少一次""偶尔""很少或从不"。如果对一组食物的反应是"几乎每天"或"每周至少一次"，那么给出 1 分，否则不给分。DDS 等于上述 9 个食物组得分的总和。总 DDS 从 0 到 9，DDS 越高表明膳食多样性越好，DDS 最大值 9 分代表膳食多样性的最高水平。

21.2.4 认知功能评估、死亡及失访的定义

本章采用经中国老年人验证的中国修订版 MMSE 进行认知功能评估，该版本已被证明有效性和可靠性。由于 MMSE 测试的表现与教育水平密切相关，因此本章使用 MMSE 测试中基于教育的有效截断值定义认知功能受损，即对于没有受过正规教育的研究对象为 19/20、受过 1~6 年正规教育（小学）的为 22/23、受过 6 年以上正规教育（中学或更高）的为 26/27。

而在中国文盲老年人中蔬菜、豆类摄入与认知功能的关系研究中，对于没有受过正规教育（文盲）的调查对象截断值为 18 分，即得分在 18 分以上的老年文盲人群划分为正常认知功能人群。随访中，如果研究对象的 MMSE 评分下降到 18 分以下，则将其归类为认知能力下降。当研究对象的 MMSE 评分在随访中至少保持 18 分时，研究对象被归为正常。

从基线到随访中，研究对象的近亲或乡村医生给出有关死亡和死亡日期的信息。在本章研究中，失访是指研究对象至少在 3 次尽力追踪后仍然无法取得联系。本章研究将在第 2 次或后续随访中失访的研究对象纳入主要分析中。

21.2.5 协变量

通过面对面访谈收集数据。社会人口统计信息（年龄、性别、教育和婚姻状况等）、生活方式（吸烟、饮酒、体育活动、休闲活动和社会活动等）、心理弹性、WC、血压、BMI、牙齿及义齿情况、听力下降、ADL 失能、高血压、心脏病、脑血管疾病、糖尿病、消化系统疾病、呼吸系统疾病、认知功能受损等。

婚姻状况被分为已婚和未婚，后者包括离婚、丧偶或未婚。教育被分为没有受过正规教育（0 年），有文化（包括：受过 1~6 年正规教育，即小学学历；受

过 6 年以上正规教育，即中学或更高学历）。如果一个人在上一年每月饮酒一次或更多，则被定义为"是"饮酒。体育活动通过两个问题进行评估：①您目前是否参加体育锻炼（例如，散步、踢足球、打篮球或排球、跑步等）？本章将回答分为"是"和"否"。②你们进行一些个人户外活动吗？以五分制评分，即"几乎每天""每周至少一次""每月至少一次""偶尔""很少或从不"。本章将回答分为两部分，如果答案是"几乎每天"或"每周至少一次"，则回答为"是"，否则回答为"否"。如果体育锻炼或个人户外活动的回答为"是"，则将体育活动定义为"是"。休闲活动包括种花、养宠物、看书、看电视和收听广播，如果上述任何项目的频率是每周一次或更多，则定义为"是"。社会活动包括打理家务和参加有组织的社会活动，其定义与休闲活动相同。心理弹性是通过一个简化的心理弹性评分来评估的，该评分强调老年人的应对和调整，反映了个人的韧性、乐观、应对消极情绪、安全的关系和自我控制，得分越高，心理弹性越大，高心理弹性被定义为 ≥ 16 分。体检由医务人员进行：坐位时取右臂测量两次 SBP、DBP，取平均值。WC 采用无拉伸胶带测量，以 cm 为单位，置于最低肋骨与髂嵴（髂骨）之间，研究对象穿着宽松衣服，根据 WC 大小确定中心性肥胖，男性为 > 90cm，女性为 > 85cm。评估听力下降的问题是：你这些年来听力有下降吗？采用 Katz 日常生活活动量表对 ADL 进行评估。研究对象被问及在以下 6 项活动中是否存在困难：洗澡、穿衣、进食、室内活动、如厕及控制大小便。如果他们在执行任何一项或多项 ADL 任务时遇到困难，ADL 失能被定义为"是"。所有疾病史均以调查对象或其代理人的自我报告来定义。认知功能采用经中国老年人验证的简易 MMSE 进行评估。其他协变量在本章之前的 CLHLS 研究中已有定义和分类。

21.2.6　统计学分析

1. 中国老年人膳食多样性与认知功能的关系研究

本章研究通过对连续变量的 t 检验和通过对分类变量的 χ^2 检验来比较认知功能受损状态的研究对象特征。初步分析表明，该研究样本的 DDS 分布是正常的，因为在食物组数量上没有明确的截断点来表明膳食多样性充足或不足，因此研究对象被分为两组，即膳食多样性不良组和膳食多样性良好组。根据联合国粮食及农业组织建议的样本中 DDS 的平均值，DDS 高于平均值的人被归类为良好，而其他人被归类为不良。

本章研究使用一般线性回归分析估计 β 系数和 95% CI 的 MMSE 评分与膳食多样性，其中 MMSE 得分转换为 -log（31-MMSE 得分），因为原始 MMSE 的得分为偏态分布。采用 Logistic 回归分析膳食多样性与认知功能受损的关系，将"好"的膳食多样性组定义为参照组，计算 OR 和 95% CI。模型 1 是人口统计学变量（即调整年龄、性别、受教育年限、婚姻状况）；模型 2 还对吸烟、饮酒、体育活动、休闲活动、社会活动和心理弹性进行了调整；模型 3 进一步根据健康状况进行调整，包括 SBP、中心性肥胖、ADL 失能、脑卒中和糖尿病。为了探讨膳食多样性与认知功能的相关性是否存在年龄差异，本章进一步评估了膳食多样性与年龄对MMSE 评分和认知功能受损的交互作用效果；分别进一步检验这些关联在低龄老人和高龄老人的情况。

所有统计分析均采用 SAS 9.2 软件进行。$P < 0.05$ 为差异有统计学意义，P 值均为双侧。

2. 中国高龄老人膳食多样性与死亡的关系研究

由于基线任一协变量的缺失数据总计小于 1.0%，本章研究中采用多重填补的方法以校正各个协变量的缺失值。当 DDS 被视为分类或连续变量时，采用Kaplan-Meier 曲线和有序 Schoenfeld 残差的时间函数检验比例风险假设是否满足。采用基于受罚样条的 Cox 模型评估 DDS 与失能的非线性关联；确定两个 DDS 截断值（DDS < 2 或 > 5），在这两个得分之间，死亡的多个 HR 没有明显增加。因此，采用 Cox 比例风险模型检验 DDS（分类为 < 2、2、3、4、5、≥6）与死亡的关系，调整年龄（连续变量）、性别、居住地、职业、教育程度背景、经济来源、婚姻状况、生活方式、吸烟情况、饮酒情况、规律运动、牙齿数量（连续变量）、使用义齿情况、高血压、心脏病、脑血管疾病、呼吸系统疾病、消化系统疾病、认知功能受损和 ADL 失能。Cox 比例风险模型还用以检验死亡率与 9 类主要食品（肉类、鱼类和海鲜、鸡蛋、豆类、水果、腌制蔬菜、茶叶、大蒜和新鲜蔬菜）之间的关系，并对协变量进行了调整。

统计分析采用 SAS 9.4 和 R 3.4.2 软件。$P < 0.05$ 为差异有统计学意义，所有检验均为双侧检验。

3. 中国文盲老人中蔬菜、豆类摄入与认知功能的关系研究

本章研究采用 χ^2 检验来比较组间的饮食变量，采用 Logistic 回归计算所选饮食变量与认知能力下降之间关系的 OR。在双变量模型中包括具有统计学显著性的膳食变量（$P < 0.05$）。在调整年龄、性别、婚姻状况、财务状况、居住地、BMI、高血压、糖尿病、吸烟、饮酒、饮茶和运动习惯后，消除了多变量模型中不再显著的变量，从而产生所有饮食变量与随访时认知能力下降独立相关的一个最终模型。统计分析采用 SAS 9.1.3 软件。在所有统计分析中，$P < 0.05$（双侧）被认为有显著性统计学意义。

21.3　研 究 结 果

21.3.1　中国老年人膳食多样性与认知功能的关系研究

表 21-1 列出了研究对象的认知功能状态特征。与认知功能正常的研究对象相比，认知功能受损的研究对象年龄较大、受教育程度较低，通常报告的体育活动、休闲活动和社会活动较少；此外，他们的心理弹性较差，听力下降和 ADL 失能患病率较高。认知功能正常组的膳食多样性平均得分高于认知功能受损组（4.61∶4.09）。

表21-1　基本特征表（以认知功能受损状态分组）[a]

特征	总数	认知功能受损		P
		否	是	
例数	8571	6210	2361	
年龄（岁，mean ± SD）	85.70 ± 11.11	82.74 ± 10.21	93.48 ± 9.51	< 0.001
女性	4605（53.7%）	3062（49.3%）	1543（65.4%）	< 0.001
受教育年限				< 0.001
0 年	4887（57.0%）	3222（51.9%）	1665（70.5%）	
1~6 年	2689（31.4%）	2205（35.5%）	484（20.5%）	
> 6 年	995（11.6%）	783（12.6%）	212（9.0%）	
已婚	3387（39.5%）	2955（47.6%）	432（18.3%）	< 0.001
汉族	7335（85.6%）	5307（85.5%）	2028（85.9%）	0.60
城市居住	1536（17.9%）	1100（17.7%）	436（18.5%）	0.42
吸烟	1591（18.6%）	1291（20.8%）	300（12.7%）	< 0.001
饮酒	1498（17.5%）	1191（19.2%）	307（13.0%）	< 0.001
体育活动	4549（53.1%）	3771（60.7%）	778（33.0%）	< 0.001

续表

特征	总数	认知功能受损		P
		否	是	
体育锻炼	2920（34.1%）	2440（39.3%）	480（20.3%）	< 0.001
个人户外活动	3802（44.4%）	3182（51.2%）	620（26.3%）	< 0.001
休闲活动	6063（70.7%）	5037（81.1%）	1026（43.5%）	< 0.001
社会活动	4580（53.4%）	3975（64.0%）	605（25.6%）	< 0.001
较高心理弹性	4334（50.6%）	3694（59.5%）	640（27.1%）	< 0.001
脑卒中	1159（13.5%）	804（13.0%）	355（15.0%）	0.01
糖尿病	1082（12.6%）	820（13.2%）	262（11.1%）	< 0.05
ADL 失能	2061（24.0%）	840（13.8%）	1221（52.4%）	< 0.001
SBP（mmHg，mean ± SD）	136.68 ± 21.07	136.9 ± 20.50	136.0 ± 22.47	0.09
DBP（mmHg，mean ± SD）	80.47 ± 12.21	80.58 ± 11.58	80.17 ± 13.71	0.20
听力下降	3948（46.1%）	2211（35.7%）	1737（73.7%）	< 0.001
中心性肥胖	2582（30.1%）	2009（32.4%）	573（24.3%）	< 0.001
DDS（mmHg，mean ± SD）	4.5 ± 2.0	4.6 ± 2.0	4.1 ± 2.0	< 0.001
膳食多样性不良	4289（50.0%）	2928（47.1%）	1361（57.6%）	< 0.001
MMSE 得分（分，mean ± SD）[b]	26.45 ± 3.03	28.34 ± 2.12	12.23 ± 1.58	< 0.001

a 分类变量以频数（百分比）描述，连续性变量以平均值 ± 标准差描述。

b 已从 $-\log$（31-MMSE 得分）转换。

资料来源：Yin 等（2017）

　　与膳食多样性良好组相比，膳食多样性不良组与认知功能下降显著相关，$-\log$（31-MMSE 得分）的 β 系数（95%CI）为 -0.11（$-0.14 \sim -0.08$）（$P < 0.01$），在模型 3 中，认知功能受损 OR（95%CI）为 1.29（1.14 ~ 1.47）（表 21-2）。

表21-2　膳食多样性与MMSE、认知功能受损的关系（$n=8571$）

项目	模型 1	模型 2	模型 3
MMSE 的 β 系数（95%CI）[a]			
良好组	0.00	0.00	0.00
不良组	−0.20（−0.24 ~ −0.16）**	−0.10（−0.14 ~ −0.06）**	−0.11（−0.14 ~ −0.08）**

续表

项目	模型 1	模型 2	模型 3
认知功能受损 OR（95%CI）			
良好组	1.00	1.00	1.00
不良组	1.43 (1.28 ~ 1.59) **	1.20 (1.06 ~ 1.35) **	1.29 (1.14 ~ 1.47) **

a 原始 MMSE 得分已转换为–log（31–MMSE 得分）。

**P < 0.01。

资料来源：Yin 等（2017）

　　本节研究观察到年龄与膳食多样性在认知功能受损上的交互作用有统计学意义（P-交互=0.018），但在–log（31–MMSE 得分）上没有统计学意义（P-交互=0.08）。进一步单独分析显示，膳食多样性在低龄老人和高龄老人中显著与–log（31–MMSE 得分）相关（P < 0.01），β 系数（95%CI）值基本相同。膳食多样性不良与认知功能受损仅在高龄老人中显著相关（P < 0.01），OR（95%CI）为 1.34（1.17 ~ 1.54），而低龄老人（P > 0.05）则没有相关性，OR（95%CI）为 1.09（0.80 ~ 1.47）（表 21-3）。

表21-3　低龄老人与高龄老人膳食多样性与MMSE得分、认知功能受损的关系（*n*=8571）

项目	低龄老人		高龄老人	
	模型 1	全模型	模型 3	全模型
MMSE 的 β 系数 （95%CI） [a]				
良好组	0.00	0.00	0.00	0.00
不良组	−0.20 (−0.26 ~ −0.14) **	−0.11 (−0.17 ~ −0.06) **	−0.20 (−0.25 ~ −0.15) **	−0.12 (−0.17 ~ −0.07) **
认知功能受损 OR （95%CI）				
良好组	1.00	1.00	1.00	1.00
不良组	1.47 (1.11 ~ 1.95) **	1.09 (0.80 ~ 1.47)	1.42 (1.26 ~ 1.60) **	1.34 (1.17 ~ 1.54) **

a 原始 MMSE 得分已转换为–log（31–MMSE 得分）。

**P < 0.01

资料来源：Yin 等（2017）

21.3.2　中国高龄老人膳食多样性与死亡的关系研究

　　在本节研究中，基线 DDS < 2 的调查对象占 19.8%（5707/28 790），基线 DDS≥6 的调查对象占 16.6%（4789/28 790）。平均年龄为 92.9 岁（标准差：7.5 岁）；女性占 61.8%。更多描述见表 21-4。

表21-4　根据DDS分组的28 790名调查对象基线特征[a]

变量	DDS < 2	DDS=2	DDS=3	DDS=4	DDS=5	DDS≥6	总体	P
例数	5 707 （19.8%）	5 256 （18.3%）	5 059 （17.6%）	4 492 （15.6%）	3 487 （12.1%）	4 789 （16.6%）	28 790 （100%）	
年龄（岁，mean ± SD）	93.8±7.3	93.2±7.5	93.0±7.5	92.7±7.5	92.3±7.6	91.8±7.5	92.9±7.5	< 0.001
性别								< 0.001
女性	3 744 （65.6%）	3 399 （64.7%）	3 160 （62.5%）	2 732 （60.8%）	2 050 （58.8%）	2 694 （56.3%）	17 779 （61.8%）	
居住地								< 0.001
城市	1 097 （19.2%）	1 085 （20.6%）	1 167 （23.1%）	1 169 （26.0%）	992 （28.4%）	1 530 （31.9%）	7 040 （24.5%）	
职业								< 0.001
农民	3 318 （58.1%）	3 067 （58.4%）	2 856 （56.5%）	2 510 （55.9%）	1 888 （54.1%）	2 491 （52.0%）	16 130 （56.0%）	
教育程度背景								< 0.001
文盲	4 456 （78.1%）	3 955 （75.2%）	3 653 （72.2%）	3 151 （70.1%）	2 311 （66.3%）	3 106 （64.9%）	20 632 （71.7%）	
经济来源								< 0.001
退休金	380 （6.7%）	439 （8.4%）	584 （11.5%）	611 （13.6%）	615 （17.6%）	1 014 （21.2%）	3 643 （12.7%）	
有足够收入 [b]								< 0.001
有	2 860 （64.6%）	3 259 （72.0%）	3 417 （75.9%）	3 339 （80.2%）	2 780 （84.1%）	3 896 （84.0%）	19 551 （76.5%）	
婚姻状况								< 0.001
已婚	812 （14.2%）	804 （15.3%）	835 （16.5%）	790 （17.6%）	693 （19.9%）	1 073 （22.4%）	5 007 （17.4%）	
生活方式								< 0.001
与家庭成员同住	4 601 （80.6%）	4 306 （81.9%）	4 272 （84.4%）	3 778 （84.1%）	2 973 （85.3%）	4 079 （85.2%）	24 009 （83.4%）	
吸烟情况								< 0.001
从不吸烟	4 139 （72.5%）	3 773 （71.8%）	3 571 （70.6%）	3 170 （70.6%）	2 349 （67.4%）	3 221 （67.3%）	20 223 （70.2%）	
现在吸烟	872 （15.3%）	820 （15.6%）	793 （15.7%）	677 （15.1%）	554 （15.9%）	806 （16.8%）	4 522 （15.7%）	
过去吸烟	696 （12.2%）	663 （12.6%）	695 （13.7%）	645 （14.4%）	584 （16.7%）	762 （15.9%）	4 045 （14.1%）	
饮酒情况								< 0.001
从不饮酒	4 081 （71.5%）	3 696 （70.3%）	3 554 （70.3%）	3 132 （69.7%）	2 393 （68.6%）	3 207 （67.0%）	20 063 （69.7%）	
现在饮酒	1 076 （18.9%）	1 019 （19.4%）	973 （19.2%）	878 （19.5%）	714 （20.5%）	1 063 （22.2%）	5 723 （19.9%）	
过去饮酒	550 （9.6%）	541 （10.3%）	532 （10.5%）	482 （10.7%）	380 （10.9%）	519 （10.8%）	3 004 （10.4%）	
规律运动								< 0.001

续表

变量	DDS < 2	DDS=2	DDS=3	DDS=4	DDS=5	DDS≥6	总体	P
有	2 625 (46.0%)	2 109 (40.1%)	1 918 (37.9%)	1 604 (35.7%)	1 261 (36.2%)	1 748 (36.5%)	11 265 (39.1%)	
是否使用义齿								< 0.001
是	816 (14.3%)	926 (17.6%)	1 028 (20.3%)	1 032 (23.0%)	884 (25.4%)	1 454 (30.4%)	6 140 (21.3%)	
BMI（kg/m^2, mean ± SD）^{c}	18.7±3.7	18.7±3.6	19.0±3.7	19.2±3.7	19.4±3.6	19.8±3.5	19.1±3.6	< 0.001
高血压								< 0.001
是	3 451 (60.5%)	2 988 (56.8%)	2 721 (53.8%)	2 432 (54.1%)	1 863 (53.4%)	2 491 (52.0%)	15 946 (55.4%)	
心脏病								< 0.001
是	334 (5.9%)	305 (5.8%)	289 (5.7%)	316 (7.0%)	280 (8.0%)	383 (8.0%)	1 907 (6.6%)	
脑血管疾病								0.003
是	196 (3.4%)	206 (3.9%)	172 (3.4%)	185 (4.1%)	135 (3.9%)	230 (4.8%)	1 124 (3.9%)	
消化系统疾病								
是	202 (3.5%)	206 (3.9%)	187 (3.7%)	184 (4.1%)	147 (4.2%)	203 (4.2%)	1 129 (3.9%)	
呼吸系统疾病								0.28
是	635 (11.1%)	584 (11.1%)	598 (11.8%)	464 (10.3%)	391 (11.2%)	511 (10.7%)	3 183 (11.1%)	
认知功能受损								< 0.001
是	2 375 (41.6%)	1 957 (37.2%)	1 838 (36.3%)	1 561 (34.8%)	1 175 (33.7%)	1 422 (29.7%)	10 328 (35.9%)	
ADL 失能								< 0.001
是	2 926 (51.3%)	2 471 (47.0%)	2 335 (46.2%)	2 016 (44.9%)	1 553 (44.5%)	2 022 (42.2%)	13 323 (46.3%)	

　　a 对不同 DDS 的研究对象，分类变量通过 Cochran-Armitage 检验进行趋势检验；连续变量通过方差分析检验统计学差异。

　　b 3 228/28 790 调查对象无"有经济收入"的信息。

　　c 3 389/28 790 调查对象无 BMI 信息。

　　资料来源：Lv 等（2019）

　　DDS 与死亡成反比，DDS 每增加 1 分死亡风险降低 10%，HR（95% CI）为 0.90（0.89～0.90）。调整多个混杂因素后，DDS 和死亡风险的 HR（95% CI）值略有下降，为 0.91（0.90～0.92）。以 DDS < 2 作为参照组，DDS 为 2、3、4、5 和≥6 的研究对象具有较低的死亡风险，HR（95% CI）分别为 0.86（0.82～0.89）、0.78（0.75～0.81）、0.69（0.66～0.72）、0.65（0.62～0.68）和 0.56（0.53～0.58），且有显著趋势（P < 0.001）。富含蛋白质的食物对死亡具有显著的保护作用，肉类 HR（95% CI）为 0.70（0.68～0.72），鱼类和海鲜 HR（95% CI）为 0.74（0.72～0.77），鸡蛋 HR（95% CI）为 0.75（0.73～0.77），豆类 HR（95% CI）为 0.80（0.78～0.82）（表 21-5）。

表21-5　中国高龄老人DDS与全因死亡的关系

	粗 HR	调整 HR	调整 HR（95%CI）
DDS 每增加 1 分	0.90（0.89 ~ 0.90）	0.91（0.90 ~ 0.92）	
以 DDS 为分类变量			
DDS < 2	1.00	1.00	
DDS=2	0.82（0.79 ~ 0.86）	0.86（0.82 ~ 0.89）	
DDS=3	0.75（0.72 ~ 0.78）	0.78（0.75 ~ 0.81）	
DDS=4	0.66（0.64 ~ 0.69）	0.69（0.66 ~ 0.72）	
DDS=5	0.60（0.58 ~ 0.63）	0.65（0.62 ~ 0.68）	
DDS≥6	0.51（0.48 ~ 0.53）	0.56（0.53 ~ 0.58）	
$P_{-趋势}$	< 0.001	< 0.001	
肉类			
=0	1.00	1.00	
=1	0.68（0.67 ~ 0.70）	0.70（0.68 ~ 0.72）	
鱼类和海鲜			
=0	1.00	1.00	
=1	0.72（0.70 ~ 0.74）	0.74（0.72 ~ 0.77）	
鸡蛋			
=0	1.00	1.00	
=1	0.77（0.75 ~ 0.79）	0.75（0.73 ~ 0.77）	
豆类			
=0	1.00	1.00	
=1	0.77（0.75 ~ 0.79）.	0.80（0.78 ~ 0.82）	
腌制蔬菜			
=0	1.00	1.00	
=1	0.88（0.86 ~ 0.91）	0.96（0.93 ~ 0.99）	
茶叶			
=0	1.00	1.00	
=1	0.89（0.87 ~ 0.92）	0.96（0.94 ~ 0.99）	
大蒜			
=0	1.00	1.00	
=1	0.71（0.68 ~ 0.73）	0.76（0.73 ~ 0.78）	
新鲜蔬菜			
=0	1.00	1.00	
=1	0.86（0.83 ~ 0.89）	0.94（0.91 ~ 0.97）	
水果			
=0	1.00	1.00	
=1	0.84（0.82 ~ 0.87）	0.86（0.84 ~ 0.89）	

0.5　　　　1.0　　　　2.0

注：对于各类食物：得分=1 代表食物频率为"几乎每天"或"每周至少一次"；得分=0 代表食物频率为"每月至少一次"或"偶尔"或"很少或从不"。HR 值调整了年龄、性别、居住地、职业、教育程度背景、经济来源、婚姻状况、生活方式、吸烟情况、饮酒情况、规律运动、牙齿数量、使用义齿情况、高血压、心脏病、脑血管疾病、呼吸系统疾病、消化系统疾病、认知功能受损和 ADL 失能。

资料来源：Lv 等（2019）

21.3.3 中国文盲老人中蔬菜、豆类摄入与认知功能的关系研究

失访的研究对象年龄稍大，平均年龄为 89.15 岁（SD = 10.07），而后续受访者平均年龄为 82.94 岁（SD=11.03），并且大多数其他特征没有差异。在 5691 名研究对象中，1389 名（24.41%）为男性，4302 名（75.59%）为女性；1364 名（23.97%）已婚或同居；3471 名（60.99%）是农村居民；2158 名（37.92%）65～79 岁，1710 名（30.05%）80～89 岁，1142 名（20.07%）90～99 岁，681 名（11.97%）100 岁及以上。基线平均 MMSE 评分为 25.39（SD=3.17），随访 MMSE 评分为 22.33（SD=7.28）。3 年后，1306 名（22.95%）研究对象出现了认知功能下降。

认知能力下降的双变量分析如表 21-6 所示。双变量分析显示，以下变量与认知能力下降呈负相关：男性、已婚/未婚同居、收入充足、BMI > 19.70kg/m^2、吸烟、饮酒、饮茶、运动习惯，经常吃水果、蔬菜、豆类、鱼类、肉类、蛋类。人口统计学变量经过调整之后，有两个饮食变量与认知能力下降显著相关：常吃蔬菜 OR（95% CI）为 0.66（0.58～0.75），常吃豆类 OR（95% CI）为 0.78（0.64～0.96，表 21-7）。调整后的模型中其他 6 个食品项之间没有显著的相关性。在文盲的老年社区居民中，报告经常吃蔬菜和豆类的老年人比吃得少的老年人发生认知衰退的可能性显著降低。

表21-6　文盲老人的人口学特征及饮食因素与认知功能下降的双变量分析

因素	认知功能下降 （n=1306）	认知功能正常 （n=4385）	OR（95% CI）	P
人口学特征				
年龄（岁，mean ± SD）	83.05±11.02	82.91±11.03	0.96 （0.85～1.09）	0.514
男性	211 （16.2%）	1178 （26.9%）	0.52 （0.45～0.62）	< 0.001
已婚/未婚同居	109 （8.4%）	1255 （28.6%）	0.23 （0.18～0.28）	< 0.001
收入充足	945 （72.4%）	3387 （77.2%）	0.77 （0.67～0.89）	< 0.001
居住于农村	798 （61.1%）	2673 （61.0%）	1.01 （0.89～1.14）	0.925
BMI（kg/m^2，mean ± SD）	18.54±14.91	20.05±19.75	0.50 （0.43～0.58）	< 0.001
高血压	260 （19.9%）	836 （19.1%）	1.06 （0.90～1.23）	0.498
糖尿病	61 （4.7%）	217 （4.9%）	0.94 （0.70～1.26）	0.683

续表

因素	认知功能下降 （n=1306）	认知功能正常 （n=4385）	OR（95% CI）	P
吸烟	95 （7.3%）	544 （12.4%）	0.55 （0.44~0.70）	<0.001
饮酒	133 （10.2%）	547 （12.5%）	0.80 （0.65~0.97）	0.025
饮茶	146 （11.2%）	582 （13.3%）	0.82 （0.68~1.00）	0.047
运动习惯	99 （7.6%）	685 （15.6%）	0.44 （0.36~0.55）	<0.001
饮食习惯（常吃）				
粮谷类	1117 （85.5%）	3768 （85.9%）	0.97 （0.81~1.15）	0.715
水果类	84 （6.4%）	363 （8.3%）	0.76 （0.60~0.97）	0.030
蔬菜类	502 （38.4%）	2169 （49.5%）	0.64 （0.56~0.72）	<0.001
豆类	159 （12.2%）	779 （17.8%）	0.64 （0.53~0.77）	<0.001
鱼类	62 （4.8%）	320 （7.3%）	0.63 （0.48~0.84）	0.001
肉类（猪肉、牛肉、羊肉及 家禽肉）	96 （7.4%）	443 （10.1%）	0.71 （0.56~0.89）	0.003
蛋类	128 （9.8%）	571 （13.0%）	0.73 （0.59~0.89）	0.002
糖类	88 （6.7%）	335 （7.6%）	0.87 （0.68~1.11）	0.276

资料来源：Chen 等（2012）

表21-7 饮食因素与认知功能下降的多元Logistic回归分析结果

因素	调整 OR	95%CI	P
男性	0.77	0.65~0.93	0.005
已婚/未婚同居	0.26	0.21~0.33	<0.001
收入充足	0.78	0.68~0.91	0.001
BMI > 19.70 kg/m²	0.61	0.52~0.70	<0.001
吸烟	0.72	0.56~0.92	0.010
运动习惯	0.52	0.41~0.65	<0.001
饮食习惯（常吃）			
蔬菜类	0.66	0.58~0.75	<0.001
豆类	0.78	0.64~0.96	0.021

资料来源：Chen 等（2012）

21.4　讨　　论

21.4.1　中国老年人膳食多样性与认知功能的关系研究

本部分研究发现中国老年人平均 DDS 为 4.46，认知功能正常者的 DDS 高于认知功能受损者，结果还显示，不良的饮食习惯与严重认知功能受损明显相关，这一结果与日本相关研究结果一致（Otsuka et al.，2017）。同时，这一发现可以补充个性化的干预策略（Fotuhi et al.，2016）。

本部分研究中，另一个有趣的发现是年龄与低膳食多样性对认知功能受损的交互作用。其机制尚不清楚，但有几种解释。首先，咀嚼的生理功能、唾液分泌功能、摄入和吸收能力将会影响营养摄入，上述各项机能会随着年龄的增长而下降（Phillips，2012），所以营养摄入能力高龄组相比低龄组还要差，因此高龄老年人更脆弱，膳食多样性更倾向于不良。其次，由于氧化应激水平较高，抗应激能力下降（Andriollo-Sanchez et al.，2005；Massudi et al.，2012；Semenchenko et al.，2004），以及自适应能力（稳态）降低（Troncale，1996），老年人维持正常大脑功能的能力下降得更多，因此当膳食多样性较差时，老年人更可能受到不利影响。

既往很少有研究调查膳食多样性与老年人认知功能之间的关系，本部分研究丰富了该领域的研究内容。此外，本部分研究还观测到膳食多样性较差与年龄的交互作用对认知功能受损的影响。本部分研究还存在以下局限性：①分析是横向的，这意味着本部分研究不能推断出因果关系；②膳食多样性的评估是基于食物的摄入频率组，而不是标准的食物频率问卷（food frequency questionnaire，FFQ），这可能会限制本部分研究的结果推广性，尽管先前的研究已经表明，测量食物分组多样性是一个合适的方法，因为其简单易行（Ruel，2003）；③本部分研究不能调整血液生物标志物的变量，而是调整与生物标志物相关的重要变量，如精神状态和疾病患病率等变量。

21.4.2　中国高龄老人膳食多样性与死亡的关系研究

尽管高蛋白质摄入与普通人群死亡风险的增加有关（Zeng et al.，2017），但本章研究结果显示中国高龄老人中高蛋白质摄入对死亡有保护作用。据报道，健康长寿的最佳方法可能是年轻时低蛋白质摄入而年长时中至高蛋白质摄入（Levine et al.，2014）。中国老年人中蛋白质摄入不足的发生率很高（Qiu et al.，2012），本章研究结果与老年人需要更多蛋白质的普遍观念一致。

DDS 与高龄老人死亡之间的关系可能存在偏倚，如幸存者偏倚或选择偏倚。在 80 岁以上的老年人中，疾病或健康状况的恶化可能会导致生活方式的改变。此外，生活方式或饮食习惯不健康的成年人可能在 80 岁之前死亡（Bianchi et al.，2016）。更健康的幸存者偏倚可能导致 DDS 在 80 岁以上人群中的效应被低估（Stringhini et al.，2018）。

本部分研究存在一些局限性：①仅收集有关 DDS 的自我报告信息，可能存在回忆偏倚，由于食品的主观而粗略的分类，也可能出现社会期望偏差，鉴于研究对象的平均年龄高达 92.9 岁且受教育水平较低，此类分类方法可能是最明智的选择。②没有进行详细的定量饮食摄入量评估。这使得无法调整分析中的能量摄入。但本章研究考虑了能量摄入的许多关键因素，如年龄、性别、BMI、共患病和体力活动。③没有收集到有关谷物和油类不同的信息，这可能会削弱 DDS 与死亡风险的关联。④由于缺少医生审查的死亡记录数据，因此未探讨 DDS 与特定病因死亡之间的关系。⑤慢性疾病是自我报告的，因此残留的混杂可能仍然存在。

21.4.3　中国文盲老人中蔬菜、豆类摄入与认知功能的关系研究

这项研究利用超过 3 年（CLHLS）的数据，检验了饮食习惯与认知能力下降之间的关系。研究结果显示，经常在饮食中添加蔬菜和豆类的中国文盲老年人，其认知能力下降的可能性较低。这些关联没有被人口统计学变量（如年龄、性别、受教育程度等）所解释，而这些变量已被广泛证明与认知功能有关。这是目前已知首次以社区为基础的中国文盲老年人研究。研究结果与之前在亚洲和西方社会的研究结果一致。

流行病学和实验室研究表明（Velho et al.，2008），新鲜水果和蔬菜中含有丰富的抗氧化剂（Cotman et al.，2002；Kruman et al.，2002），与认知功能有关。对水果和蔬菜中富含的营养物质（维生素 C、维生素 E、叶酸、类胡萝卜素）进行的研究发现，一般摄入上述营养物质较多的人，无论是营养素作为食物还是补充剂，其认知能力都更好。对饮食模式的前瞻性研究还发现，摄入大量水果和蔬菜的老年人在认知测试中得分更高，认知能力下降的可能性更小，患痴呆症的概率也更低（Gillette-Guyonnet et al.，2007）。本章研究的结果与这些研究一致，这些研究表明，摄入更多的蔬菜与降低认知能力下降的风险有关。

　　豆类作为一种天然的雌激素来源，已被公认为对健康衰老有益（Guo et al.，2000）。在这项研究中，经常食用豆类的研究对象中有 19.79%的人认知功能下降，而不经常食用豆类的研究对象中这一比例为 25.86%。虽然不能从目前的研究中推断出因果关系，但这些研究的发现可为今后豆科植物与认知功能的研究提供参考。

　　本部分研究还发现，在双变量分析中，较高的鱼类摄入量与认知能力下降呈负相关。然而，在对人口统计变量进行调整后，这些关联明显减弱。在另一项研究中也发现了类似的衰减（Barberger-Gateau et al.，2002；Dangour et al.，2009）。有许多实验研究支持这一假设，即较高的鱼类消费量与更好的认知功能相关（Kalmijn et al.，2004；Luchsinger and Mayeux，2004；Luchsinger et al.，2007；Morris et al.，2005；Panza et al.，2007）。然而，由于人群差异，研究结果是否适用于中国人群尚不清楚，基于中国老年人群开展进一步的实验研究具有重要意义。

　　本部分研究存在某些局限性：①目前的研究是观察性的，结果不能用来推断认知能力下降和饮食习惯之间的直接因果关系。②本部分研究采用自我报告信息以衡量饮食习惯，而不是生物学指标，有可能夸大研究对象对健康有益的食物的摄入量，但巢式病例对照研究设计可将这种报告偏倚最小化。③由于认知能力下降被定义为 MMSE 得分小于 18 分，所以部分认知能力下降但 MMSE 得分大于 18 分的研究对象被简单地归类为没有认知能力下降。为了探索错误分类的可能性，本章又进行了一组分析，将 MMSE 的下降作为一个连续变量，观察到认知能力下降与蔬菜、豆类之间存在一致的关系。此外，本部分研究的分析排除了基线认知功能受损的研究对象，并提供了更有力的支持证据。④由于研究对象是文盲老年人，目前的研究结果可能无法推广到其他人群。

　　本部分研究具有一定的优势：①本部分首次对中国文盲老年人进行分析，研究结果与之前在亚洲和西方化人口中的研究结果一致；②此外，通过对文盲人口的研究，教育的影响得到了有效控制；③前瞻性研究设计，使得回忆偏倚和生存偏倚最小化。因此，本部分研究为饮食习惯与认知能力的关系提供了进一步的证据，为今后的实验研究奠定了基础。

21.5　结　　语

　　综上所述，本章通过 CLHLS 研究探讨了膳食多样性与中国老年人认知功能受损的关系、膳食多样性与中国高龄老人死亡风险的关系，以及中国文盲老人中蔬菜、豆类摄入与认知功能的关系。本章基于以人群为基础的大规模研究，发现了膳食多样性对老年人认知功能和死亡发生风险有重要影响，尤其是对高龄老年人群，这些发现对公共卫生政策的制定具有重要的意义。此外，认知功能下降的文盲老年人群蔬菜、豆类摄入量较低。在中国高龄老人中，DDS 与死亡之间存在明显的剂量-反应关系，较高的 DDS 与较低的死亡风险相关。即使在 80 岁以上的老年人中，DDS 还是一种简单直接的工具，可以潜在地识别和筛查死亡风险较高的人。

　　本章为膳食多样性的推广提供了支持，膳食多样性是一种可改变的行为因素，尤其是蛋白质含量高的食品摄入，可以降低高龄老人的死亡风险。因此，建议卫生专业人员加强对老年人群膳食多样性及其照顾者的健康教育，从而降低认知功能受损的患病率和死亡风险。探索这种联系背后可能的生物学机制和未来的干预研究，将为未来健康的饮食在认知功能衰退和受损乃至死亡中的作用提供线索。

参 考 文 献

张钰聪，汤哲，2004. 北京市社区老年人群血压水平与认知功能变化的 4 年纵向研究. 中华流行病学杂志，25（10）：833-836.

Andriollo-Sanchez M，Hininger-Favier I，Meunier N，et al.，2005. Age-related oxidative stress and antioxidant parameters in middle-aged and older European subjects：The ZENITH study. European Journal of Clinical Nutrition，59（Suppl 2）：S58-S62.

Barberger-Gateau P，Letenneur L，Deschamps V，et al.，2002. Fish，meat，and risk of dementia：cohort study. BMJ，325（7370）：932-933.

Bianchi C M，Egnell M，Huneau J F，et al.，2016. Plant protein intake and dietary diversity are independently associated with nutrient adequacy in French adults.The Journal of Nutrition，146（11）：2351-2360.

Chen X，Huang Y Q，Cheng H G，2012. Lower intake of vegetables and legumes associated with cognitive decline among illiterate elderly Chinese：a 3-year cohort study. The Journal of Nutrition，Health & Aging，16（6）：549-552.

Cotman C W，Head E，Muggenburg B A，et al.，2002. Brain aging in the canine：a diet enriched in antioxidants reduces cognitive dysfunction. Neurobiology of Aging，23（5）：809-818.

Dangour A D，Allen E，Elbourne D，et al.，2009. Fish consumption and cognitive function among older people in the UK：baseline data from the OPAL study. The Journal of Nutrition，Health & Aging，13（3）：198-202.

Fichter M M，Kohlboeck G，Quadflieg N，et al.，2009. From childhood to adult age：18-year longitudinal results and prediction of the course of mental disorders in the community. Social

Psychiatry and Psychiatric Epidemiology, 44（9）: 792-803.

Fotuhi M, Lubinski B, Trullinger M, et al., 2016. A personalized 12-week "brain fitness program" for improving cognitive function and increasing the volume of hippocampus in elderly with mild cognitive impairment. The Journal of Prevention of Alzheimer's Disease,3（3）: 133-137.

Gallacher J E J, Elwood P C, Hopkinson C, et al., 1999. Cognitive function in the caerphilly study: associations with age, social class, education and mood. European Journal of Epidemiology, 15（2）: 161-169.

Gillette-Guyonnet S, Abellan van Kan GA, Andrieu S, et al., 2007. IANA task force on nutrition and cognitive decline with aging. The Journal of Nutrition, Health & Aging, 11（2）: 132-152.

Guo C, Wilkens L R, Maskarinec G, et al., 2000. Examining associations of brain aging with midlife tofu consumption. Journal of the American College of Nutrition, 19（4）: 467-468.

Jankovic N, Geelen A, Streppel M T, et al., 2014. Adherence to a healthy diet according to the World Health Organization guidelines and all-cause mortality in elderly adults from Europe and the United States. American Journal of Epidemiology, 180（10）: 978-988.

Kalmijn S, van Boxtel M P, Ocké M, et al., 2004. Dietary intake of fatty acids and fish in relation to cognitive performance at middle age. Neurology, 62（2）: 275-280.

Krebs-Smith S M, Smiciklas-Wright H, Guthrie H A, et al., 1987. The effects of variety in food choices on dietary quality. Journal of the American Dietetic Association, 87（7）: 897-903.

Kruman I I, Kumaravel T S, Lohani A, et al., 2002. Folic acid deficiency and homocysteine impair DNA repair in hippocampal neurons and sensitize them to amyloid toxicity in experimental models of Alzheimer's disease. The Journal of Neuroscience, 22（5）: 1752-1762.

Lee J, Lam L, Woo J, et al., 2010. Lower fluid and fruits/vegetable intake in questionable dementia among older Hong Kong Chinese. The Journal of Nutrition, Health & Aging, 14（1）: 45-49.

Levine M E, Suarez J A, Brandhorst S, et al., 2014. Low protein intake is associated with a major reduction in IGF-1, cancer, and overall mortality in the 65 and younger but not older population. Cell Metabolism, 19（3）: 407-417.

Luchsinger J A, Mayeux R, 2004. Dietary factors and Alzheimer's disease. The Lancet Neurology, 3（10）: 579-587.

Luchsinger J A, Noble J M, Scarmeas N, 2007. Diet and Alzheimer's disease. Current Neurology and Neuroscience Reports, 7（5）: 366-372.

Lv Y, Kraus V B, Gao X, et al., 2019. Higher dietary diversity scores and protein-rich food consumption were associated with lower risk of all-cause mortality in the oldest old. Clinical Nutrition, 39（7）: 2246-2254.

Massudi H, Grant R, Braidy N, et al., 2012. Age-associated changes in oxidative stress and NAD$^+$ metabolism in human tissue. PLoS One, 7（7）: e42357.

McNaughton S A, Bates C J, Mishra G D, 2012. Diet quality is associated with all-cause mortality in adults aged 65 years and older. The Journal of Nutrition, 142（2）: 320-325.

Morris M C, Evans D A, Tangney C C, et al., 2005. Fish consumption and cognitive decline with age in a large community study. Archives of Neurology, 62（12）: 1849-1853.

Otsuka R，Nishita Y，Tange C，et al.，2017. Dietary diversity decreases the risk of cognitive decline among Japanese older adults. Geriatrics & Gerontology International，17（6）：937-944.

Panza F，Capurso C，D'Introno A，et al.，2007. Mediterranean diet，mild cognitive impairment，and Alzheimer's disease. Experimental Gerontology，42（1/2）：6-9.

Phillips R M，2012. Nutrition and depression in the community-based oldest-old. Home Healthcare Nurse，30（8）：462-473.

Qiu L，Sautter J，Gu D，2012. Associations between frequency of tea consumption and health and mortality：evidence from old Chinese. The British Journal of Nutrition，108（9）：1686-1697.

Ruel M T，2003. Operationalizing dietary diversity：a review of measurement issues and research priorities. The Journal of Nutrition，133（11 Suppl 2）：3911S-3926S.

Semenchenko G V，Khazaeli A A，Curtsinger J W，et al.，2004. Stress resistance declines with age：analysis of data from a survival experiment with Drosophila melanogaster. Biogerontology，5（1）：17-30.

Stringhini S，Zaninotto P，Kumari M，et al.，2018. Socio-economic trajectories and cardiovascular disease mortality in older people：the English Longitudinal Study of Ageing. International Journal of Epidemiology，47（1）：36-46.

Troncale J A，1996. The aging process：physiologic changes and pharmacologic implications. Postgraduate Medicine，99（5）：111-122.

Velho S，Marques-Vidal P，Baptista F，et al.，2008. Dietary intake adequacy and cognitive function in free-living active elderly：a cross-sectional and short-term prospective study. Clinical Nutrition，27（1）：77-86.

Wang Z，Dong B，Zeng G，et al.，2010. Is there an association between mild cognitive impairment and dietary pattern in Chinese elderly? Results from a cross-sectional population study. BMC Public Health，10：595.

WHO，1998. Preparation and use of food-based dietary guidelines. World Health Organization Technical Report Series，880：1-108.

Yao S，Zeng H，Sun S，2009. Investigation on status and influential factors of cognitive function of the community-dwelling elderly in Changsha City. Archives of Gerontology and Geriatrics，49（3）：329-334.

Yin Z，Fei Z，Qiu C，et al.，2017. Dietary diversity and cognitive function among elderly people：a population-based study. The Journal of Nutrition，Health & Aging，21（10）：1089-1094.

Zeng Y，Feng Q，Hesketh T，et al.，2017. Survival，disabilities in activities of daily living，and physical and cognitive functioning among the oldest-old in China：a cohort study. The Lancet，389（10079）：1619-1629.

第22章　PM$_{2.5}$暴露与老年健康[①]

22.1　引　　言

　　大气环境日益恶化，大气污染作为一个主要的环境问题越来越引起公众的关注。环境空气污染，尤其是 PM$_{2.5}$，已被认为是全球健康的危险因素。2015 年环境空气污染导致的全球疾病负担研究数据分析显示：环境 PM$_{2.5}$ 是 2015 年第五大死亡危险因素。暴露于 PM$_{2.5}$ 导致 4200 万人死亡，占全球总死亡人数的 7.6%。随着人口生育率和死亡率的下降，我国已经进入不可逆转的老龄化社会。2015 年人口调查显示，我国 60 岁及以上人口为 2.22 亿，占总人口的 16.15%，约占全世界老龄人口总量的 1/5，亚洲的 1/2（国家统计局，2016）。发展中国家因经济发展水平较低，在社会保障以及环境保护方面相对滞后于发达国家，更面临着未富先老的严峻挑战。老年人因生理代谢水平下降、罹患呼吸系统和循环系统等基础性疾病、空气污染累积暴露时间长等，成为空气污染健康危害的脆弱人群（Gouveia and Fletcher，2000；Katsouyanni et al.，2001）。因此探讨影响老年人健康的环境相关风险因素，分析可能存在的问题，对于解决我国环境与老龄化等健康问题具有深远的社会意义。已有研究基于欧美等发达国家和地区 PM$_{2.5}$ 低浓度暴露数据，发现 PM$_{2.5}$ 长期低浓度暴露可引起人群死亡、认知功能受损等风险增加，但缺乏基于中高浓度暴露的研究结果（Ranft et al.，2009；Wellenius et al.，2012；Power et al.，2011）。国际上关于大气 PM$_{2.5}$ 长期中高浓度暴露对老年人的健康影响也不明确。

　　为更好地阐释 PM$_{2.5}$ 暴露与老年健康的关系，本章基于 CLHLS 数据，分别对 PM$_{2.5}$ 长期暴露与老年人全因死亡、认知功能受损以及 ADL 失能的关系进行描述和解释。

────────────

　　① 本章作者：王蛟男（南京医科大学公共卫生学院博士，中国疾病预防控制中心环境与健康相关产品安全所）；吕跃斌（中国疾病预防控制中心环境与健康相关产品安全所助理研究员）；李湉湉（中国疾病预防控制中心环境与健康相关产品安全所研究员）；施小明（中国疾病预防控制中心环境与健康相关产品安全所研究员）。

22.2　PM$_{2.5}$长期暴露与老年人功能状态

22.2.1　PM$_{2.5}$长期暴露与老年人认知功能受损发生的关联

1. 研究对象

研究对象为 CLHLS 的老年人群。本节研究选择了 2002 年至 2014 年入组的所有调查对象。在 2002 年至 2014 年，共对 26 675 名老年人进行了调查（包括标准化问卷调查和体格测量）。排除了基线时认知功能受损的 7689 名调查对象（MMSE＜18 分）、4690 名在第一次随访调查中失访的调查对象、81 名不能获得 PM$_{2.5}$暴露信息的调查对象以及 891 名在基线时患有脑卒中的调查对象后，共纳入 13 324 名年龄在 65 岁及以上、入组时具有正常认知功能的老年人，包括 5879 名 65～79 岁的年轻老年人、3052 名 80～89 岁的老年人、2634 名 90～99 岁的老年人和 1759 名 100 岁及以上老年人。

2. 自变量

由于中国自 2013 年正式开始 PM$_{2.5}$的全国性监测，2013 年以前没有 PM$_{2.5}$监测数据，所以研究的暴露指标使用的是基于 WGS-84 投影的分辨率为 0.01°×0.01° 的遥感 PM$_{2.5}$浓度网格数据产品，该数据由加拿大达尔豪斯大学大气物理研究所 van Donkelaar 等提供（van Donkelaar et al.，2016；Boys et al.，2014）。该小组使用了土地利用回归模型、化学传输模型结合遥感气溶胶光学厚度（aerosol optical depth，AOD）数据，来改进 PM$_{2.5}$浓度的模拟效果。具体方法：通过获得的 AOD 数据与化学传输模型相结合，估算遥感 PM$_{2.5}$浓度数据。随后，使用地理加权回归（geographical weighted regression，GWR）方法，将数据集进行基于 PM$_{2.5}$全球地面观测值的校准。GWR 预测指标包括模拟的气溶胶成分和土地利用信息，由此产生的 PM$_{2.5}$校准浓度与地面监测 PM$_{2.5}$浓度样本的交叉验证结果显示高度一致（R^2=0.81）。受云雾、积雪覆盖的高山等的影响，遥感 PM$_{2.5}$浓度也可能存在部分网格数据缺失。随访期间每位参与者的家庭住址均通过面对面入户调查获得，纬度和经度信息通过 R 3.3.1 软件匹配调查对象的家庭住址获得。研究使用从调查对象基线入组到发生结局（发生认知功能受损、死亡、失访以及调查结束）期间的年均暴露值。

3. 因变量

在基线调查中,通过 MMSE 对认知功能进行了评估。剔除了已发生认知功能受损的老年人,即 MMSE 评分小于 18 分的老年人,并在随访时对基线调查时未发现认知功能受损的人群进行了追踪调查,观察认知功能受损的发生情况。MMSE 在流行病学研究中被广泛应用,对认知功能受损初步筛查的敏感性为 70%,特异性为 90%,改编后的版本适应了中国的文化和社会经济特点,并在国内进行了信度效度检验。MMSE 评分量表测试认知功能的五个领域,包括定向力、注意力、计算力、记忆力、语言能力,总计 30 分。总分值越高表明认知功能越好,本节研究中 MMSE 评分小于 18 分的受试者被认为认知功能受损,而 MMSE 评分等于或高于 18 分的受试者被认为认知功能正常。

4. 协变量

调整的协变量包括年龄、性别、居住地、婚姻状况、居住方式(与家人同住、独居或在养老院)、受教育程度、吸烟情况、饮酒情况、规律锻炼、自报患病情况(糖尿病、心脏病、高血压、呼吸系统疾病)以及 ADL 失能(能够独立完成洗澡、穿衣、进食、室内活动、如厕及控制大小便这 6 项 ADL 正常,否则为 ADL 失能)。在 13 324 名调查对象中,所有协变量的缺失率均小于 1%。

5. 统计分析

认知功能受损的发生很可能受到死亡的影响,死亡被认为是一种竞争风险事件,因此使用竞争风险模型探索 $PM_{2.5}$ 与认知功能受损和死亡的关联,并估计 HR 和 95%CI。在竞争风险模型中,$PM_{2.5}$ 按四分位数分类,第一四分位(< 41.4 $\mu g/m^3$)、第二四分位(41.4 ~ 50.2 $\mu g/m^3$)、第三四分位(50.3 ~ 60.7 $\mu g/m^3$)和第四四分位(> 60.7 $\mu g/m^3$);以及按照中国《环境空气质量标准》分类, < 15 $\mu g/m^3$、15 ~ 34 $\mu g/m^3$、35 ~ 75 $\mu g/m^3$ 以及 > 75 $\mu g/m^3$。另外,进行了多组亚组分析,计算了相互作用的 P 值,包括不同年龄组、性别、受教育程度、居住地、吸烟情况、饮酒情况、规律运动、共患病及 ADL 失能。

6. 主要研究发现

研究人群的平均年龄为(82.4±11.9)岁,年龄范围为 65 ~ 114 岁。其中 47.5% 是男性;18.8% 的人居住在城市地区;41.4% 的人已婚;58.5% 是文盲(表 22-1)。在 64 648 人年的随访期间,3271 名老年人发生了认知功能受损。本节研究的研究区域涵盖了中国污染严重的地区,包括京津冀、珠三角、长三角、山东城市群及成渝城市群等地区。调查对象 $PM_{2.5}$ 平均暴露值范围为 8.5 ~ 110.7 $\mu g/m^3$。

表22-1　研究对象在基线调查时的基本情况描述

变量	Q1	Q2	Q3	Q4	P 值	合计
样本量	3 317（24.9%）	3 366（25.3%）	3 370（25.3%）	3 271（24.5%）		13 324（100）
年龄（岁，mean±SD）	82.8±11.9	82.4±11.8	81.7±11.9	82.9±12.2	0.093	82.4±11.9
性别					0.066	
男性	1 640（49.4%）	1 573（46.7%）	1 601（47.5%）	1 520（46.5%）		6 334（47.5%）
女性	1 677（50.6%）	1 793（53.3%）	1 769（52.5%）	1 751（53.5%）		6 990（52.5%）
居住地					<0.001	
城市	399（12.0%）	560（16.6%）	765（22.7%）	783（23.9%）		2 507（18.8%）
农村	2 918（88.0%）	2 806（83.4%）	2 605（77.3%）	2 488（76.1%）		10 817（81.2%）
婚姻状况					0.002	
已婚	1 348（40.6%）	1 355（40.3%）	1 491（44.2%）	1 328（40.6%）		5 522（41.4%）
未婚	1 969（59.4%）	2 011（59.7%）	1 879（55.8%）	1 943（59.4%）		7 802（58.6%）
受教育程度					<0.001	
文盲	1 987（59.9%）	1 857（55.2%）	1 943（57.7%）	2 005（61.3%）		7 792（58.5%）
非文盲	1 330（40.1%）	1 509（44.8%）	1 427（42.3%）	1 266（38.7%）		5 532（41.5%）
居住方式					<0.001	
与家庭成员一起	2 682（80.9%）	2 796（83.1%）	2 842（84.3%）	2 823（86.3%）		11 143（83.6%）
独居或在养老院	635（19.1%）	570（16.9%）	528（15.7%）	448（13.7%）		2 181（16.4%）
吸烟情况					<0.001	
从不吸烟	2 228（67.2%）	2 161（64.2%）	2 125（63.1%）	2 043（62.5%）		8 557（64.2%）
现在吸烟	693（20.9%）	801（23.8%）	784（23.3%）	725（22.2%）		3 003（22.5%）
过去吸烟	396（11.9%）	404（12.0%）	461（13.7%）	503（15.4%）		1 764（13.2%）
饮酒情况					0.284	
从不饮酒	2 266（68.3%）	2 305（68.5%）	2 276（67.5%）	2 212（67.6%）		9 059（68.0%）
现在饮酒	714（21.5%）	769（22.8%）	774（23.0%）	763（23.3%）		3 020（22.7%）

续表

变量	Q1	Q2	Q3	Q4	P 值	合计
过去饮酒	337 （10.2%）	292 （8.7%）	320 （9.5%）	296 （9.0%）		1 245（9.3%）
规律锻炼					<0.001	
否	2 365 （71.3%）	2 241 （66.6%）	2 273 （67.4%）	2 184 （66.8%）		9 063 （68.0%）
是	952 （28.7%）	1 125 （33.4%）	1 097 （32.6%）	1 087 （33.2%）		4 261 （32.0%）
高血压					<0.001	
否	1 861 （56.1%）	1 836 （54.5%）	1 624 （48.2%）	1 650 （50.4%）		6 971 （52.3%）
是	1 456 （43.9%）	1 530 （45.5%）	1 746 （51.8%）	1 621 （49.6%）		6 353 （47.7%）
心脏病					<0.001	
否	3 127 （94.3%）	3 144 （93.4%）	3 085 （91.5%）	2 957 （90.4%）		12 313 （92.4%）
是	190 （5.7%）	222 （6.6%）	285 （8.5%）	314 （9.6%）		1 011 （7.6%）
糖尿病					0.005	
否	3 258 （98.2%）	3 304 （98.2%）	3 285 （97.5%）	3 177 （97.1%）		13 024 （97.7%）
是	59 （1.8%）	62 （1.8%）	85 （2.5%）	94 （2.9%）		300 （2.3%）
呼吸系统疾病					0.319	
否	2 969 （89.5%）	3 009 （89.4%）	2 980 （88.4%）	2 893 （88.4%）		11 851 （88.9%）
是	348 （10.5%）	357 （10.6%）	390 （11.6%）	378 （11.6%）		1 473 （11.1%）
ADL 失能					<0.001	
否	3 012 （90.8%）	3 072 （91.3%）	2 949 （87.5%）	2 771 （84.7%）		11 804 （88.6%）
是	305 （9.2%）	294 （8.7%）	421 （12.5%）	500 （15.3%）		1 520 （11.4%）

　　调整相关混杂因素后，使用竞争风险模型分析。结果显示，$PM_{2.5}$ 浓度每增加 10 μg/m³，认知功能受损发生风险增加 5.1%（HR 为 1.051，95% CI 为 1.023 ~ 1.079）。与 $PM_{2.5}$ 暴露的第一四分位数（< 41.4 μg/m³）相比，$PM_{2.5}$ 暴露第二（41.4 ~ 50.2 μg/m³）、第三（50.3 ~ 60.7 μg/m³）和第四（> 60.7 μg/m³）四分位数中认知功能受损发生风险的 HR（95% CI）值分别为 1.20（1.09 ~ 1.33）、1.27（1.15 ~ 1.41）和 1.21（1.09 ~ 1.34）。当 $PM_{2.5}$ 暴露按照中国《环境空气质量标准》分类时，与

暴露于浓度为 15 ~ 34 μg/m³ 相比，较高的 PM$_{2.5}$ 与较高的认知功能受损风险相关；对于 < 15 μg/m³、35 ~ 75 μg/m³、> 75 μg/m³ 的 PM$_{2.5}$，HR（95% CI）分别为 0.50（0.12 ~ 2.00）、1.20（1.09 ~ 1.34）和 1.28（1.04 ~ 1.59）（表 22-2）。

表22-2　PM$_{2.5}$暴露与老年人认知功能受损的关联

	认知功能受损人数	总人数	调整后的 HR（95%CI）
PM$_{2.5}$（每增加 10 μg/m³）	3 271	13 324	1.051（1.023 ~ 1.079）
PM$_{2.5}$（四分位数）			
Q1	773	3 317	1.00
Q2	844	3 366	1.20（1.09 ~ 1.33）
Q3	838	3 370	1.27（1.15 ~ 1.41）
Q4	816	3 271	1.21（1.09 ~ 1.34）
P$_{-趋势}$			< 0.001
PM$_{2.5}$（中国《环境空气质量标准》）			
< 15 μg/m³	2	20	0.50（0.12 ~ 2.00）
15 ~ 34 μg/m³	364	1 555	1.00
35 ~ 75 μg/m³	2 772	11 225	1.20（1.09 ~ 1.34）
> 75 μg/m³	133	524	1.28（1.04 ~ 1.59）
P$_{-趋势}$			< 0.001

以往的研究报告指出，老年人体内器官机能会随着年龄的增长而逐渐下降，其中以认知功能受损最为明显，且对生活质量的影响最大（Neupane et al.，2010）。快速老龄化会加重认知功能受损的负担。因此，识别认知功能受损的危险因素可以为疾病预防和控制提供科学依据。轻度认知功能受损以及老年性痴呆在目前并没有有效的针对性的治疗措施，所以作为老年性痴呆的发展前期，认知功能受损应该成为我们开展三级预防和早期治疗的入口。虽然一些客观因素无法改变，但环境因素、个人行为方式可以通过干预来改变。通过提倡终身教育，让老年人在退休后的晚年生活中参加活动，充分调动大脑的功能，有助于保护甚至改善老年人的认知功能。此外还可以通过适当参加锻炼、控制体重等一系列健康行为生活方式维持老年人好的身体机能。最重要的就是通过改善我们的大气环境，降低PM$_{2.5}$等空气污染物的暴露，降低老年人认知功能受损的风险。空气污染是一个重大的公共卫生问题，因此严格控制有关环境暴露因素，对限制认知功能相关疾病病例的增加和降低预计的疾病负担是非常有意义的。

本节研究是针对全国范围的老年人 PM$_{2.5}$ 暴露和认知功能受损关联的首次定量研究。本节研究的结果补充了现有的关于空气污染，尤其是高浓度 PM$_{2.5}$ 污染增加中国老年人认知功能受损发生风险的依据。未来需要更全面地关注空气污染的不同组成部分，衡量对特定的认知领域的影响，如记忆力、语言能力等。认知功能受损与心血管疾病不同，目前没有明确的治疗方案，如果能找到影响或保护认知功能的相关因素，从而实施适当的干预措施，延缓或避免老年人认知功能受损的发生，将对我国老龄化社会的经济社会发展产生重大影响。

22.2.2　PM$_{2.5}$长期暴露与老年人 ADL 失能

1. 研究对象

研究选择了 CLHLS 研究中 2002 年至 2014 年入组的 80 岁及以上的调查对象，并且在基线调查时无 ADL 失能。

2. 自变量

暴露数据同样使用来自加拿大达尔豪斯大学大气物理研究所的数据产品。随访期间每位参与者的家庭住址均通过基线调查时面对面入户调查获得，纬度和经度信息通过 R 3.3.1 软件匹配调查对象的家庭住址获得。

3. 因变量

因变量为 ADL 失能，采用国际通用的 ADL 量表，包括 6 个项目——洗澡、穿衣、进食、室内活动、如厕及控制大小便，如果调查对象能够独立完成这 6 项，则为 ADL 正常，否则为 ADL 失能。

4. 协变量

调整的混杂因素包括：年龄、性别、居住地、婚姻状况、居住方式、受教育程度、吸烟情况、饮酒情况、规律锻炼、高血压、心脏病、脑血管疾病、糖尿病、呼吸系统疾病和认知功能受损。亚组分析包括不同性别、吸烟情况、居住地及认知功能受损患病。

5. 统计分析

使用惩罚样条的 Cox 比例风险回归模型和竞争风险模型评估 PM$_{2.5}$ 暴露与 ADL 失能之间的线性或非线性关联，基于校正的 AIC，选择自由度为 3 调整模型。通过亚组分析评估 PM$_{2.5}$ 与 ADL 失能之间影响的潜在修饰因素，包括不同性别、吸烟情况、居住地以及认知功能受损患病。为了评估模型的稳健性，进行敏感性分析如下：①排除调查期间家庭住址发生变化的调查对象；②构建仅调整性别和年龄的模型；③排除失访的调查对象；④排除被诊断患有多种疾病（高血压、心脏病、脑血管疾病、糖尿病和呼吸系统疾病）的调查对象，以相对"健康"的人群进行分析。

6. 主要研究发现

研究纳入 15 453 名调查对象，随访时间共计 71 396 人年，其中 ADL 正常 12 080 人，ADL 失能 3373 人。研究人群的平均年龄为（92.3±7.3）岁。在基线调查时，43.9%的人群是男性；18.0%的人群居住在城市（表 22-3）。调查对象基线的年平均 PM$_{2.5}$暴露范围为 8.2 ~ 115.1 μg/m^3。

表22-3　研究对象基本情况分析

变量	总人群	ADL 正常	ADL 失能	P 值
总人数，n（%）	15 453（100%）	12 080（78.2%）	3 373（21.8%）	
年龄（岁，mean±SD）	92.3±7.3	91.9±7.2	93.8±7.4	< 0.001
性别				< 0.001
男性	6 790（43.9%）	5 507（45.6%）	1 283（38.0%）	
女性	8 663（56.1%）	6 573（54.4%）	2 090（62.0%）	
居住地				< 0.001
城市	2 781（18.0%）	2 016（16.7%）	765（22.7%）	
农村	12 672（82.0%）	10 064（83.3%）	2 608（77.3%）	
婚姻状况				0.022
已婚	4 083（26.4%）	3 140（26.0%）	943（28.0%）	
未婚	11 370（73.6%）	8 940（74.0%）	2 430（72.0%）	
受教育程度				0.009
文盲	10 420（67.4%）	8 083（66.9%）	2 337（69.3%）	
非文盲	5 033（32.6%）	3 997（33.1%）	1 036（30.7%）	
居住方式				< 0.001
与家庭成员一起	12 325（79.8%）	9 544（79.0%）	2 781（82.4%）	
独居或住养老院	3 128（20.2%）	2 536（21.0%）	592（17.6%）	
吸烟情况				< 0.001
现在吸烟	10 454（67.7%）	8 077（66.9%）	2 377（70.5%）	
以前吸烟	2 929（19.0%）	2 372（19.6%）	557（16.5%）	
从不吸烟	2 070（13.4%）	1 631（13.5%）	439（13.0%）	

变量	总人群	ADL 正常	ADL 失能	P 值
饮酒情况				< 0.001
现在饮酒	10 630（68.8%）	8 193（67.8%）	2 437（72.3%）	
以前饮酒	3 364（21.8%）	2 718（22.5%）	646（19.2%）	
从不饮酒	1 459（9.4%）	1 169（9.7%）	290（8.6%）	
规律锻炼	5 329（34.5%）	4 090（33.9%）	1 239（36.7%）	0.002
高血压	7 827（50.7%）	5 992（49.6%）	1 835（54.4%）	
心脏病	937（6.1%）	670（5.5%）	267（7.9%）	< 0.001
糖尿病	178（1.2%）	130（1.1%）	48（1.4%）	0.095
脑血管疾病	415（2.7%）	292（2.4%）	123（3.6%）	< 0.001
呼吸系统疾病	1 615（10.5%）	1 321（10.9%）	294（8.7%）	< 0.001
认知功能受损	3 488（22.6%）	2 751（22.8%）	737（21.8%）	0.257
$PM_{2.5}$（μg/m^3，mean±SD）	50.2±13.4	49.9±13.2	51.4±14.3	< 0.001

　　惩罚样条的 Cox 比例风险回归模型结果显示，$PM_{2.5}$ 暴露与 ADL 失能存在"J"形关联，阈值浓度为 33.0 μg/m^3（图 22-1）。高于此阈值，风险等级随着 $PM_{2.5}$ 浓度的增加而显著增加。与阈值浓度 33.0 μg/m^3 相比，不同 $PM_{2.5}$ 暴露值（10 μg/m^3、20 μg/m^3、30 μg/m^3、40 μg/m^3、50 μg/m^3、60 μg/m^3、70 μg/m^3、80 μg/m^3、90 μg/m^3、100 μg/m^3、110 μg/m^3）对应的 HR（95% CI）值分别为 1.09（0.86～1.39）、1.02（0.89～1.17）、0.99（0.93～1.06）、1.03（1.00～1.06）、1.11（1.09～1.14）、1.23（1.20～1.27）、1.38（1.31～1.45）、1.55（1.41～1.71）、1.75（1.48～2.07）、1.98（1.53～2.58）和 2.25（1.54～3.29）（图 22-1）。竞争风险模型显示 $PM_{2.5}$ 暴露每增加 10 μg/m^3，ADL 失能风险增加 7.7%（HR 为 1.077，95% CI 为 1.051～1.104）。

　　通过不同亚组分析结果观察到性别（P=0.012）、吸烟情况（P=0.008）和认知功能（P < 0.001）与 $PM_{2.5}$ 暴露对 ADL 失能的影响存在显著的相互作用。居住地与 $PM_{2.5}$ 暴露对 ADL 失能的影响没有显著的相互作用。认知功能受损的男性和吸烟者可能更容易受到 $PM_{2.5}$ 长期暴露的影响。在各种敏感性分析中，$PM_{2.5}$ 与 ADL 失能的关联没有改变或略有增强。敏感性分析包括：使用从基线到事件的平均暴露，排除调查期间地址变化的参与者，在模型中仅调整性别和年龄，排除失访以及患有多种疾病的参与者。

　　在全球范围内，老年人的身体失能已成为一个重要的健康问题，作为老年人整体健康状况评价的关键指标，身体失能代表了一个人执行日常工作和活动的能

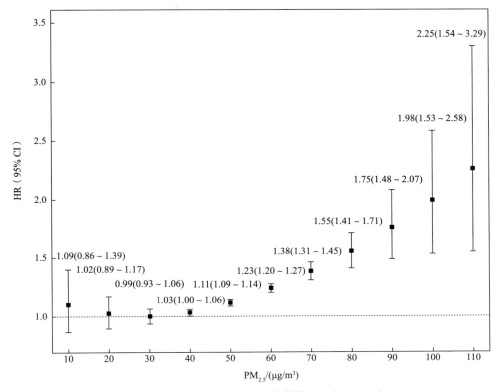

图 22-1　PM$_{2.5}$ 与老年人 ADL 失能的 HR（95% CI）

力，对自我照顾和独立生活至关重要。本节研究为 PM$_{2.5}$ 暴露对老年人 ADL 失能风险的影响提供了一定的证据，并检测到 33.0 μg/m^3 的阈值，这与当前的《世界卫生组织空气质量准则》和中国《环境空气质量标准》基本一致。

22.3　PM$_{2.5}$ 长期暴露与老年人死亡风险

1. 研究对象

　　研究对象为 2009 年开展的第五次 CLHLS 研究的老年人群。在 2011 年与 2014 年分别开展随访调查，并收集关键指标数据。随访截止至出现死亡或阶段研究结束（2014 年 12 月 1 日）。在进行基线或随访问卷调查之前，所有调查对象或代理人都签署了知情同意书并同意参与调查。

2. 自变量

暴露数据同样使用来自加拿大达尔豪斯大学大气物理研究所的数据产品。随访期间每位参与者的家庭住址均通过 2009 年的面对面入户调查获得,纬度和经度信息通过 R 3.3.1 软件匹配调查对象的家庭住址获得。研究使用 1998 年到 2014 年 0.01°×0.01°分辨率的 $PM_{2.5}$ 浓度进行暴露计算。同时考虑了多个暴露窗口,包括在死亡或随访结束之前 1 ~ 10 年的平均暴露。

3. 因变量

结局变量为调查对象是否死亡。在 2011 年及 2014 年的随访调查中收集了调查对象的生存状态和死亡日期。死亡信息由调查对象的近亲或村医确认,无法找到或无法联系的调查对象被判定为失访。

4. 协变量

调整的协变量包括年龄、性别、吸烟情况、饮酒情况、身体活动、BMI、家庭收入、婚姻状况、受教育程度、居住在城市或农村、地理分区以及高血压和认知功能受损情况。所有协变量信息来源于基线的问卷调查数据。

5. 统计分析

(1)使用 Cox 比例风险回归模型,对 $PM_{2.5}$ 暴露与全因死亡率的关系进行量化评估。通过研究入组到随访结束时(2014 年 12 月 1 日)或死亡日期计算暴露人年(人日/365),得到 $PM_{2.5}$ 暴露每增加 10 μg/m³ 的风险值。在主要分析(模型 1)中,调整了年龄(分类变量,每 1 年)、性别、吸烟情况、饮酒情况、身体活动、BMI、家庭收入、婚姻状况和受教育程度等因素,同时进行了多次敏感性分析(模型 2 至模型 8)。在模型 1 的基础上添加了各种指标变量,包括城乡特征(模型 2),地理分区(模型 3),区域和城乡特征(模型 4),高血压状态(模型 5),认知功能受损(模型 6),高血压状态和认知功能受损(模型 7),在模型 8 中仅控制年龄和性别。

(2)按年龄(65 ~ 74 岁、75 ~ 84 岁、≥85 岁)、性别、吸烟情况、饮酒情况、地区(北部与南部)、居住地(城市与农村)以及 $PM_{2.5}$ 浓度(< 60.9 μg/m³ 与≥60.9 μg/m³)等因素进行分层分析。基于二阶导数的最大值,估计得到 60.9 μg/m³ 为 $PM_{2.5}$ 浓度与全因死亡率曲线的拐点。二阶导数的最大值代表的是曲线的切线斜率突然减小的位置。

(3)利用上述模型的结果估计中国每个县级行政区域 65 岁及以上老年人 2010 年由 $PM_{2.5}$ 长期暴露导致的过早死亡,使用改编自 2010 年全球疾病负担研究

（global burden of disease study，GBD）的计算方法。

6. 主要研究发现

共纳入了拥有完整数据（完成 2009 年、2011 年和 2014 年三次调查）的调查对象 13 344 人，累计随访时间为 49 440 人年，平均随访时间是 3.7 年。纳入的 13 344 名调查对象（表 22-4）与失访的 3215 名调查对象基线特征相似。通过进行不同区域及城乡的 PM$_{2.5}$浓度统计，发现 PM$_{2.5}$浓度在全国范围内存在差异，但这些差异在研究期间基本没有变化。

表22-4　研究对象基本情况描述性分析（n=13 344）

变量	统计结果
累计随访时间/人年	49 440
年龄[岁，M（Q1~Q3）]	89（79~97）
BMI	20（18~22）
受教育程度[年，M（Q1~Q3）]	0（0~3）
家庭收入[元，M（Q1~Q3）]	10 000（4 000~25 000）
性别	
女性	7 687（58%）
男性	5 657（42%）
婚姻状况	
已婚	4 242（32%）
未婚	9 102（68%）
身体活动	
有身体活动	8 135（61%）
无身体活动	5 209（39%）
吸烟情况	
从不吸烟	8 864（66%）
过去吸烟	2 113（16%）
现在吸烟	2 359（18%）
缺失	8（<1%）
饮酒情况	
从不饮酒	9 110（68%）
过去饮酒	1 864（14%）
现在饮酒	2 361（18%）
缺失	9（<1%）
高血压	7 745（58%）
认知功能受损	5 970（45%）

资料来源：Li 等（2018）

Cox 比例风险回归模型结果显示，PM$_{2.5}$每增加 10 μg/m³，全因死亡风险增加 8%，一系列敏感性分析显示结果比较稳定（表 22-5）。以最低浓度 6.7 μg/m³为参考，PM$_{2.5}$浓度和全因死亡率存在非线性关联，PM$_{2.5}$暴露浓度在 60.9 μg/m³存在风险拐点，在浓度低于 60.9 μg/m³时死亡风险曲线更为陡峭（图 22- 2 ）。

表22-5　3年平均PM$_{2.5}$浓度（每增加10μg/m³）与全因死亡率的关联性

模型	调整的协变量	HR（95% CI）
模型 1	年龄、性别、吸烟情况、饮酒情况、身体活动、BMI、家庭收入、婚姻状况、受教育程度	1.08（1.06 ~ 1.09）
模型 2	年龄、性别、吸烟情况、饮酒情况、身体活动、BMI、家庭收入、婚姻状况、受教育程度、居住在城市或农村	1.06（1.04 ~ 1.08）
模型 3	年龄、性别、吸烟情况、饮酒情况、身体活动、BMI、家庭收入、婚姻状况、受教育程度、地理分区	1.10（1.07 ~ 1.12）
模型 4	年龄、性别、吸烟情况、饮酒情况、身体活动、BMI、家庭收入、婚姻状况、受教育程度、居住在城市或农村、地理分区	1.08（1.05 ~ 1.10）
模型 5	年龄、性别、吸烟情况、饮酒情况、身体活动、BMI、家庭收入、婚姻状况、受教育程度、高血压	1.08（1.06 ~ 1.09）
模型 6	年龄、性别、吸烟情况、饮酒情况、身体活动、BMI、家庭收入、婚姻状况、受教育程度、认知功能受损	1.07（1.05 ~ 1.09）
模型 7	年龄、性别、吸烟情况、饮酒情况、身体活动、BMI、家庭收入、婚姻状况、受教育程度、高血压、认知功能受损	1.07（1.05 ~ 1.09）
模型 8	年龄、性别	1.07（1.05 ~ 1.08）

资料来源：Li 等（2018）

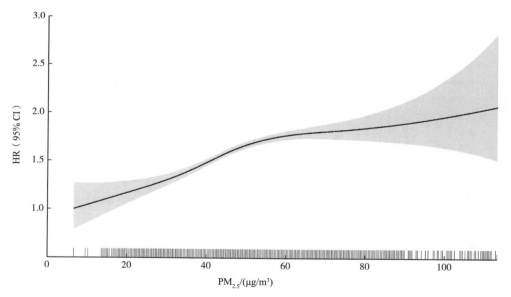

图 22- 2　PM$_{2.5}$暴露和全因死亡率的非线性关联

资料来源：Li 等（2018）

分层分析结果显示，3 年平均 PM$_{2.5}$浓度每升高 10 μg/m³与老年人全因死亡风险关联在不同年龄组、性别情况或吸烟情况的调查对象中不存在明显差异，但在不同饮酒情况、地理分区、居住地和 PM$_{2.5}$ 暴露浓度间存在差异。特别是在农村、南方及 PM$_{2.5}$ 浓度低于 60.9 μg/m³ 的地区，其死亡风险差异明显（表 22-6）。

表22-6　PM$_{2.5}$暴露和全因死亡率关联亚组分析

变量	分组	HR 值（95%CI）	P 值
性别	男性	1.07（1.05～1.10）	0.74
	女性	1.08（1.06～1.10）	1.00
吸烟情况	从不吸烟	1.08（1.05～1.10）	1.00
	过去吸烟	1.08（1.04～1.13）	0.70
	现在吸烟	1.07（1.02～1.12）	0.92
饮酒情况	从不饮酒	1.07（1.05～1.09）	1.00
	过去饮酒	1.13（1.04～1.18）	0.02
	现在饮酒	1.09（1.04～1.13）	0.52
年龄	≥85 岁	1.08（1.06～1.10）	0.74
	75～84 岁	1.10（1.06～1.15）	0.84
	65～74 岁	1.09（1.02～1.18）	1.00
PM$_{2.5}$暴露浓度	高浓度（≥60.9 μg/m³）	1.07（1.01～1.12）	0.03
	低浓度（<60.9 μg/m³）	1.14（1.11～1.17）	1.00
地理分区	北方	1.06（1.03～1.09）	<0.0001
	南方	1.14（1.12～1.17）	1.00
居住地	城市	1.05（1.02～1.08）	0.01
	农村	1.10（1.07～1.12）	1.00

资料来源：Li 等（2018）

研究结果显示 2010 年中国 65 岁及以上人口与 PM$_{2.5}$ 暴露相关的全因死亡负担为 1 765 820 人。受 PM$_{2.5}$ 暴露影响最大的区域为京津冀、华北平原、长江三角洲、长株潭地区和四川盆地等。

研究发现的 PM$_{2.5}$ 暴露和全因死亡率之间的正向关联与美国和欧洲的大多数队列研究结果一致，也与长期 PM$_{2.5}$ 暴露和全因死亡率的荟萃分析及 2017 年的一项中国男性研究的结果一致（Di et al.，2017），后者 PM$_{2.5}$ 浓度每升高 10 μg/m³ 导致非意外总死亡风险升高 9%（HR 为 1.09，95% CI 为 1.08～1.09）。总体来说，基于中国 PM$_{2.5}$ 暴露数据，通过随访研究发现了 PM$_{2.5}$ 长期中高浓度暴露与我国老年人全因死亡风险增加有关。研究揭示了中高浓度范围内 PM$_{2.5}$ 长期暴露与我国老年人死亡风险的特殊曲线关联，弥补了国际上研究 PM$_{2.5}$ 长期暴露的死亡风险缺乏中高浓度暴露数据结果的不足。依据获得的曲线关系，分析我国老年人的健康风险特征并进行老年人大气污染物暴露的健康效应风险评估、风险预警，为构建我国老年人空气质量健康指数的研究奠定了基础（Li et al.，2018；Shi et al.，2018）。

22.4　结　　语

本章重点探究了 $PM_{2.5}$ 长期暴露与我国老年人死亡风险、认知功能受损及ADL 失能的关系。弥补了国际上缺乏大气 $PM_{2.5}$ 中高浓度暴露对老年人这一脆弱人群健康风险的影响评估参数的不足，为发展中国家 $PM_{2.5}$ 中高浓度暴露对老年人健康风险的影响和风险预警提供了数据支撑。为应对城市、农村地区空气污染健康挑战、实现"健康中国 2030"的可持续发展目标，明确健康风险的城乡差异、地域差异做出科学贡献。首先，为了充分探讨我国 $PM_{2.5}$ 与老年人健康的关系，未来应该考虑精确估计个体暴露的问题，完善个体暴露方法；其次，考虑调查对象室内及室外各种微环境的暴露情况，通过统计方法建立预测估计模型；最后，应该针对不同的敏感人群、不同的污染水平实施有针对性的干预措施，以延缓或预防疾病或死亡的发生。

综上所述，在未来的时间里，降低空气污染可以减少老年人功能障碍或死亡的发生，特别是在一些空气污染严重的地区，从而作为降低我国老龄化人口负担的潜在手段，这对中国老龄化社会的经济社会发展具有重要意义。

参 考 文 献

国家统计局，2016. 2015 年全国 1%人口抽样调查主要数据公报. http://www.stats.gov.cn/tjsj/zxfb/201604/t20160420_1346151.html[2016-05-02].

Boys B L，Martin R V，van Donkelaar A，et al.，2014. Fifteen-year global time series of satellite-derived fine particulate matter. Environmental Science & Technology，48（19）：11109-11118.

Di Q，Wang Y，Zanobetti A，et al.，2017. Air pollution and mortality in the Medicare population. The New England Journal of Medicine，376：2513-2522.

GBD 2013 Mortality and Causes of Death collaborators，2015. Global，regional，and national age-sex specific all-cause and cause-specific mortality for 240 causes of death，1990-2013：a systematic analysis for the global burden of disease study 2013. The Lancet，385（9963）：117-171.

Gouveia N，Fletcher T，2000. Time series analysis of air pollution and mortality：effects by cause，age and socioeconomic status. Journal of Epidemiology and Community Health，54（10）：750-755.

Katsouyanni K，Touloumi G，Samoli E，et al.，2001. Confounding and effect modification in the short-term effects of ambient particles on total mortality：results from 29 European cities within the APHEA2 project. Epidemiology，12（5）：521-531.

Li T T，Zhang Y，Wang J N，et al.，2018. All-cause mortality risk associated with long-term exposure to ambient PM_{2.5} in China：a cohort study. The Lancet Public Health，3（10）：e470-e477.

Neupane B，Jerrett M，Burnett R T，et al.，2010. Long-term exposure to ambient air pollution and risk of hospitalization with community-acquired pneumonia in older adults. American Journal of Respiratory and Critical Care Medicine，181（1）：47-53.

Power M C，Weisskopf M G，Alexeeff S E，et al.，2011. Traffic-related air pollution and cognitive function in a cohort of older men. Environmental Health Perspectives，119（5）：682-687.

Ranft U，Schikowski T，Sugiri D，et al.，2009. Long-term exposure to traffic-related particulate matter impairs cognitive function in the elderly. Environmental Research，109（8）：1004-1011.

Shi X M，Li T T，Zhang Y，et al.，2018. Consideration of local geographical variations in PM_{2.5} concentrations in China-Authors' reply. The Lancet Public Health，3（12）：e565.

van Donkelaar A，Martin R V，Brauer M，et al.，2016. Global estimates of fine particulate matter using a combined geophysical-statistical method with information from satellites，models，and monitors. Environmental Science & Technology，50（7）：3762.

Wellenius G A，Boyle L D，Coull B A，et al.，2012. Residential proximity to nearest major roadway and cognitive function in community-dwelling seniors：results from the MOBILIZE Boston study. Journal of the American Geriatrics Society，60（11）：2075-2080.

第 23 章　绿地与老年健康[①]

23.1　引　言

　　可持续发展已成为全球范围内的首要政策议题，各国都在不牺牲未来利益的前提下努力实现经济增长。中国可持续发展的关键问题在于，过去几十年中快速的城市化和经济发展给绿地造成了巨大的破坏。目前，中国的资源利用和环境情况已经引起了国家层面的高度关注。在生态文明发展的背景下，随着森林保护、植树造林和密集农业的开展，中国的绿地面积正不断增加，在恢复绿地方面取得了长足的进步。政府启动了大规模的项目，来保护和扩大森林面积，从而减缓土地退化、空气污染及气候变化。卫星数据显示了中国在保护绿地方面取得的惊人成果。由于森林面积的增加，中国仅以 6.3% 的全球植被面积，实现了 2000 年以来 25% 的全球绿地面积增长（Chen et al.，2019）。增加的森林蓄积量可以作为碳汇（carbon sink），通过光合作用和螯合作用来应对温室气体和气候变化。

　　研究表明接触天然绿植可以增加体育锻炼和社会活动的参与、改善精神状态（Weimann et al.，2015；Dadvand et al.，2016）、维持健康体重（Coombes et al.，2010）和高质量睡眠（Astell-Burt et al.，2013）、改善心血管健康（Pereira et al.，2012）、提高认知功能（Dadvand et al.，2015）、促进机体康复（Ulrich，1984），从而带来公共健康效益。因此，需要对绿地进行更多研究，使政策制定者了解绿地及温室气体减缓对健康的效益。

　　大量的前瞻性队列研究表明绿地具有降低死亡率的保护效应。在加拿大、瑞士、日本东京及中国香港人群中开展的研究均验证了该保护机制（Takano et al.，2002；de Vries et al.，2013；Hartig et al.，2014；Wang et al.，2016a）。一些系统

[①] 本章作者：纪思翰（昆山杜克大学环境研究中心助理教授）；吴兵（南京医科大学公共卫生学院硕士，中国疾病预防控制中心环境与健康相关产品安全所）；苗卉（昆山杜克大学环境研究中心研究助理实习生）；刘霖芯（昆山杜克大学环境研究中心研究助理）。

综述也证实了绿地降低死亡率的作用（Gascon et al.，2016；Twohig-Bennett and Jones，2018）。社会经济地位较高的人群往往生活在更理想的地区，其居住地有更大的绿地面积。上述已发表的关于绿地和死亡率的研究均是在人类发展指数和人均收入都较高的地区和人口中进行的；而对于中等收入国家，绿地与死亡率之间是否存在关联仍有待进一步研究。

有证据表明，在人群健康研究中绿地与认知功能之间存在关联，但这种关系尚不清楚。对美国和苏格兰老年人进行的两项研究均报道了绿地对认知功能具有保护性作用（Prohaska et al.，2009；Cherrie et al.，2018）。然而，在针对 50 岁及以上的成年人（Clarke et al.，2012）和 40～69 岁的成年人（Hystad et al.，2019）的研究中均未观察到该联系。相反，英国一项纳入了 2424 名 65 岁以上参与者的研究表明，居住环境绿地率越高，认知障碍的发生率也越高（Wu et al.，2015）。

随着年龄的增加，机体肺活量、肌肉力量和灵活性普遍下降。这些生理变化可导致 ADL 失能和 IADL 失能的发生（Chou et al.，2012）。ADL 反映了基本的自我照顾能力，包括六项日常基本任务：进食、洗澡、穿衣、如厕、室内活动和控制大小便（Covinsky et al.，2003）。IADL 表示在特定环境下的独立技能，如购物、烹饪和乘坐公共交通工具。ADL 失能比 IADL 失能更严重，发病年龄也更高（Gobbens，2018）。ADL 和 IADL 失能会造成更高的死亡率和并发症、更多的卫生服务利用以及老年人的长期护理负担（Sands et al.，2006；Murad et al.，2015；Lane et al.，2019）。目前还没有探究住宅绿地对老年人 ADL 和 IADL 失能影响的研究（van den Berg et al.，2015；Gascon et al.，2016；Fong et al.，2018）。

本节研究旨在评估住宅区绿地与死亡率、认知功能、ADL、IADL 之间的关系。随着中国城市化进程的推进，本章的研究结果将为城市规划者和卫生决策者提供有力的证据，并证明绿地在延长寿命方面具有的潜在作用。

23.2　住宅绿化度与老年人群死亡风险

23.2.1　研究方法

1. 研究对象

本节研究对象为 CLHLS 的调查对象。本节研究使用了 2000 年、2002 年、2005

年、2009 年和 2011 年的数据，并利用 2002 年、2005 年、2009 年、2011 年和 2014 年的后续随访调查评估了受访者的生存情况，共 38 877 人。本节研究排除了在第一次随访调查中的失访者（$n=6352$）、死亡日期缺失者（$n=622$）、生活环境不能计算绿化度的参与者（$n=341$）以及在研究期间未满 80 岁（$n=7259$）或意外死亡的参与者（$n=549$），最终纳入 23 754 名调查对象。2002 年失访的参与者大部分为汉族女性，她们多有身体和认知功能受损，多生活在城市地区，很少与社会接触（Zeng et al.，2008）。经调查发现无法计算住宅绿化度的居民大多居住在沿海地区。

2. 自变量

本节研究使用 NDVI（normalized difference vegetation index，归一化差异植被指数）评估住宅绿化度。NDVI 是一种基于卫星图像的植被指数，由美国国家航空航天局的 Terra 卫星上的中分辨率成像光谱仪（moderate-resolution imaging spectroradiometer，MODIS）测得。NDVI 的测量基于植物反射的光。植物叶片中的叶绿素吸收大量可见光（波长 0.4 ~ 0.7μm）用于光合作用，而叶片的细胞结构会反射大量近红外光（波长 0.7 ~ 1.1μm）。NDVI=（近红外光辐射−可见光辐射）/（近红外光辐射 + 可见光辐射），范围为−1.0 ~ 1.0，数值越大表示绿化水平越高（Tucker，1979；Pereira et al.，2012；Hartig et al.，2014；Wu et al.，2014）。负值通常为水域；0.1 及以下为岩石、沙子或雪覆盖的地区；0.2 ~ 0.4 为灌木和草地；大于 0.4 则表示温带和热带雨林（James et al.，2016）。本节研究选择 250 m 半径作为衡量住宅周围绿地的指标，1250 m 半径作为衡量住宅区步行距离内绿化度的指标，步行距离从 800 m（0.5 英里）到 1600 m（1 英里）不等。鉴于在先前的研究中自我报告的行程平均步行距离为 1126 m（0.7 英里）（Yang and Diez-Roux，2012），本章在后续分析中增加了 500 m 的缓冲距离。

本节研究采用了三项 NDVI 指标来反映暴露水平：反映短期绿地暴露水平的同期 NDVI 值、反映长期绿地暴露水平的累计平均 NDVI 值、随访期间居住区 NDVI 的变化水平。

3. 因变量

本节研究以全因死亡率作为因变量。2000 年至 2014 年间的死者由其近亲上报，排除意外死亡的 549 人（2.3%），共纳入了 2476 名调查对象（13.1%，2476/18 948）的特异性死因及死亡信息（Zeng et al.，2008）。

4. 协变量

本节研究对年龄、性别、民族、婚姻状况、地理区域、童年社会经济状况、成年社会经济地位、社会及休闲活动指数、吸烟情况、饮酒情况和体育活动等混杂因素做出了调整。年龄定义为初次随访日期和出生日期的差值。考虑到气候和饮食差异，本章根据居住地址将地理区域划分为中部（河南、湖北、湖南）、华东（安徽、福建、江西、江苏、山东、上海、浙江）、东北（黑龙江、吉林、辽宁）、华北（河北、山西、天津等）、西北（陕西）、南方（广东、广西、海南）及西南（重庆、四川）。以 0（低社会经济地位）或 1（较高的社会经济地位）作为童年社会经济状况、成年社会经济地位、社会及休闲活动指数相关问题打分的刻度。童年社会经济状况通过五个问题来进行评估：儿童时期疾病是否有足够的药物进行治疗、儿童时期是否常常饿着肚子睡觉、10 岁时父母是否健在、父亲的职业（白领或其他）以及出生地（城市或农村），满分共计 5 分（Li et al.，2017）。成年社会经济地位通过四个问题评估：目前居住地（城市或农村）、受教育水平（受过 1 年以上教育或无）、是否经济独立（有退休收入或无收入）和主要从事职业（白领或其他），满分共计 4 分（Zeng et al.，2010；Li et al.，2017）。对社会及休闲活动指数通过七个问题来进行评估：被访者是否从事园艺、个人户外活动（不包括专门为锻炼、饲养家禽或宠物而进行的户外活动）、阅读、打扑克牌或麻将、听收音机或看电视以及是否参加有组织的社会活动，满分共计 7 分（Zeng et al.，2010）。通过询问"目前是否吸烟"来调查被访者的吸烟情况，并采用类似的问题调查饮酒情况和体育活动情况。

5. 统计分析

使用 Cox 比例风险回归模型估算死亡率。从初次随访到有记录的死亡日期或 2014 年的末次随访日期，以月为单位计算其生存时间；通过 HR 及 95% CI 来表示 NDVI 和死亡率之间的关联，并对协变量进行了调整。本节研究计算了 250 m 和 1250 m 半径下同期 NDVI、累计 NDVI 和 NDVI 变化的 Cox 比例风险回归模型的结果，通过每四分位数 NDVI 与协变量相乘来分析效应修饰，并对协变量进行了分层分析（Durrleman and Simon，1989；Heinzl and Kaider，1997）。研究采用三次样条曲线来表示它们之间的非线性关系，并使用统计软件 Stata 14.0 进行生存分析。

23.2.2　主要研究发现

参与调查的 23 754 人基线年龄为（92.89 ± 7.46）岁，其中 9041 人（38.1%）为男性，14 713 人（61.9%）为女性（表 23-1）。在 250 m 半径下同期 NDVI 值中位数为 0.38（Q1 ~ Q3：0.22 ~ 0.57），累计平均 NDVI 值为 0.44（Q1 ~ Q3：0.30 ~

0.52）。与生活在住宅绿化度较低地区的受访者相比，生活在住宅绿化度较高地区的受访者中，女性、少数民族、现状未婚、饮酒、不进行体育活动、居住在中部及南方的人所占比例较高，且童年和成人时期社会经济地位得分较低。其他特征无明显差异。

表23-1　按250m缓冲区累计平均NDVI的四分位数分类的研究对象特征

（ *n*=23 754 ）（ 2000 ~ 2014年 ） [a]

变量	总数 （ n=23 754 ）	绿地 Q1[*] （ n=5 961 ）	绿地 Q2[*] （ n=5 923 ）	绿地 Q3[*] （ n=5 928 ）	绿地 Q4[*] （ n=5 942 ）	P
同期 NDVI	0.38 （ 0.22 ~ 0.57 ）	0.13 （ 0.07 ~ 0.18 ）	0.29 （ 0.25 ~ 0.33 ）	0.47 （ 0.42 ~ 0.52 ）	0.68 （ 0.62 ~ 0.75 ）	
累计平均 NDVI	0.44 （ 0.30 ~ 0.52 ）	0.19 （ 0.15 ~ 0.24 ）	0.39 （ 0.35 ~ 0.42 ）	0.48 （ 0.46 ~ 0.50 ）	0.57 （ 0.54 ~ 0.61 ）	
年龄（岁，mean± SD）	92.89 ± 7.46	92.71 ± 7.46	92.46 ± 7.44	92.93 ± 7.52	93.47 ± 7.41	< 0.000 1
年龄组						< 0.000 1
80 ~ 89 岁	8 274 （ 34.8% ）	2 113 （ 35.4% ）	2 207 （ 37.3% ）	2 084 （ 35.2% ）	1 870 （ 31.5% ）	
90 ~ 99 岁	8 211 （ 34.6% ）	2 026 （ 34.0% ）	2 021 （ 34.1% ）	2 038 （ 34.4% ）	2 126 （ 35.8% ）	
≥100 岁	7 269 （ 30.6% ）	1 822 （ 30.6% ）	1 695 （ 28.6% ）	1 806 （ 30.5% ）	1 946 （ 32.7% ）	
性别						0.000 1
男性	9 041 （ 38.1% ）	2 406 （ 40.4% ）	2 267 （ 38.3% ）	2 167 （ 36.6% ）	2 201 （ 37.0% ）	
女性	14 713 （ 61.9% ）	3 555 （ 59.6% ）	3 656 （ 61.7% ）	3 761 （ 63.4% ）	3 741 （ 63.0% ）	
民族						< 0.000 1
汉族	22 287 （ 93.8% ）	5 751 （ 96.5% ）	5 691 （ 96.1% ）	5 534 （ 93.4% ）	5 311 （ 89.4% ）	
少数民族	1 467 （ 6.2% ）	210 （ 3.5% ）	232 （ 3.9% ）	394 （ 6.6% ）	631 （ 10.6% ）	
婚姻状况						< 0.000 1
目前已婚且与配偶同住	3 927 （ 16.5% ）	1 116 （ 18.7% ）	1 023 （ 17.3% ）	912 （ 15.4% ）	876 （ 14.7% ）	
未婚	19 827 （ 83.5% ）	4 845 （ 81.3% ）	4 900 （ 82.7% ）	5 016 （ 84.6% ）	5 066 （ 85.3% ）	
童年社会经济状况	1.42 （ 1.07 ）	1.73 （ 1.19 ）	1.36 （ 1.04 ）	1.28 （ 0.99 ）	1.30 （ 0.98 ）	< 0.000 1
成人社会经济地位	0.69 （ 0.98 ）	1.37 （ 1.20 ）	0.58 （ 0.87 ）	0.41 （ 0.72 ）	0.38 （ 0.69 ）	< 0.000 1
社会及休闲活动指数	1.74 （ 1.42 ）	1.96 （ 1.49 ）	1.77 （ 1.40 ）	1.65 （ 1.38 ）	1.60 （ 1.38 ）	< 0.000 1

续表

变量	总数 （n=23 754）	绿地 Q1* （n=5 961）	绿地 Q2* （n=5 923）	绿地 Q3* （n=5 928）	绿地 Q4* （n=5 942）	P
吸烟情况						< 0.000 1
是	3 602 （15.2%）	795 （13.3%）	1 022 （17.3%）	899 （15.2%）	886 （14.9%）	
否	20 152 （84.8%）	5 166 （86.7%）	4 901 （82.7%）	5 029 （84.8%）	5 056 （85.1%）	
饮酒情况						< 0.000 1
是	4 444 （18.7%）	944 （15.8%）	1 114 （18.8%）	1 208 （20.4%）	1 178 （19.8%）	
否	19 310 （81.3%）	5 017 （84.2%）	4 809 （81.2%）	4 720 （79.6%）	4 764 （80.2%）	
体育活动						< 0.000 1
是	6 002 （25.3%）	2 006 （33.7%）	1 553 （26.2%）	1 317 （22.2%）	1 126 （18.9%）	
否	17 752 （74.7%）	3 955 （66.3%）	4 370 （73.8%）	4 611 （77.8%）	4 816 （81.1%）	
地理区域						< 0.000 1
中国中部	3 651 （15.4%）	600 （10.1%）	783 （13.2%）	1 203 （20.3%）	1 065 （17.9%）	
中国华东	9 463 （39.8%）	2 332 （39.1%）	2 307 （38.9%）	2 334 （39.4%）	2 490 （41.9%）	
中国东北	1 571 （6.6%）	794 （13.3%）	612 （10.3%）	110 （1.9%）	55 （0.9%）	
中国华北	1 104 （4.6%）	709 （11.9%）	271 （4.6%）	103 （1.7%）	21 （0.4%）	
中国西北	266 （1.1%）	84 （1.4%）	74 （1.2%）	72 （1.2%）	36 （0.6%）	
中国南方	4 533 （19.1%）	663 （11.1%）	890 （15.0%）	1 141 （19.2%）	1 839 （30.9%）	
中国西南	3 166 （13.3%）	779 （13.1%）	986 （16.6%）	965 （16.3%）	436 （7.3%）	

* Q1，第一四分位数；Q2，第二四分位数；Q3，第三四分位数；Q4，第四四分位数。
a 数据为平均值±标准差或中位数（P25～P75）。
资料来源：Ji 等（2019）

　　在对 23 754 名调查对象总计 80 001 人年的随访中，2000 年 6 月至 2014 年 12 月期间，共计有 18 948 例调查对象死亡。图 23-1 为根据同期 NDVI 的四分位数和去除意外死亡的全因死亡率绘制的 Kaplan-Meier 生存曲线。由图 23-1 可知生活在绿地水平最高四分位数的个体比生活在最低四分位数的个体生存时间更长。此外，女性、少数民族、已婚并与配偶共同生活以及具有较高的成年社会经济地位、较高的社会及休闲活动指数和经常运动的调查对象，往往比他们同龄人的生存时间更长。

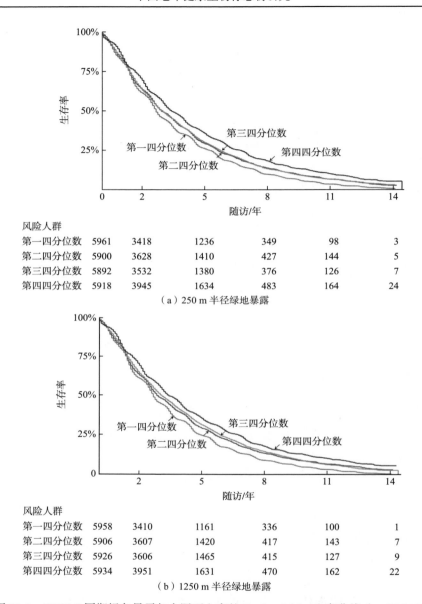

图 23-1 CLHLS 同期绿色暴露与全因死亡率的 Kaplan-Meier 生存曲线（ *n*=23 754 ）

资料来源：Ji 等（2019）

在全因调整后的模型中，生活在 250 m 半径的同期 NDVI 最高四分位的个体死亡风险比生活在最低四分位的个体低 27%（ HR 为 0.73，95% CI 为 0.70 ~ 0.76；*P* < 0.0001 ）；在 1250 m 半径范围内，关联结果是一致的（ HR 为 0.70，95% CI 为 0.67 ~ 0.74；*P* < 0.0001 ）；而将 250 m（ HR 为 1.05，95% CI 为 1.01 ~ 1.10；*P*=0.236 ）

和 1250 m（HR 为 1.05，95% CI 为 1.00～1.10；*P*=0.171）半径范围内最高四分位数与最低四分位数的累计 NDVI 值进行比较时，均未观察到对其死亡率的显著影响（表 23-2）。图 23-2 为三次样条曲线，表明同期 NDVI 与死亡率呈线性关系，而累计 NDVI 与死亡率呈非线性关系。

表23-2　CLHLS中住宅绿化度与全因死亡率的关系（*n*=23 754，18 948例死亡）

缓冲范围		同期 NDVI			累计平均 NDVI		
		NDVI 中位数	年龄调整 HR（95% CI）	全因调整 HR（95% CI）	NDVI 中位数	年龄调整 HR（95% CI）	全因调整 HR（95% CI）
250 m 缓冲	Q1	0.13（−0.20～0.21）	1.00	1.00	0.19（−0.15～0.29）	1.00	1.00
	Q2	0.29（0.22～0.37）	0.92（0.89～0.96）	0.90（0.87～0.94）	0.39（0.30～0.43）	1.06（1.0～1.10）	1.04（1.00～1.09）
	Q3	0.47（0.38～0.56）	0.91（0.87～0.94）	0.88（0.84～0.92）	0.48（0.44～0.51）	0.99（0.95～1.03）	0.97（0.93～1.02）
	Q4	0.68（0.57～0.98）	0.76（0.73～0.79）	0.73（0.70～0.76）	0.57（0.52～0.90）	1.05（1.01～1.10）	1.05（1.01～1.10）
	P		< 0.0001	< 0.0001		0.102	0.236
1250 m 缓冲	Q1	0.15（−0.09～0.22）	1.00	1.00	0.21（−0.11～0.31）	1.00	1.00
	Q2	0.30（0.23～0.37）	0.91（0.87～0.94）	0.89（0.85～0.92）	0.39（0.32～0.43）	1.07（1.02～1.11）	1.05（1.01～1.11）
	Q3	0.46（0.38～0.54）	0.87（0.83～0.90）	0.83（0.80～0.87）	0.48（0.44～0.50）	1.01（0.97～1.05）	1.00（0.96～1.05）
	Q4	0.66（0.55～0.91）	0.74（0.71～0.77）	0.70（0.67～0.74）	0.56（0.51～0.88）	1.05（1.01～1.09）	1.05（1.00～1.10）
	P		< 0.0001	< 0.0001		0.094	0.171

资料来源：Ji 等（2019）

在 14 年的随访调查中，3174 名（13.4%）调查对象住宅区的绿化度降低，5823 名（24.5%）调查对象生活环境中的绿化度增加，而 14 757 名（62.1%）调查对象的绿化度未发生显著变化。研究结果表明在 250 m 半径以及 1250 m 半径范围内，与生活在 NDVI 下降地区的人群相比，NDVI 增加对死亡率无影响（表 23-3）；而性别（*P*=0.015）、财务状况（*P*=0.002）和体育活动（*P*=0.005）可能对此有效应修饰作用，NDVI 的保护作用在女性中略高于男性，经济独立者高于经济不独立者，运动者高于不运动者。

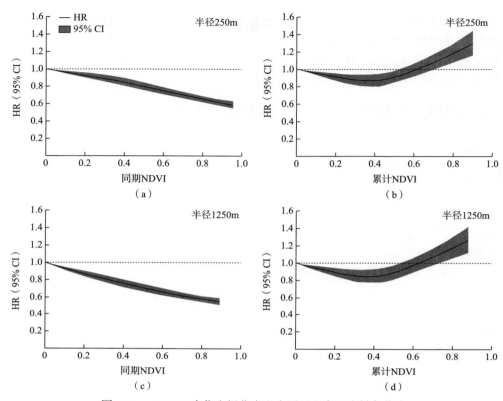

图 23-2　CLHLS 中住宅绿化度和全因死亡率三次样条曲线

资料来源：Ji 等（2019）

表23-3　CLHLS中绿地暴露（NDVI）的变化与全因死亡率的关联
（ *n*=23 754，18 948例死亡）

变化	人数	250 m 缓冲				1250 m 缓冲			
		年龄调整		完全调整		年龄调整		完全调整	
		HR（95% CI）	*P*	HR（95% CI）	*P*	HR（95% CI）	*P*	HR（95% CI）	*P*
显著降低	3 174（13.4%）	1.00		1.00		1.00		1.00	
无明显变化	14 757（62.1%）	0.99（0.94～1.03）	0.498	0.99（0.95～1.04）	0.799	0.97（0.93～1.01）	0.202	0.99（0.94～1.03）	0.498
显著增加	5 823（24.5%）	0.98（0.94～1.03）	0.483	0.98（0.94～1.03）	0.500	0.98（0.93～1.03）	0.423	0.98（0.93～1.03）	0.393

资料来源：Ji 等（2019）

23.2.3 NDVI 和死亡率关系的可能解释

与先前的队列研究相比，本节研究结果中同期 NDVI 值与死亡率之间的保护性关联更强，这可能是因为本节研究对象中高龄个体较多，更容易发生死亡事件，该人群的研究结果不适宜外推到其他年龄段人群。针对美国护士、加拿大成年人、瑞士成年人、日本老年人、中国香港老年人的研究均发现了绿地与降低死亡率、延长寿命的显著关联（Takano et al.，2002；de Vries et al.，2013；Hartig et al.，2014；Nowak et al.，2014；Wang et al.，2016b；Markevych et al.，2017）；然而在中国香港进行的另一项生态学研究中，并未发现这种关联有显著意义（Xu et al.，2017）。

生理、心理和免疫系统因素也可能对绿地与死亡率之间的关系造成影响。本节的研究结果显示，基线调查时运动的个体死亡率比不运动的低，可能是由于绿地面积的增加可以为体育活动提供更多空间（Zeng et al.，2008；James et al.，2017；Fong et al.，2018），有助于降低糖尿病（Sigal et al.，2006）和心血管疾病（Mora et al.，2007）等非传染性疾病的发病率，从而降低死亡率（Nocon et al.，2008；Ekelund et al.，2015）。另有研究表明，更多的绿色植被接触与减轻重度抑郁和改善心理健康有关（Weimann et al.，2015；Bezold et al.，2018；Fong et al.，2018；Sarkar et al.，2018），暴露于绿地可能会促进社会互动和精力的恢复（Beyer et al.，2014；Holt-Lunstad et al.，2015）；此外，通过与植物相关的微生物接触可能有助于增强免疫功能（Mora et al.，2007；Kuo，2015；Mhuireach et al.，2016）。然而本节研究结果显示，累计 NDVI 与死亡率没有显著的相关性。这可能是由于经济发展如道路和基础设施的发展减少了绿地，但改善了卫生保健服务，从而降低了死亡率。本节研究结果显示，老年人的死亡率更易受到近期绿地暴露而非长期暴露的影响，这可能是由于老年人在紧邻住所的地方活动时间更多。

本节研究有一些局限性。第一，调查中存在一些失访者，且失访者大多居住在城市或近郊，这可能会对结果造成影响（Zeng et al.，2008；Cai et al.，2012；Meng，2012）。第二，由于使用了受访者的自我报告数据，故无法获得本队列中特定原因死亡率的数据；此外，由于使用了家庭成员报告的死亡情况而非死亡证明，可能会造成死亡率数据的回忆偏倚（Zeng et al.，2008）。尽管既往研究证实了 CLHLS 数据的可靠性，但纵向队列研究中，回忆偏倚是一个普遍问题（Gu，2008；Zeng et al.，2008）。第三，本节研究对象为 80 岁及以上人群，他们居住的自然环境可能与一般人群不同，因此该样本不能代表中国的总体年龄分布，本节研究对住宅绿化度的健康效应估计可能不适用于其他年龄组。第四，由于本章的绿地数据来自卫星，没有具体植被类型或研究对象活动时间以及活动模式的数据，因此无法评估不同类型的植被与死亡率的关联，以及暴露模式对这种关联的影响。第五，绿地面积与气候变化和室内及周围空气污染之间的相互影响仍有待探索（Son et al.，2016；de Keijzer et al.，2017）。

本节研究的优势如下：第一，这项研究是首个针对高龄老年人的住宅绿化率水平与死亡率的关系的研究。第二，研究对象来自 22 个省份，覆盖了中国大部分地区；使用的前瞻性队列进行了为期 14 年的随访，包括了全面的人口和社会经济变量，可以控制潜在的混杂因素。第三，与其他研究相比，研究人群中较高的住宅绿化率与较低的社会经济因素相关，因此研究结果不易被社会经济地位的混淆效应所解释。第四，本节研究可能有助于从环境方面评估中国的疾病负担（GBD 2017 Mortality Collaborators，2018）。

23.3 住宅绿化度与老年人群认知功能受损

23.3.1 研究方法

1. 研究对象

本节研究使用了 CLHLS 在 2000 年、2002 年、2005 年、2009 年和 2011 年的五轮基线数据及每轮数据跟踪到 2014 年的相应随访数据。由于其采用抽样设计，CLHLS 中 80 岁及以上老年人所占比例较高（75%）。共有 39 225 人参与调查，其中 38 327 人参与了基线分析，19 726 人进行了随访调查，18 601 人只进行了一次调查，12 522 人死亡，6079 人失访。排除了以下调查对象：缺失住宅地址（$n=348$）、基线年龄小于 65 岁（$n=545$）、缺失 NDVI 值（$n=5$），最终纳入了 38 327 名研究对象。

2. 自变量

本节研究使用 NDVI 评估住宅绿化度。本节研究选择 500 m 作为衡量住宅周围绿地的最佳半径（Yang and Diez-Roux，2012）。研究人员每个月计算两个 NDVI 值，用于分别评估 2000 年至 2014 年 1 月、4 月、7 月和 10 月的 NDVI 值，以反映四季的绿化程度；并计算了研究开始年份的年平均 NDVI，用于评估基线的住宅绿化情况；对最后一次调查中的被调查者进行跟踪调查，以反映后期住宅的绿化情况。NDVI 变化为上次调查和基线调查的 NDVI 年平均值的差异。此外，还计算了每增长 0.1 单位 NDVI 和 NDVI 的四分位数对认知功能的影响。

3. 因变量

采用自填式 24 道题的中文版 MMSE，对认知功能进行评估。MMSE 从定向、定位、注意力和计算、回忆及语言共五个维度评估认知功能（Folstein et al., 1975），每个问题得分为 0（错误或不能回答）或 1（正确）。为了与其他研究统一，本节研究将 24 项 MMSE 转换为 0~30 分的量表，得分越高表明认知功能越好（Tombaugh and McIntyre，1992）。≥24 分为正常认知（参照组），<24 分为认知功能受损。使用基线 MMSE 反映研究开始时的认知功能，使用最终 MMSE 反映最后一次调查时的认知功能，并计算随访过程中 MMSE 的变化。MMSE 变化为末次调查和基线调查 MMSE 评分的差异，分为无变化、下降或上升。

4. 协变量

本节研究纳入的混杂因素包括年龄、性别、民族、婚姻状况、地理区域、居住地、教育、职业、经济支持、社会及休闲活动指数、吸烟状况、饮酒状况、体育活动等。其中，职业分类将教授、技术人员、公务员、经理等归为"专业工作"，将农民、渔民、服务人员等归为"非专业工作"。其他协变量分类见前文。

5. 统计分析

本节研究通过线性回归、Logistic 回归、线性混合效应回归和混合效应 Logistic 回归模型来评估住宅绿化度和认知功能之间的关联，并对协变量进行了调整。第一，对基线年平均 NDVI 和基线 MMSE 评分进行线性回归。第二，对基线年平均 NDVI 和认知功能受损的 Logistic 回归进行横断面分析，将研究对象分别按照生活区域 NDVI 的变化趋势和 MMSE 的变化趋势分为两组，两种模型的参照组分别为 MMSE 无变化或增加和 MMSE 无变化或减少。第三，使用线性混合效应回归和混合效应 Logistic 回归模型对基线年平均 NDVI 和 MMSE 进行纵向分析。此外，还调整了纵向分析的时间，以反映进入队列以来参与随访调查的次数。第四，由于 CLHLS 中高龄人群的数据较多，结合抽样权重，对住宅绿化度与认知功能之间的关系进行了敏感性分析，将认知正常（MMSE≥24 分）者设为参照组，分别计算了回归系数、OR 和 95% CI，以估计不同住宅绿化率水平下认知功能受损的程度和概率。使用了 Stata 14.0 进行统计分析。

23.3.2 主要研究发现

38 327 名调查对象的平均年龄为（88±11.45）岁，其中 77.75% 为 80 岁及以上；调查对象中女性居多（58.91%），居住于农村者居多（76.32%）；MMSE 的均值为 21±9.72，中位数为 25（P25～P75：15～29）；500 m 半径内 NDVI 年平均值为 0.40±0.15。与住宅绿化度低的人相比，生活在绿化较好地区的人多为女性、从事非专业工作、未受正规教育、经济依赖、吸烟、饮酒、缺乏运动、少数民族、未婚人群及农村居民。与 MMSE 得分较低的调查对象相比，MMSE 得分较高的调查对象更有可能是有专业工作、受过正规教育、经济独立、吸烟、饮酒、经常体育锻炼、年轻、男性、已婚并与配偶同住以及生活在城市地区的人群（表 23-4）。

表23-4　研究对象的基线特征

特征	总计	平均年 NDVI（mean±SD）	MMSE 分数（mean±SD）
总计	38 327	0.40±0.15	21±9.72
年龄（岁，mean±SD）	88±11.45		
年龄组			
65～79 岁	8 528（22.25%）	0.38±0.15	27±4.11
80～89 岁	10 161（26.51%）	0.40±0.14	24±7.14
90～99 岁	10 418（27.18%）	0.40±0.15	19±9.80
≥100 岁	9 220（24.06%）	0.40±0.15	13±10.31
性别			
男性	15 747（41.09%）	0.39±0.15	24±8.37
女性	22 580（58.91%）	0.40±0.15	19±10.04
民族			
汉族	36 156（94.34%）	0.39±0.15	21±9.76
少数民族	2 171（5.66%）	0.46±0.13	21±9.02
婚姻状况			
已婚并与配偶同住	10 287（26.84%）	0.38±0.15	26±6.52
未婚	28 040（73.16%）	0.40±0.15	19±10.08
居住地			
城市	9 076（23.68%）	0.24±0.13	21±9.87
农村	29 251（76.32%）	0.45±0.12	20±9.66
职业			
专业工作	2 659（6.94%）	0.31±0.16	26±6.92
非专业工作	35 668（93.06%）	0.40±0.15	20±9.77
教育			
正规教育	13 347（34.82%）	0.37±0.16	25±7.68
非正规教育	24 980（65.18%）	0.41±0.14	18±9.96

续表

特征	总计	平均年 NDVI（mean±SD）	MMSE 分数（mean±SD）
经济支持			
经济独立	9 142（23.85%）	0.33±0.16	26±6.86
经济依赖	29 185（76.15%）	0.42±0.14	19±9.96
社会及休闲活动指数（mean±SD）	2.07±1.55		
吸烟状况			
是	6 804（17.75%）	0.41±0.14	24±8.16
否	31 523（82.25%）	0.40±0.15	20±9.91
饮酒状况			
是	7 383（19.26%）	0.41±0.14	23±8.87
否	30 944（80.74%）	0.39±0.15	20±9.85
体育活动			
是	10 923（28.50%）	0.36±0.15	24±7.38
否	27 404（71.50%）	0.41±0.14	19±10.11
地理区域			
中国中部	5 580（14.56%）	0.44±0.12	20±9.84
中国华东	15 491（40.42%）	0.40±0.16	21±9.60
中国东北	2 922（7.62%）	0.28±0.11	20±10.58
中国华北	1 922（5.01%）	0.26±0.11	21±9.81
中国西北	512（1.34%）	0.37±0.14	21±8.53
中国南方	6 931（18.08%）	0.44±0.13	21±9.21
中国西南	4 969（12.96%）	0.40±0.13	20±10.06

资料来源：Zhu 等（2019a）

在调整后的线性回归基线水平上，NDVI 每增加 0.1 个单位，MMSE 评分增加 0.23 分；在调整后的 Logistic 回归中，NDVI 每增加 0.1 个单位，认知功能受损的 OR（95% CI）值为 0.94（0.92～0.96）；与住宅绿化度为最低四分位数的人相比，住宅绿化度为最高四分位数的研究对象患认知功能受损的发生比要低 25%；在调整后的线性混合效应回归中，随访的调查对象中，NDVI 和 MMSE 得分之间存在弱相关，回归系数为 0.069（0.0048～0.13）；在校正后的混合效应 Logistic 回归中未发现类似关联，OR（95% CI）为 0.99（0.97～1.01）（表 23-5）。在敏感性分析中加入抽样权重时，没有发现显著差异。此外，在横断面分析和纵向分析中，对性别、城乡情况的分层分析也未得到一致结果（表 23-6）；在横断面分析中，住宅绿地似乎只对基线时不运动的研究对象有利。

表23-5　住宅绿地与认知功能的关系[a]

暴露指标	横断面分析（n=38 327）		纵向分析（n=19 726）	
	线性回归 MMSE 评分变化系数 （95%CI）	Logistic 回归 认知功能受损的 OR （95%CI）	线性混合效应回归 MMSE 评分变化系数 （95%CI）	混合效应 Logistic 回归 认知功能受损的 OR （95%CI）
0.1 单位 NDVI	0.23（0.16 ~ 0.29）	0.94（0.92 ~ 0.96）	0.069（0.0048 ~ 0.13）	0.99（0.97 ~ 1.01）
NDVI 四分位数				
Q1[*]	1.00	1.00	1.00	1.00
Q2[*]	0.23（−0.02 ~ 0.48）	0.99（0.92 ~ 1.08）	−0.046（−0.29 ~ 0.19）	1.08（1.00 ~ 1.18）
Q3[*]	0.24（−0.027 ~ 0.50）	0.93（0.86 ~ 1.02）	−0.019（−0.27 ~ 0.23）	1.04（0.95 ~ 1.14）
Q4[*]	0.99（0.72 ~ 1.26）	0.75（0.69 ~ 0.82）	0.33（0.068 ~ 0.58）	0.92（0.84 ~ 1.01）

*Q1，第一四分位数；Q2，第二四分位数；Q3，第三四分位数；Q4，第四四分位数。

a 所有回归模型均在基线时根据年龄、性别、民族、婚姻状况、居住地、教育、职业、经济支持、社会及休闲活动指数、吸烟状况、饮酒状况、体育活动和地理区域等因素进行调整。此外，纵向分析还调整了时间以反映进入队列以来每次随访调查的年数。

资料来源：Zhu 等（2019a）

表23-6　住宅绿地与认知功能的亚组分析[a]

协变量	横断面分析（n=38 327）		纵向分析（n=19 726）	
	线性回归 MMSE 评分变化系数 （95%CI）	Logistic 回归 认知功能受损的 OR （95%CI）	线性混合效应回归 MMSE 评分变化系数 （95%CI）	混合效应 Logistic 回归 认知功能受损的 OR （95%CI）
性别分层				
男（n=15 747）	0.20（0.11 ~ 0.30）	0.93（0.90 ~ 0.96）	0.083（−0.0042 ~ 0.17）	0.98（0.95 ~ 1.02）
女（n=22 580）	0.24（0.15 ~ 0.33）	0.94（0.92 ~ 0.97）	0.060（−0.032 ~ 0.15）	0.99（0.96 ~ 1.02）
P	0.310	0.003	0.051	0.044
居住地分层				
城市（n=9 076）	0.36（0.24 ~ 0.49）	0.92（0.89 ~ 0.96）	0.050（−0.025 ~ 0.12）	0.99（0.94 ~ 1.04）
农村（n=29 251）	0.16（0.081 ~ 0.24）	0.95（0.93 ~ 0.97）	0.11（−0.023 ~ 0.24）	0.99（0.96 ~ 1.02）
P	0.007	0.168	0.333	0.902
体育活动分层				
做运动（n=10 923）	0.084（−0.013 ~ 0.18）	0.97（0.94 ~ 1.01）	0.027（−0.069 ~ 0.12）	1.02（0.98 ~ 1.06）
不做运动（n=27 404）	0.24（0.16 ~ 0.33）	0.93（0.90 ~ 0.95）	0.069（−0.015 ~ 0.15）	0.97（0.95 ~ 1.00）
P	0.025	< 0.001	0.136	0.009

a 所有回归模型均在基线时根据年龄、性别、民族、婚姻状况、居住地、教育、职业、经济支持、社会及休闲活动指数、吸烟状况、饮酒状况、体育活动和地理区域等因素进行调整。此外，纵向分析还调整了时间以反映进入队列以来每次随访调查的年数。

资料来源：Zhu 等（2019a）

在 NDVI 的变化方面，9729 人（49.32%）生活在住宅绿化度降低的地区，9997 人（50.68%）生活在住宅绿化度提高的地区。随访期间，11.32%的调查对象认知功能稳定，56.99%认知功能恶化，31.69%认知功能改善。与住宅绿化度提高的调查对象相比，住宅绿化度降低者的 MMSE 得分下降的发生比要高 25%；此外，与 NDVI 升高组相比，NDVI 下降组的 MMSE 评分升高的发生比要低 10%（表 23-7）。

表23-7　住宅绿地变化和认知功能变化的OR和95%CI[a]

NDVI 变化	参与者	MMSE 降低[*][11 241（56.99%）]		MMSE 升高[**][6 252（31.69%）]	
		OR（95%CI）	P	OR（95%CI）	P
NDVI 正向变化	9 997（50.68%）	1.00		1.00	
NDVI 负向变化	9 729（49.32%）	1.25（1.18～1.34）	< 0.001	0.90（0.84～0.96）	< 0.001

a MMSE 降低被定义为最终调查时 MMSE 得分低于基线，而 MMSE 升高被定义为最终调查时 MMSE 得分高于基线。此外，所有回归模型均根据基线年龄、性别、民族、婚姻状况、居住地、教育、职业、经济支持、社会及休闲活动、吸烟状况、饮酒状况、体育活动、地理区域和 MMSE 评分进行调整。

*参照组：随访期间 MMSE 无变化或升高。

**参照组：随访期间 MMSE 无变化或降低。

资料来源：Zhu 等（2019a）

23.3.3　NDVI 与 MMSE 关系的可能解释

目前关于住宅绿地与认知功能的研究较少，过去的研究关于绿化水平与认知功能之间联系的结论各不相同。1936 年的洛锡安出生队列（Lothian Birth 队列）由苏格兰 1091 名 70 岁及以上的老年人组成，报告指出童年和成年时期居住在公园 1500 m 半径范围的参与者，认知衰退程度更低（Cherrie et al.，2018）。一项针对美国 884 名年龄在 65 岁及以上的成年人进行的研究表明，经常在公园散步的参与者 MMSE 得分明显高于在购物中心和室内健身房散步的参与者。然而，有横断面研究发现公园面积或住宅周围 500 m 半径内的 NDVI 值与认知功能之间无显著关联（Clarke et al.，2012；Hystad et al.，2019）；英国的一项研究表明，在 2424 名年龄在 65 岁及以上的参与者中，绿地比例越高，认知功能受损（MMSE < 25 分）的概率越高，原因可能是生活在大型绿地社区的老年人会被孤立，认知刺激也较低，或者有认知功能受损的老年人可能会生活在绿地面积较大的社区（Wu et al.，2015）。

本节研究同时关注了住宅绿地是否会对不同亚群的认知功能产生效应，但没有发现社会经济地位的效应修饰作用。在苏格兰的洛锡安出生队列中，社会经济地位最低的参与者受到的影响最大（Cherrie et al.，2018）；英国的两项研究表明，绿地水平较高地区的参与者全因死亡率和心理健康状况的社会不平等程度较低（Mitchell and Popham，2008；Mitchell et al.，2015）。其潜在的机制可能是高社会经济地位人群有许多寻求健康行为的场所，而低社会经济地位人群对绿地利用度较高。由于线性回归和 Logistic 回归结果不一致，因此在本节研究中，性别的效应修饰并不明确，这种差异可能是线性回归和 Logistic 回归模型的选取不同造成的。本节研究中，住宅绿地对认知功能的保护作用无性别差异，尽管男性的 MMSE 得分高于女性（24：19），且基线住宅绿化度相似，但男性和女性对绿地的感知和使用情况可能不同；绿地与认知功能之间的关系是否存在性别差异，在其他研究中也尚不清楚。住宅绿地与认知功能的关联在锻炼的老年人中不显著（OR 为 0.97，95%CI 为 0.94～1.01），在不锻炼的老年人中住宅绿化度越高，认知功能受损发生比越小（OR 为 0.93，95%CI 为 0.90～0.95）。之前有观点认为积极参与锻炼的人可以从绿地中获益更多，生活在绿地区域能促进身体活动（James et al.，2017；Fong et al.，2018），但也有研究指出住宅绿地与身体活动几乎无关（Maas et al.，2008）。此外，绿地减轻压力和增强社会凝聚力的作用可能有利于健康（Maas et al.，2008；Lachowycz and Jones，2014；James et al.，2016）。

　　本节研究存在一些局限性。第一，NDVI 值是一般的区域级绿化度，不能反映不同植被的类型，以及参与者的活动空间和模式，无法解释不同类型植物是否对认知功能有不同的影响。第二，MMSE 可能对轻度认知功能受损不敏感，并且 MMSE 量比不同版本、使用、评分和解释也可能导致结果不一致（Tombaugh and McIntyre，1992）。第三，在分析 NDVI 和 MMSE 的变化时，可能存在信息截尾的问题，即与没有参与随访的人相比（主要是由于死亡），进行随访调查的参与者更年轻，并且在基线调查时表现出更好的认知功能。第四，研究没有涉及饮食的影响。有证据表明饮食可能影响认知功能，但其与观察性研究的证据并不一致，而且随机对照试验报告的证据有限（Lourida et al.，2013）。因此在本节研究中，研究者认为饮食不太可能影响住宅绿地与认知功能之间的关系。

　　本节研究具有以下优势。首先，这是国内第一项关于住宅绿地对认知功能影响的研究。研究追踪了住宅绿化度随时间的变化，追踪了大群体中的个体，并且客观地测量了绿化度；本节研究的人群高度固定，由于年龄较大，且有与户籍相关的社会福利，因此不易搬迁（Cai et al.，2012；Meng，2012）。其次，研究包括了来自中国 22 个省份的 38 327 名参与者，且年龄结构均衡，利于了解不同年龄段老年人的情况。最后，与发达国家的研究相比，在中国社会经济地位较低的人往往生活在绿地水平较高的地区，而较高的社会经济地位与更好的认知功能密切相关，所以社会经济地位不易对住宅绿地与认知之间的关系造成干扰。

23.4　住宅绿化度与老年人群日常生活活动、工具性日常生活活动

23.4.1　研究方法

1. 研究对象

本节研究选用 CLHLS2000 年、2002 年、2005 年、2009 年和 2011 年的五轮基线数据及每轮数据跟踪到 2014 年的相应随访数据来分析 NDVI 和 ADL 的关系。从 39 225 名调查对象，排除小于 65 岁（$n=545$）、缺失 NDVI 值（$n=353$）和缺失 $PM_{2.5}$ 值（$n=1524$）的调查对象后，共纳入了 36 803 人；随后排除了基线调查后的失访者（$n=5766$）以及初次随访前死亡的参与者（$n=11\ 961$），对样本（$n=19\ 076$）进行了纵向分析。

由于 IADL 变量从 2002 年开始才可用，本节研究使用了 2002 年、2005 年、2009 年和 2011 年共 34 342 名调查对象的基线数据及随访到 2014 年的数据，进行了 NDVI 和 IADL 分析。排除了 NDVI 值缺失（$n=17$）、年龄小于 65 岁（$n=545$）、$PM_{2.5}$ 值缺失（$n=1464$）的调查对象后，共纳入 32 316 人进行了横断面分析，并在排除了基线调查后失访（$n=5062$）和初次随访前死亡（$n=11\ 598$）的调查对象后，对样本（$n=15\ 656$）进行了纵向分析。

2. 自变量

本节研究使用 NDVI 评估住宅绿化度。研究选择了 500 m 作为衡量住宅周围绿地的最佳半径（Yang and Diez-Roux，2012）。研究人员每个月计算两个 NDVI 值，用于分别评估 2000 年至 2014 年 1 月、4 月、7 月和 10 月的 NDVI 值，以反映四季的住宅绿化度；我们用调研对象进入队列当年的年平均 NDVI 作为该对象的基线 NDVI。此外，还计算了每增长 0.1 单位 NDVI 和 NDVI 的四分位数对日常生活活动能力的影响。

3. 因变量

通过回答 6 个自我报告中的问题，来评估调查对象的 ADL："你是否在洗澡/穿衣/上厕所/床-轮椅转移/进餐/大小便控制时需要帮助？"（Wen and Gu，2012）。

ADL 的连续评分为 0 ~ 6 分，每个问题得分为 0（无需帮助）或 1（需要帮助），分数越高表示 ADL 失能程度越高。在后续分析中，将 ADL 评分分为：0 分定义为无 ADL 失能，1 ~ 6 分定义为有 ADL 失能。IADL 评估了独立生活能力，包括 8 项活动：拜访邻居、购物、做饭、洗衣服、步行 1km、举重 5kg、蹲下和站起来 3 次、乘坐公共交通工具（Wen and Gu，2012）。每个问题得分为 0（无需帮助）或 1（需要帮助）。IADL 的连续评分为 0 ~ 8 分，0 分作为对照组，定义为无 IADL 失能，1 ~ 8 分定义为有 IADL 失能。

4. 协变量

本节研究的协变量包括年龄、性别、民族、婚姻状况、地理区域、居住地、教育、职业、经济支持、社会及休闲活动指数、吸烟状况、饮酒状况、体育活动、年平均 $PM_{2.5}$、MMSE 以及随访年数。采用中文版 MMSE 来评估认知功能，得分范围从 0 到 30 分，分数越高表示认知功能越好。根据受访者提供的居住地址，研究者从大气成分分析组获得了 $PM_{2.5}$ 地面浓度估计值（Li et al.，2018）。使用基线数据采集当年的 $PM_{2.5}$ 年平均值来表示空气污染水平。

5. 统计分析

本节研究首先采用二元 Logistic 回归模型来评估基线年平均 NDVI 和 ADL 失能之间的关系，并按年龄、性别、婚姻状况、居住地、教育、职业、经济支持、社会及休闲活动指数、吸烟状况、饮酒状况和体育活动进行了分层。随后采用混合效应 Logistic 回归模型，对基线年平均 NDVI 与 ADL 失能之间的关系进行了探讨；将研究开始时的 NDVI 年平均值作为基线 NDVI，对 ADL 失能的参与者，在后续的每次随访中均进行了重新评估，并调整了时间变化的变量。由于约一半的参与者在初次随访前死亡或失踪，为了解可能的信息删失是否会对住宅绿地与 ADL 失能之间的关联产生影响，研究者采用二元 Logistic 回归模型对有/无随访调查的参与者进行了敏感性分析。为探讨在基线测量时，较高的年平均 NDVI 水平是否与发生 ADL 失能的概率降低有关，研究人员将受访者按年龄分组，使用二元 Logistic 回归模型进行了分析。在探讨 NDVI 和 IADL 失能之间的关系时，使用了与上述相同的一系列模型。

本节研究还通过计算 OR 和 95%CI，对关联的强弱程度进行了估计，并报告了基线年平均 NDVI 的四分位数，基线年平均 NDVI 每增加 0.1 个单位，基线 ADL 失能的 OR 和 95%CI。本节研究使用 Stata 14.0 进行统计分析。

23.4.2 主要研究发现

共有 36 803 名调查对象被纳入 NDVI 和 ADL 失能的关联性分析，其平均年龄为（88 ± 11.5）岁，其中男性占 41.1%，农村人口占 76.1%，基线年平均 NDVI 值为 0.40 ± 0.15。在基线调查时，约 71.5%的调查对象无 ADL 失能（表 23-8）。

表23-8　CLHLS研究对象的基线特征

特征	总计	无 ADL 失能	ADL 失能
样本量	36 803（100%）	26 332（71.5%）	10 471（28.5%）
基线 NDVI（mean ± SD）	0.40 ± 0.15	0.41 ± 0.14	0.37 ± 0.15
基线 MMSE（mean ± SD）	21 ± 9.7	24 ± 7.8	14 ± 10.4
基线 $PM_{2.5}$（mean ± SD）	49 ± 13.4	49 ± 13.2	50 ± 13.9
年龄（岁，mean ± SD）	88 ± 11.5	85 ± 11.4	96 ± 8.0
性别			
男性	15 114（41.1%）	12 100（46.0%）	3 014（28.8%）
女性	21 689（58.9%）	14 232（54.0%）	7 457（71.2%）
民族			
汉族	34 667（94.2%）	24 600（93.4%）	10 067（96.1%）
少数民族	2 136（5.8%）	1732（6.6%）	404（3.9%）
婚姻状况			
已婚	9 917（26.9%）	8 741（33.2%）	1 176（11.2%）
未婚	26 886（73.1%）	17 591（66.8%）	9 295（88.8%）
居住地			
城市	8 807（23.9%）	5 432（20.6%）	3 375（32.2%）
农村	27 996（76.1%）	20 900（79.4%）	7 096（67.8%）
职业			
专业工作	2 582（7.0%）	2 037（7.7%）	545（5.2%）
非专业工作	34 221（93.0%）	24 295（92.3%）	9 926（94.8%）

特征	总计	无 ADL 失能	ADL 失能
教育			
正规教育	12 845（34.9%）	10 331（39.2%）	2 514（24.0%）
非正规教育	23 958（65.1%）	16 001（60.8%）	7 957（76.0%）
经济支持			
经济独立	8 870（24.1%）	7 385（28.0%）	1 485（14.2%）
经济依赖	27 933（75.9%）	18 947（72.0%）	8 986（85.8%）
社会及休闲活动指数 （mean）	2.08	2.46	1.12
吸烟状况			
是	6 550（17.8%）	5 528（21.0%）	1 022（9.8%）
否	30 253（82.2%）	20 804（79.0%）	9 449（90.2%）
饮酒状况			
是	7 172（19.5%）	5 768（21.9%）	1 404（13.4%）
否	29 631（80.5%）	20 564（78.1%）	9 067（86.6%）
体育活动			
是	10 441（28.4%）	8 794（33.4%）	1 647（15.7%）
否	26 362（71.6%）	17 538（66.6%）	8 824（84.3%）
地理区域			
中国中部	5 493（14.9%）	4 085（15.5%）	1 408（13.4%）
中国华东	15 072（41.0%）	10 547（40.1%）	4 525（43.2%）
中国东北	2 870（7.8%）	1 517（5.8%）	1 353（12.9%）
中国华北	1 781（4.8%）	984（3.7%）	797（7.6%）
中国西北	456（1.2%）	289（1.1%）	167（1.6%）
中国南方	6 242（17.0%）	5 175（19.7%）	1 067（10.2%）
中国西南	4 889（13.3%）	3 735（14.2%）	1 154（11.0%）

资料来源：Zhu 等（2019b）

如表 23-9 所示，在完全调整后的 Logistic 回归模型中，与住宅绿化度为最低四分位数的调查对象相比，居住地绿化度为最高四分位数的调查对象 ADL 失能与否的比值降低了 28%，OR（95%CI）为 0.72（0.65~0.79）。另外，年龄每增加 1

岁，ADL 失能与否的比值增加 7%，OR（95%CI）为 1.07（1.06 ~ 1.07）。因此，住宅绿化度为最高四分位数的参与者与最低四分位数者相比，绿地对 ADL 失能的保护作用相当于年龄减小 4 岁的作用。研究表明基线年平均 NDVI 每增加 0.1 单位，基线 ADL 失能的 OR（95%CI）为 0.92（0.90 ~ 0.94），经充分调整后的混合效应 Logistic 回归也显示出类似的相关性，NDVI 的最高四分位数 OR（95%CI）为 0.72（0.64 ~ 0.82）；年平均 NDVI 每增加 0.1 单位，OR（95%CI）为 0.92（0.89 ~ 0.95）。与研究结束时的健在者相比，初次随访时已死亡或失访的调查对象年龄更高（92：84），ADL 失能更严重（41.3%：16.5%），基线 MMSE 评分也更低（18：23）。敏感性分析结果显示，在未进行后续调查的人群中，基线年平均 NDVI 和 ADL 失能之间存在类似的关联，0.1 单位 NDVI：OR（95%CI）为 0.91（0.88 ~ 0.94）。三次样条曲线的分析结果与横断面分析和纵向分析结果一致，表明基线年平均 NDVI 与 ADL 失能之间存在线性相关关系（图 23-3）。此外，基线年平均 NDVI 对 IADL 失能也有相似的保护作用［完全调整的 Logistic 回归中，NDVI 的最高四分位数 OR（95%CI）为 0.86（0.77 ~ 0.95）；完全调整的混合效应 Logistic 回归中，NDVI 的最高四分位数 OR（95%CI）为 0.83（0.75 ~ 0.93）］。在无随访调查的人群中，基线年平均 NDVI 与 IADL 失能的相关性较弱［0.1 单位 NDVI：OR（95%CI）为 0.96（0.93 ~ 1.00）］。

表23-9　基线年平均NDVI、ADL失能和IADL失能的OR和95%CI

风险度量	横断面分析		纵向分析	
	年龄调整	全因素调整	年龄调整	全因素调整
ADL 失能（n=36 803）				
NDVI 四分位数				
Q1*	1.00	1.00	1.00	1.00
Q2*	0.68（0.63 ~ 0.73）	0.90（0.82 ~ 0.98）	0.60（0.53 ~ 0.66）	0.85（0.76 ~ 0.95）
Q3*	0.53（0.49 ~ 0.57）	0.83（0.75 ~ 0.91）	0.41（0.37 ~ 0.46）	0.80（0.71 ~ 0.90）
Q4*	0.42（0.39 ~ 0.45）	0.72（0.65 ~ 0.79）	0.34（0.30 ~ 0.38）	0.72（0.64 ~ 0.82）
年龄增长 1 岁	1.11（1.11 ~ 1.12）	1.07（1.06 ~ 1.07）	1.16（1.16 ~ 1.17）	1.12（1.12 ~ 1.13）
0.1 单位 NDVI	0.80（0.79 ~ 0.81）	0.92（0.90 ~ 0.94）	0.75（0.73 ~ 0.77）	0.92（0.89 ~ 0.95）
IADL 失能（n=32 316）				
NDVI 的四分位数				
Q1*	1.00	1.00	1.00	1.00

续表

风险度量	横断面分析		纵向分析	
	年龄调整	全因素调整	年龄调整	全因素调整
Q2[*]	0.91（0.84～0.98）	0.89（0.81～0.98）	0.94（0.85～1.03）	0.90（0.81～1.00）
Q3[*]	0.87（0.81～0.94）	0.85（0.77～0.94）	0.86（0.78～0.95）	0.90（0.81～1.00）
Q4[*]	0.81（0.75～0.87）	0.86（0.77～0.95）	0.76（0.69～0.84）	0.83（0.75～0.93）
年龄增长 1 岁	1.14（1.13～1.14）	1.08（1.08～1.09）	1.17（1.17～1.18）	1.12（1.12～1.13）
0.1 单位 NDVI	0.95（0.93～0.96）	0.96（0.93～0.98）	0.93（0.91～0.95）	0.95（0.92～0.97）

[*] Q1，第一四分位数；Q2，第二四分位数；Q3，第三四分位数；Q4，第四四分位数。
资料来源：Zhu 等（2019b）

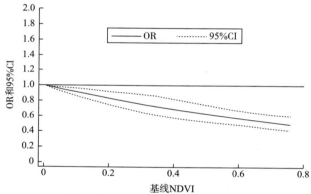

（a）基线年平均 NDVI 和 ADL 失能之间的横断面分析

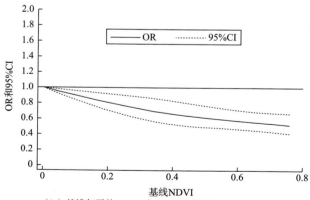

（b）基线年平均 NDVI 与 ADL 失能之间的纵向分析

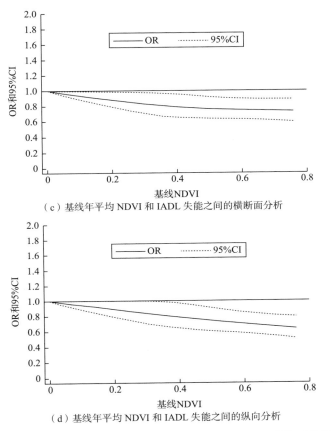

（c）基线年平均 NDVI 和 IADL 失能之间的横断面分析

（d）基线年平均 NDVI 和 IADL 失能之间的纵向分析

图 23-3　基线年平均 NDVI、ADL 和 IADL 失能之间的关系曲线

资料来源：Zhu 等（2019b）

　　亚组分析结果显示，NDVI 在女性、未婚、生活在农村、从事非专业工作、未受过正规教育、经济依赖和不参加体育活动的人群中对 ADL 失能有略强的保护作用。此外，居住在城市地区、接受过正规教育、不喝酒、不参加体育活动的参与者在 IADL 方面从居住环境的绿地中受益更多（图 23-4）。

亚组	OR (95% CI)

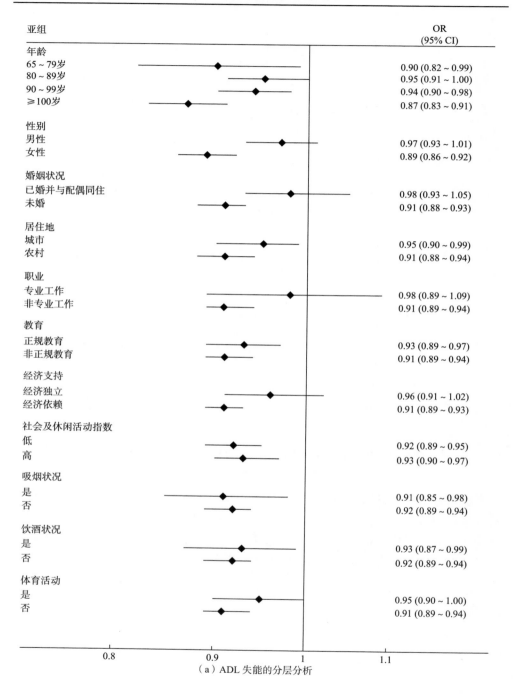

年龄
65～79岁　　0.90 (0.82～0.99)
80～89岁　　0.95 (0.91～1.00)
90～99岁　　0.94 (0.90～0.98)
≥100岁　　0.87 (0.83～0.91)

性别
男性　　0.97 (0.93～1.01)
女性　　0.89 (0.86～0.92)

婚姻状况
已婚并与配偶同住　　0.98 (0.93～1.05)
未婚　　0.91 (0.88～0.93)

居住地
城市　　0.95 (0.90～0.99)
农村　　0.91 (0.88～0.94)

职业
专业工作　　0.98 (0.89～1.09)
非专业工作　　0.91 (0.89～0.94)

教育
正规教育　　0.93 (0.89～0.97)
非正规教育　　0.91 (0.89～0.94)

经济支持
经济独立　　0.96 (0.91～1.02)
经济依赖　　0.91 (0.89～0.93)

社会及休闲活动指数
低　　0.92 (0.89～0.95)
高　　0.93 (0.90～0.97)

吸烟状况
是　　0.91 (0.85～0.98)
否　　0.92 (0.89～0.94)

饮酒状况
是　　0.93 (0.87～0.99)
否　　0.92 (0.89～0.94)

体育活动
是　　0.95 (0.90～1.00)
否　　0.91 (0.89～0.94)

0.8　　　0.9　　　1　　　1.1

（a）ADL 失能的分层分析

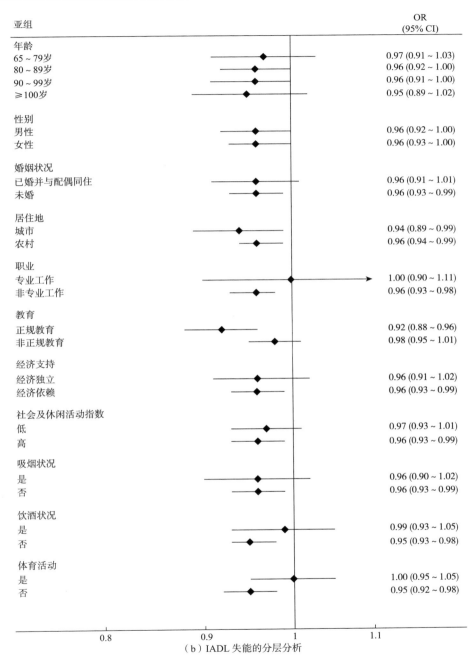

图 23-4　按亚组对基线年平均 NDVI、ADL 和 IADL 失能每增加 0.1 个单位进行分层横断面分析

注：除分层协变量外，所有分层分析均以年龄、性别、民族、婚姻状况、地理区域、居住地、教育、职业、经济支持、社会及休闲活动指数、吸烟状况、饮酒状况、体育活动、年均 $PM_{2.5}$、MMSE 得分为基线进行调整。

资料来源：Zhu 等（2019b）

表 23-10 显示从 2000 年至 2014 年，基线调查时 15 932 名无 IADL 失能的调查对象中，有 5004 人发展为 ADL 失能；基线年平均 NDVI 每增加 0.1 个单位，发展为 ADL 失能的 OR（95%CI）值为 0.95（0.92～0.98），这种关联只在 89 岁及以下的调查对象中具有统计学意义。此外，从 2002 年到 2014 年，共有 4880 名基线无 IADL 失能的调查对象发展为 IADL 失能；基线年平均 NDVI 每增加 0.1 个单位，IADL 失能与否的比值就降低 5%，OR（95%CI）为 0.95（0.91～0.98）。

表23-10　每增加0.1个单位基线年平均NDVI，健康参与者中ADL和IADL失能的OR和95%CI

变量	ADL 失能		IADL 失能	
	样本量	OR（95%CI）	样本量	OR（95%CI）
自理能力正常	10 928	1.00	5 024	1.00
发展为失能	5 004	0.95（0.92～0.98）	4 880	0.95（0.91～0.98）
按年龄分组				
65～79 岁				
自理能力正常	5 013	1.00	3 630	1.00
发展为失能	1 003	0.91（0.86～0.97）	1 934	0.95（0.90～1.00）
80～89 岁				
自理能力正常	3 551	1.00	1 043	1.00
发展为失能	1 787	0.95（0.90～1.00）	1 726	0.94（0.88～1.01）
90～99 岁				
自理能力正常	1 686	1.00	284	1.00
发展为失能	1 447	0.97（0.91～1.03）	934	0.92（0.82～1.04）
100 岁及以上				
自理能力正常	678	1.00	67	1.00
发展为失能	767	1.04（0.94～1.15）	286	1.02（0.79～1.33）

注：根据年龄、性别、民族、婚姻状况、地理区域、居住地、教育、职业、经济支持、社会及休闲活动指数、吸烟状况、饮酒状况、体育活动、年均 $PM_{2.5}$、MMSE 评分等因素调整二元 Logistic 回归模型。

资料来源：Zhu 等（2019b）

23.4.3　NDVI 与 ADL、IADL 关系的可能解释

结合之前的研究（Ji et al., 2019），本节研究的发现使住宅绿地对健康的保护作用更具有说服力，并为住宅绿地对死亡率作用潜在机制的研究提供了新的证据（Astell-Burt et al., 2014；Kaczynski et al., 2009；Gong et al., 2014；Haselwandter et al.，2015）。

社交、休闲和体育活动可能与 ADL 和 IADL 失能的概率降低相关（Pahor et al.，2014；de Souto Barreto et al.，2016；Toots et al.，2016），但也有研究认为这一相关性并不显著（Connolly et al.，2017）。尽管积极参加社会活动的人也会进行更多的体力活动，但健全的身体功能对于锻炼和社交是必不可少的（Mendes de Leon et al.，2003；Sugiyama and Thompson，2007；James et al.，2011；Haselwandter et al.，2015；Connolly et al.，2017）。另外，社会支持也是潜在的影响因素，住宅绿地可以为社会活动提供良好的环境。总的来说，锻炼、社交与 ADL 失能和 IADL 失能之间的关系尚不清楚。由于本节研究缺乏调查对象住宅周围绿地使用情况的信息，住宅绿地与 ADL 失能之间的中介机制也难以得到阐明。

分层分析的结果显示，住宅绿化度对不同人群的保护作用存在差异，绿地对未婚、居住在农村、未接受过正规教育、从事非专业工作、非经济独立等人群的作用更强。绿地暴露时间、卫生保健服务、基线健康状况和社会经济状况的差异同样也会对健康造成影响，且社会经济地位也会影响绿地与健康之间关系，这一点与之前的研究一致（Maas et al.，2006；Mitchell and Popham，2008；Dadvand et al.，2012；Xu et al.，2017）。瑞士国家队列研究结果显示高收入对健康的保护作用更强（Vienneau et al.，2017）。研究表明生活在城市地区并接受过正规教育，这两项因素对 IADL 失能有更强的保护作用。因此，ADL 和 IADL 失能分层分析的差异可能是由于社会经济地位以及保护作用机制的不同对健康产生的影响存在差异。

本节研究存在以下几个局限性。第一，NDVI 虽然能够反映整体的绿地水平，但并不能显示植被的类型，且缺乏调查对象活动模式的信息，因此难以阐明这些差异是否会对住宅绿地与 ADL 和 IADL 失能之间的关系产生影响。第二，混合效应 Logistic 回归模型仅包括有随访的调查对象，仅占总样本的一半。因此在纵向分析中可能存在信息截尾的干扰。第三，住宅绿化度、ADL 失能与 IADL 失能之间可能存在反向因果关系。基线年平均 NDVI 和健康参与者中 ADL 失能的分析表明，潜在的反向关联不会对住宅绿地与 ADL 失能之间的关联产生大的影响。此外，本节研究中未观察到社会经济地位对此关联有显著影响，但生活在绿色区域的老年人社会经济地位相对较低。

本节研究是首次评估住宅绿地对老年人 ADL 和 IADL 失能影响的研究，为进一步研究和预防 ADL 和 IADL 失能提供了证据；研究样本具有良好的代表性；另外，研究分别采用了横断面和纵向设计，并获得了一致的结果；绿地数据来自卫星，考虑到了绿地面积的季节变化，客观的测量结果为住宅绿地、ADL 失能和 IADL 失能之间的关系的讨论提供了更有力的证据。

23.5　结　　语

本章重点讨论了绿地对我国老年人群的死亡风险、认知功能、ADL 和 IADL 失能的影响。增大绿地面积可在一定程度上延长寿命，减少认知能力的下降，从而预防老年人 ADL 和 IADL 失能，减少老龄化带来的医疗负担。因此中国在城市规划的过程中应重点关注居住区的绿地情况。

绿地对健康产生影响的机制尚不明确。绿地带来的体育锻炼场所、空气的净化作用等均有利于健康，其具体机制仍需进一步研究。本章无法评估植被的类型对死亡率、认知功能、身体失能的影响，以及暴露模式对其关联的影响；另外绿地面积与气候变化和室内及周围空气污染之间的相互影响仍有待探索。本章研究结果为全国建设绿色城市的倡议提供了有力证据，下一步研究需要从生理学的角度阐明绿地增加对健康的影响。

参 考 文 献

Astell-Burt T，Feng X，Kolt G S，2013. Does access to neighbourhood green space promote a healthy duration of sleep? Novel findings from a cross-sectional study of 259 319 Australians. BMJ Open，3（8）：e003094.

Astell-Burt T，Feng X，Kolt G S，2014. Green space is associated with walking and moderate-to-vigorous physical activity（MVPA）in middle-to-older-aged adults：findings from 203 883 Australians in the 45 and Up Study. British Journal of Sports Medicine，48：404-406.

Beyer K M，Kaltenbach A，Szabo A，et al.，2014. Exposure to neighborhood green space and mental health：evidence from the survey of the health of Wisconsin. International Journal of Environmental Research and Public Health，11：3453-3472.

Bezold C P，Banay R F，Coull B A，et al.，2018. The relationship between surrounding greenness in childhood and adolescence and depressive symptoms in adolescence and early adulthood. Annals of Epidemiology，28：213-219.

Cai F，Giles J，O'Keefe P，et al.，2012. The elderly and old age support in rural China. http://documents.worldbank.org/curated/en/769231468215685476/pdf/675220pUB0EpI0067882B09780821386859.pdf[2019-04-01].

Chen C，Park T，Wang X，et al.，2019. China and India lead in greening of the world through land-use management. Nature Sustainability，2：122-129.

Cherrie M P C，Shortt N K，Mitchell R J，et al.，2018. Green space and cognitive ageing: a retrospective life course analysis in the Lothian Birth Cohort 1936. Social Science & Medicine，196：56-65.

Chou C H，Hwang C L，Wu Y T，2012. Effect of exercise on physical function，daily living activities，and quality of life in the frail older adults: a meta-analysis. Archives of Physical Medicine and Rehabilitation，93：237-244.

Clarke P J，Ailshire J A，House J S，et al.，2012. Cognitive function in the community setting: the neighbourhood as a source of 'cognitive reserve'? Journal of Epidemiology and Community Health，66（8）：730-736.

Connolly D，Garvey J，McKee G，2017. Factors associated with ADL/IADL disability in community dwelling older adults in the Irish longitudinal study on ageing（TILDA）. Disability and Rehabilitation，39：809-816.

Coombes E，Jones A P，Hillsdon M，2010. The relationship of physical activity and overweight to objectively measured green space accessibility and use. Social Science & Medicine，70（6）：816-822.

Covinsky K E，Palmer R M，Fortinsky R H，et al.，2003. Loss of independence in activities of daily living in older adults hospitalized with medical illnesses: increased vulnerability with age. Journal of the American Geriatrics Society，51：451-458.

Dadvand P，Bartoll X，Basagaña X，et al.，2016. Green Spaces and General Health: roles of mental health status，social support，and physical activity. Environment International，91：161-167.

Dadvand P，de Nazelle A，Figueras F，et al.，2012. Green space，health inequality and pregnancy. Environment International，40：110-115.

Dadvand P，Nieuwenhuijsen M J，Esnaola M，et al.，2015. Green spaces and cognitive development in primary schoolchildren. PNAS，112：7937-7942.

de Keijzer C，Agis D，Ambrós A，et al.，2017. The association of air pollution and greenness with mortality and life expectancy in Spain: a small-area study. Environment International，99：170-176.

de Souto Barreto P，Morley J E，Chodzko-Zajko W，et al.，2016. Recommendations on physical activity and exercise for older adults living in long-term care facilities: a taskforce report. Journal of the American Medical Directors Association，17：381-392.

de Vries S，van Dillen S M E，Groenewegen P P，et al.，2013. Streetscape greenery and health: stress，social cohesion and physical activity as mediators. Social Science & Medicine，94：26-33.

Durrleman S，Simon R，1989. Flexible regression models with cubic splines. Statistics in Medicine，8：551-561.

Ekelund U，Ward H A，Norat T，et al.，2015. Physical activity and all-cause mortality across levels of overall and abdominal adiposity in European men and women: the European Prospective Investigation into Cancer and Nutrition Study（EPIC）. The American Journal of Clinical Nutrition，101：613-621.

Folstein M F, Folstein S E, McHugh P R, 1975. "Mini-mental state": a practical method for grading the cognitive state of patients for the clinician. Journal of Psychiatric Research, 12(3): 189-198.

Fong K C, Hart J E, James P, 2018. A review of epidemiologic studies on greenness and health: updated literature through 2017. Current Environmental Health Reports, 5 (1): 77-87.

Gascon M, Triguero-Mas M, Martínez D, et al., 2016. Residential green spaces and mortality: a systematic review. Environment International, 86: 60-67.

GBD 2017 Mortality Collaborators, 2018. Global, regional, and national age-sex-specific mortality and life expectancy, 1950-2017: a systematic analysis for the Global Burden of Disease Study 2017. The Lancet, 392 (10159): 1684-1735.

Gobbens R J, 2018. Associations of ADL and IADL disability with physical and mental dimensions of quality of life in people aged 75 years and older. PeerJ, 6: e5425.

Gong Y, Gallacher J, Palmer S, et al., 2014. Neighbourhood green space, physical function and participation in physical activities among elderly men: the Caerphilly Prospective Study. The International Journal of Behavioral Nutrition and Physical Activity, 11: 40.

Gu D, 2008. General data quality assessment of the CLHLS//Yi Z, Poston D L, Vlosky D A, et al. Healthy Longevity in China. Dordrecht: Springer: 39-60.

Hartig T, Mitchell R, de Vries S, et al., 2014. Nature and health. Annual Review of Public Health, 35: 207-228.

Haselwandter E M, Corcoran M P, Folta S C, et al., 2015. The built environment, physical activity, and aging in the United States: a state of the science review. Journal of Aging and Physical Activity, 23: 323-329.

Heinzl H, Kaider A, 1997. Gaining more flexibility in Cox proportional hazards regression models with cubic spline functions. Computer Methods and Programs in Biomedicine, 54: 201-208.

Holt-Lunstad J, Smith T B, Baker M, et al., 2015. Loneliness and social isolation as risk factors for mortality: a meta-analytic review. Perspectives on Psychological Science, 10: 227-237.

Hystad P, Payette Y, Noisel N, et al., 2019. Green space associations with mental health and cognitive function: results from the Quebec CARTaGENE cohort. Environmental Epidemiology, 3 (1): e040.

James B D, Boyle P A, Buchman A S, et al., 2011. Relation of late-life social activity with incident disability among community-dwelling older adults. The Journals of Gerontology Series A, Biological Sciences and Medical Sciences, 66A (4): 467-473.

James P, Hart J E, Banay R F, et al., 2016. Exposure to greenness and mortality in a nationwide prospective cohort study of women. Environmental Health Perspectives, 124 (9): 1344-1352.

James P, Hart J E, Hipp J A, et al., 2017. GPS-based exposure to greenness and walkability and accelerometry-based physical activity. Cancer Epidemiology, Biomarkers & Prevention, 26: 525-532.

Ji J S, Zhu A N, Bai C, et al., 2019. Residential greenness and mortality in oldest-old women and men in China: a longitudinal cohort study. The Lancet Planetary Health, 3: e17-e25.

Kaczynski A T, Potwarka L R, Smale B J A, et al., 2009. Association of parkland proximity with neighborhood and park-based physical activity: variations by gender and age. Leisure Sciences, 31: 174-191.

Kuo M, 2015. How might contact with nature promote human health? Promising mechanisms and a possible central pathway. Frontiers in Psychology, 6: 1093.

Lachowycz K, Jones A P, 2014. Does walking explain associations between access to greenspace and lower mortality? Social Science & Medicine, 107: 9-17.

Lane N E, Stukel T A, Boyd C M, et al., 2019. Long-term care residents' geriatric syndromes at admission and disablement over time: an observational cohort study. The Journals of Gerontology Series A Biological Sciences and Medical Sciences, 74: 917-923.

Li J, Xu H, Pan W, et al., 2017. Association between tooth loss and cognitive decline: a 13-year longitudinal study of Chinese older adults. PLoS One, 12: e0171404.

Li T, Zhang Y, Wang J, et al., 2018. All-cause mortality risk associated with long-term exposure to ambient $PM_{2.5}$ in China: a cohort study. The Lancet Public Health, 3: e470-e477.

Lourida I, Soni M, Thompson-Coon J, et al., 2013. Mediterranean diet, cognitive function, and dementia: a systematic review. Epidemiology, 24 (4): 479-489.

Maas J, Verheij R A, Groenewegen P P, et al., 2006. Green space, urbanity, and health: how strong is the relation? Journal of Epidemiology & Community Health, 60: 587-592.

Maas J, Verheij R A, Spreeuwenberg P, et al., 2008. Physical activity as a possible mechanism behind the relationship between green space and health: a multilevel analysis. BMC Public Health, 8 (1): 206.

Markevych I, Schoierer J, Hartig T, et al., 2017. Exploring pathways linking greenspace to health: theoretical and methodological guidance. Environmental Research, 158: 301-317.

Mendes de Leon C F, Glass T A, Berkman L F, 2003. Social engagement and disability in a community population of older adults: the New Haven EPESE. American Journal of Epidemiology, 157: 633-642.

Meng X, 2012. Labor market outcomes and reforms in China. Journal of Economic Perspectives, 26 (4): 75-102.

Mhuireach G, Johnson B R, Altrichter A E, et al., 2016. Urban greenness influences airborne bacterial community composition. Science of the Total Environment, 571: 680-687.

Mitchell R J, Richardson E A, Shortt N K, et al., 2015. Neighborhood environments and socioeconomic inequalities in mental well-being. American Journal of Preventive Medicine, 49 (1): 80-84.

Mitchell R, Popham F, 2008. Effect of exposure to natural environment on health inequalities: an observational population study. The Lancet, 372 (9650): 1655-1660.

Mora S, Cook N, Buring J E, et al., 2007. Physical activity and reduced risk of cardiovascular events: potential mediating mechanisms. Circulation, 116: 2110-2118.

Murad K, Goff Jr D C, Morgan T M, et al., 2015. Burden of comorbidities and functional and cognitive impairments in elderly patients at the initial diagnosis of heart failure and their impact on total mortality: the cardiovascular health study. JACC: Heart Failure, 3: 542-550.

Nocon M, Hiemann T, Müller-Riemenschneider F, et al., 2008. Association of physical activity with all-cause and cardiovascular mortality: a systematic review and meta-analysis. European Journal of Cardiovascular Prevention and Rehabilitation, 15: 239-246.

Nowak D J, Hirabayashi S, Bodine A, et al., 2014. Tree and forest effects on air quality and human health in the United States. Environmental Pollution, 193: 119-129.

Pahor M, Guralnik J M, Ambrosius W T, et al., 2014. Effect of structured physical activity on prevention of major mobility disability in older adults: the LIFE study randomized clinical trial. JAMA, 311: 2387-2396.

Pereira G, Foster S, Martin K, et al., 2012. The association between neighborhood greenness and cardiovascular disease: an observational study. BMC Public Health, 12 (1): 466.

Prohaska T R, Eisenstein A R, Satariano W A, et al., 2009. Walking and the preservation of cognitive function in older populations. The Gerontologist, 49 (S1): S86-S93.

Sands L P, Wang Y, McCabe G P, et al., 2006. Rates of acute care admissions for frail older people living with met versus unmet activity of daily living needs. Journal of the American Geriatrics Society, 54: 339-344.

Sarkar C, Webster C, Gallacher J, 2018. Residential greenness and prevalence of major depressive disorders: a cross-sectional, observational, associational study of 94 879 adult UK Biobank participants. The Lancet Planetary Health, 2: e162-e173.

Sigal R J, Kenny G P, Wasserman D H, et al., 2006. Physical activity/exercise and type 2 diabetes: a consensus statement from the American Diabetes Association. Diabetes Care, 29: 1433-1438.

Son J Y, Lane K J, Lee J T, et al., 2016. Urban vegetation and heat-related mortality in Seoul, Korea. Environmental Research, 151: 728-733.

Sugiyama T, Thompson C W, 2007. Outdoor environments, activity and the well-being of older people: conceptualising environmental support. Environment and Planning A: Economy and Space, 39: 1943-1960.

Takano T, Nakamura K, Watanabe M, 2002. Urban residential environments and senior citizens' longevity in megacity areas: the importance of walkable green spaces. Journal of Epidemiology and Community Health, 56: 913-918.

Tombaugh T N, McIntyre N J, 1992. The mini-mental state examination: a comprehensive review. Journal of the American Geriatrics Society, 40 (9): 922-935.

Toots A, Littbrand H, Lindelöf N, et al., 2016. Effects of a high-intensity functional exercise program on dependence in activities of daily living and balance in older adults with dementia. Journal of the American Geriatrics Society, 64: 55-64.

Tucker C J, 1979. Red and photographic infrared linear combinations for monitoring vegetation. Remote Sensing of Environment, 8: 127-150.

Twohig-Bennett C, Jones A, 2018. The health benefits of the great outdoors: a systematic review and meta-analysis of greenspace exposure and health outcomes. Environmental Research, 166: 628-637.

Ulrich R S, 1984. View through a window may influence recovery from surgery. Science, 224: 420-421.

van den Berg M, Wendel-Vos W, van Poppel M, et al., 2015. Health benefits of green spaces in the living environment: a systematic review of epidemiological studies. Urban Forestry & Urban Greening, 14: 806-816.

Vienneau D, de Hoogh K, Faeh D, et al., 2017. More than clean air and tranquillity: residential green is independently associated with decreasing mortality. Environment International, 108: 176-184.

Wang D, Lau K K L, Yu R H Y, et al., 2016a. Neighbouring green space and all-cause mortality in elderly people in Hong Kong: a retrospective cohort study. The Lancet, 388: S82.

Wang H H, Shyu Y I L, Chang H Y, et al., 2016b. Prevalence, characteristics, and acute care utilization of disabled older adults with an absence of help for activities of daily living: findings from a nationally representative survey. Archives of Gerontology and Geriatrics, 67: 28-33.

Weimann H, Rylander L, Albin M, et al., 2015. Effects of changing exposure to neighbourhood greenness on general and mental health: a longitudinal study. Health & Place, 33: 48-56.

Wen M, Gu D, 2012. Air pollution shortens life expectancy and health expectancy for older adults: the case of China. The Journals of Gerontology Series A: Biological Sciences and Medical Sciences, 67: 1219-1229.

Wu C D, McNeely E, Cedeño-Laurent J G, et al., 2014. Linking student performance in Massachusetts elementary schools with the "greenness" of school surroundings using remote sensing. PLoS One, 9: e108548.

Wu Y T, Prina A M, Jones A P, et al., 2015. Community environment, cognitive impairment and dementia in later life: results from the Cognitive Function and Ageing Study. Age and Ageing, 44 (6): 1005-1011.

Xu L, Ren C, Yuan C, et al., 2017. An ecological study of the association between area-level green space and adult mortality in Hong Kong. Climate, 5: 55.

Yang Y, Diez-Roux A V, 2012. Walking distance by trip purpose and population subgroups. American Journal of Preventive Medicine, 43 (1): 11-19.

Zeng Y, Gu D, Purser J, et al., 2010. Associations of environmental factors with elderly health and mortality in China. American Journal of Public Health, 100: 298-305.

Zeng Y, Poston D L, Vlosky D A, et al., 2008. Healthy Longevity in China: Demographic, Socioeconomic, and Psychological Dimensions. Berlin: Springer Science & Business Media.

Zhu A, Wu C, Yan L L, et al., 2019a. Association between residential greenness and cognitive function: analysis of the Chinese Longitudinal Healthy Longevity Survey. BMJ Nutrition, Prevention & Health, 2 (2): 72-79.

Zhu A, Yan L, Wu C, et al., 2019b. Residential greenness, activities of daily living, and instrumental activities of daily living: a longitudinal cohort study of older adults in China. Environmental Epidemiology, 3: e065.

第 24 章　老年健康生物标志物研究展望①

　　如本书前言和各章节所示，于 2009 年起施小明研究员等在 CLHLS 的基础上启动了 HABCS，采集长寿地区老年人的血液、尿液和唾液样本，并进行肺功能、心电图等医学体检，开展了老年人功能状况、体格检查、生物标志物以及环境等多方面指标的研究，以进一步探索老年健康长寿的相关影响因素，动态了解长寿地区老年人群的健康状况，为揭示长寿发生发展规律、促进老年人健康长寿提供科学依据。

　　本书发现了我国高龄老人重要健康相关指标的发生发展规律和重点生物标志物。在老年人功能状态研究中，我国老年人群认知功能受损和 ADL 失能的发病率以及高龄老人的死亡率均呈显著下降趋势，可能与我国环境因素和生活医疗条件的显著改善有关，但导致下降的社会经济、生活行为方式以及慢性病因素有待进一步探索。在体格测量指标与老年健康的研究中，项目组探讨了血压、BMI、WC、肺功能、心率、血氧饱和度、口腔健康以及视力与老年人群 ADL 及 IADL 失能、认知功能受损和死亡风险的关联。研究重点发现高龄老人 SBP 与全因死亡风险呈"U"形关系，高 SBP 意味着较高的心血管死亡风险，而低 SBP 意味着较高的非心血管死亡风险，提示目前"越低越好"的血压管理理念并不适用于高龄老人，医生和研究人员应该意识到 80 岁以上老人"正常"血压范围有待重新探讨。在实验室检测指标与老年健康的研究中，研究者探讨了血常规指标、血脂指标、炎症指标、氧化应激指标、营养指标以及肾功能指标与老年人群死亡风险、认知功能受损以及 ADL 失能的关系。研究重点发现部分血脂指标与认知功能、ADL 失能和死亡风险呈反向关联，"越低越好"的传统血脂管理理念可能并不适用于高龄老人，有必要重新评估高龄老人中血脂的最佳范围。在老年健康环境因素研究中，发现提高绿地面积、控制空气污染可能能降低老年人 ADL 失能、认知功能受损和死亡的发生风险。随着研究的深入以及项目的持续推进，研究将会不断地产生更多的成果。基于前期研究积累和国内外

---

① 本章作者：施小明（中国疾病预防控制中心环境与健康相关产品安全所研究员）；毛琛（南方医科大学公共卫生学院流行病学系教授）；吕跃斌（中国疾病预防控制中心环境与健康相关产品安全所助理研究员）。

研究进展，下面对老年健康生物标志物未来可能的研究方向进行展望。

24.1　开展老年健康的关键因素识别和病因学研究

　　国际上相关研究表明人类个体寿命的差异约有 25% 受遗传内因控制，而其他 75% 左右则取决于个人行为与环境等外因及其与遗传内因交互作用的影响（曾毅，2012）。遗传、环境、生活方式、社会行为和精神心理等多种因素与健康长寿关系密切并交织成网，识别出其中的关键因素、充分病因和必要病因是目前老年健康研究的重点和难点（Lv et al.，2018；Yang et al.，2016）。遗传因素是老年健康最重要的影响因素之一，也是目前老年健康最为成熟的研究领域之一。在基因层面，全球多项研究均表明 ApoE、Fox03a 等基因与长寿存在显著关联（Gu et al.，2016），在全基因组关联分析研究中有越来越多的长寿基因被揭示和识别（Brooks-Wilson，2013）。在表观遗传学层面，研究发现表观遗传漂移、表观遗传时钟对长寿存在重要影响，DNA 甲基化水平与人群疾病和死亡的发生密切相关（Ben-Avraham et al.，2012）。但遗传因素属于相对不可控的老年健康危险因素，需要给予个人生活、行为方式等可控危险因素以更多关注。

　　从多维度、错综复杂的老年健康危险因素中识别关键因素并进行病因推断需要更深入的研究。从危险因素到病因推断需要排除虚假关联和间接联系，目前老年健康研究中衰老和长寿等具体病因尚未完全阐明，各种病因间的关联关系和按时间顺序前后衔接的病因链亟待挖掘分析。通过进行病因推断并构建老年人健康结局病因链模型，分析病因间的交互作用和中介效应等机制，找到病因链中最薄弱的环节，识别可控的老年健康关键病因并针对可控病因进行健康管理（Carson et al.，2014；Varghese and Lundberg，2019），可预防和降低老年人衰老相关疾病和功能衰退发生风险，是实现健康老龄化和成功老龄化的关键。

24.2　开展高龄老人、长寿老人和百岁老人的衰老机制研究

　　衰老是一种自然的、多因素导致的现象，其特点是退行性变过程的积累，而

这个过程是由分子通路内的多种变化和损伤所致，包括 NO 的产生、DNA 损伤反应和修复以及氧化磷酸化等，改变和损伤最终会损害细胞和组织功能（Bratic and Larsson，2013；Kirkwood，2005）。尽管提出了许多理论来解释衰老现象，但至今还没有一个理论能够完全解释驱动衰老基本过程的机制（Slijepcevic，2008）。基于目前的这些综合理论，衰老较宜描述为一个涉及生物和分子机制之间复杂的相互作用的多因素过程（Weinert and Timiras，2003；Slijepcevic，2008；Kirkwood and Kowald，1997；Borup et al.，2008；von Zglinicki et al.，2001）。长寿和衰老理论的主要假说包括自由基假说、端粒假说和蛋白质稳态假说等。①自由基假说。在有氧代谢过程中，自由基水平的增加或抗氧化剂的缺失使机体抗氧化能力下降和细胞毒性增加，可导致机体衰老相关退行性疾病的产生，加速衰老进程（卢春雪等，2018）。②端粒假说。端粒是真核生物染色体的末端核蛋白复合物，在染色体 DNA 保护、基因表达、调控应激相关信号通路等方面发挥重要作用（Blackburn，2005），一项基于大样本人群研究证实端粒长度可用于预测生物学年龄（Lapham et al.，2015）。③蛋白质稳态假说。蛋白质稳态指细胞保护蛋白质结构和功能不受环境压力影响的能力，其脆弱性与衰老和寿命长短有关（Taormina and Mirisola，2015）。蛋白质稳态的失衡是导致衰老的原因之一，蛋白质变性或功能障碍是许多神经系统疾病的原因，而长寿动物的蛋白质变性程度较低（Nowotny et al.，2014）。

随着健康老龄化研究的不断深入，老年健康的相关理论需要持续研究，人们对衰老发展过程所发生的病理和生理变化也需要更全面的解释。由于在衰老过程中许多生物和分子机制的复杂性，没有任何一种单一的或容易定义的生物标志物可以对正常的衰老过程进行准确的测量（Wagner et al.，2016）。年龄与活性氧的积累、DNA 损伤、线粒体功能障碍、抗氧化防御受损和端粒缩短呈线性相关这一衰老的基本理论虽然在人类中已经得到了很好的证实（Park and Yeo，2013），然而，这些生物标志物的水平有许多会在增长到一定的年龄后，出现一个平台期，甚至出现下降。在衰老自由基理论的支持下，人们普遍认为线粒体产生的活性氧会随着寿命的增长而累积，导致老年时的慢性氧化应激状态。然而在 60～70 岁呈线性增长后（Fenech and Bonassi，2011；Wallner et al.，2012），随着年龄的增长（超过 85 岁），染色体损伤逐渐减弱，损伤率逐渐降低（Franzke et al.，2014）。端粒似乎也是如此，端粒是染色体的保护端（Stewart et al.，2012）。端粒越长，端粒酶活性越高，有助于基因组的稳定和 DNA 的完整性，并与衰老过程呈正相关（Sanders and Newman，2013）。无论是"正常"衰老过程还是慢性病的发展，都伴随着 DNA 损伤、染色体损伤和端粒缩短的增加（Rodier et al.，2005；Wallner et al.，2012；Fenech，1998；Hazane et al.，2006）。长寿老人、百岁老人及超级百岁老人和年龄有关的疾病的关联均与一般人群存在差异（Garagnani et al.，2013）。

高龄老人的染色体稳定性、DNA 修复活性和抗氧化防御能力与年轻受试者相当（Tedone et al.，2014；Chevanne et al.，2007；Franzke et al.，2015）。

长寿老人和百岁老人可作为研究老年健康的范本，我国全球最大规模且快速增长的老年人群为开展长寿研究提供了不可多得的样本资源。利用我国丰富的样本资源，以长寿老人或者百岁老人为对象开展相关研究有助于探索延缓衰老、实现健康长寿的方法，对"未富先老"的中国意义深远。

24.3　开展基于多组学技术的老年健康生物标志物研究

生物标志物是连接暴露和健康结局的桥梁，组学技术平台的发展与成熟为筛选老年健康生物标志物提供了可能。老年健康的生物标志物研究重点正逐步由传统生物标志物转向基于组学技术的分子生物标志物，衰老作用机制本身的复杂性与不确定性致使衰老不能用单一的作用机制和生物标志物进行阐释，必须进行多方面多层次的深入探索。理想的衰老生物标志物应具有以下特征（Leptak et al.，2017）：①其必须明确地与衰老相关；②其理想的来源是标准生物源，如血液和尿液等，可以进行标准化的提取工作；③对其有一种快速、简便、准确且廉价的检测方法，并且有可测量的标准基线作为参考；④其应该有一个可解释的表达水平，以说明测量到的指标与衰老之间的相关性。目前的长寿生物标志物能满足合格生物标志物标准且具有充分验证的分子生物标志物相对很少，且多基于动物研究、一般老年人群的单组学研究。对更高年龄段、健康状况异质性更为显著、不同种族的长寿老人是否适用，急需长寿人群的多组学研究证据。

随着科学技术的发展，基因组学、表观遗传学、蛋白质组学和代谢组学等将发现更多的新的衰老生物标志物（Bürkle et al.，2015），如胆红素、糖基化终产物、金属硫蛋白和表观遗传变化等为老龄人群健康研究提供了新方向。多组学研究已成为衰老生物学的重要学科领域，并且为解释与衰老过程有关的许多表型变化提供了可能。未来需进一步广泛地探索基因变异、DNA 甲基化水平、蛋白质改变和代谢物改变与老年人功能状态和长寿的关联，发现老年健康关键生物标志物，并尝试解释其发挥效应的作用。在疾病发生的早期，通过检测血液或者组织中多组学生物标志物的改变，可能为疾病的早期诊断和治疗提供指导，必将成为人类疾病治疗的一条全新的途径。生物标志物采集手段也将更加丰富，催生出唾液和干血斑这些创伤性更低的检测手段，为老年化研究相关药物的开发，诊断、治疗方法与方案的建立提供了新的机遇。今后除了 DNA 检测外，可能会扩大唾液生物标志物采集的检测项目等，RNA 检测以及其他基于数据扫描发现的标志物检测项目会更多地出现。

24.4　开展老年健康生物标志物转化与应用研究

生物标志物研究已成为老年健康研究的重要组成部分（Deelen et al.，2016），研究者越来越关注生物标志物在指导老年人群个性化治疗、风险预测和疾病防控中的应用。老年健康生物标志物作为一种指示物，有助于早期、快速、准确、灵敏地判断评估老年人暴露水平，机体衰老程度，疾病的发生、发展和预后，预测人群的疾病和功能受损等不良健康结局的发生风险，并用于高危人群的筛查（Vemuri et al.，2017）。随着对生物标志物的深入研究，其应用逐步从单一化向组合化发展。识别特殊疾病和死亡的生物标志物，在疾病的预防、干预和治疗或健康寿命的延长过程中发挥着十分重要的作用（Jylhävä，2014）。将生物标志物与其他检测手段联合应用，有助于更加早期、快速而准确地诊断疾病和判断病情，从而为老年健康研究中不良健康结局的预防和控制提供依据（Xu et al.，2019）。例如，长链非编码 RNA 能够影响肿瘤的发生发展，被认为是一类很有应用前景的肿瘤生物标志物（Chen et al.，2014）。脑脊液中 tau 总蛋白、磷酸化 tau 蛋白和 β 淀粉样肽 $A\beta_{42}$ 的水平可作为诊断早期阿尔茨海默病的生物标志物（Morello et al.，2014）。虽然国内外研究人员已经建立了大量的疾病或死亡的预测、预警模型，但真正投入应用的仍然较少，需要促进成果的转化，将公认的较好的预测工具与临床、公共卫生相结合，为临床诊疗和预防提供实践指导工具，为政策、指南或标准的制定提供科学依据。

在老年健康研究领域，对肿瘤、阿尔茨海默病等衰老相关疾病的发病机制、防治诊断措施等的多组学生物标志物研究可能成为近期研究热点（Barral et al.，2017）。多组学可发现与衰老相关疾病相关的生物标志信息，开发更有效的分析算法和软件，建立广泛的多组学数据库，将代谢组学、蛋白质组学、转录组学、表观遗传学和基因组学等整合，揭示衰老相关疾病的病因（Eline Slagboom et al.，2018）。随着老年健康生物标志物研究的不断发展，越来越多的指标可作为新的衰老相关疾病生物标志物，为老年性疾病的早期诊断、靶向药物治疗和预防提供了新的机会。

24.5　开展老年健康与人工智能的交叉学科研究

目前没有评估健康老化的黄金标准工具，也没有一种单一的测量方法能够作为一种灵敏和特异的老化生物标志物。老年健康研究作为一个与许多其他科学学科相融合的多学科领域（Zhavoronkov and Cantor，2011），日后将更多地与人工智能相结合，比如利用超过百万个临床血液测试指标（血液生化和细胞计数结果）跟踪增龄过程中的变化（Zhavoronkov and Mamoshina，2019），这为识别衰老和疾病相关过程的潜在目标提供了可能（Zhavoronkov et al.，2019）。在可预期的将来，老年健康生物技术可能会作为一个独立的行业出现（de Magalhães et al.，2017），大学、非营利组织、大型企业和投资基金会等将进入该领域，人工智能和老年健康研究的融合也将大大加速。同时人群研究可借助先进的通信技术，如电话或小型电子设备（如掌上电脑、程序化腕表）进行监控，这将有利于收集动态变化的生理数据，可能会促进研究模式的转变。中国老年健康生物标志物研究日后或许也可以开展更多基于人工智能的老龄化研究，寻找长寿干预措施和互补的生物标志物，用于在临床环境中评估此类干预的有效性。

在未来几十年内，我国人口老龄化程度将进一步加深并呈现高龄化态势，老年健康问题不容忽视。应持续性关注老年人的动态健康状况，全面、广泛地探索老年健康的关键因素和病因，分析高龄老人和百岁老人特殊的疾病发生发展规律；结合先进的组学技术平台和人工智能技术，探讨老年人健康长寿的机制通路；不断发现影响老年人健康长寿的重要生物标志物，识别影响老年人健康长寿的可控危险因素；开发老年人疾病、死亡的风险预测和预警模型，为实现健康长寿提供实践指导工具。最后，研究者应进一步加强合作，促进资源整合和成果共享，共同致力于老年人健康研究的发展，为制定适合我国老年人群的健康管理指南以及符合我国人群特点的精准防控策略提供本土化的证据和思路。

参 考 文 献

党俊武，2018. 老龄蓝皮书：中国城乡老年人生活状况调查报告（2018）. 北京：社会科学文献出版社.

卢春雪，杨绍杰，陶荟竹，等，2018. 衰老机制研究进展. 中国老年学杂志，38（1）：248-250.

曾毅，2012. 老龄健康的跨学科研究：社会、行为、环境、遗传因素及其交互作用. 中国卫生
　　政策研究，5（2）：5-11.

Barral S，Singh J，Fagan E，et al.，2017. Age-related biomarkers in LLFS families with exceptional
　　cognitive abilities. The Journals of Gerontology Series A：Biological Sciences and Medical
　　Sciences，72：1683-1688.

Ben-Avraham D，Muzumdar R H，Atzmon G，2012. Epigenetic genome-wide association methylation
　　in aging and longevity. Epigenomics，4（5）：503-509.

Blackburn E H，2005. Telomeres and telomerase：their mechanisms of action and the effects of
　　altering their functions. FEBS Letters，579：859-862.

Borup M T，Trusina A，Andersson A M C，2008. Aging mechanism as the "down side" of
　　adaptation：a network approach. Journal of Theoretical Biology，250：66-74.

Bratic A，Larsson N G，2013. The role of mitochondria in aging. The Journal of Clinical Investigation，
　　123：951-957.

Brooks-Wilson A R，2013. Genetics of healthy aging and longevity. Human Genetics，132（12）：
　　1323-1338.

Bürkle A，Moreno-Villanueva M，Bernhard J，et al.，2015. MARK-AGE biomarkers of ageing.
　　Mechanisms of Ageing and Development，151：2-12.

Carson S R，Carr C，Kohler G，et al.，2014. A novel community-based model to enhance health
　　promotion，risk factor management and chronic disease prevention. Healthcare Quarterly，
　　17（3）：48-54.

Chen J，Wang R，Zhang K，et al.，2014. Long non-coding RNAs in non-small cell lung cancer as
　　biomarkers and therapeutic targets. Journal of Cellular and Molecular Medicine，18（12）：
　　2425-2436.

Chevanne M，Calia C，Zampieri M，et al.，2007. Oxidative DNA damage repair and *parp 1* and *parp
　　2* expression in Epstein-Barr virus-immortalized B lymphocyte cells from young subjects，old
　　subjects，and centenarians. Rejuvenation Research，10：191-204.

de Magalhães J P，Stevens M，Thornton D，2017. The business of anti-aging science. Trends in
　　Biotechnology，35（11）：1062-1073.

Deelen J，van den Akker E B，Trompet S，et al.，2016. Employing biomarkers of healthy ageing for
　　leveraging genetic studies into human longevity. Experimental Gerontology，82：166-174.

Eline Slagboom P，van den Berg N，Deelen J，2018. Phenome and genome based studies into human
　　ageing and longevity：an overview. Biochimica et Biophysica Acta（BBA）—Molecular Basis of
　　Disease，1864：2742-2751.

Fenech M，1998. Important variables that influence base-line micronucleus frequency in cytokinesis-
　　blocked lymphocytes—a biomarker for DNA damage in human populations. Mutation Research/
　　Fundamental and Molecular Mechanisms of Mutagenesis，404：155-165.

Fenech M，Bonassi S，2011. The effect of age，gender，diet and lifestyle on DNA damage measured
　　using micronucleus frequency in human peripheral blood lymphocytes. Mutagenesis，26：43-49.

Franzke B，Halper B，Hofmann M，et al.，2014. The influence of age and aerobic fitness on chromosomal damage in Austrian institutionalised elderly. Mutagenesis，29：441-445.

Franzke B，Neubauer O，Wagner K H，2015. Super DNAging—new insights into DNA integrity，genome stability and telomeres in the oldest old. Mutation Research/Reviews in Mutation Research，766：48-57.

Garagnani P，Giuliani C，Pirazzini C，et al.，2013. Centenarians as super-controls to assess the biological relevance of genetic risk factors for common age-related diseases：a proof of principle on type 2 diabetes. Aging，5（5）：373-385.

GBD 2016 DALYs and HALE Collaborators，2017. Global，regional，and national disability-adjusted life-years（DALYs）for 333 diseases and injuries and healthy life expectancy（HALE）for 195 countries and territories，1990-2016：a systematic analysis for the Global Burden of Disease Study 2016. The Lancet，390（10100）：1260-1344.

Gu D，Feng Q，Zeng Y，2016. Chinese longitudinal healthy longevity study//Pachana N A. Encyclopedia of Geropsychology. Singapore：Springer：1-14.

Hazane F，Sauvaigo S，Douki T，et al.，2006. Age-dependent DNA repair and cell cycle distribution of human skin fibroblasts in response to UVA irradiation. Journal of Photochemistry and Photobiology B：Biology，82：214-223.

Jia J，Zhou A，Wei C，et al.，2014. The prevalence of mild cognitive impairment and its etiological subtypes in elderly Chinese. Alzheimer's & Dementia，10（4）：439-447.

Jylhävä J，2014. Determinants of longevity：genetics，biomarkers and therapeutic approaches. Current Pharmaceutical Design，20：6058-6070.

Kirkwood T B L，2005. Understanding the odd science of aging. Cell，120：437-447.

Kirkwood T B L，Kowald A，1997. Network theory of aging. Experimental Gerontology，32：395-399.

Lapham K，Kvale M N，Lin J，et al.，2015. Automated assay of telomere length measurement and informatics for 100，000 subjects in the genetic epidemiology research on adult health and aging（GERA）cohort. Genetics，200（4）：1061-1072.

Leptak C，Menetski J P，Wagner J A，et al.，2017. What evidence do we need for biomarker qualification? Science Translational Medicine，9（417）：eaal4599.

Lv Y B，Gao X，Yin Z X，et al.，2018. Revisiting the association of blood pressure with mortality in oldest old people in China：community based，longitudinal prospective study. BMJ，361：k2158.

Morello F，Piler P，Novak M，et al.，2014. Biomarkers for diagnosis and prognostic stratification of aortic dissection：challenges and perspectives. Biomarkers in Medicine，8（7）：931-941.

Nowotny K，Jung T，Grune T，et al.，2014. Accumulation of modified proteins and aggregate formation in aging. Experimental Gerontology，57：122-131.

Park D C，Yeo S G，2013. Aging. Korean Journal of Audiology，17：39-44.

Rodier F，Kim S H，Nijjar T，et al.，2005. Cancer and aging：the importance of telomeres in genome maintenance. The International Journal of Biochemistry & Cell Biology，37：977-990.

Sanders J L，Newman A B，2013. Telomere length in epidemiology：a biomarker of aging，age-related disease，both，or neither? Epidemiologic Reviews，35：112-131.

Slijepcevic P, 2008. DNA damage response, telomere maintenance and ageing in light of the integrative model. Mechanisms of Ageing and Development, 129: 11-16.

Stewart J A, Chaiken M F, Wang F, et al., 2012. Maintaining the end: roles of telomere proteins in end-protection, telomere replication and length regulation. Mutation Research, 730: 12-19.

Taormina G, Mirisola M G, 2015. Longevity: epigenetic and biomolecular aspects. Biomolecular Concepts, 6 (2): 105-117.

Tedone E, Arosio B, Gussago C, et al., 2014. Leukocyte telomere length and prevalence of age-related diseases in semisupercentenarians, centenarians and centenarians' offspring. Experimental Gerontology, 58: 90-95.

Tsoi K K, Chan J Y, Hirai H W, et al., 2015. Cognitive tests to detect dementia: a systematic review and meta-analysis. JAMA Internal Medicine, 175 (9): 1450-1458.

Varghese T, Lundberg G, 2019. Lipids in women: management in cardiovascular disease prevention and special subgroups. Current Cardiovascular Risk Reports, 13: 20.

Vemuri P, Lesnick T G, Przybelski S A, et al., 2017. Age, vascular health, and Alzheimer disease biomarkers in an elderly sample. Annals of Neurology, 82: 706-718.

von Zglinicki T, Bürkle A, Kirkwood T B L, 2001. Stress, DNA damage and ageing—an integrative approach. Experimental Gerontology, 36 (7): 1049-1062.

Wagner K H, Cameron-Smith D, Wessner B, et al., 2016. Biomarkers of aging: from function to molecular biology. Nutrients, 8 (6): 338.

Wallner M, Blassnigg S M, Marisch K, et al., 2012. Effects of unconjugated bilirubin on chromosomal damage in individuals with Gilbert's syndrome measured with the micronucleus cytome assay. Mutagenesis, 27: 731-735.

Weinert B T, Timiras P S, 2003. Invited review: theories of aging. Journal of Applied Physiology, 95: 1706-1716.

Xu K, Guo Y N, Li Z C, et al., 2019. Aging biomarkers and novel targets for anti-aging interventions. Advances in Experimental Medicine and Biology, 1178: 39-56.

Yang Y C, Boen C, Gerken K, et al., 2016. Social relationships and physiological determinants of longevity across the human life span. Proceedings of the National Academy of Sciences of the United States of America, 113 (3): 578-583.

Zhavoronkov A, Cantor C R, 2011. Methods for structuring scientific knowledge from many areas related to aging research. PLoS One, 6 (7): e22597.

Zhavoronkov A, Mamoshina P, 2019. Deep aging clocks: the emergence of AI-based biomarkers of aging and longevity. Trends in Pharmacological Sciences, 40 (8): 546-549.

Zhavoronkov A, Mamoshina P, Vanhaelen Q, et al., 2019. Artificial intelligence for aging and longevity research: recent advances and perspectives. Ageing Research Reviews, 49: 49-66.